U0251228

中·医·科·技·人·文·研·究·文·库

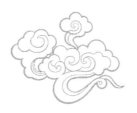

中医科技史研究

总主编

严世芸　陈丽云

主　编

周　敏

上海科学技术出版社

内 容 提 要

本书是科技史领域关于中医学史主题研究的论文汇编与整理。全书收录1978—2018年间科技史界重要学者对中医学史的研究论文共34篇,按内容主旨分为七大部分。涉及中国、日本及欧洲相关国家的代表性学者30余位,诸位学者多年来浸淫在科技史与医学史领域,他们的论文可反映科技史视野下,中医学史相关问题的研究动态与关注热点,并呈现出研究视角、研究方法、研究结论的差异性。从科技史的角度入手研究中医学的传统与历史,在方法上有着积极的意义,也是一个非常重要的路径。科技史和医学史由于学术训练、问题意识、研究方法等方面的差异,两个学科就相近问题的研究通常能形成较好的互补性,这既丰富了科技史的研究内容,亦扩展了中医学史的研究深度。

本书可供科技史学界、医学界有关专业人士及科技史爱好者参阅。

图书在版编目(CIP)数据

中医科技史研究 / 严世芸,陈丽云总主编;周敏主
编. -- 上海:上海科学技术出版社,2023.8
(中医科技人文研究文库)
ISBN 978-7-5478-6189-9

Ⅰ. ①中… Ⅱ. ①严… ②陈… ③周… Ⅲ. ①中国医
药学－医学史－技术史 Ⅳ. ①R-092

中国国家版本馆CIP数据核字(2023)第116787号

中医科技人文研究文库·中医科技史研究
总主编 严世芸 陈丽云
主 编 周 敏

上海世纪出版(集团)有限公司
上海 科 学 技 术 出 版 社 出版、发行
(上海市闵行区号景路 159 弄 A 座 9F-10F)
邮政编码 201101   www.sstp.cn
上海新华印刷有限公司印刷
开本 787×1092 1/16 印张 20.75
字数 550 千字
2023 年 8 月第 1 版 2023 年 8 月第 1 次印刷
ISBN 978-7-5478-6189-9/R·2768
定价:198.00 元

丛书编委会名单

总主编

严世芸　陈丽云

编　委

（按姓氏字母排序）

代玄烨　丁洁韵　李海英　李铁华
裘陈江　沈　成　苏　姗　王尔亮
徐　双　于业礼　张苇航　张雪丹
章　原　周　敏

丛书前言

　　传统医药是优秀传统文化的重要载体,在促进文明互鉴、维护人民健康等方面发挥着重要作用。习近平总书记一直高度重视中医药的传承、创新与发展,强调"中医药学是中国古代科学的瑰宝,也是打开中华文明宝库的钥匙"。第十三届全国人民代表大会第四次会议表决通过了《关于"十四五"规划和 2035 年远景目标纲要的决议》,明确提出:"坚持中西医并重和优势互补,大力发展中医药事业。健全中医药服务体系,发挥中医药在疾病预防、治疗、康复中的独特优势。加强中西医结合,促进少数民族医药发展。加强古典医籍精华的梳理和挖掘,建设中医药科技支撑平台,改革完善中药审评审批机制,促进中药新药研发保护和产业发展。强化中药质量监管,促进中药质量提升。强化中医药特色人才培养,加强中医药文化传承与创新发展,推动中医药走向世界。"这进一步推动中医药传承、创新、发展,是新时代中国特色社会主义事业的重要内容。

　　上海中医药大学的前身是上海中医学院,于 1956 年成立,是新中国诞生后国家首批建立的中医药高等院校之一,教学和科研成绩斐然,是全国重点建设的地方大学,教育部评定的"双一流"建设高校。2016 年,学校整合中医文献研究所、中医药文化研究与传播中心、中医药国际化发展研究中心、中医方证信息研究中心、《中医药文化》杂志、医学史、医古文、各家学说等高水平学术资源,在全国率先成立"科技人文研究院"。在人文社会科学领域,研究院以传承中医药文化、弘扬中医药精神、扩大国际合作、提升全球影响力、不断增强文化意识与自信、发展中医药事业为目标,努力成为全国中医药科技人文传承与发展的灯塔。

　　从国家中医药发展战略看,推动中医科技人文学科的建设意义深远。中医科技人文以科学精神、人文关怀为宗旨,强调多学科合作,倡导兼容并包,催生出大量极具生命力的思想。近年来,随着中医药事业的发展,中医药文化的创造性转化和创新性发展也迎来了重要的发展机遇。中医药科技人文研究也日渐成为学界关注的热点领域,中国医学史、医疗文化史、中医科技史、中医药文化传播等领域都形成了不少优秀的成果,但也有不少值得进一步拓展和深化的问题。有鉴于此,上海中医药大学科技人文研究院从 2018 年底组建科研学术团队开始编写《中医科技人文研究文库》(简称《文库》),广泛搜集并分类整理、汇编改革开放 40 年来(1978—2018)中医药科技人文领域代表性、标志性、权威性的学术论文,并对它们进行述评,不仅可以为中医药科技人文学科的研究、教学和人才培养提供重要的文献资料,亦可为中医药的发展提供重要的支撑性理论和方法参考。目前,尚未有对改革开放 40 年来中医药科技人文研究领域重要论文的分类汇编。因此,作为上海中医药大学学科建设的标志性工作之一,《文库》的编撰在学界具有开创性意义。

《文库》收录 1978—2018 年间国内(含港澳台)、国外重要学者公开发表的中医史学、中医文献、中医科技史、中医流派、涉医出土文献、中医文化与传播、民族医药、中医哲学、中医伦理等多方面的代表性论文,总计 2 000 余篇。共列 13 分卷,即《中医科技史研究》《中医药传播研究》《涉医出土文献文物研究》《中医医疗史研究(港澳台)》《中医医学史研究》《中医医疗史研究(大陆)》《中医哲学研究》《中医伦理研究》《中医文化研究》《中医流派研究》《中医文献研究》《民族医药文化研究》《海外中医药人文研究》,将分批编撰出版。需要说明的是,各分卷并非简单的汇集,而是总结升华,如每卷开篇的综述,对该领域学术史进行梳理和评述,然后将这些具有代表性、标志性和权威性的学术论文进行分类,并对之进行专题述评,包含了学科体系建构、资料汇编和理论观点阐发等方面的大量创造性工作。

《文库》的汇编与整理,体现了我们在学科建设基础性工作方面所做的努力,可供中医药科技人文领域的研究者和对中国传统医学有兴趣的读者参考。我们希望《文库》的出版能够有助于推进中医药科技人文领域多学科的综合建设,这也是我们编撰的初衷。

因水平有限,书中错漏之处在所难免,诚请同道与方家不吝赐教,以便我们今后进一步完善。

《中医科技人文研究文库》编委会

2023 年 4 月

编写说明

本卷主题为"中医科技史",专门介绍了科技史范畴内对于中医学史的研究情况。

首先,就本卷研究内容、研究范围、研究路径及研究目标而论,本卷的主题强调以"中医""科技史"作为研究范畴。虽然中医药具有医学的发展脉络,在整个科技史中,医学和天文、农学等都是古代科技的一部分,但医学又不仅仅是科技,况且,科技史与医学史的研究路径又是不同的。以往医学史研究多关注典型人物,但如果从医学思想的角度来看,其实与科技史的发展关系更为密切。因此,从科技史的角度入手研究中医学的传统与历史,在方法上有着积极的意义,也是一个非常重要的路径。加之,科技史和医学史由于学术训练、问题意识、研究方法等方面的差异,两个学科就相近问题的研究通常能形成较好的互补性。这既丰富了科技史的研究内容,亦拓展了中医学史的研究深度。毕竟,医学的发展受到传统知识、地域文化、思维方式、社会习俗等因素的影响,带有明显的历史与文化烙印,从不同视角展开讨论,可以丰富医学史研究的多样性和客观性。

其次,本卷以"中医科技史"为名,虽然以往科技史界对于中医学研究的文章数量不多,但仍有很多重点学者和重要论文值得介绍。加之,由于这些学者多数具有科技史的知识背景,与历史学或医学背景的研究思路不同,研究人员比较散在,导致对他们有关医学史的研究成果关注不足。然而,通过本次整理发现,改革开放40多年以来,科技史界已有多位聚焦于中医学史问题的重要学者,他们的学术背景不一,却能披荆斩棘、声名鹊起,他们的学术成果总量不多,却是研究必读之作。

第三,就文章选择范围而言,本卷涉及中国、日本、欧洲相关国家具有代表性的科技史界重要学者,其中诸位学者多年来浸淫在科技史与医学史领域,他们的论文可反映学术界的关注热点及相关问题的研究动态,且与医学院校学者的研究不同,呈现出研究视角、研究方法、研究结论都有一定的差异的特性。

鉴于这些学术论文分布散在,本卷特选取其中的代表性成果汇集成册。就文章选择而言,本卷搜集了1978—2018年间科技界重要学者有关中医学史的研究论文共34篇,由于涉及的讨论议题甚广,将主题分为七部分:医学理论研究、医学人物研究、本草与现代中药研究、疾病史研究、针灸史研究、中外医学比较与交流和中医现代化与建制化研究。

第四,本卷的选录形式统一采用标注原文出处、删除原文中参考文献的形式,各部分文章按发表时间的先后顺次排列。

编者

2023 年 4 月

目　录

第四章　疾病史研究

第五章　针灸史研究

第六章　中外医学比较与交流

第七章　中医现代化与建制化研究

综述

他山之石：科技史视野下的中医学史研究

中国古代科学与技术经历了漫长而又曲折的历史过程。"现在，人们已经越来越广泛地认识到，科学史是人类文明中一个头等重要的组成部分"[①]，这句话出自英国著名科技史学家李约瑟（Joseph Needham）所著《中国科学技术史》。李约瑟认为，科技是文明的重要组成，讨论中国文明必定离不开对中国古代科学与技术的探讨。相比于农、天、算等古代科技门类，作为中国古代科技之一的医学，不仅历史悠久，而且时至今日依然有着蓬勃的生命力[②]。科技史对于医学史的研究，无论在研究选题、研究方法，还是研究视野方面，都有一定的突破，主要是将中国医学的发展历史回归到中国科技发展的大背景中加以讨论，给中国医学史的研究带来很大启示，可谓"他山之石"。

虽然中医药具有医学的发展脉络，在整个科技史中，医学和天文、农学等都是古代科技的一部分，但医学又不仅仅是科技。并且，科技史与医学史的研究路径是不同的。以往医学史研究多关注典型人物[③]，但如果从医学思想的角度来看，其实与科技史的发展更为密切。因此，从科技史的角度入手研究中医学的传统与历史，在方法上有着积极的意义，也是一个非常重要的路径。加之，科技史和医学史由于学术训练、问题意识、研究方法等方面的差异，两个学科就相近问题的研究通常能形成较好的互补性。这既丰富了科技史的研究内容，亦拓展了中国医学史的研究深度。毕竟，医学的发展受到传统知识、地域文化、思维方式、社会习俗等因素的影响，带有明显的历史与文化烙印，从不同视角展开讨论，可以丰富医学史研究的多样性和客观性。

回顾现代中医学史研究，陈邦贤的《中国医学史》（1920）乃中医学史研究之嚆矢。之后，有王吉民、伍连德的 *History of Chinese Medicine*（1933）、谢观的《中国医学源流论》（1935）、范行准的《明季西洋传入之医学》（1998）等[④]。科技史界对医学史的研究则起步略晚，在中国，科技史学科的建制化和职业化确立于 20 世纪 50 年代，略晚于医学史学科的建立。起初，科技史学者的主要研究领域集中在数学、天文和物理，后逐渐扩展至生物、农学和医学等领域，并与医学史学科产生交集。其中，李约瑟作为承接中西方科技史研究的代表学者，开始由中国科技史关注到中国医学史问题。国外方面，后续又出现美国科技史学家席文（Nathan Sivin）、德国医史学家文树德（Paul Ulrich Unschuld）、日本科技史学家山田庆儿（Yamada Keiji）等国际著名学者，他们的研究思路有别于一般医学史的路径，更多聚焦于具体问题，且研究内容呈现散在性特征，研究取向均强调实证。国内方面，20 世纪 80 年代以降，以张秉伦、廖育群为代表的国内科技史学者亦陆续进入中医学史研究。1978 年以来，科技史界出版了不少研究中医学史方面的专著，如廖育群《岐黄医

---

① 李约瑟.中国科学技术史第一卷·导论[M].北京：科学出版社，1990.
② 廖育群.四十八载风雨春秋——中科院自然科学史研究所学术发展侧记[J].广西民族学院学报（自然科学版），2005，11（2）：13-16，30.
③ 医史人物研究涉及的医学家有 300 余人，医史学者研究较多的当推扁鹊、华佗等 30 余人，尤以张仲景、华佗、孙思邈、李时珍、傅山、叶天士、王清任为最多。引自李经纬，张志斌.中国医学史研究 60 年[J].中华医史，1996，26（3）：133.
④ 郑金生，李建民.现代中国医学史研究的源流[J].大陆杂志，1997，95（6）：26-35.

道》(1991)和《中国传统医药》(2010)、山田庆儿《中国医学の思想的風土》(1995)、Charlotte Furth 的 *A Flourishing Yin: Gender in China's Medical History: 960–1665*(1999)、栗山茂久《身体的语言：古希腊医学和中医之比较》(2000)等,在学界引起一定程度的反响。但尚未有对改革开放40年来科技史界对于中医学研究重要论文的分类汇编,因此本汇编在学界具有开创性意义。本汇编主要是根据1978—2018年40年来学界研究的实际情况归纳而成,分为七个专题:① 医学理论研究。② 医学人物研究。③ 本草与现代中药研究。④ 疾病史研究。⑤ 针灸史研究。⑥ 中外医学比较与交流。⑦ 中医现代化与建制化研究。以下,将对改革开放40年来学界在上述七个方面取得的研究成果进行简要述评。

一、医学理论研究

医学理论研究主要涉及对中国古代传统医学的理论、思想以及经典文本的探讨,旨在对古代医学中相关重要问题的学术脉络进行梳理。古代医学理论主要以《黄帝内经》为核心进行讨论,认为《黄帝内经》成书年代早,大概在战国中晚期。目前研究来看,今本《黄帝内经》与《汉书·艺文志》所记载的有差异,今本《黄帝内经》是在两汉之间才逐渐形成的。同时期的文本还有《难经》《脉经》等。对于这类文本的细致考察,廖育群做了很多的工作,多年来对中医核心问题的持续思考,研究跨度大,具有代表性。廖育群对于中国医学史的研究方法与思路,深受日本学者山田庆儿的影响。《黄帝内经》是中医学基础理论体系的代表著作,普遍认为该书成于战国晚期。而廖育群[1]则提出了不同观点,通过深入考察今本《黄帝内经》的具体内容,指出今本《黄帝内经》系由《素问》《灵枢》两部著作组成,这两部独立著作均系博采兼收战国至西汉时期的医经文献而成,其成书年代当在西汉末年至东汉前期。廖育群[2]对另一部传世经典《难经》进行研究,主要探讨《难经》所述医学理论的发展变化及其与东汉时代文化的联系,包括作者与时代特征、医学理论的变化、后人所入文字的时代特征,他指出如果不对《难经》内容进行深入研究,是无法看到东汉时期医学理论变化的。历经有关两汉医学史诸多个案研究后,廖育群[3]又进行了两汉医学史的"重构",他认为"重构"的关键是要确定传世医学经典的成书年代,为了回答这个问题,需要从文本的形成时代、文本的内容与知识构成入手,还原早期医学的面貌。他还分析了内史研究的现状,认为内史研究要有所突破,需要"精细个案研究"与"综合考察"相互结合,如果没有两者的结合,则无法看清历史的本貌。山田庆儿是日本科技史界研究医学史的代表学者之一,在中国哲学、医学发展史研究方面具有独特的见解。山田庆儿[4]通过对中国传统医学的源起、历史与理论等方面展开探讨,从而揭示传统自然哲学与科学思想所展现的思想方法,梳理并描绘出中国医学独特的概念和思考方式,不仅使之可以与其他医学体系实现对话,还可能使中医学获得新的拓展,他认为中医学的起源产生于战国时代,这一时期灸法和针法相继出现,一些医家利用这类技术创建并发展了一套全新的医学理论。

对于古代解剖学这一问题,以往有研究认为中国古代已有解剖学,但是解剖学到底在早期医

① 廖育群.今本《黄帝内经》研究[J].自然科学史研究,1988(4):367 – 374.
② 廖育群.《难经》医学理论的时代特征[J].中华医史杂志,1993,23(1):20 – 26.
③ 廖育群.两汉医学史的重构[J].科学文化评论,2005,2:46 – 64.
④ 山田庆儿.中国古代医学的形成[M].廖育群,李建民编译.台北:东大,2003.

学中具有多大的重要性，以及中医基础理论对解剖学的依赖程度如何，则鲜少探讨。廖育群[①]通过对《黄帝内经》中有关记载的分析，发现中医学虽在理论体系上迥异于西方近代医学，但在其重要理论的形成过程中，是与当时的解剖知识有关系的。祝亚平[②]则从内容和流传角度考察了烟萝子《内境图》这部书，这篇文章比较早[③]，作者认为烟萝子《内境图》是我国现存最早的人体解剖图，在医学史上具有重要的意义。

　　"四诊"是中医诊断的特色，以往对于四诊比较强调客观化和标准化，尽管中医诊断学教材中已有系统的四诊标准化论述，但是对于诊断的历史研究尚有所缺乏，张秉伦[④]与黄攸立[⑤]对传统医学的诊断理论展开研究，包括目诊、舌诊，两位学者对中医望诊的客观化与历史发展进行梳理和讨论，有较大的学术价值，即从科技史角度，对外在观察诊断方法的形成与多样化进行了探讨。哈佛大学栗山茂久[⑥]从古典希腊医学关于人体的描述和中国医师关于身体的想象这两者之间的差异入手，他认为中国人身体观念的特殊性，是由于中国医师忽略了视觉证据，并阐述中医学中视觉知识的重要性，及其与中国人身体理解之间的关系。柯资能[⑦]探讨了大周期理论与疾病现象的关系，这是一个新研究视角，传统医学发展到金元时期出现流派纷呈的局面，在医学流派不断争鸣的背景下，明清一些医家开始关注疾病、医家学说与大周期的关系，尝试为历代医家学说的流变提供一种合理而连贯的解释，但柯资能对这一理论及其解释有待进一步检验。

二、医学人物研究

　　医学人物研究主要涉及重要医家、学者的生平及学术思想。医学人物是以往中医内史研究的强项，自20世纪80—90年代，传统科技史研究基本是从人物的生平、科学发现、思想背景加以展开。在这个过程中，有些科技史学者从科技史与医学史交集的科学人物入手，在此方面体现出不同的研究视角。章国镇[⑧]将研究聚焦于我国著名现代生药学家赵燏黄，从学习经历、教育理念、学术观点与贡献介绍赵燏黄，是关注我国本草学向生药学转型的早期研究。罗桂环[⑨]主要研究植物发展史，他之所以关注《救荒本草》，是因为《救荒本草》不仅是本草著作，也是植物学著作，他从植物学意义的角度重新对《救荒本草》进行梳理，认为该书是我国15世纪初期所做植物调查研究的忠实记录，丰富并发展了我国古代植物学。扁鹊是中国医学史上一位关键人物，学界有诸多研究。韩健平[⑩]则尝试从扁鹊资料中存在的人物和叙事语言方面的异文出发，论证扁鹊事迹的传说性质，他认为扁鹊事迹极有可能是传说的产物，扁鹊资料的价值主要体现在民众思想史研究方面。

① 廖育群.古代解剖知识在中医理论建立中地位与作用[J].1987,6(3)：244-250.
② 祝亚平.中国最早的人体解剖图——烟萝子《内境图》[J].中国科技史料,1992,13(2)：61-65.
③ 有关古代解剖的研究,之后牛亚华和高晞对于中国解剖学史的变化进行重新梳理,让我们客观认知并回答中国有没有解剖学、中国古代解剖学的面貌、中国解剖学的发展,以及西方解剖学传入后中国解剖学的形成等问题.
④ 张秉伦,黄攸立.望诊：人体脏器疾患在体表的有序映射[J].自然科学史研究,1991,10(1)：70-80.
⑤ 黄攸立,张秉伦.中医学的目诊发展[J].自然辩证法通讯,1998,115(3)：55-61.
⑥ 栗山茂久.中国古典医学中的视觉知识[J].枣庄学院学报,2012,29(6)：20-33.
⑦ 柯资能,孙明.明清医家对医学思想流变的大周期理论的探索[J].广西民族大学学报(自然科学版),2015,21(3)：13-17.
⑧ 章国镇.我国现代生药学和本草学的先驱赵燏黄[J].中国科技史料,1985,6(5)：31-35.
⑨ 罗桂环.朱橚和他的《救荒本草》[J].自然科学史研究,1985,4(2)：189-194.
⑩ 韩健平.传说的神医：扁鹊[J].科学文化评论,2007,4(5)：5-14.

三、本草与现代中药研究

本草与中药研究主要探讨中国传统医学中的本草以及现代中药的研究。日本学者冈西为人[1]是研究中国本草学的重要代表,他对至明清各代的本草进行概述,将中国本草历史划分为四个时期,让我们了解了中国各时期重要本草著作与前代及后代本草的关系、重要特征及历史地位,并指出各个时期本草的特征虽然明显,但仅仅是概括性的,本草内容还是应当根据时代及著者的不同而加以区别。与本草著作相关的研究,则主要有薄树人[2]关于《大元本草》的研究,薄树人因为在研究科学家扎马鲁丁时,发现元代曾有过编纂《大元本草》的史实,而对于谜一样的《大元本草》,医史专家对此书毫无所知,他通过元末丞相许有壬的文集《至正集》,对当时《大元本草》的编撰及最终未成稿的原因进行了回顾。韩吉绍[3]则聚焦陶弘景的《本草经集注》,这是一部在中国本草学发展史上影响深远的著作,韩吉绍指出《本草经集注》是陶弘景融摄医、道编撰而成,认为陶弘景将道教尤其是炼丹术的知识很好地融合进医药学中,从而极大丰富了矿物本草知识[4]。近年来,国内对于本草图像的研究愈发关注,张钫[5]对明代本草著作《本草原始》图像的传播过程进行梳理,《本草原始》中的图像绘制主要是为了辨别药材,然而在诸多因素的影响下,使得图像在流传过程中发生了很大变化,导致图像中的有效信息不断丢失,文中对这些原因进行了分析。国内目前对于本草图像的研究逐渐重视,将是未来研究中一个重要的板块。我国台湾科技史学者雷祥麟[6]从药物的社会史角度对抗疟药物常山进行了系统研究,他重点论述了常山的科学研究,以及引发的对中药科学研究的思考,值得一读。韩毅[7]则聚焦宋代《太平惠民和剂局方》,这是一部重要的古代方书,也是官府药局制造成药的法定处方集,韩毅对《太平惠民和剂局方》中方剂注释的体例与形式,方剂的主治、炮制、服法和禁忌,方剂产生的背景、组成变化和文化意涵等进行深入探讨,可为局方的临床科学研究提供依据。日本科技史年轻学者久保辉幸[8]详细介绍了日本引进青蒿并对其进行植物本体及分类、外形、名称等多方面的鉴定,并结合古典文献与实地考察梳理了日本对青蒿和黄花蒿的认识与鉴定过程,对古代研究结果进行重新审视,探讨了《本草纲目》传日后对认识和鉴定青蒿的影响。

四、疾病史研究

疾病史研究涉及中国古代疾病的演变、认知、治疗,以及疾病的社会史。以往有关疾病史的研究,整体呈现较大的差异性。医学史界内部始于 20 世纪 30 年代范行准[9]、余云岫等医学家,他们主要研究病名的考证、传染病等,这些都是早期疾病史研究比较关注的内容。此后,医学史界

---

① 冈西为人.中国本草的历史展望[J]//刘俊文.日本学者研究中国史论著选译[M].北京:中华书局,2003:84-136.
② 薄树人.关于《大元本草》的史料[J].中国科技史料,1995,16(1):68-71.
③ 韩吉绍.炼丹术与《本草经集注》中的矿物知识[J].南京中医药大学学报,2009,10(1):14-18.
④ 韩吉绍的工作主要建立在早期化学家的工作之上,如曹元宇、赵匡华,这些带有科学背景的学者,对科技史中涉及中国古代药物学的知识,尤其是道家炼丹与药物的关系进行过专门研究。
⑤ 张钫.《本草原始》的生物图像流变及其启示[J].自然科学史研究,2015,34(3):279-293.
⑥ 雷祥麟.常山:一个新抗疟药的诞生[J]//李建民.从医疗看中国史.北京:中华书局,2012:1-42.
⑦ 韩毅.《太平惠民和剂局方》中方剂注释初探[J].中国中药杂志,2018,43(6):1292-1296.
⑧ 久保辉幸,刘文俊.日本对青蒿的引进及鉴定——综观中日本草学之青蒿与黄花蒿[J].自然辩证法通讯,2018,40(8):71-78.
⑨ 范行准有关疾病史的代表著作如《中国病史新义》。

学者主要研究古今疾病的关系和疾病的传播,以及用现代认知推断古代疾病等方面。20世纪90年代以降,历史界学者以余新忠、梁其姿、李玉尚为代表,开始将疾病史与社会关系相关联,强调疾病的社会史,如鼠疫研究等,研究层面有所拓展。科技史界学者则更关注以往疾病史研究中存在的问题,如古今疾病是否完全的对应性等。其中,廖育群对脚气病的研究就是一个很好的突破,结合内、外史的角度,对脚气病的形成提供了一种不同的认知。长期以来,国人多不识"脚气病",误认为脚气就是脚癣,廖育群①对脚气病毒的研究历史进行梳理,对古代脚气病病名背后的内涵差异加以分析,通过中国古代医学文献中有关脚气病的记载,对晋唐时期该病的本质与产生原因,提出一个与传统解释完全不同的新见解,即脚气病流行的历史曲线虽与国人几千年种稻、食米之生产生活史的发展曲线不符,但却与饵食含汞、铅、砷等矿物药之"外丹"的历史曲线基本一致。古代瘟疫的发生和流行,首当其冲受到影响的是地方政府,因此地方政府是国家政权应对疫情的基层组织和实施者,韩毅②选择以宋代地方官吏为视角,对地方官吏在防治瘟疫过程中撰写的临床医书进行分析,考察地方官吏在促进官方正统医学知识传播及发展过程产生的积极影响。以往对于抄本的图像研究关注较少,德国学者文树德③通过文献中有关中医外科图像的表述反映民间对于疾病的认知,从而了解图像所反映的特定文化背景,这篇文章更多是史料学的价值。

五、针灸史研究

针灸史研究主要涉及古代针灸的学术发展、流派,针灸疗法的传播,以及对针灸知识的科学评价。国内开展针灸学术史研究比较晚,这与对针灸的重视程度有关。早期的针灸史研究学者有马继兴、王雪苔等,之后黄龙祥接续研究。马继兴主要基于古代针灸的文本研究,以及新中国成立后针灸的科学化,并涉及部分针灸学术史研究;王雪苔则关注针灸文献的整理、针灸图像及针灸器械的复原等。王雪苔的学生黄龙祥接续他的研究,对针灸文献和针灸图像等方面进行更为深入的研究,发表诸多成果。科技史学界对针灸史的研究并不系统,主要对具体问题展开讨论。针灸一直以来都是一门备受争议的技术,以李约瑟和鲁桂珍④为代表,继续聚焦针灸科学化方面的研究,对20世纪60年代中西方针灸共同关注的针刺止痛问题进行探讨,他围绕经络的实质问题,认为需要以生理学和病理学观点的特殊解释,这是经络实质化研究的观点之一。廖育群⑤针对局部的针灸史问题,关注早期针灸形成的机制,对汉以前针灸疗法理论及治疗的发展情况进行探讨。廖育群指出以经脉理论为指导的针灸疗法产生时间是在战国时期,而针灸腧穴的重要性则在汉代后才充分体现,在针灸疗法理论建立的过程中,最关键的是经脉学的产生,并且经脉学也是针灸疗法中最重要的理论基础。韩健平⑥也关注经脉学说的起源问题,他梳理了中国古人最初脉的观念、气的身体观、脉诊的由来及古典经脉学说雏形的形成背景,认为经脉循行

---

① 廖育群.关于中国古代脚气病及其历史的研究[J].自然科学史研究,2000,19(3):206-221.
② 韩毅.宋代地方官吏应对瘟疫的措施及其对医学发展的影响[J].中原文化研究,2017(2):84-94.
③ 文树德.18世纪至20世纪早期中医文献中有关病痛的插图[J]//王淑民,罗维前.形象中医——中医历史图像研究[M].北京:人民卫生出版社,2007:123-127.
④ 李约瑟,鲁桂珍.针刺治疗及针刺止痛生理学的评估[J]//鲁桂珍,李约瑟.针灸:历史与理论[M].台北:联经出版公司,1995:173-256.
⑤ 廖育群.秦汉之际针灸疗法理论的建立[J].自然科学史研究,1991,10(3):272-279.
⑥ 韩健平.经脉学说的早期历史:气、阴阳与数字[J].自然科学史研究,2004,23(4):326-333.

学说是一种基于阴阳观念构建的理论,不能看作一种客观认识,对经脉实质化研究有一定启示。针灸疗法产生后,经穴的定位一直存在争议,世界卫生组织在对经穴定位国际标准制定过程中,中、日两国之间在70多个经穴上产生分歧,近年来武彦[①]对造成中、日经穴定位分歧的文献原因进行分析,她认为造成分歧的最重要原因是文献记载不一致。美国学者吴章(Bridie Andrews)[②]则从针灸传播的角度回顾日本、法国等不同地域的针灸诊疗方法,发现尽管这些方法都是源于中国传统针灸,但由于各国选择的经典文本来源不同,从而发展出不同的针灸临床辨证思路和治疗方法,并且这些所谓的"新方法"之后又回传至中国。

六、中外医学比较与交流

中外医学比较与交流主要探讨中外医学的交流、传播与比较。科技史界对于这方面内容关注有限,探讨比较零散。自20世纪80年代,我国著名科技史专家潘吉星[③]开始关注中外医学交流,他梳理了《本草纲目》的外文译本。从18世纪开始《本草纲目》就被部分节译成法文、英语、德文,19世纪上半叶《本草纲目》被全部译成日文,有助于了解《本草纲目》在国外的传播情况,包括东传和西传的研究。宋岘[④]则对《普济方》和《本草纲目》的回族医方进行考证,这些回族医药在明代社会生活中对中医学的影响,体现了伊斯兰医学和传统中医学的融合,也说明了中医学是在不断吸收伊斯兰医学在内的各种域外医学成果过程中,不断丰富、发展了自身体系。陈湘萍[⑤]从《本草图经》中撷取76种药物中有关医药交流的资料,从文献记载分析说明北宋中叶外来药物在中国已有较普遍的使用,也证明这些药物已融入中国传统医药体系之中。有关中日医学的交流,牛亚华和冯立昇[⑥]以近代知名学者丁福保1909年赴日进行医学交流的情况为切入点,在挖掘史料的基础上,进一步考察丁福保对中日医学交流和引进日本近代西医学方面的事迹和贡献。廖育群[⑦]从通常谓之"中国传统医学"或"民间疗法"、广泛流行于当今社会的"拔罐"现象切入,结合与之理同法异的"蛭吸"疗法,讨论与比较其在不同文化体系中演变的过程,以及相互间可能存在的传播影响。"杯吸"(拔罐)与"蛭吸"是东西方许多国家都曾经或仍在使用的治疗方法,但其在东西方的流行程度却大不相同。日本学者真柳诚[⑧]通过对汉字文化圈古医籍数据的定量分析及比较研究,展示日、韩、越三国对中国医书选择性地吸纳,进而推动医学本国化的历史。真柳诚根据10多年来对汉字文化圈中、日、韩和越南所藏28 000种古医籍的调查资料,对四国间被他国翻刻古医籍的次数及时期,以及引用他国医书等进行定量解析,其研究方法及视角均值得国内学者学习及借鉴。目前来看,从国家"一带一路"倡议层面,中外医学交流研究将受到更多的关注。

七、中医现代化与建制化研究

中医现代化与建制化研究涉及近现代中医所面临的问题,以及学科建制化的进程。新中国

① 武彦.中日对传统经穴部位的争论及其当代意义[J].自然辩证法通讯,2014,36(6):71-77.
② 吴章.海外古典针灸流派述略[J].张树剑译.中华医史杂志,2017,47(3):156-159.
③ 潘吉星.关于李时珍《本草纲目》外文译本的几个问题[J].中医杂志,1980(3):62-66.
④ 宋岘.对《普济方》和《本草纲目》中的回回医方的考证[J].回族研究,1992(2):31-35.
⑤ 陈湘萍.《本草图经》中有关医药交流的史料[J].中国科技史料,1994,15(3):83-90.
⑥ 牛亚华,冯立昇.丁福保与近代中日医学交流[J].中国科技史料,2004,25(4):315-329.
⑦ 廖育群."杯吸"与"蛭吸"的中外比较研究[J].中国科技史杂志,2010,31(3):257-272.
⑧ 真柳诚.中日韩越古医籍数据的比较研究[J].郭秀梅译.中国科技史杂志,2010,31(3):243-256.

成立之后,中医发展受到政府的大力支持,中医科学化和中西医结合研究逐步展开。科技史界学者主要站在学科史和近现代科技发展的角度思考中医现代化问题,为中医研究注入了很多力量,一方面关注中医历史,另一方面也关注当代中医的发展。席文(Nathan Sivin)[①]是国际著名科技史家,2009 年他在北京大学做竺可桢讲座时,就指出科学史和医学史是从 20 世纪 50 年代成为职业领域,主要展开领域是重要人物的科学思想,并分析职业科学史与医学史研究的异同之处,简要梳理了 20 世纪 70 年代后一般科学史的发展与焦点变化,认为科学史研究维度和研究方法可以进一步创新。这一观点的提出有助于对科学史研究不仅在单一维度理解,还考察相关维度的相互作用。任定成[②]基于对中医本质和中西医关系的认识对中医前途展开讨论,这是从科技史出发的一种思考,他认为中医的概念基础在于其形神身体观、失衡疾病观、协调治疗观、摄食平衡养生观以及天时对应生命活动观,在中西医关系问题上,存在中医终将融入现代西医,以及中西医不可通约或仅具弱不可通约性三种观点,并指出由于中医在身体观、疾病观和治疗观上的概念具有独特的历史、社会、文化和哲学基础,这些方面为描述和理解中医相关概念发挥基础性作用。德国著名医史学家文树德(Paul Ulrich Unschuld)[③]对传统中国与传统欧洲以及西方现代医学关于卫生保健的不同进路进行比较,他指出中西医之间的差异并未如此前的西方二手文献所描绘的那样鲜明,认为根本分界线可能出现在对认知分歧以及与此相关的对中国医学与文化中的模式化知识现象的处理上。对于现代中医制度变迁的探讨,刘洋[④]以中西医社团为视角展开研究,医学社团是推动医学发展的重要力量,他以“中医存废之争”事件背景,探讨了中医、西医社团作为主体在这场论战中的主张和宗旨,近代中西医社团的发展进程实际从侧面展示了中、西医的制度变迁。

　　回顾科技史界对于中医药的研究成果,不论对于中医学史的研究,还是整个科技史领域的研究,都具有积极意义。既有助于医学史研究者从另一视角了解中国传统医学的不同面貌,亦对拓宽中国医学史的研究方向有所裨益,对于今后深入探讨中国古代医学的传统与发展历史,以及中医药对社会、生产等方面的历史作用,都具有启示和参考作用。

(周敏)

① 席文.科学史和医学史正发生着怎样的变化[J].北京大学学报(哲学社会科学版),2010,47(1)：93-98.
② 任定成,苑文静,罗栋.中医的概念基础与新研究进路[J].科学技术哲学研究,2014,31(4)：70-74.
③ 文树德.中医：历史与认识论的几点反思[J].淮阴师范学院学报(哲学社会科学版),2015,37(1)：42-49.
④ 刘洋,张培富,李凤岐.近代医学制度变迁——以中西医社团为视角[J].自然科学史研究,2017,36(3)：387-401.

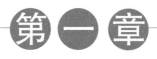

医学理论研究

古代解剖知识在中医理论建立中的地位与作用

在中国医学经典著作《黄帝内经》中,已有关于人体某些内脏、骨骼、肌肉等的记载与描述[①],因而早在 20 世纪 50 年代学术界就指出,中国古代也曾有具有一定水平的人体解剖知识。但是,关于它在中医理论建立过程中是否起过某种作用的问题,人们尚未认真地考虑过。通常认为,解剖学是西方近代医学理论的基础,对中国医学理论的建立无甚影响。因此以往对我国古代解剖知识的研究仅局限在探讨其所取得的成就与水平上,忽视了中医理论的建立与古代解剖知识的内在联系。

通过对《黄帝内经》中有关记载的分析,不难看出中国医学虽在理论体系上迥异于西方近代医学,但在其重要理论的形成过程中,是与当时的解剖知识有关系的。从这一点出发,不仅可进一步阐明其理论的发展过程,还有益于搞清若干至今尚未经深入研究的理论问题。

一、从胆为"奇恒之腑"看古代解剖实践对中医理论的影响

脏腑学说是中医基础理论的重要组成部分。尽管中医学中所说的脏腑与西医学中的同名脏器不相同,但其基本概念无疑仍是以脏器实体为根据的。在《黄帝内经》成书之前,脏、腑的概念并不明确,方士"或以脑、髓为藏,或以肠、胃为藏,或以为府",殊无定准。至《黄帝内经》问世,始对脏、腑有明确定义。如《素问》指出,凡"藏精气而不泻,满而不能实"者,称为脏,包括心、肝、脾、肺、肾。凡"传化物而不藏,实而不能满"者,称为腑,包括胃、大肠、小肠、膀胱、三焦、胆。凡"藏而不泻"者,称为"奇恒之腑",包括脑、髓、骨、脉、胆、女子胞(表 1-1)。

表 1-1 《素问·五脏别论》对脏腑的划分

分　类	器　官	根　据
脏	心、肝、脾、肺、肾	藏精气而不泻,满而不能实
腑	胃、大肠、小肠、膀胱、三焦、胆	传化物而不藏,实而不能满
奇恒之腑	脑、髓、骨、脉、胆、女子胞	藏而不泻

可以看出,《黄帝内经》在对胆的划分上出现了重复:既属腑,又属奇恒之腑。为什么要在腑之外另造"奇恒之腑"一名呢?这仍须从功能与形态两个方面去解释。《素问》的划分主要依据脏器的功能,而对功能的认识又源于形态方面的直观认识。如对于腑:"水谷入口,则胃实而肠虚;食下,则肠实而胃虚。故曰实而不满。"同样,对于六腑之一的胃的认识,也建立在解剖的、直观的基础之上。《灵枢·胀论》称胃有"五窍"。明代医家张景岳释为"咽门、贲门、幽门、阑门、魄门(即肛门)"。但《胀论》篇中已明言"五脏六腑者,各有畔界",如果"五窍"上达咽喉,下至肛门,便远远超越了胃的"畔界",故张氏之说显然不确。对于胃的"五窍"的解释,应考虑到中国古代解剖学的

---

① 《灵枢·肠胃》记载人体食道长 1.6 尺,大肠与小肠共长 56.8 尺;现代解剖学书所载长度食道约 25 cm,大肠与小肠约 925 cm。如按比例计算,前者为 1∶35.5,后者为 1∶37,可知《灵枢》记载基本正确。

水平,不可能将十二指肠与胃截然分开。因此可以认为,所谓"五窍"是指胃的上口、下口及肝、胆、胰三条管道在十二指肠部的开口。这种知识无疑是从古代解剖实践中得到的。关于这一点,通过当时对胆汁功能的认识亦可得到旁证。

当时的医学水平,人们虽然能通过解剖实践直观地看到肝、胆、胰有管道与胃肠相通,但不能认识到胆汁、胰腺的消化功能。《黄帝内经》作者出于主观的推理,误将这些管道视为营养物的吸收途径,"胃之所出气血者,经隧也",认为胆囊中的"精汁"应该充盈饱满,藏而不泻。如果松弛、不饱满,则为"怯士","胆汁泄,则口苦"。由此可知古人尚未认识到胆汁来源于肝,向肠道分泌的正常流向。这正说明古代的解剖知识虽然是初级的,但却为中医理论的建立提供了依据。

同样,《素问》在论述脏腑时,也将胆区别对待。它只是将六腑的其他五腑称为"器",言其"能化糟粕,转味而入出"。由于胆在形态上具备腑的一般特征,而其所容物又属"藏而不泻"的精华,所以另与有相类属性的脑、髓、骨、脉、女子胞一起并称为"奇恒之腑"。

由此可说明脏腑学说是建立在形态与功能两方面认识的基础之上。认识形态依靠解剖,认识功能则依靠思维。由于形态解剖的直观性和胃肠道传递功能较简单,所以当时能得出较正确的认识和数据。而对那些须用近代生物化学、腺体分泌等知识加以解释的内容(例如胆),则根本不可能产生正确的认识。可以说,如果我国古代没有初步的形态解剖知识,中医学中就不会有"奇恒之腑"这一名称;而我们如果不从历史的观点出发,也就永远不会理解到这一名称的真正含义。

二、"三焦"与解剖学的关系

"三焦"一词亦首见于《黄帝内经》,书中明确指出三焦为人体脏器之一,与胆、胃、大肠、小肠、膀胱五者并称为"六腑"。由于《黄帝内经》对三焦的形态缺乏明确描述,致使两千年来医学界为其形名争论不休,出现了种种不同的解释,如三焦无形说、腔子三焦说、胃部三焦说、油膜三焦说、三段三焦说等。至清代温病学派用三焦划分热病病程的不同阶段,则其概念就更加模糊不清了。

现代学者任应秋在评论以上诸说时指出:三焦无形说"既承认三焦是一腑,并具有行气通水的作用,而谓为无形质可指,这是不符合逻辑的……相比之下,腔子说实较无形说优"。任氏还说:"唐宗海(1862—1918)以体腔内连网油膜为三焦,可能首先是受到腔子说的影响,其次是看到西医解剖生理学的记载。由于当时西医学的幼稚,以及宗海本人科学知识的不足,故其说多似是而非……总之,希图从文字上来汇通,是难以做到'天衣无缝'的。"

任氏指出无形说不合理,但在罗列各家学说之后亦未指出合理的解释是什么。我们还是要用历史观点来看问题:试想 19 世纪 70 年代后的西医学尚且幼稚,唐宗海的科学知识还嫌不足,那么远在两千多年前的解剖、生理知识又怎能不幼稚呢? 如将西医学理论简单地套用在古人身上,就难免要走入死胡同。任氏穷毕生之力得出无法从文字研究上做出合理解释的结论,提示我们应另辟新路。我们不妨考虑一下《黄帝内经》时代医家在察看胸腹腔内的构造时,会有些什么发现。在胸腔内,除心与肺之外,可看到心包;在腹腔内,除胃、大肠、小肠、脾、肾、膀胱、子宫等外,则可看到大量的"膲"。

"膲"字的意思是肉空或不实,高诱注《淮南子·天文训》膲字为"肉不满";《灵枢·根结》有"毛腠夭膲",均为不实之肉。这就是三焦腑的具体形质。有人将三焦的焦字释为火,故有"三焦乃少阳相火"之说,由此步入三焦无形的歧途;但也有许多人注意到"三焦,古作膲"。这在《灵枢》《脉经》《甲乙经》等书中均可见到。

《素问·灵兰秘典论》说："三焦者,决渎之官,水道出焉。"《灵枢·本输》说："三焦者,中渎之腑也,水道出焉,属膀胱,是孤之腑也,是六腑之所与合者。"

渎,《说文》:"沟也。"段注:"凡水所行之孔曰渎,大小皆得称渎。"在《灵枢·根结》中还能找到一个自注:"渎者,皮肉宛膲而弱也。"此处以膲释渎,又以"中渎之腑"释"三膲",两字互训可知三焦一腑实乃腹腔中的腹膜脏层包裹脏器外组织所形成的各个部分。其中自然包括"腔子三焦说"的腹腔部分,也包括"油膜三焦说"的小肠系膜等在内。由于腹膜脏层不仅包裹许多管道、淋巴结等,形成了许多中空的"不实之肉",而且覆盖在各脏器表面,将其连为一体,所以《灵枢》才说它"是六腑之所与合者"。

至于三焦腑的准确部位,根据《灵枢·经脉》的记载可以明确解决:"三焦手少阳之脉,起于小指次指之端……入缺盆,布膻中,散落心包,下膈,循属三焦。"同篇在叙述心包络经脉时说:"心主手厥阴心包络之脉,起于胸中,出属心包络,下膈,历络三焦。"这两条与三焦腑有直接连系的经脉,均在"下膈"之后与三焦腑相通,其本经称为"属",表里经称为"络"。这就说明三焦腑的准确部位是在膈下,与膈上毫无关系。前述诸家之说,大多未能搞清这一点。而且还应该注意到《灵枢》在记述十二经脉时,独在这两经中提到"循属"与"历络",其他十经至其本脏时但言"属",至表里脏腑时只言"络",可知三焦腑的范围较一般脏腑的确要大得多。这与腹腔内大量的"膲"的实际分布情况正相一致。

从上述有关三焦的记载来看,古人除通过解剖实践对人体内脏形态进行直接观察之外,是不能对三焦一腑做出如此形象的描述的。

三、建立在解剖学基础上的代谢理论

消化、吸收与排泄,是生命科学所要研究的重要问题,也是中国古代医学理论必须加以解释和形成其自身体系必不可少的组成部分。但局限于当时的科技水平,古人还不可能从根本上把握有机体进行同化、异化,即整个代谢吸收过程的真谛。中医学理论在这方面大量使用"气"的概念,将整个代谢吸收过程笼统地称为"气化",即由于此。应该承认,中医学的基础理论中有许多内容,确实是通过入静行气的自身体验而得到的,但仔细分析有关代谢吸收的理论,却并非如此。

从饮食入口至排出,整个过程连续可见,古人对此有正确的描述,正是受益于形态学的基础知识。但其中精华物质如何被吸收?饮料(液态物)入胃后,在没有直接管道与膀胱相通的情况下,如何从胃肠中"泌别清浊"而至膀胱?中国医学对此有自己的解释,而这些解释也是以古代解剖实践为基础的。

近代医学虽已明确营养吸收主要是在小肠内进行,但在《黄帝内经》中却认为这一过程基本是在胃部进行的。"谷始入于胃,其精微者,先出于胃之两焦,以溉五脏,另出两行,营卫之道。"可见《黄帝内经》认为上、中两焦隶属于胃,其具体功能是:"上焦开发,宣五谷味,熏肤、充身、泽毛、若雾露之溉,是谓气。""中焦受气,取汁变化而赤,是谓血。""中焦亦并胃中,出上焦之后,此所受气者,泌糟粕,蒸津液,化其精微,上注于肺脉,乃化而为血,以奉生身,莫贵于此。"因此《灵枢·经脉》将胃的主病定为"是主血所生病者"。类似文字还有许多,大都与此同,说明当时的确认为吸收功能是在胃部,并且明确指出是通过"胃之两焦"进行的。当时为什么会产生这样的认识?这是因为在人或动物腹腔中,可以看到与胃联系密切的腹膜脏层形成了大小网膜,特别是在小网膜左部形成的肝胃韧带中,包裹着胃左右动脉、静脉、胃上淋巴结和神经等;右部形成的肝十二指肠

韧带中,包裹着胆总管、肝固有动脉、门静脉三个重要结构,以及淋巴和神经等,两者皆具备了"膲""渎"的性质。综合《黄帝内经》有关"胃之所出气血者,经隧也"和"食气入胃,散精于肝,淫气于筋"的说法,可以推知古人确将这些管道视为重要的吸收途径。而且这种并不正确的认识,也正是古人将胆从六腑中提出,认为其中贮藏"精汁""藏而不泻",而纳入"奇恒之腑"的理论基础。

另外,"吸收"还有一条通路:"四肢各禀气于胃,而不得至经,必因于脾,乃得禀也。"这是因为"脾与胃,以膜相连耳,而能为之行其津液"。在人体内可以看到脾和胃同属腹膜内器官,均被腹膜所包裹,而且上文也明确指出"以膜相连",这又一次说明当时医家建立的所谓"气化"理论是以解剖所见为依据的——将客观所见的形态与主观推理结合在一起来解释人体的功能。

在中医基础理论中水液的代谢是与肾脏无关的。这是因为在《黄帝内经》成书的时代,人们对肾循环还不能有所认识。直至19世纪的王清任,也只是说:"两肾凹处有气管两根,通卫总管,两旁肾体坚实,内无孔窍,绝不能藏精。"他又认为"膀胱有下口,无上口",这就无怪当时中外医学都只能认为水液是渗入膀胱的了。再看《黄帝内经》的说法:"足太阳(膀胱)通水道;手太阳(小肠)……水道出焉。"(《灵枢·经水》)"下焦者,别回肠,注入膀胱,而渗入焉。""俱下于大肠而成下焦。渗而俱下,济泌别汁,循下焦而渗入膀胱焉。"(《灵枢·营卫生会》)

从这些记载可以看出,《黄帝内经》认为水液代谢是通过小肠和大肠到达膀胱而完成的。既然是从大、小肠通过"膲"到达膀胱,其物质形态舍腹膜下部所形成的各部分别无可指了。当水液"别于回肠,留于下焦,不得渗膀胱"时,"则下焦胀,水溢则为水胀"。这应该认为是指腹水症,而此症正是大量的水停留在腹膜腔内。

人体除自食物中取得"气"与"血"外,还要吸收津与液。所谓津液即人体内存在的有益的液态物。浓度较低的称为津;含蛋白、糖分较高的称为液,如脑脊液、关节腔内的液体等。津液的吸收途径在《素问》和《灵枢》中观点并不一致。前者认为"膀胱者州都之官,津液藏焉,气化则能出焉"。其意是津、液与水自三焦水道一并进入膀胱后,再由膀胱腑取其精华。如果膀胱气化不能进行,则与尿液一齐丢失,即成为膏淋之疾。而后者认为:"水谷皆入于口,其味有五,各注其海,津、液各走其道。故三焦出气以温肌肉;充皮肤,为其津;其流而不行者为液。"其意乃是在渗入膀胱之前已由三焦腑取其津液,直接"内渗入于骨空,补益脑髓"了。之所以产生这种看法,也正是由于古人看到包裹着小肠的整个肠系膜植根于椎骨内侧,故认为食物中的精华是由此直接渗入"骨空"(骨髓腔)而去"补益脑髓"的。这种观点直到清代解剖专家王清任的《医林改错》仍然被保持着。正是在这种形态学的基础上,《灵枢·经脉》将大肠的主病定为"是主津液所生病";小肠的主病定为"是主液所生病"。这比《素问》认为依靠膀胱的气化功能吸收"津液"是一种进步,而这种进步正是受益于形态学的发展。

为什么人们对中医学在古代只能认识到上述水平不能做出定论,主要是因为对《素问·经脉别论》中"饮入于胃,游溢精气,上输于脾,脾气散精,上归于肺。通调水道,下输膀胱"这段经文没有搞明白。现行中医教学均将水液代谢途径解释为饮入于胃,经脾到肺,然后再到膀胱。这就把问题推到玄而又玄的境地了。应当注意到,被"饮"之物并不仅限于水,还有其他种种液体。其中如含有醇、挥发油、芳香烃等物质,可以由胃壁直接吸收,这就是"游溢精气"的本意。这种说法无疑是来自人体自身感受,人人都可自行加以验证;但饮料中的水分并不上归于肺,而是循三焦水道之路下输到膀胱。《素问·经脉别论》中这段话并没有说错,只是"通调水道,下输膀胱"八字不能与上文连读,过去人们断句错误,就不能不把意思搞错了。

自饮食入口，到营养吸收、水液代谢之后，其糟粕由肛门排出，《黄帝内经》对此也有所交代，这就是强调"魄门亦为五脏使"的用意。因此可以说，《黄帝内经》中对整个消化、吸收和排泄过程是有着系统的完整的描述的。而这种描述是建立在形态学基础之上的，正由于过去的研究脱离了这个基础，所以人们感到十分费解，错误地认为中医理论体系似乎完全立足于无形的"气化"之上，甚至认为纯属玄学，根本无法解释。如果我们认识到古代解剖实践对中医理论所起的作用，从而对经文原意得到正确理解，就不会产生这样的误解了。

四、"脉"的概念是如何产生的

经络学说是中医学理论体系的重要组成部分。它不仅服务于针灸治疗学，而且还被用来解释人体生理、病理以及分析病情、诊断疾病等。经络学说实质上是反映活着的有机体的一种生理功能，尽管至今尚未弄清经络的实质，但中外科学家均已证实人和动物体内确实存在着这种不同于血管和神经的传导系统。

中国古代医学最初对这种传导系统进行描述时，称之为"脉"[①]。《黄帝内经》中对"脉"做了详细的描述，说其中直行者为经脉，横行者为络脉，细小者为孙络，由此才出现了"经络"一词。所以经络与脉的形态基础是一样的。

当人们对中医所说的经络或脉进行研究时，发现动静脉系统的小血管、毛细血管与经络学说中某些络脉、孙络相符合，而大血管则根本不是十二正经的问题。为了解释这一问题，仍须从古代解剖实践对"脉"的概念有何影响谈起。

众所周知，经络是不能直接看到的。但在《黄帝内经》成书及其以前的时代，医家尚未认识到这一点。《灵枢·经脉》说："经脉十二者，伏行分肉之间，深而不见。诸脉之浮而常见者，皆络脉也。"还说："脉色青，则寒，且痛；赤则有热。"有关这种经脉可见性的描述还屡见于该书其他各篇，如"经脉败漏"（痈疽第八十一）；"血脉者，盛坚横以赤，上下无常处，小者如针，大者如筋"（血络论第三十九）；"用针者，必察其经络之虚实，切而循之，按而弹之，视其应动者，乃后取之而下之"（刺节真邪第七十五）等。可见在中医理论中认为"脉"是可见的，而且上引各句指的都是血管。

此外，在《灵枢·寒热》中又说："寒热瘰疬在于颈腋者……浮于脉中，而未内著于肌肉，外为脓血者，易去也。"这里的"脉"应是指淋巴管而言。

总之，当时对"脉"的理解主要还是建立在人体可见的血管系统上，所以它的定义才是"壅遏营气，令无所避，是谓脉"。《史记·扁鹊仓公列传》："割皮解肌，诀脉结筋。"《汉书·王莽传》："使太医尚方与巧屠共刳剥之，量度五脏，以竹筳导其脉，知所终始。"这些记载均可作为这一点的旁证。但当时对动脉、静脉、淋巴尚无分辨，所以将淋巴也称为脉；将刺络时"血出而射"（刺中小动脉），解释为"血气俱盛而阴气多"；将"血少黑而浊"（刺中小静脉），解释为"阳气蓄积，久留而不泻"。同时因为当时的解剖技术尚未达到剥离脉管系的水平，所以不可能全面认识到人体脉管系（血管系统与淋巴管系统）的真实面貌。在初步的解剖水平与当时的认识水平上，将所看到的和所感觉到的糅合在一起加以叙述，误以为这些管道的干支及其连续就是深而不见的"十二正经"。于是说十二正经是"伏行分肉之间，深而不见"，而不是没有可见之物。

这种错误的概念持续达千年之久，直至西方医学传入中国，现代解剖学剥离出人体完整的脉

---

① 　现知最早关于"脉"（经络）的文献，是马王堆出土的医学帛书和尚未全文发表的湖北张家山出土的《脉书》。

管系,人们才认识到血管与经络体系不是一回事。

形成这种概念混乱的根本原因,是当时形态学还没有发展到足以使人们能正确认识人体基本结构的水平。我们如果不从历史的角度去考察其发展形成的过程,而以现代医生所具有的解剖学知识去看待古人,以为当时已能区别两系统的不同,或认为中医说的"脉"与西医说的"血管"毫无关系,这就无法解释既然经络体系不是脉管系,而古代医学文献中都大量存在着可认为说的是血管的文字记载这一事实了。

综上所述,可以看出中国传统医学在其奠定理论基础的重要历史时期,并非完全立足于哲学式的思维和对临床经验的归纳总结。许多重要基础理论,包括对生理、病理的解释,直接来源于形态学的观察。这里所说的形态学的观察,也不排斥借助于对其他哺乳动物的观察。就当时医生的基本态度而言,仍然是努力在形态学方面寻找根据的,这一点在对脉的描述方面表现得尤为突出。因为经络系统的出现并不依赖于形态学,所以这方面的理论发展方式较为特殊。王莽虽然使太医与巧屠"以竹筳导其脉",但这种技术手段却不足以达到"知所终始"的目的。如果当时的技术手段达到可以全面了解脉管系的水平,肯定在当时就会考虑到经络系统与脉管系的不同。

在中外医学形成不同体系的许多原因中,就解剖学来说,重要的不是谁有谁无的问题,而是发展方式的不同。西方解剖学是作为一个独立的学科,是不断深入发展的。而中国古代的解剖实践从一开始就与医学理论紧密联系,所以在脏腑功能、代谢吸收理论、经络描述等重要基础理论中,都不同程度地涉及形态学知识。但由于封建礼教等原因,使解剖学的发展受到阻碍,社会的经济结构也使中国古代从医者不能脱离临床而从事基础研究,加之传统文化的势力使医家在看待"气"与形态两者时,更侧重在无形的方面,所以解剖学就只能停留在初级的水平,而无法深入发展了。因此,我们如果不从历史上去进行考察,就会以为我国医学的理论体系与解剖学毫无关系。

(廖育群,《自然科学史研究》,1987 年第 6 卷第 3 期)

望诊:人体脏器疾患在体表的有序映射

望、闻、问、切,号称中医"四诊",而望诊又冠于"四诊"之首,所谓"望而知之谓之神,闻而知之谓之圣,问而知之谓之工,切而知之谓之巧",可见望诊之重要。凡读仲景之书者,见赞秦越人入虢之诊、望齐侯之色,无不慨然感其神奇而羡慕!

《黄帝内经》的诊法,已基本上包括了"四诊"的内容,而于望诊的记载颇详,其重点是审查面部、眼睛五色沉浮、聚散、泽枯、明暗等变化,认为五色能反映五脏的病变。而且把整个面部分为若干区域,认为某区域的变化对应某脏腑的生理、病理状况。奠定了人体脏器疾患在体表有序映射的基础。晋代以降,望诊虽亦有所发展,如起源于唐代的望小儿指纹形色以测病势轻重,望目之五轮八廓而知病之所在。但由于王叔和《脉经》的问世,脉学迅速发展,作述家专以脉称,而略望、闻、问三诊。《黄帝内经》奠定的人体脏器疾患在体表的有序映射思想并未得到进一步的发展,大失古圣先贤望诊之妙。唇诊、脐诊、人中诊、甲诊的发展,直到近现代才有医家在《黄帝内经》有关论述基础上发挥而成。尤其令人遗憾的是,《黄帝内经》奠基,张仲景发明的腹诊,在国内却没有得到应有的重视,反而在日本获得迅速发展。更有甚者,《黄帝内经》已经奠定耳诊经络学基础,并未进一步发展,却由法国学者纳吉(Nogier P.)在20世纪中叶完成人体各组织器官在耳郭上的具体影射部位的划分。这种重视切诊而忽略望诊的现象自然引起后世有识之士的注意。明清时期,有识医家从实践中认识到"四诊"相参的必要,再倡望诊为"四诊"之首,著述日丰,如李言闻的《四诊发明》、张三锡的《四诊法》、蒋示吉的《望色启微》、陈治的《诊视近纂》、吴仪洛的《四诊须详》、林之翰的《四诊抉微》、欣澹庵的《四诊秘录》、汪广庵的《望诊遵经》等,均在此期间写成。他们或辑录古圣先贤之微言,或据亲身实践有所发明,编撰了上述著作。其中汪广庵尤重望诊,指出五官面貌、手足毫毛以及汗痰、二便、月经等均在望诊之列,从而丰富了望诊的内容,提高了望诊的准确性。近人曹炳章评曰:"广庵先生作是书,大足以纠正国医之四诊不确而善用偏治以致自误、误人者盛矣,其功之不可没也。"并以此与当时西医诊断学进行了比较,指出"虽西医诊断学之详博,亦未有过于是者"。说明直到清代末年中医诊断水平仍然不比当时传到中国的西医诊断水平逊色。此后,由于近现代科学技术不断向西医渗透,大量的现代技术手段被西医应用,使诊断技术逐步走向定量化、精确化,诊断水平取得了长足的发展;而中医在这段时间不但没有吸取现代科技发展的成果,而且还一度出现否定中医的浪潮,以致中西医诊断水平拉开了差距。

其实,中医典籍中望诊内容相当丰富,而且包含着非常宝贵的思想,只要认真总结,不但可以用于中医临床诊断,而且可以补西医诊断学之不足。笔者在近20年中,审视中医望诊的内容,结合中外研究情况,参以亲身实践,发现中医望诊贯穿着一条主线,即望诊是人体脏腑疾患在体表有序映射现象的应用,这种映射现象包括五官分别对应五脏,局部对应脏腑,局部对应整体等。既然有序,即有规律可循,亦可举一反三,发现新的望诊方法(如手纹法、脚纹法),使望诊的精髓得以发扬光大,若再与闻、问、切三诊合参,可望提高中医的诊断水平。

一、望诊的理论基础

藏象学说是中医认识人体生理病理及其相互关系的主要理论,也是中医望诊的理论基础。它不是从内脏的微细结构去认识其功能,而是把内脏系统作为一个不可分割的整体,从其外部征象测知其内脏活动规律及其相互联系。"藏象"一词,首见于《黄帝内经》。唐人王冰在解释"藏象"时说:"象,谓所见于外,可阅者也。"明人张景岳亦说:"象,形象也。藏居于内,形见于外,故曰藏象。"藏象学说的主要特点,是以五脏为中心的整体观。在这一思想指导下,中医学认为:人体任何一个组织、器官都不是孤立的,而是受五脏所主。任何一个脏器功能的实现都是五脏共同作用的结果。《黄帝内经》认为肝、脾、肾、心、肺五脏是人体重要的器官:一方面是生命活动中重要物质——精、气、神、血、津液的贮藏所,是生命的根本,即"五脏者,所以藏精神、血气、魂魄者也"。另一方面,五脏又是全身脏腑、组织和精神活动的主宰者和支配者,"五脏不和则七窍不通",也是与外界环境的联系者。经络是这种联系的主要通道。它内连脏腑,外络肢体与孔窍,使人体表里内外,上下左右,互相沟通,成为一个有机整体。外界信息通过经络影响五脏;五脏生理、病理的变化,又以气、血、津液为载体,由经络反映于体表。这种整体观主要体现在:脏腑相应、内外相应。

脏腑相应:以脏腑分阴阳,脏属阴、腑属阳。一阴一阳互为表里,从而构成脏腑相应的整体。经络循行路线的阴阳相对和相互络属是这种脏腑表里关系的主要依据。"肺手太阴之脉,起于中焦,下络大肠";"大肠手阳明之脉……络肺,下膈,属大肠"等。由于脏腑经络的络属关系,使脏腑之间在生理功能和病理变化上发生密切联系,在病理表现方面尤为明显。如心实火盛,可移热于小肠,引起尿少、尿热赤、尿痛等症;反之,小肠有热,亦可循经上炎于心,可见心烦、舌赤、口舌生疮等症。这种脏病可以传腑、腑病可以传脏的相应关系,表现在体表反映信息时,脏病除在体表对应的区域有信息反映外,在与之互为表里的腑对应的体表区域也反映出病变信息;腑病同理。

内外相应:中医学认为,人体五官肢节,皮毛肉脉筋骨与脏腑息息相关,内部疾患的信息可以反映在体表的相应区域。"头者,精明之府,头倾视深,精神将夺矣;背者,胸中之府,背曲肩随,府将坏矣;腰者,肾之府,转摇不能,肾将惫矣;膝者,筋之府,屈伸不能,行则偻附,筋将惫矣;骨者,髓之府,不能久立,行则振掉,骨将惫矣。"说明人体形态变化直接反映脏腑气血盛衰和病变部位之所在。又"五脏常内阅于上七窍也。故肺气通于鼻,肺和则鼻能知臭香矣;心气通于舌,心和则舌能知五味矣;肝气通于目,肝和则目能辨五色矣;脾气通于口,脾和则口能知五谷矣;肾气通于耳,肾和则耳能闻五音矣。五脏不和,则七窍不通"。可见内在的五脏,各与外在的五官七窍在生理功能上息息相关。五官七窍的功能变化和色泽形态,足以反映脏腑经络的常与变。肝者"欲知坚固,视目大小",脾者"视唇舌好恶,以知吉凶",肾者"视耳好恶,以知其性"。六腑在体表亦有特定的反映区域。"胃为之海,广骸、大颈、张胸,五谷乃容;鼻隧以长,以候大肠;唇厚,人中长,以候小肠;目下果大,其胆乃横;鼻孔在外,膀胱漏泄;鼻柱中央起,三焦乃约。此所以候六腑者也。"又五脏各有其外候:心者"其华在面,其充在血脉",肺者"其华在毛,其充在皮",肾者"其华在发,其充在骨",肝者"其华在爪,其充在筋",脾、胃、大肠、小肠、三焦、膀胱者"其华在唇四白,其充在肌"。这种内外相应的思想,为中医望体表征象以测知内脏病变的诊断方法奠定了基础。

由上述可知,中医学从《黄帝内经》开始,实际上把五脏看作整个生命现象和生命活动的中枢,即五脏之精微物质与功能信息,由气血津液等沿着经络而布达周身,而全身各部位的生理、病理信息也通过经气传输至五脏,这就形成了以五脏为中心,以气血精津为载体的整体生命观。这种整体生命观认为,体表任何一个相应的局部都有可能获得反映体内脏腑功能或疾患的信息。即身体一旦发生疾病,局部的可以影响全身,全身的也可以反映在某一个局部;外部可以传变入里,内部可以映射于外。一般而言,一定的病邪,侵袭一定脏腑,发生一定的病理变化,在体表的相应区域便可产生一定的病形。所谓病形,即表现于体表的病理征象,是脏腑受邪后发生病理变化的必然反应。这种反应,犹如"日与月焉,水与镜焉,鼓与响焉。夫日月之明,不失其影,水镜之察,不失其形,鼓响之应,不后其声,动摇则应和,尽得其情……合而察之,切而验之,见而得之,若清水明镜之不失其形也。五音不彰,五色不明,五脏波荡,若是则内外相袭。若鼓之应桴,响之应声,影之似形。故远者,司外揣内,近者,司内揣外"。可见外在病形表现与内脏病理变化,有动则有应,有应则有象,有象则可诊。正所谓"视其外应,以知其内脏,则知所病矣"。元代朱丹溪则说:"欲知其内者,当以观乎外;诊于外者,斯以知其内。盖有诸内者必形诸外。"清代汪广庵说得更具体:"盖著乎外者,本乎内;见于彼者,由于此。因端可以竟委,溯流可以穷源。"这就是中医望诊通过体表捕获信息,推断体内脏腑功能状况的理论基础,也是本文所提出的人体脏器疾患在体表有序映射理论根据的概括叙述。具体到每一诊法的理论根据将在讨论具体诊法时详述。

二、中医望诊的几种主要规律

中医学典籍中涉及望诊的内容相当庞杂。有的只言诊断结果而不详其法;多数以察形色辨疾患为主,各家见解亦不尽相同,使初学者无所适从,或者只能知其概况,不易掌握应用。本文着重研究其主要规律,即几种主要映射形式,现分述如下。

1. 五官分应五脏　如上所述,中医学的藏象学说,是以五脏为中心,以气血精津为载体的整体生命观。然"五脏之体隐而理微,望从何处?曰:体固隐矣,然发见于苗窍颜色之外者,用无不周;理固微矣,乃昭著于四大五官之外者,无一不显。中庸所谓费而隐,显而微者,不可引之相发明哉?故小儿病于内,必形于外。外者内之著也,望形审窍,自知其病……五脏不可望,唯望五脏之苗窍""五脏常内阅于上七窍也"。五脏与五官七窍的对应关系是,"鼻者,肺之官也;目者,肝之官也;口唇者,脾之官也;舌者,心之官也;耳者,肾之官也""五官者,五脏之阅也"。鼻、目、口唇、舌、耳分别是肺、肝、脾、心、肾之苗窍,通过观察鼻、目、口唇、舌、耳五官的形态和色泽可以分别诊断肺、肝、脾、心、肾五脏功能之常与变。所谓"肺病者,喘息鼻张;肝病者,眦青;脾病者,唇黄;心病者,舌卷短"。随着望诊经验的积累,从五官的色泽形态不仅可以判断病位所在,而且能够推测病邪盛衰和脏腑虚实。"舌乃心之苗:红紫,心热也;肿黑,心火极也;淡白,虚也。鼻准与牙床,乃脾之窍:鼻红燥,脾热也;惨黄,脾败也;牙床红肿,热也;破烂,脾胃火也。唇乃脾胃之窍:红紫,热也;淡白,虚也;如漆黑者,脾胃将绝。口右扯,肝风也;左扯,脾之疾也。鼻孔,肺之窍:干燥,热也;流清涕,寒也。耳与齿乃肾之窍:耳鸣,气不和也;齿如黄豆,肾色绝也。目乃肝之窍:勇视而睛转者,风也;直视而不转睛者,肝气将绝也。"这种以五官分应五脏,望五官以测知五脏的诊断方法在历代医家中广为应用,恕不赘言。

2. 局部对应脏腑　中医学认为,耳、鼻、舌、目等器官都能反映脏腑的功能与疾患,故有"每窍皆兼五行(五脏)"之说。其中对耳、鼻的研究已扩展至对应周身,此将作为下节讨论,这里且以舌诊和目诊为例。

舌诊:《黄帝内经》认为舌与人体内许多经脉、络脉、经筋紧密相连。"手少阴(心)之别……系舌本。""肾足少阴之脉……其直者,循喉咙,挟舌本。""脾足太阴之脉……挟咽,连舌本,散舌下。""厥阴者,肝脉也……而脉络于舌本也。""足太阳(膀胱)之筋……其支者,别入结于舌本。""手少阳(三焦)之筋……其支者,当曲颊入系舌本。"可见舌与五脏六腑都有直接或间接的联系。因此,《黄帝内经》中就有舌纵、舌强、舌卷、舌萎以及舌本痛、舌本烂、舌上黄等与疾病关系的记载,为中医舌诊奠定了基础。后世中医名著《伤寒论》《金匮要略》《中藏经》《诸病源候论》《千金方》《外台秘要》等对舌诊多有发明。自第一部舌诊专著元代敖氏《金镜录》(今本敖氏《伤寒金镜录》)问世至新中国成立前,有关舌诊的专著就有十余种之多,使舌诊成为中医望诊中内容最丰富,也是最常用的一种诊法。

但是,关于舌体对应脏腑部位之说,即从舌体上不同部位的病理变化来判断疾病所在脏器这一学说,在古典名著《黄帝内经》《伤寒论》《金匮要略》等书籍中,均无明确记载。后来受脉象候脏腑理论的启发,在《黄帝内经》有关舌体与脏腑经络关系的基础上,通过实践,才逐步发展起来。"盖舌为五脏六腑之总使,如心之开窍于舌,胃咽上接于舌,脾脉挟舌本,心脉系舌根,脾络系于舌旁,肾肝之络脉亦上系于舌本。夫心为神明之府、五脏六腑之主;胃为水谷之海、六腑之源;脾主中州,四脏赖以灌溉。是以脏腑有病,必见于舌上也,故舌辨脏腑之虚实寒热犹气口之辨表里阴阳。"明确提出脏腑病变必见于舌上。如果说前人曾有"外感察舌,内伤辨脉"之说,而"脏腑有病,必见于舌上"之说法一出,便有"无论外感内伤,以察舌为最有凭"之论。稍后的曹炳章便是此说的积极推崇者,"舌者心之苗也,五脏六腑之大主,其气通于此,此窍开于此者也。查诸脏腑图,脾、肺、肝、肾无不系根于心,核诸经络,考手足阴阳,无脉不通于舌,则知经络、脏腑之病,不独伤寒发热有胎(苔)可验,即凡内外杂证,也无一不呈其形,著其色于舌……据舌以分虚实,而虚实不爽焉;据舌以分阴阳,而阴阳不谬焉;据舌以分脏腑、配主方,而脏腑不差,主方不误焉"。强调舌体不但可以分虚实,别阴阳,即便脏腑之病,内外杂证也能从舌体上反映出来。周学海亦持此说,"夫舌为心窍,其伸缩展转,则筋之所为,肝之用也。其尖上红粒,细于粟者,心气挟命门真火而鼓起者也。其正面白色软刺如毫毛者,肺气挟命门真火而生出者也。至于苔,乃胃气之所熏蒸,五脏皆禀气于胃,故可借以诊五脏之寒热虚实也"。随着这种认识的深化,人们开始认识到,察舌时舌尖、舌心、舌边、舌根等都要仔细观察。甚至有人明确提出舌体的不同部位各自对应一定的脏器。"舌者心之窍,凡病俱现于舌。能辨其色,证自显然。舌尖主心,舌中主脾胃,舌边主肝胆,舌根主肾……若脾热者,舌中苔黄而薄……心热者,舌尖必赤,甚者起芒刺……肝热者,舌边赤或芒刺……其舌中苔厚而黄者,胃微热也……若舌中苔厚而黑燥者,胃大热也……再有舌黑而润泽者,此系肾虚。"曹炳章《彩图辨舌指南》亦本此说,这是中医学界比较公认的一种舌诊理论。但邱骏声《国医舌诊学》:"以上分法,肺无诊处。"于是,梁玉瑜《舌鉴辨正》提出:"舌根主肾命、大肠(应小肠膀胱);舌中左主胃,右主脾;舌前面中间属肺(即舌尖之后,舌中脾胃反映区之前,作者注);舌尖主心、心包络、小肠、膀胱(应大肠命);舌边左主肝,右主胆(舌尖统应上焦,舌中应中焦,舌根应下焦)。"但梁氏之说在中医学界并未得到广泛应用。

目诊:有关目在生理、病理上与脏腑的联系,早在《黄帝内经》中已有认识,"目者,五脏六腑之精也"。在五脏中目与肝、脾、心三脏关系尤为密切。因"肝气通于目,肝和则目能辨五色矣""夫心者,五脏之专精也,目者其窍也",又"五脏六腑之精气皆禀受于脾,上贯于目,脾虚则五脏六腑之精气皆不足,不能上输于目,致目失濡养,视物不明"。这说明目与五脏六腑都有密切关系。

人体十二经脉,内联脏腑,外络肢节。与目或其周围组织有联系的经脉就有八条。如"膀胱足太阳之脉,起于目内眦"等。此外,奇经八脉亦有四条与目发生联系。"任脉者……上颐循面入目""督脉者……上系两目之下中央""阴跷、阳跷,阴阳相交,阳入阴,阴出阳,交于目锐眦"。总之,"五脏六腑之津液,尽上注于目""十二经脉,三百六十五络,其血气皆上于面而走空窍,其精阳气上走于目而为之睛"。

由此可知,目与脏腑、经络、气血津液息息相关。只有脏腑经络功能正常,气血津液充足,目的色泽、形态、功能才能保持正常。一旦脏腑经络、气血津液发生病变,就能及时从目上反映出来,甚至对某些疾病的诊断,可起"知微见著"的作用。因此,《黄帝内经》中就十分重视目部望诊,视目为望诊的重要部位。观察内容有:目中白眼的色泽(五色)变化,目中赤脉、瞳孔及目睛的状态(瞳孔缩小或散大、视觉错乱、目睛上视、目睛内陷)、目窠、目下与眉间的形态色泽等,实开中医目诊之先河。后世中医名著《伤寒论》《金匮要略》《中藏经》等对目诊多有发明。唐宋以降,医家在临床诊病之际,"凡病至危,必察两目,视其目色,以知病之存亡也,故观目为诊法之首要"。并在《黄帝内经》目诊理论基础上,古代医家创"五轮"学说,用以说明局部与内脏的相关性,是中医眼科学的一种理论。

五脏分属五轮之说源于《黄帝内经》,曰:"五脏六腑之精气,皆上注于目而为之精。精之窠为眼。骨之精为瞳子,筋之精为黑眼,血之精为络,其窠气之精为白眼,肌肉之精为约束,裹撷筋骨血气之精而与脉并为系,上属于脑,后出于项中。"后世医家据此发展成为"五轮"学说,以目部不同部位的形色变化,诊察相应脏腑的病变。所谓"眼通五脏,气贯五轮"是也。五轮是肉轮、气轮、血轮、风轮和水轮的合称。它们在目部的具体部位及与脏腑的对应关系是:肉轮指上下眼皮(胞睑)部位,属脾;脾主肌肉,肌肉之精为约束,与胃相表里。故该部疾患多与脾胃有关。气轮指白睛,属肺;肺主气,气之精为白睛,与大肠相表里,故该部疾患多与肺、大肠有关。血轮指内眦与外眦的血络,属心;心主血,血之精为络,与小肠相表里,故其疾患多与心、小肠有关。风轮指黑睛,属肝;肝为风木之脏,主筋,筋之精为黑眼,与胆相表里,故其疾患多与肝胆有关。水轮指瞳人,属肾;肾属水,主骨生髓,骨之精为瞳人,与膀胱相表里,故其疾患多与肾、膀胱有关。总之,"目之有轮,各应乎脏,脏有所病,必现于轮,势必然也。肝有病则发于风轮,肺有病则发于气轮,心有病则发于血轮,肾有病则发于水轮,脾有病则发于肉轮"。目上病变部位和形色除说明病在何脏外,还能进一步提示疾病原因、腑脏虚实、预后吉凶。如"黑珠属肝,纯是黄色,凶症也;白珠属肺,色青肝风侮肺也,淡黄色,脾有积滞也,老黄色乃肺受湿热,疸症也;瞳人属肾,无光彩,又兼发黄,肾气虚也;大角属大肠,破烂属大肠,肺有风也,小角属小肠,破烂,心有热也;上皮属脾,肿,脾伤也,下皮属胃,青色,胃有寒,上下皮睡合不紧,露一线缝者,脾胃虚极也"。古人经验认为,轮属标,脏属本,故一般而言,轮之有病,多由脏腑功能失调所致。"大约轮标也,脏本也,轮之有证,由脏之不平所致,未有标现证而本不病者。"如后天发生的上睑下垂或眼肌麻痹形成斜视或双眼视物出现复视,头晕、乏力等症,多属脾阳不振,中气不足。

五轮学说是历代用以说明目的组织结构和生理病理现象,是对眼科一些常见病的诊断和治疗的经验总结,因而成为中医眼科的独特理论。临床运用虽较普遍,但其以五行套五脏,不免牵强,应用时不宜生搬硬套。

另外,还有"八廓学说",始见于南宋年间。主要是通过观察目的八个不同区域中血络的变化来推测病在何脏何腑。有关八廓的名称,历代称谓繁多,一般多用八卦名称命名,即"水廓"(坎)、"风廓"(巽)、"天廓"(乾)、"地廓"(坤)、"火廓"(离)、"雷廓"(震)、"泽廓"(兑)、"山廓"(艮)。称之为廓,系取其有如城廓护卫之意。至于八廓的位置,内应脏腑及临床意义等,历代说法不一。《银海精微》认为,八廓"有位无名";《医宗金鉴》的八廓定位都与五轮分布雷同,认为"瞳人,属坎水廓也;黑睛,属巽风廓也;白睛,属乾天廓也;内眦,大眦也,属离火,震雷之廓也;外眦,小眦也,属艮山,兑泽之廓也。两胞属坤,地廓也。此明八廓以八卦立名,示人六腑、命门、包络之部位"。理由是"五轮既属脏,八廓自应属腑"。轮、廓分别主脏腑之疾,如"风廓即风轮也……轮主脏为肝病,廓主腑为胆病。水廓即水轮也……轮主脏为肾病,廓主腑为膀胱病。天廓即气轮也……轮主脏为肺病,廓主腑为大肠病。地廓即肉轮也……轮主脏为脾病,廓主腑为胃病。火廓、雷廓、泽廓、山廓,即血轮之部位也……轮主脏为心病,廓主腑为小肠病"。而《杂病证治准绳》《审视瑶函》等则将球结膜(白睛)分为大致相等的八个方位,通过观察其血络的变化来判断病变部位。脏腑虽深藏于体内,"八廓则明见于外,病发则有丝络之可验",凭血脉丝络之"或粗细连断,或乱直赤紫,起于何位,侵犯何部,以辨何脏何腑之受病,浅深轻重,血气虚实,衰旺邪正之不同"。并以人体中线为对称轴,将后天八卦图移在左右球结膜上,在球结膜上画出八廓方位图。每个方位反映的脏腑如下:乾区为肺与大肠,坎区为肾和膀胱,艮区为命门和上焦,震区为肝和胆,巽区为肝络和中焦,离区为心和小肠,坤区为脾和胃,兑区为肾络和下焦。近人偶有报道,认为这种诊法适用于神经系统、心血管系统、生殖泌尿系统的大多数疾病,他如胃病、胆囊炎、胆道蛔虫、肝炎、消化不良、肛门疾病、腰腿疼痛、头面五官疾患等也适用,但这类研究尚少,有待进一步验证。

近几十年,国外兴起一门新的学科——虹膜诊断学。认为人体内脏器官、四肢百骸在虹膜上都占有一定的代表区,当人体内脏或肢体患病时其产生的信息则反映到相应的代表区,而表现为虹膜异常,如黑点、黑线、缺损、苍白、凹陷、变色、色素堆积、瞳孔变形等。通过观察虹膜上的这些变化就能诊断疾病。中医目诊的五轮学说、八廓学说,虽与虹膜诊断学不全相同,但可以表明,中医学早就认识到眼睛不是一个孤立的器官,它与整体有密切关联,内脏病变的信息可反映到眼睛上。虹膜诊断的思想可能受到中医目诊的影响。

3. 局部对应周身 在中医学中,局部与周身的对应关系,以面部对应周身的认识为最早。由于"十二经脉,三百六十五络,其血气皆上于面而走空窍""脏腑经络相通,表里上下相贯,血气周流,无有间断。以故气色见于明堂,即以明堂分脏腑;气色见于面貌,即以面貌分脏腑"。面部与周身的对应关系是:"庭者,首面也;阙上者,咽喉也;阙中者,肺也;下极者,心也;直下者,肝也;肝左者,胆也;下者,脾也;方上者,胃也;中央者,大肠也;挟大肠者,肾也;当肾者,脐也;面王以上者,小肠也;面王以下者,膀胱子处也;颧者,肩也;颧后者,臂也;臂下者,手也;目内眦上者,膺乳也;挟绳而上者,背也;循牙车以下者,股也;中央者,膝也;膝以下者,胫也;当胫以下者,足也;巨分者,股里也;巨屈者,膝膑也。此五脏六腑肢节之部也。各有部分,有部分,用阴和阳,用阳和阴。当明部分,万举万当。能别左右,是谓大道。""所谓明堂者,鼻也;庭者,颜也;阙者,眉间也;面王者,鼻准也;下极者,阙庭之下,两目之中也;颊外谓之绳;膝盖谓之膑;口旁大纹为巨分;颊下曲骨为巨屈也。"脏腑在面部分布总的原则是:"首面上于阙庭,王宫在于下极,五脏次于中央,六腑挟其两侧。"

有趣的是,近年来法国和德国出现面部望诊热,并且做了许多调查和研究;哥伦比亚公布的鼻和面部望诊分属图与中国古代《黄帝内经》中面部对应周身的"全息"思想如出一辙,其中"鼻部望诊分属部位图"与《黄帝内经》中的记载基本一致,尤其是五脏六腑的对应部位则完全相同,而在时间上却晚了 2 000 年。

从耳与经络的关系到耳诊问世:早在马王堆三号墓出土的帛书《阴阳十一脉灸经》中已有"耳脉"的记载。以后的《黄帝内经》中关于耳与经络的关系多有较为详细而具体的论述。如"耳者,宗脉之所聚也",意为耳是许多经脉会聚的地方。又"十二经脉,三百六十五络……其别气走于耳而为听"。除了笼统地说明有许多经络之气汇聚于耳以外,还具体地阐述了十二经脉中有六条经脉通过别支上系于耳:"胃足阳明之脉……上耳前。""小肠手太阳之脉……其支者……至目锐眦,却入耳中。""膀胱足太阳之脉……其支者,从巅至耳上循。""三焦手少阳之脉……其支者……上项,系耳后,直上出耳上角……其支者,从耳后入耳中,出走耳前。""胆足少阳之脉……上抵头角,下耳后……其支者,从耳后入耳中,出走耳前。""手阳明之别……其别者,入耳,合于宗脉。"又"足少阳之筋……直者……循耳后""足阳明之筋……其支者,从颊结于耳前""手太阳之筋……其支者……结于耳后完骨。其支者,入耳中,直者,出耳上""手少阳之筋……其支者,上曲牙,循耳前"。这六条经脉都属阳经,六条阴经虽不直接通过耳,但根据阴阳经络互为表里的关系,通过经别的传注,六条阴经也间接与耳部有联系。在《黄帝内经》中也有明确记载阴经与耳部有直接联系的内容,如"邪客于手足少阴、太阴、足阳明之络,此五络皆会于耳中"。可见耳与经络的关系在《黄帝内经》中已经奠定了基础。而且还有"邪在肝,取耳间青脉以去其掣"的从耳部治疗内脏疾病的记载。

后世医家不断对耳与经络的关系及其治疗方法有所发明。如罗天益《卫生宝鉴》提出"五脏六腑,十二经脉有络于耳者",明确提出耳与五脏六腑的经络联系。尤其是李时珍《奇经八脉考》又从八脉角度阐发奇经八脉与耳的关系。王肯堂《证治准绳》更说,耳属足少阴肾经、手少阴心经、手太阴肺经、足厥阴肝经,又属手足少阳三焦胆、手太阳小肠经之会,又属手足阳明大肠胃经、足太阳膀胱经,又属手足少阴心肾、太阴肺脾、足阳明胃经之络,并提出"耳前属手足少阳三焦胆、足阳明胃经之会;耳后属手足少阳三焦胆之会;耳下曲颊,属足少阳胆、阳明大肠经之会,又属手太阳小肠经"。张介宾在《类经》中指出:"手足三阴三阳之脉皆入于耳中。"在此基础上,《类经图翼》叙述了各经脉抵耳的具体部位,如"足少阳支者,至耳上角;足阳明循颊车上耳前;足少阳下耳后,支入耳中,出耳前;手太阳入耳中;手少阳系耳后,出耳上角,支入耳中,出耳前;手阳明之别者,入耳合于宗脉;足少阳之筋,出太阳之前,循耳后;足阳明之筋,其支者,结于耳前;手太阳之筋,结于耳后完骨,支者,入耳中,直者,出耳上;手厥阴出耳后,合少阳完骨之下……手足少阴、太阴,足阳明五络,皆会于耳中,上络左角"。至此,耳与经络的关系及经络抵耳的具体部位已经相当详细而具体了,为通过耳郭诊疗全身疾患奠定了经络学的理论基础。但是人体解剖学上的各组织、器官、系统的疾患在耳郭上的具体映射部位的划分,则是后事。

20 世纪 50 年代,纳吉在学习针灸疗法的基础上,对耳朵与人体各部的联系做了细致的观察,发表了《耳穴与脏腑相关》等论著。认为耳郭皮肤电阻的变化,可以反映内脏的病变;机体病变时耳郭皮肤有低电阻出现;1957 年,他提出了:耳甲腔代表着胸腔脏器;耳甲艇代表着盆腔脏器;而胃区位于耳轮脚基部,介于耳甲腔与耳甲艇之间。他用压痛点方法标记了 42 个穴位,提出耳穴与人体的关系——颇似一个胚胎的倒影。他的《脏腑在耳郭上有代表区》一文的观点,被法国耳诊工作者广泛应用于临床。以后中国、日本等国家的学者相继研究,不断补充完善,才形成了现在的耳针穴位图,为耳诊提供了详细而具体的部位,这是一幅最为典型的耳郭与整体对应关系的图谱。

三、讨论

中国古代望诊中主要诊法有:舌诊(包括舌下望诊)、目诊、耳诊、唇诊、人中诊、百会诊、发诊、面诊、腹诊、脐诊、指纹诊、甲诊等。本文只讨论了人体脏器疾患在体表有序映射的主要形式:五官分应五脏、局部分应脏腑、局部对应周身三类。随着望诊研究的深入,验证古代望诊方法日益增多,诸如除临床目视验证外,还有压痛法、压痕法、瘢痕定位法、电阻法、知热感度测定法、温度测定法、染色法等。它不仅反映了中医以脏腑为中心的整体思想的科学性,而且符合自相似理论和今人张颖清提出的"生物全息论"的思想。即任何一个部位的病变,都可能有序地映射在体表的若干相对独立的部位,这种部位可大可小,大到头部有五官对应五脏,颜面对应周身;小到每一官(目、鼻、耳、唇、舌)分别对应脏腑。即使是在任何一官上也有一定规律的症候群分布。这里我们不能不对中国古代医家这种天才的发现拍案称奇!难怪古人称"望而知之谓之神"呢!但是我们在临床实践中感到,上述有序映射现象在应用时不可生搬硬套,否则会造成误诊。为此就以下问题进行讨论。

1. 诸法合参 这个问题的提出主要出于下列考虑:① 无论是局部对应整体,还是局部对应脏腑,往往都存在信息不全或"全息不全"的问题。有的部位反映明显,有的反映不明显,例如面部原则上可以对应周身的生理病理状况,但实际上面部出现的信息往往不全或者反映不明显,是难以通过望面而知全身疾患的。如胆、肾等疾患在鼻部的反映就不太明显,而肺部疾病在鼻部的反映则明显得多。② 反映区域有时会扩展或移位到邻近反映区,如肝肿大、脾肿大往往会扩展到覆盖几个脏器的反映区,以致无法定位究竟属于哪个脏器的疾患;舌象也有类似的问题;副肾上腺疾病可以扩大到整个面部出现青铜色等。③ 体表的反映(信息)常常不具有特异性,即一种反映(信息)可能是几种疾病所共有的,如耳部丘疹,既反映炎症,又可能是肿瘤的反应;肝癌、胃癌、子宫癌等患者的指甲表面都可能出现晦黄色等。因此,我们认为即使是望诊也应几种诊法合参,即通过几个反映部位(如舌、耳、目等)来监视一个脏器,寻找敏感点,以减少误差,提高望诊的准确性。

2. 时序问题　原则上说,脏器有了疾患,经过一段时间都能在体表有所反映。但有的时间长,有的时间短,最短的莫过于生气(激动),半天之内可以反映出来,但大多数疾病特别是造成体表增生的那些病,从功能不正常到体表出现增生要经过一段较长的时间。凡是经过较长时间形成的痕迹、保留的时间也就越长,甚至终生不会消失。如长沙马王堆女尸的面部和耳郭上至今还保留着生前曾患过某些疾病的痕迹。因此,在望诊时,必须严格区分哪些是"现在时",哪些是"过去时",即哪些痕迹是过去疾病造成的,现在已愈;哪些痕迹或信息是正在生病,甚至还在发展。所有这些是与测试者的经验分不开的。例如肺结核在耳郭相应区域留下的凹坑或纹理,虽疾病已愈,痕迹却依然存在,如无其他信息,可诊断为肺结核已钙化,而舌象上的许多信息往往反映"正在进行时"的疾病。

3. 辨证分析　中医藏象学说认为:人体是一个统一的有机整体,皮肉筋骨,经络脏腑都是相互联系的。任何一种疾病的发生都不是孤立的,有各方面的因素和它互相制约,互相影响;任何一个脏腑不是孤立的,功能也不是单一的。一旦脏器发生病变,反映到体表的信息也是多种多样的。但在许多有诊断意义的信息中,必有一种或几种是主要的,起决定作用,其他信息则是次要的,起辅助作用。辨证分析就是要找出这种病灶与信息的关系,这样可以使我们少犯头痛医头、脚痛医脚的弊病。一般说来,内脏疾患信息反映在相应的体表部位,即一定脏器的病变信息反映在一定的体表部位,如肝癌患者在其舌的两边可以出现青紫色条状斑块,即"肝瘿线"。但这种对应关系不是孤立的、绝对的,它常因脏腑功能的多样性,经络联系的复杂性而使其并不具有特异性。有时同一种疾病可以在不同的几个区域有不同形式的信息反映,即"一病多种反映";有时同一个区域可以反映相关的几种不同疾病,即"一点反映多病"。如心主神志,大凡多梦、失眠,精神情志方面的疾病都在耳郭的心区有反映;又心与小肠相表里,心脏疾病在耳郭的心区有反映,在小肠区也有反映;肺主皮毛,凡有皮肤病者在其耳郭的肺区有反映等。因此,在望诊时,必须灵活应用中医藏象学说的理论,仔细区别哪些信息是反映本区域所映射的脏器发生病变,哪些信息是其他脏器病变波及所致;也就是说,哪些信息的出现对诊断该区域所映射的脏器发生病变起主导作用;哪些信息对诊断相应脏器的病变起辅助作用。所有这些除了与测视者的经验有关外,还取决于他能否灵活地运用中医藏象学说的理论。

(张秉伦、黄攸立,《自然科学史研究》,1991年第10卷第1期)

中国最早的人体解剖图

——烟萝子《内境图》

中国解剖史上最值得称道的是宋代吴简的《欧希范五脏图》和杨介的《存真环中图》。国内外学者普遍认为解剖图最早出现在宋代,"宋代以前……有说无图"。笔者发现,《道藏》中所收的烟萝子《内境图》,不仅年代较早,而且内容较后世解剖图更为原始,堪称是我国现存最早的解剖图,为后世解剖图的嚆矢。

一、烟萝子及其《内境图》的年代

烟萝子,又名燕真人,五代时著名道士。《王屋山志》云:"燕真人,号烟萝子,王屋里人。晋天福间,得烟霞养道之诀,宅边井里得灵异人参,举家食之,遂获上升。"顺治《怀庆府志》云:"烟萝子,姓燕失其名,王屋人。晋天福间,耕于阳台宫之侧,得异参,食之,遂拔宅上升。今有洗参井、仙猫洞,皆其遗迹也。"由此可知烟萝子卒于五代后晋天福年间(公元 936—944)。烟萝子著述颇丰,《通志略》著录其《服内元气诀》一卷;《通志略》《崇文总目》《宋史·艺文志》皆著录其《内真通玄诀》一卷;《道枢》"上清金碧篇"节录烟萝子外丹法,所以烟萝子是五代时一位内外丹兼修的道士。《内真通玄诀》已佚,但从书名推测,可能与其《内境图》有关。

《正统道藏》收有南宋石泰及其门人所编的《修真十书》,其中《杂著捷径》卷十八收录烟萝子著作多种,有图六幅,依次题为"烟萝子首部图""烟萝子朝真图""内境左侧之图""内境右侧之图""内境正面之图""内境背面之图"。前二图既题为烟萝子所作,后四幅"内境图"也应出自烟萝子之手。兹再作考证。

(1)《修真十书》的编辑体例基本上是每卷收录一家之说。卷十八前有烟萝子"体壳歌",后有"烟萝子内观经",中间是六图,紧随图后为"朱提点内境论"。"提点"是宋代所设的宫观道士的官名。《宋史·职官志》"宫观"条云:"宋制,设祠禄之官……五岳庙自今并依嵩山崇福宫、舒州灵仙观置管干或提举、提点官。"因而朱提点可能是宋代某宫观的道长。《朱提点内境论》是一篇解释《内境图》的文字,很显然不是烟萝子的作品,而是编者为了后人阅读方便而插入的。从卷十八前后文献的排列情况及内容来看,此六图应该都是烟萝子所作。

(2)《朱提点内境论》云:"生门者,脐也。婴儿在母腹中,取气于脐管,母呼亦呼,母吸亦吸,正与密户相对,所谓脐也者如此,与烟萝子不差矣。"

这里所讨论的是脐部的生理功能,显然不是上述六图中前二图的内容,而是后四幅《内境图》的内容。

(3) 政和三年洛阳贾伟节为《存真环中图》所作的序云:"杨君介吉老以所见五脏之真,绘而为图,取烟萝子所画,条析而厘正之。又益之十二经,以《存真环中》名之。"据此,杨介曾以烟萝子所画之图为蓝本。杨介所画的是内脏解剖图,他所依据的自然不会是烟萝子的《首部图》与《朝真图》,而是四幅《内境图》。

综上所言,今所见《道藏》中的《内境图》确实是烟萝子所绘,绘制的年代应在公元 944 年以前。

二、《内境图》的内容及成就

烟萝子六图中的《首部图》与《朝真图》是关于头部九宫及脑中元神的示意图,表明在道家的炼养体系中,大脑处于最重要的地位(图 1-1、图 1-2)。左、右二幅内境图中有"牛车""鹿车""坎龟""婴儿"等道家的拟象之物,与现存于北京白云观的《修真图》类似,是关于内丹修炼中的部位、物质及过程的形象示意图。此二图中的脊柱画作 24 节,与实际解剖相合(不计骶椎)。脊椎内侧为"髓道",相当于今天所说的"椎管"。身体中部黑色的月牙形为横膈膜,肝、胆的位置在膈膜之上(图 1-3、图 1-4)。

正、背内境之图纯为解剖示意图。正面图(图1-5)的咽喉部有两孔,表示食管与气管。肺画成四叶,形如倒垂的莲花,即《黄帝内经》所云的"华盖"。心脏在肺叶下,居身体正中。心下为胃,贲门在胃左,幽门在胃左下;肝在左上,其下为胆;脾在右上。下腹部为小肠、大肠、魄门、膀胱。背面图(图1-6)中肾的形状较准确。左为肾,右为命门,与后世解剖图一致。

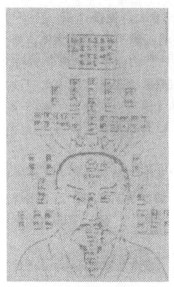

图1-1　烟萝子首部图

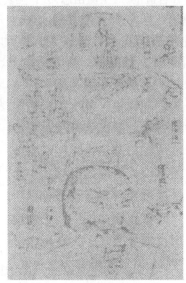

图1-2　烟萝子朝真图

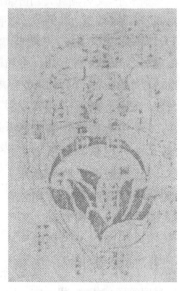

图1-3　内境左侧之图

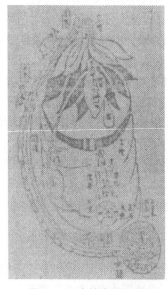

图1-4　内境右侧之图

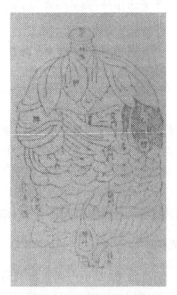

图1-5　内境正面之图

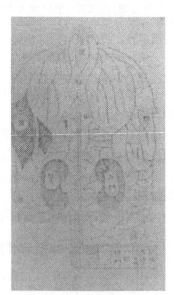

图1-6　内境背面之图

与现代解剖相比,图中最大的错误是肝在左,脾在右。其他脏器的形状、位置虽然显得粗疏,不够准确,但在大体上已与实体解剖粗相吻合。

烟萝子是否进行过人体解剖已无从得知,但五代战乱频仍,烟萝子有可能观察到破腹的尸体，从图中内容来看，烟萝子主要还是根据《黄帝内经》的脏腑学说以及道家的"内景学说"来绘制《内境图》的。尽管它承袭了前人的错误，如肝胆居膈上、肝左脾右等，但图中大部分脏器的位置与实体解剖是大致吻合的。这在当时的历史条件下是十分难能可贵的。烟萝子第一个将古代医道两家关于人体内脏的认识用图画的形式表达出来，这是了不起的创举，开了后世绘制解剖图之先河。

三、《内境图》与后世解剖图的关系

烟萝子《内境图》问世以后，曾在宋初广为流传。对后世解剖图产生过很大影响。宋代的两次刑场解剖以后所绘的解剖图，都与烟萝子《内境图》有关。

《朱提点内境论》云："近世刑人于市，剖而见之，乃云喉中有三窍，一水一食一气，其诬甚矣。又云肾一在肝之右微下，一在脾之左微上，乃以烟萝子《朝真图》为非，岂知足厥阴受病则舌卷而卵缩，况刀锯之恐耶？"文中提及的"近世刑人于市"，当指庆历年间，杜杞镇压欧希范等人起义，命宜州推官吴简率医生画工进行尸体解剖，画成《欧希范五脏图》。因为喉中三窍是此图的错误之处，后为杨介纠正。文中既云"以烟萝子《朝真图》为非"，可能是指《欧希范五脏图》根据刑场解剖的发现，对烟萝子《内境图》的内容提出非议，说明吴简、宋景等人也参考过《内境图》。

宋代解剖图的最高成就是泗州名医杨介绘制的《存真环中图》。据《郡斋读书志》记载："崇宁间，泗州刑贼于市，郡守李夷行遣医并画工往，亲决膜，摘膏肓，曲折图之，尽得纤悉。介校以古书，无少异者，比《欧希范五脏图》过之远矣，实有益于医家也。"

杨介曾往茅山访道，可能是从道士手中得到了烟萝子的《内境图》，以此为蓝本，参照刑场解剖的发现，加以改进增益，绘成了《存真环中图》。所以贾伟节序云"取烟萝子所画，条析而厘正之"。

《存真图》虽已亡佚，但日本僧医梶原性全的《顿医抄》和《万安方》中保留了其中的几幅图；南宋朱肱《内外二景图》、元孙焕《华佗内照图》、王好古《广为大法》等皆以此为蓝本，明清两代的解剖图几乎全部承袭杨介之图。

将元刊本《华佗内照图》中的"人身正面图"（图1-7）、"人身背面图"（图1-8）与烟萝子《内境

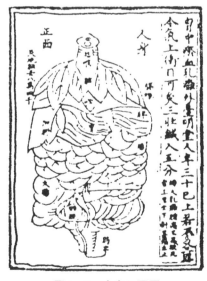 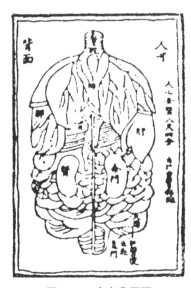

图1-7　人身正面图　　　　　　　图1-8　人身背面图

图》中的正、背二图做一比较，可见其外观几乎完全一致，除一些文字说明的细微差异外，这四幅图如出一辙，显然图1-7、图1-8是摹仿自图1-5、图1-6。唯一不同的是图1-7中的肝在右上腹，脾在左上腹，这说明杨介确实纠正了烟萝子的错误，亦可证明烟萝子《内境图》内容较为原始，确实是在宋代的两次刑场解剖之前就已流传于世。由此我们可以得知，杨介《存真图》中的正、背面图基本保持了烟萝子《内境图》的原貌，而《内境图》中的正、背二图，作为最早的"蓝本"，一直流传到清末王清任的《医林改错》为止，基本上没有多大的改观。

烟萝子的《内境图》，绘制于五代末年（公元936—944），比《欧希范五脏图》（1043）早100余年，比杨介《存真环中图》（1113）早170多年，因而它是我国最早的解剖图，并且对后世产生过重大影响，奠定了后世解剖图的基本格局。13世纪前西方罕有解剖人体之事，中世纪阿拉伯医学中的解剖图完全摹抄自中国，意大利"解剖学复兴者"蒙代尼（Mundinus）的《解剖学》迟至1316年才问世，所以烟萝子的《内境图》也可能是世界上现存最早的解剖图，这在医学史上有着重要的意义。

（祝亚平，《中国科技史料》，1992年第13卷第2期）

《难经》医学理论的时代特征

东汉是中国历史上科技文化发展的重要历史阶段。成书于这一时期，并得以流传至今的医学著作屈指可计，而《难经》为其要者。惜迄今所见医史专著对于该书的论述均极简略。究其原由，盖因对《难经》一书中医学理论之演变与东汉时期文化发展的紧密联系，未予足够的重视，故以为此书"没有什么新内容，发展的部分亦是利害参半或者是利少弊多"，或认为该书的性质"并非是一部具有独特见解的医学著作"。如此则不仅忽略了《难经》一书自身固有内容的研究，而且不可能看清中国传统医学理论在西汉至魏晋间发生的变化，及其与社会文化背景间的密切关系。本文之作，即由此而生。

一、作者与时代特征

《难经》一书的作者究竟为何人，史无定论。以为出秦越人之手者与否定此说者之争，由来尚矣，无庸附赘。由于近世医史研究公论此书成于东汉，自然难归先秦医家名下，唯程鸿儒"漫谈"之中仍持此说；亦有两说俱载，不加断言者。唯需略加讨论的是，有人本以上两说所提出的一种折中式解释——由东汉时期的扁鹊（或秦越人）传人、弟子所作，是否能够成立的问题。

俞慎初《中国医学简史》于两汉医学中不谈《难经》，只是在春秋战国的有关论述中说："秦越人的医疗技术，由他的弟子和后起者的继承而保留下来。到了汉代，有人把他的医学理论和经验，总结整理成《难经》。"李伯聪《扁鹊和扁鹊学派研究》则更加明确地提出："秦越人著《难经》的古传之说必须而且应该解释为：东汉时期扁鹊学派的医家撰写了《难经》，《难经》继承了西汉之前扁鹊学派的学术思想并使之有了新的发展，秦越人著《难经》的真相是扁鹊学派的医家著《难经》。"持此说者的论据，实际上与认为该书出秦越人之手者的论据是一样的，即由于《难经》中有数条文字与《脉经》《千金方》等医籍所引扁鹊言论一致。进而通过分析这些材料，认为："已可肯定：《难经》所引的'经言'是扁鹊学派的医经而言。"

如果将《难经》引用了扁鹊之医学言论作为一条线索,去推敲为什么该书会被后人署上秦越人之名,当然是可以的,但是若据此即判定《难经》为东汉时期扁鹊学派的著作,则误矣。因为没有证据能够说明后世医籍中称为"扁鹊曰"的内容就是引自《难经》,尽管其内容大意与《难经》相同。而《难经》不仅吸收了扁鹊的医学言论,同时也包含有其他古典医籍的内容,不可言其是延续先秦某一医学流派的理论而成书。言其为扁鹊、秦越人之作,或认为是该学派传人之作,两者之别只在五十步与百步之间。应该知道:扁鹊的医学知识不仅在《难经》中有所体现,就是在《素问》《灵枢》中亦早有所收;未被《难经》引用的扁鹊言论还有许多。

虽然根据现今所知资料,只能定《难经》作者为东汉时无名氏,但东汉儒家文化的时代特征,却在他的医学论述中有较充分的表现。要看清这一层,需对儒家学问的历史略陈一二:

儒学在先秦为"九流"中之"显学",汉代"罢黜百家,独尊儒术",六艺之文被奉之为"经"。此后虽有道、佛之兴,但儒学仍居显位;宋代理学一出,更是儒学复兴。唯需注意的是,儒学自身虽然是以孔孟之道为祖、一脉相承地发展延续,但在不同历史时期却各有特点。先秦儒学以六艺之文讲"五常"之道,《易》中虽有阴阳,毕竟为卜筮之书。"游文于六经之中,留意于仁义之际,祖述尧舜,宪章文武,宗师仲尼,以重其言。"这可以说是"儒家者流"的基本特点。一般研究儒家文化与医学关系者,多是从这样的角度入手分析,故在积极的方面只看到医为仁术、重人事远鬼神、提倡自我修养等形式上的浅层联系,深层则全属消极影响。实际上,随着社会的进步,要想达到"助人君、顺阴阳、明教化"之目的,儒家学说自身亦是在不断发展的。西汉董仲舒融阴阳、五行之说的哲学思辨性于儒家"五常"之中,完成了儒学自身发展的第一步,故虽有"罢黜百家"之举,然百家之说已入其中。因而有人评价说:"董仲舒对西汉统一事业的贡献,就在于他把战国以来各家学说以及儒家各派在孔子名义下、在春秋公羊学名义下统一起来。"自"王莽好符命,光武以图谶兴",《河图》《洛书》《七经纬》等书"遂盛行于世"。这些书籍虽然受到孔安国、毛公、贾逵等人之斥责,但如郑玄等经学大师亦为之做注。如果说经学内史研究者留意的是经今古文学之争、郑学的兼容性;社会学家关注的是透过经学史看社会集团的权益之争、地位转变,那么科学史家理应注重的则是在东汉时期出现了一种远甚于董仲舒的、融《易》太极、两仪、四象、八卦与阴阳、五行之说为一体,辅以数字推演来解释天地生成、政治人伦、万物化生、物理之情的学术风气与思维方法。尽管儒学正宗以其为"妖妄,乱中庸之典",隋炀帝即位后"发使四出,搜天下书籍与谶纬相涉者,皆焚之,自是无复其学",但是宋明理学之兴,实际上可以看作是这种变化的重演,而且其后亦同样出现了清代朴学对新儒学的批判。抛开儒学经典自身的真伪考辨、学术源流、文献价值不谈,东汉与宋代的两次"异端"之兴,均包含有探索终极真理、解释万物自然、构筑宇宙发展模式的进步倾向。两者间最重要的区别在于:东汉之学重五行,穿插阴阳;宋代之学则是以阴阳为纲,纬以五行。这就是儒家思想重理性的具体表现,李约瑟已经注意到了"它助长了科学的萌芽"。《难经》一书恰恰是产生于东汉之时,风行于宋明之世。如此则不难理解其中为什么要提出一个"肾间动气"为"原气"、为"十二经脉之根本"、为"人之生命"的基点;何以要辨脏为六、腑为五(阳奇阴偶);腧穴何独重"五俞";病候为什么多分五类;何以脉法归于阴阳之论,刺法只谈补泻之施,等等。同时亦不难理解,何以《难经》一书的地位在宋以后逐渐上升,受到多数医家的普遍重视。

《难经》一书所涉及的各种医学问题,实际上均属理论性、原则性的论述,像《素问》《灵枢》那样明确记述某种病应该如何取穴施针的具体治疗方法与经验,是看不到的。这种理性思维的特征固然不为儒家所专有，但在东汉时期却是以儒家文化为代表的。其中又尤以古文经学家长于此道，所以今文经学大师的讨论，却靠古文经学家归纳总结而成《白虎通》。而今文经学借《经》以阐发己意的特点，同样在《难经》中有所表现，因此断不可因为《难经》中有几句"经言"，就误以为是承袭某家之言，或为解释《黄帝内经》而成书。恰如"郑学"的兼收并蓄一样，《难经》是以前此的各种医学理论为素材，通过"元气、阴阳、五行"这一代表该时代最高水准的哲学思想来构筑自身首尾一贯的理论体系的。其中阴阳与五行相互结合的紧密程度以及应用的广泛性、体系化，均是《素问》与《灵枢》所不及的。在《素问》与《灵枢》中，很多情况下是就病论病，直言治法、刺法、取穴而已，且阴阳与五行往往各自单行，某些篇节说理或只据阴阳，或单论五行。例如将人划分为金、木、水、火、土五类，或是太阴、太阳、少阴、少阳、阴阳平和五类，可以看成是不同流派的理论。而在《难经》中阴阳与五行是一体化的，例如讲"一脉为十变"（十难）的原因是五邪（五行）与刚柔（阴阳）的综合结果：$5 \times 2 = 10$。又如将积聚分成阴、阳两种（《五十五难》），是阴阳的运用；续将积又分为五类（《五十六难》）则是五行的体现。而这一特征又并非《难经》一书所独具，例如其中多次引用的《十变》，虽不能知其详尽，但大致可以推断其说理方式亦是以阴阳五行之合为纲；"五俞穴"的相生、相克关系亦见于《明堂经》。由此可见，如果不对《难经》一书进行深入研究，是看不到东汉时期医学理论有怎样的变化的。

二、医学理论的变化

（1）只分尺、寸的脉诊方法：《难经》一书所采用的是寸口诊脉法，这在中医脉诊方法的发展过程中，是一个极为重要的转折点。前此，在《素问》《灵枢》等医学典籍中，可见三部九候、人迎寸口、分经候脉等多种古脉法并行，当然也有取寸口之脉进行诊候的方法存在。然而自《难经》独倡寸口诊脉法，直至今日，中医所采用的诊脉方法基本上均是此法。寸口脉法取代其他各种诊脉方法，在脉诊中雄居主导地位之势的历史，恐怕只能上溯到《难经》时代。

在《素问》《灵枢》中未见寸口脉划分尺、寸的迹象，所言"尺寸"是指诊"尺肤"与"寸口脉"相参。据杨上善所述，寸口脉分尺、寸是始于秦越人，至华佗时才有关脉："依秦越人，寸口为阳，得地九分；尺部为阴，得地一寸，尺寸终始一寸九分，亦无关地。华佗云：尺、寸、关三部各有一寸，三部之地合有三寸。未知所言何所依据。王叔和、皇甫谧等各说不同，并有关地。"是知《难经》时代尚无"关脉"，但以尺、寸之分始于秦越人却稍有疑问，因为据王叔和《脉经》中所保存的"扁鹊脉法"内容是看不出尺、寸之分的。然这并不妨碍我们定义《难经》的诊脉方法是处在寸口无分部与完成三部划分"定式"之间的过渡阶段——尺、寸两部划分。而阴阳理论的应用与"人迎、寸口脉法"要素的移植，是实现这一过渡的基础。

"人迎、寸口脉法"与"尺、寸分部法"均是立足于阴、阳对比和上、下划分的取脉方式上。其差别不过在于"人迎、寸口脉法"取阴阳之脉的方法是在人体的上部（颈动脉）和下部（桡动脉）取两处动脉加以比较，上部为阳、下部为阴；寸口脉的尺、寸分部法则将这种方式简化与浓缩到桡动脉一处。以关骨为界，关前之寸脉属阳，取代了人迎脉；关后尺脉属阴，独揽了原寸口脉的地位。进而又将脉象法中的"真脏脉"，"人迎、寸口脉法"中的"关、格"等术语的概念转化成寸口脉法中尺、寸变化的某种表现（参见《三难》）。"关"只作为定位之界，而不是一部脉，是寸口脉贯穿阴阳理论的必要条件，对此需格外注意，否则无法把握《难经》脉诊方法的精髓所在。

（2）经脉体系：《难经》在经脉体系方面与《素问》《灵枢》的主要不同，在于提出了一个明确的

"奇经八脉"体系。这八条经脉的名称、走行、主病,在《素问》与《灵枢》中虽已见言及,但并无"奇经"之称,亦无"八脉"之名。有关走行、主病的描述散见于多篇之中,既零散,又无特定意义。如果没有忘记《素问》与《灵枢》诸篇既非出自一人,亦非成于一时的基本要点,则可以说在西汉以前根本没有"奇经八脉"存在。这也就是说,在《素问》《灵枢》中,这八个脉的名称不过是类似其他许多亦不属于十二正经体系的脉名一样,例如《素问·刺腰痛》在叙述了足太阳、少阳、阳明,足少阴、厥阴皆可令人腰痛,且症状各有不同之后,又列举了解脉、同阴之脉、阳维之脉、衡络之脉、会阴之脉、飞阳之脉、昌阳之脉、散脉、肉里之脉等皆能令人腰痛。其中属"奇经八脉"的"阳维之脉"并不具有什么特殊意义。而在《难经》中,"奇经八脉"被作为一个特殊的体系加以论述,其功能如同蓄积江河满溢之水的湖泊一样,能够容纳正经有余的气血:"比于圣人图设沟渠,沟渠满溢,流于深湖,故圣人不能拘通也。而人脉隆盛,入于八脉而不环周,故十二经亦不能拘之。其受邪气,畜则肿热,砭射之也。"(《二十八难》)建立这种理论的根据,如上所述,完全是比之于自然。如果读一下董仲舒《春秋繁露》等汉儒之作,或是承袭纬家说而成的萧吉《五行大义》,马上就能领悟到《难经》作者的思想是如何受到时代风尚所影响的。

《难经》论述八脉循行,起止清楚,主病明确,成为后世宗法。故杨上善注《太素》中有关内容时,皆引《八十一难》。在后世的经脉学、针灸学中,奇经八脉居于与十二正经同等重要的地位,并没有人深究这些内容在《素问》《灵枢》中的本貌如何、居于何等地位,而在《难经》中又发生了怎样的变化,总以为传统医学的理论莫不是发端于《黄帝内经》。

(3)脏腑学说:一般认为"三焦无形说"是滥觞于《难经》,对于后世影响极大。但是《难经》的"三焦无形说"尚不是真正的无形说。

中医脏腑学说的五脏、六腑、奇恒之腑等计有 17 个名称,其中 16 个沿用至今,所指仍同,唯"三焦"一名,古有而今无。考"三焦"之焦,原作"膲",高诱注《淮南子·天文训》中之"膲"字为"肉不满";《灵枢·根结》有"毛膲夭膲"之说等,其意均为不实之肉,这就是三焦腑的具体形质。其功能是行气、出水;位置在腹腔之中。三焦腑名称的确立,以及有关功能的描述,皆是建立在当时对于饮食精微之物如何能转输于人体、肠道中的水如何能进入膀胱的理解,尚不可能以生物化学为依据的基础之上。简言之,即认为饮食之物由口而入,通过胃肠道这一连续相通、确实可见的管腔变为糟粕排出体外,而其中的精微有用之物通过管腔外的"膲"转输周身;其中的水分亦是经管腔外的"膲"渗入到膀胱之中而成尿液。继《素问》《灵枢》之后,成书于公元 72 年的儒家经典《白虎通》亦曾论述五脏六腑,其中谈到:"三焦者,包络府也,水谷之道路,气之所终始也。故上焦若窍,中焦若编,下焦若渎。"比之《灵枢·营卫生会》所说"上焦如雾,中焦如沤,下焦如渎";《灵枢·五癃津液别》所说"三焦出气,以温肌肉,充皮肤"等,基本上是一致的。而在成书不致晚于《白虎通》太多的《难经》中,三焦何以会变成"有名而无形"的呢?

《难经》中言及三焦,计有 6 处,其中以《三十一难》言之最详:"三焦者,水谷之道路,气之所终始也。上焦者,在心下,下膈,在胃上口,主内而不出,其治在膻中;中焦者,在胃中脘,不上不下,主腐熟水谷,其治在脐旁;下焦者,当膀胱上口,主分别清浊,主出而不内,以传导也,其治在脐下一寸。"较之《素问》《灵枢》和《白虎通》,可谓无原则性区别。《三十九难》论腑何以为五时,仍承认"三焦亦是一腑",只不过"不属于五脏"而已。《三十八难》说"有名而无形,其经属手少阳,此外腑也",其意仍然是宗《灵枢·本输》所说:"是六腑之所与合者。"因为言三焦为"外腑",毕竟还是一腑,无形的是其中之气,而不是腑本身。正如杨上善注《太素》中"六腑传谷"时所说:"三焦腑传于谷气,胆腑受于谷精,三肠及胃传谷糟粕。"

有助于正确理解《难经》"三焦无形说"之最有力的证据,可举该书《二十五难》所说"心主与三焦为表里,俱有名而无形"为例。心主即心包,其有形态可循是不言而喻的,只不过因包裹于心脏之外,没有形成一个独立的器官,故谓之无形,而三焦亦同样是包裹于腹腔内其他脏器之外,其性质确与心包一样。杨上善对这一问题就说得比较明白了,他在论"心包"时说:"名手厥阴,有脉别行,无别脏形;三焦有气有脉,亦无别形,故手厥阴与手少阳以为表里。""无别脏形"与"亦无别形"均是说没有脱离其他脏器的独立形态而已,故称之为"外腑"。

实际上,真正的"三焦无形说"是以将人体划成三段为确立条件的。这时三焦一词的概念发生了根本的转变,例如《脉经》所说:"寸主射上焦,出头及皮毛竟手;关主射中焦,腹及腰;尺主射下焦,少腹至足。"又如敦煌古医籍中的《明堂五脏论》说:"人心以上至头为上焦,心以下到脐为中焦,脐以下到足是下焦。三焦者,有名无形。"只有这种建立在将人体划分为上、中、下三段基础上的三焦无形说,才是名副其实的无形说,它已然不可能存在前述那样究竟是"无形",还是"无独立之形"的混淆;亦不存在三焦到底是"原气",还是"原气运行场所"的疑虑,当然也就不可能再具有任何功能了。而后世的"腔子三焦说"(虞抟、张介宾)、"胃部三焦说"(罗美)、"油膜三焦说"(唐宗海)等,均可视为是对"无形说"的反动,是在努力体会《素问》《灵枢》本意的过程中,产生的仁智不同之见而已。

(4)病候、腧穴之论:如果说《难经》一书在脉诊方面是以阴阳为总纲,那么在有关病候与腧穴的论说中则是以五行为主体。例如《四十九难》《五十难》论五脏间"邪气"的相互干扰,而有虚邪(后来者)、实邪(前来者)、贼邪(所不胜来者)、微邪(所胜来者)、正邪(自病)五种名义之用;《五十三难》《五十四难》论五脏、六腑间疾病的传变(相生或相克);《五十六难》《五十七难》《五十八难》分别论五积、五泄、五种伤寒等,皆是按照"五"这一数字来规定某种疾病的分类。《五十六难》论述五脏之积时,以胃部为中心,配合五行方位,而有肝之积在左、心之积在上、脾之积在中、肺之积在右、肾之积在下的定位;其病因也是由于病邪依五行相克之规律传变,遇所克之脏当"王"之时,邪气不能继续向下传递而留滞成"积"。

在有关腧穴的论述中,《难经》一书实际上主要讨论的是"五俞穴"。在《素问》与《灵枢》中虽有6篇提到这种取穴方法,但未见与五行说有什么联系[①],只是与"四时"关系极为密切,"四时—五行—五俞"间的配属关系尚未形成。但在《难经》中,不仅五俞与五行、五时(加入长夏)的配属关系完备,而且五俞各穴主病亦是按照五行关系确定的。此外,各经脉五俞穴自身由"井"到"合"是依五行相生序排列;阳经与阴经间的同名穴,按相克序排列,例如阳经井穴为金,阴经井穴为木。这种配属关系的创立早于《难经》,因其中某些内容是引自《十变》。但如此突出五俞穴的地位,则清楚地表明了《难经》作者强调五行、强调理论性取穴方法的意图。以经脉理论为基础的针灸疗法,在东汉时期才发生了融入五行说的重要转变,而且这种转变不是表面上的附会,而确确实实是以五行说为基础。所以才可能出现"井主心下满、荥主身热"等不以经脉为据的取穴理论产生。这种理论通过《难经》和《甲乙经》,流传下来直至今日,始终被看作是针灸取穴的重要指导理论。

---

① 《灵枢·本输》在介绍这些穴位时,有阴经第一穴为"井、木",阳经第一穴为"井、金"的文字,但《黄帝内经太素》"井"字后无"木"或"金"字,可知为后人羼入。

三、余论：后世所入文字的时代特征

今本《难经》中的某些文字似属后人羼入。其小者如《三十一难》最后"一本曰冲"四字，"其治在膻中"后"玉堂下一寸六分，直两乳间陷者是"一句，均可视为出自注家之手。此外还有一些涉及医学理论时代特征的较大问题。

（1）《十八难》中有关"三部九候"的解释必出后人注释。该难内容简述如下："《十八难》曰：脉有三部，部有四经。手有太阴、阳明，足有太阳、少阴，为上下部，何谓也？然：手太阴、阳明金也，足少阴、太阳水也，金生水，水流下行而不能上，故在下部也。足厥阴、少阳木也，生手太阳、少阴火，火炎上行而不能下，故为上部。手心主、少阳火，生足太阴、阳明土，土主中宫，故在中部也。此皆五行子母更相生养者也。脉有三部九候，各何主之？然：三部者，寸、关、尺也；九候者，浮、中、沉也。上部法天，主胸以上至头之有疾也；中部法人，主膈以下至脐之有疾也；下部法地，主脐以下至足之有疾也。审而刺之者也"。

首先必须弄清本难开始所说的"三部"既不是"三部九候法"的上、中、下三部，亦不是寸口脉的寸、关、尺三部。而是《难经》作者为以五行相生关系解释手足十二经脉的相互联系，而借用了"三部"这一名词。"部有四经"不仅与"三部九候法"每部三脉数字不符，而且两者的实际内容亦是风马牛不相及（例如三部九候法的中部为手太阴、少阴、阳明，而此处为足太阳、阳明）。另外如前所论，《难经》中寸口脉只分尺、寸两部，分属阴阳，据以论说疾病的上下、内外、脏腑等变化，如果出现了"关脉"，则《难经》以"寸口—阴阳"论脉理、病理的体系全部紊乱，无法自洽。因而其后"三部者，寸、关、尺也；九候者，浮、中、沉也"一句必出后世没有读懂本难"此皆五行子母更相生养者也"之意的注家之手。杨上善亦不可能说华佗有关脉的三部定位法是"未知所言何所依据"了。程鸿儒"漫谈"一文中以此论先秦脉法不能成立，就是放在东汉前期亦属失考！

（2）《四十二难》以"人肠胃长短，受水谷多少，各几何？"设问，其下是有关胃、小肠、回肠、广肠的直径、长度、容积的回答，并以"此肠胃长短，受水谷之数也"结句。应该说这一难的问答已经完备，但其下无问句形式，直接记录了五脏的重量、大小、功能等内容，复又出现了六腑重量、形态、长度、容积的记载，不仅与第一段形成重复，而且所用术语不同。例如《灵枢》"肠胃""平人绝谷"篇皆称小肠、回肠、广肠，与本难第一段同；第二段再述胃肠时却称之为小肠、大肠、肛门。"肛门"一词不见于《素问》《灵枢》，亦不见于《说文》，估计使用不会太早[1]；《四十四难》论"七冲门"时，称之为魄门。形成胃肠记载重复的最大可能性是自"五脏"以下的记载全属后人据其他文献补入。其中"肝重四斤四两，左三叶，右四叶"（《四十一难》论肝何以有两叶），心有"七孔三毛"[2]等有关五脏的记述，与成书于六朝之时的《明堂五脏论》全同。虽然不能断言《难经》中的这些文字是来源于《明堂五脏论》，但不属《难经》原始文字却是极为明显的。

（3）《八难》说"肾间动气"一名"守邪之神"。现代医家释为"即防御外邪侵袭的功能"，不确。此语始出《难经》，不是传统的医学术语，而在道教典籍中才可见类似用语。如《黄庭内景经·灵台章第十七》"洞房紫极灵门户"注引《大洞经》云"两眉间直上，却入三分为守寸"；《心神章第八》说"心神丹元字守灵"。不仅用字相似，而且以人体脏腑各部位皆有主神，亦是道教文化的内容。

---

[1] 《黄帝明堂经》有"脱肛"，但仍不足以判断"肛门"一词的出现时间。

[2] "七孔"尚易体会，"三毛"则颇难理解，各注本所释均不能令人满意。其后说"盛精汁三合"，应是就心包液而言，故颇疑此为"读写"过程中将"膜"字误写作"毛"。

唐代大才子王勃所写《黄帝八十一难经序》在叙述该书由岐伯开始,经黄帝、伊尹、汤、太公、文王、医和等传至秦越人之手后,"历九师以授华佗,华佗历六师以授黄公,黄公以授曹夫子。曹夫子讳元字真道,浮沉人间,莫有知者"。由此文观之,曹夫子颇似道教中人,尽管不能判断曹夫子所述这条"传承链"的后半段是否全由道教中人组成,但如"守邪之神"这样的文字,确实流露着道教影响的味道,不能强按医理加以解释。

(廖育群,《中华医史杂志》,1993 年第 23 卷第 1 期)

传统医学的历史与理论

一、传统医学的戏剧性复权

相对于近代医学,东方医学属于被称为"传统医学"的范畴。尽管近代医学不断普及并建立起近代化的医疗保健制度,但传统医学在亚洲各地仍保持其生命。其代表为印度的阿输吠陀医学,尤其是本次研讨会的主题——中医学,即汉方与针灸。传统医学在各自的社会中,曾经受到民众的普遍支持,建立起了各自的医疗体系,但传统医学作为独立的医学体系而开始受到世界性的再评价,不过是这二三十年以来的事情。其开端是中国发明针刺麻醉技术的报道带给世界的震惊。然而即使是在中国,亦不过是从 1954 年才开始对中医进行再评价。此前,中国与日本的过去经历一样,传统医学被视为迟早要被近代医学完全取代的、落后于时代的医学,随后采取了逐渐废止中医的政策。

传统医学在当代的这种戏剧性复权,使我们重新认识到医学这种学问的特殊性。如果是其他的传统科学,恐怕绝对不会出现这样的复权吧! 例如,火箭虽然是由中国人所发明,但没有为开发宇宙火箭而研究古代中国之火箭的科学家。传统科学不是科学,而是历史学的研究对象。当然,并非没有从现代之科学研究的立场出发,对传统科学给予关注的情况。像天文学与气象学等,如要建立理论并加以验证,则必须要有极长期之自然现象的观测记录,即是其例。在这些领域,保存于古文献中的现象记录,诸如在确认由理论性计算所得超新星的爆发年代时,归纳气候的长期性变化、气象变动、地震发生的周期时,具有实用价值。尽管如此,但那到底是数据资料的问题,而不是传统科学的理论及观测方法等一如旧貌地发挥着作用。在此种意义上,传统科学已然是过去的东西,是被近代科学所超越了的东西,是绝对不会复权的东西。

那么为什么唯独在医学领域,尽管奠基于近代科学之近代医学具有令人瞩目的发展,但仍会出现传统医学复权这种特异性的现象呢? 在面对这一时期何以会出现复权之问时,当然应该首先考虑到 1954 年以来中国政府的政策,以及基础、临床两方面的研究成果。其次,则是由各种立场出发,对于近代科学的批判与反省。医学,曾是被投以最严厉之目光的对象之一。第三,存在着对于亚洲文化的新观察、再发现或重新评价。对于传统医学的再评价,可以说是其中的突出之例。但是现在笔者的问题并非这些,而是为什么能够出现。实际上这一点与中医学的本质,进而与现代之医学所面对的最重要课题,是有着深切联系的。

笔者认为,中医学保持生命力至今,能够在现代医学与医疗制度中复权的根本性要因有二。

其一是医学的对象具有其他科学之对象所无法相比的复杂性。现代之科学,对于人体的构造与功能、疾病发生与治愈的机制,以及身心关系这些极端复杂之问题的阐明,只是刚刚开始。生命科学领域中之分子遗传学的诞生,虽然可以同物理学中牛顿力学的成立相比较,但恰如物理性世界的探索因牛顿力学而迈出了坚实的第一步,可以说生命之世界的探索好不容易才迈出了这实实在在的第一步。

因而若要以现有的理论与方法去认识复杂的对象,将会怎样呢? 结果是只能认识这些方法与理论所能把握的比较单纯的现象,或是将实际中更为复杂的现象简单化而加以认识。其认识当然是片面的、局限的。现在,有从正面和背后描绘的人头像,如观察方向不同,一个物体只能被片面地认知。如果从未见到过"人",即如果让不知道头的完整形象的宇宙人看这两张人头像,能马上判断是相同之物吗?

近代医学与中医学,尽管同样以人的身体与疾病为对象,但对事物的观察方法全然不同。虽然一般认为近代医学的观察方法是部分性的,中医学的观察方法是整体性的等,但笔者认为这是错误的。两方面无差别地都是片面的、部分性的。只不过相对于近代医学的观察方法是要素论,可以说中医学是整体论性的。以要素论方式思考的人,看不到以整体论方式思考之人所看到的东西。反之亦是同样。整体论方式是什么,后面将详加论述,这两种观察方法就像从头的前面与后面看到的图像,本来就是建立在相互配合的关系上。但现在却分歧过大,将两者如何结合起来才好,我们尚不知道。使传统医学复权、与近代医学共存之此种状况成为可能的另一个根本性要因,是医学不仅仅是科学,同时是技术,或者说在成为科学之前是技术。医学不能仅仅是认识人体的构造、疾病的原因及其过程等,首先必须治疗疾病。这看上去就像是赋予医学的"至上命令"。如果是天文学,即便发现宇宙某处出现了异常现象,也没有引出要将其加以纠正之意念的必要。在这点上,医学具有与其他科学相比的根本性区别。

作为技术,要之,乃是制作东西的行为。在制作某物时,尽管不知其"所以然",只要经验性地知道:如此为之则中的,制作即可成功。反之,仅仅知道"所以然"是做不成东西的。因而,在不能脱离经验这一点上,表现出技术之最重要的特点。无须赘言,制作的对象越复杂,经验占有的比重就越大。当然,如果知道了"所以然",则易于知道"如何做才对",因而也就缩短了试行错误的过程。这是技术中拥有科学的意义。在现代医学中,科学与技术这两个方面,具体地表现为基础医学与临床医学。

在医学中,存在着有别于近代医学而称之为传统医学的、具有长久的历史性积累、没有被近代医学所汲取的,而且是不可能简单地加以吸收的经验的宝库。现代的医学终于开始注意到,其中含有宝贵的临床经验与治疗方法。这是使中医学之复权成为可能的第二要因。

但是,中医学不是单纯性的经验积累。其中含有自身的理论。不仅如此,其经验亦是不能脱离理论的。试举具体之例,在中医学的脉诊法中,以浮、沉、虚、实、数、代等近 30 个概念记述着脉的状态。被如此细致地加以识别之脉,成为诊断的基础。要想知道约 30 种的脉象意味着什么,则必须懂得中医学的理论。反之,若不以其理论为前提,则不可能进行脉的诊断。对于学习过西方医学之脉诊法的人来说,恐怕不存在识别约 30 种脉之状态的经验,形成了虽然是诊相同之脉却有完全不同的两种经验。因此,如果认为中医学的临床经验与治疗法中含有应该学习的内容,那么关于中医学的理论亦必须如此。必须在此基础上重新探索近代与传统这两种医学的接点。

开场白已经太长了,中医学形成于战国至东汉之期,即公元前 4 世纪至公元 2 世纪之近乎600 年间。换句话说,使中医学真正成为独特之医学的要素,此间已全部出现,构筑了自己的体系。因此,笔者欲追溯其历史性本貌,思考中医学理论的特殊性质。

二、发现马王堆医书带来的冲击

考察中医学的形成过程,马上就会注意到存在着三个显著的特征。第一是针灸,这种世界其他地域之传统医学中没有类例的特异性治疗方法的发达。第二是与这种针灸疗法相联系,形成了医学的理论。第三是产生于针灸医学中的理论,发展成以药物疗法为代表之医学整体的基础理论。考虑到中医学体系的基础产生于汉代这一事实,又如此归纳出三点特征而观之,立即就会明白以下之事。即中医的根本性思考方法,或者说建立起基本性的概念与思考框架的是针灸疗法;这种特异性疗法的发展是形成独特医学体系的原动力。因而探寻针灸疗法的起源,即是探索中医学的起源。

必须说明,笔者并不是要说针灸疗法出现之前就没有医学。殷代的甲骨文中,出现了头、眼、耳、口、齿、舌、喉、鼻、腹、足、趾、尿之病及流行病,还有生育之事。由于甲骨文是询问神意的占卜之文,故虽未写治疗方法,但必定在祈祷之外当然地有药物疗法等,肯定逐渐积累着有关疾病与药物的经验性知识。但这些尚未形成独立的医学。

中医学的起源,从来就是包含在谜之中。这是因为汉代以前的医书,或与医学有关的文献荡然无存。最古的医学书是到西汉末才开始编纂的《黄帝内经》。这部中医学的古典,进入东汉以后,篇幅大增成为《素问》《灵枢》,以及《太素》这样两个系统的版本流传至今。《黄帝内经》是一部论文集,在相当长的时期内、出自众多作者之手的大量论文被收入其中。因此,最好不过是知道论文的写作年代,但尽管不知其年代,只要弄清了写作的前后关系,照理说也能探索阶段性的发展过程。然而并没有客观的证据与线索能够说明哪些是属于最古老层次的论文。更何况说到中医学的起源,除了付诸根据传说的想象力之外,别无他求。改变这一状况的是 1973 年末长沙马王堆三号汉墓出土的一系列医书。我们将其统称为马王堆医书,这些医书的发现真可以比喻为在漆黑房间的墙壁上突然打开了摄取光线的小窗,直接射入的不过是一小束光,但当眼睛习惯后,就能逐渐看清屋内散乱的东西,并可以进行整理。与此相同,借助马王堆医书之光,可以一点一点地看清中医学的起源。

马王堆医书的书写,大抵可以推测为秦汉之交,即公元前 200 年前后。因这些无疑是抄本,故实际的写作时代可以追溯至战国时代(公元前 403—前 221 年)。笔者将公元前 3 世纪中叶作为其年代。若将《黄帝内经》的最初编纂定在西汉末,则比此至少上溯了 200 年。出土医书有 14种(其中之一为图),作为汉代医书之分类的医经、经方、房中、神仙四个领域之书,全部包含其中。这个分类,见于成书于西汉末的图书分类目录《汉书·艺文志》,医经包括针灸医学与医学理论;经方是以药物疗法为主体的临床医学;房中与神仙属养生术,用今日之语言之,包括卫生学与医疗体操,以及性的技术。房中、神仙,后被吸收进民族宗教的道教之中,形成了宗教性实践的独立领域,在医学体系中只占极小的比重,但可以这样认为:对于古代人来说,这四个领域的总体就是医学。因此可以将马王堆医书看成是当时医学的缩影。

首先使笔者感到吃惊的是,马王堆医书中有数篇论文乃是《黄帝内经》中数篇论文的原型。即马王堆医书中,有经后人之手而成为进一步完善之论文,后又被收入《黄帝内经》之事。例如,出土医书中有被命名为《阴阳十一脉灸经》与《足臂十一脉灸经》写有经脉之事的两篇论文,此十一脉渐向十二经脉发展,其完成形态的经脉论被《黄帝内经》作为《经脉篇》收入。因而通过比较研究这三篇论文,引出了两点展望。第一,是可以将《经脉篇》视为《黄帝内经》中,属最古层的论文之一。换言之,作为分析《黄帝内经》所收论文之执笔先后关系的起点,《经脉篇》等数篇论文赋予了客观性的标准。如此,现在将《黄帝内经》作为其中含有各种各样的异说与矛盾,有批判、继承与发展的一部历史性产物,应该称之为黄帝学派的一个医学流派长期以来的论著之集成,来进行研究已成为可能。第二,在某种程度上可以推测经脉的概念是如何形成的。关于这一点,留待后述。

马王堆医书令我们吃惊的另一点,是有灸法但却丝毫看不到针法。这不仅表现在属于所谓医经的、称之为《十一脉灸经》《脉法》《阴阳脉死候》的论文中。属于经方的《五十二病方》中,针对52 种疾病,记载着以药物疗法为首的各种治疗方法。其中亦有灸法,但却没有针法。也有人认为仅仅是因为偶然才没有包含进有关针法的著作。但在覆盖医学之全部领域的出土医书中,未见言及针法,推测这意味着当时尚未发明针法乃是最为妥当的。这是具有极大冲击性的结论。

抛开出土资料,在现存文献中又是怎样的呢? 显示灸法存在的确切证据见于战国中期的《孟子》和战国末期的《庄子·盗跖》。且从中可以窥见灸法已相当流行。灸法的起源因而有可能追溯到战国初期至春秋末期。言及针法年代确切的文献,进入西汉才始有表现。即记载文帝(公元前 180—前 157 年在位)时医学之一端的《史记·仓公传》和公元前 2 世纪中叶的著作《韩诗外传》。以往一直说最早言及针法的是鲁国的编年史《春秋左传》。其成公十年、公元前 581 年的记事中可见"病入膏肓"的名言。医缓诊断晋公之疾,由于"在肓之上、膏之下",故已无计可施,其时医缓如是说:"攻之不可,达之不反,药不至焉。"在此"达"字下,3 世纪的杜预加了此乃"针"之事的注。生活在针灸疗法已然确立之时代的杜预,认为那必定是说针不能到达之意,他的解释已然成为定说。但如规规矩矩地读这句子,"不达"肯定是指药物。

如此,明白了现存文献亦讲述着与出土资料相同的故事。灸法在战国时代的确存在,但针法的出现相当晚,充其量可以追溯到战国时代的最末期。由此引出了灸疗法的起源以及从灸法向针法过渡发展的问题,但在此之前先指出马王堆医书灸法中特征性的二三事。

三、脉之概念的总体把握

首先是确立了"脉"这一概念。这就是后来称之为经脉者,且形成了这样的看法——各脉均有所属的证候群,某脉紊乱则出现相应的证候;或同样地,患某种疾病则为所主之脉紊乱。作为其必然之结果,便产生了诊断因脉之紊乱而引起之疾病的看法。虽然还很幼稚,但脉诊法已然出现。其次引人注目的是,没有穴位的记载。而且以灸进行的治疗,全部施加于该病所属的脉上。再者,以脉这样的思考方法为核心,欲使灸法体系化、理论化的意图虽尚处于萌芽期,但毕竟已经出现。这些在思考针灸医学,进而是中医学时,可以说都是极有启发性的特征。

在此不可能详述,但笔者认为灸法来源于用气味强烈的香草——艾,在体表熏,以驱赶侵入体内的病原体——疫鬼,这样一种咒术疗法。相信艾中具有驱邪之力一事,可以通过中国,尤其是江南地区,五月初五之端午节时摘取艾,着于身体、装饰艾制偶人于门以避恶气之习俗了解到。这一习俗稍经变形,在我国亦有流传。江南地区还有熏艾被除灾害的习俗。在皮肤上用艾,即燃烧干艾以被疫鬼的咒术疗法,可以说已被运用于医疗。《五十二病方》中,这种咒术疗法实际上已用于腹股沟疝的治疗。但这还不是灸疗法。笔者认为从艾的咒术疗法向灸法转变的决定性一步在于脉的发现。在脉之上以艾灸之的作法出现时,固有意义的灸法也就成立了。当时,发现脉或首先形成脉这种个人的概念的,大概是在体表进行烧艾咒术的那些人。在现在所提到的腹股沟疝的治疗法中,艾的咒术疗法与置于脉上的灸法被并存使用一事,既十分有趣,又具有启发性。

从总体上讲,脉,原本是指血脉的概念。分支、流动着血的管道,是脉之本字"衇"的含义。所谓经脉概念的形成,无疑是与血脉的类比起着作用。在马王堆医书中,无论是血脉,还是后来的经脉,均称为脉,两者在何处被严格区分亦甚可怀疑。不管是作为概念,还是作为实际的通路,血液流通的血脉与气流通的经脉均有密切的关系,两者或一致,或分离,或交错。用艾施行咒术疗法的人们认为,侵入体内引起疾病的疫鬼的通行路径或区域,因而亦是疾病发展的路径或区域,是一种通道(route)。笔者认为这就是脉的发现或脉概念的最初的形成。这个通道,说不定最初曾被认为是血脉。由此逐渐形成了与血脉具有不即不离之关系的、作为与其不同之气的通路的脉,这样一种概念。由于是气的通路,因而亦是引发疾病之邪气的通路。

因此重要的是,脉从一开始就是脉。换句话说,是作为血和气这样的流体流动的管道,而不是像以往常常想象的那样,最初是许多穴位被发现,在穴位与穴位之连线的基础上产生了脉的概念。如此考虑之时,即能很好地理解前述马王堆医书之灸法中所见若干特征是来源于何处了。

首先,为何有脉却没有穴位的名称,就已然不必再加说明了。在马王堆医书中,除在脉上施灸的方法外,还使用在特定位置施灸的方法,但与脉不同且无名称,而且其位置的数量亦极少。穴位作为脉上的有效治疗点,被慢慢地逐渐发现。笔者认为大量的穴位被发现、被确定,与其说是灸法,不如说应该是在针灸医学形成的第二阶段,是在针法的发展过程中。第二是脉分别附属有一组疾病,或者说不同的脉各主一组疾病的看法。如果将脉作为原本是疫鬼或疾病的通路,那么产生上述看法,可以说是极自然的。第三是脉诊法。根据血脉鼓动的状态,诊断何脉患有何病的独特诊脉法,是产生于承认血脉与经脉有深刻的联系、两者同称为脉并无区别这种观点之上的。需要说明的是,现在知道经脉不仅与血管系统,而且与神经系统亦有密切的关系。但由于中国的古医书中没有暗指神经系的概念,因而没有关于此点的认识。只是经验性地,作为结果而形成这样的状况。其原因在于这是技术的技术。

四、中国医学之整体论的性质

如果最高度地概括有关脉的这种思考方法的特征,可以说那就是整体论的(holistic)。与整体论相对应的思考方法是要素论。首先发现穴位这样的要素,然后在某种的穴位间有了明确的联系,承认这些穴位按线形排列着。这时,称穴位与穴位的连接线为脉。譬如,这是要素论性的思考方法:由于联系一事,虽然最初可以是作为功能上的联系而加以认识,但既然有功能,就必须考虑其间有发挥该功能的实体,如此变成要求作为实体之脉的存在。但是,如众所周知,作为解剖学性实体的脉至今仍未发现。

整体论的思考方法不是这样。可以说首先发现了脉,或者是同样,产生了脉在躯体上走着的思想,则产生了脉的概念。脉的存在,通过诊疗活动,通过诊疗效果,逐渐具体地明确化。在此种情况下,如果问脉的存在是怎么回事,那就是存在着某种全身性的作用联系。更具体地说,就是利用这种作用联系,可以进行疾病的诊断与治疗。或许会说,这不是同义反复(tautology)吗?由于存在着作用联系,所以疾病的诊断、治疗是可能的;因为疾病的诊断、治疗是可能的,所以存在着作用联系——在形式上的确是同义反复。但这是因为作用联系到底是怎么回事,从近代科学的立场出发,尚不能解明。总之,尽管不能直接认识作用的主体,但如果作用存在,那就是作用主体存在的确切证明,这是中国思想中特有的逻辑,一般称之为体用的逻辑。在学习近代科学的人之间,恐怕难以接受这样的解释吧。因为没有出现实体,没有器官或组织之类的任何东西。但从中国医学的立场出发,笔者所说的作用联系是什么,就很明白,不仅是临床性的明白,而且在理论性上亦可说明。

在整体论中,并不认为要想认识全体就必须认识构成整体的所有部分。但这也不是说局部不存在,不必进行局部的认识。在全身性作用联系之脉的基础上,发现了存在着对于治疗来说,应该说是有效之作用点的穴位;如刺激某穴位则对何种证候是有效的,逐渐积累了具体的知识。但并不认为脉是穴位的集合。在所谓的穴位之外,还有大量的,在物理性、化学性上,表现出与穴位相同性质的体表之点。并不认为必须知道所有的这些点。重要的是,该点在整体性的作用联系中所占的位置。

不仅是治疗,诊断也是一样。疾病无疑是发生于身体的部分。但这个部分不是孤立的,而是指示着作为全身性之疾病所表现出的症状。脉亦是其一。欲通过整体性的症状而知道局部的疾病,因而产生了对脉搏之状态的详细区分。通过识别脉搏的微妙不同,而要了解该脉所指示的疾病。此种诊断方法,使得表现出类似症状的疾病,全被视为一类。此种场合不能忘记的是,诊断的目的并不在于知道疾病本身,而是在于治疗疾病。要之,医学虽说既是科学又是技术,但中医学的整体论之性质,可以说是在医学为技术这方面具有很深的根基。

此整体论性的思考方法、认识对象的方法,在某些方面具有优势一事,通过譬如发现了西方医学或近代医学所不能发现之脉的事情亦可立证。但这个优势不是绝对性的,反之马上就与劣势相关,亦是同样明显的。例如,虽然详细地了解脉的路径,但毕竟没有由此产生对于与脉直接相关之脉管系及神经系的精致认识。看经络图,令人想说这就是中医学的所谓血管＝神经系统吧。

五、完成十二经脉的体系

话题再次回到历史。脉中有手之脉与足之脉,分别有三阴、三阳,即有太阳、阳明、少阳、太阴、少阴、厥阴之六脉,故合之成十二脉。此处所言之脉,当然是经脉。此十二脉以何种顺序被发现,被体系化,通过分析马王堆医书,可以进行某种程度的推测。根据记载的详细程度,其脉所表现出的重要性、名称等推之,看来最先被发现的是始于足部的三条阴脉。赘言之,脉在身体上是所谓纵向走行着。因此,不论是认为从上端开始还是从下端开始,都是可以的,但在马王堆医书中,视其为从足的前部开始,故称之为足脉。手脉亦是同样。继足之三阴脉后,发现了足的三阳脉。在此足之六脉的径路与疾病的关系相当明确之后,将其知识应用于手而被发现的是手之二阴脉,最后是三阳脉。笔者是如此推测的。在此欲请注意的是,手之三阳脉,在某医书中被称为肩脉、耳脉、齿脉。这大概是在以手足之脉,以及三阴、三阳之脉这样的概念加以整理、体系化之前的旧名称,偶然存留下来的。而且肩脉不是从手开始记述其径路,而是始于肩终于手,很好地显示着何以被称为肩脉。说不定最初其他的脉亦全部与肩脉相同。形成从手的末端开始,被逆向记述,这就使得手足之脉可以统一地把握。再者,以阴阳这种抽象性概念置换表示身体之部位(像肩那样)的具体性名称,为脉的体系化建立了基础。这个过程恰是在马王堆医书的时代进行的。但在这个阶段,尚只知有十一脉。在此基础上加入手之厥阴脉,使十二经脉之体系得以完成的,不是见于马王堆医书的灸法，而是使针法得到发展的人们，笔者认为是在进入秦汉时期之后的事情。

手足之脉以及阴阳之脉这种区分是非常重要的事情。因为这实际上是脉诊赖以成立的根据。若据马王堆医书，不论是从所含疾病的数量，还是从分量上讲，足脉均较手脉重要得多。因此在诊断时重视足脉。在足脉中，与阳脉比较，属于阴脉的疾病多得多。患三阴病则不可治。即便是患阴病，若与阳病并发则可救。反之，无论三阳病如何严重，若无阴病并发则无死候。因此称足之阴脉为死脉，阳脉为生脉。其中有诊断学的基础。此重视足脉之乱的诊断的倾向，在其后的《黄帝内经》中亦被全盘接受。

关于灸法治疗，提出了"取有余益不足"的原则，这随后发展成可以称为中医学治疗法之根本原则的补泻原理。在相当晚期的金元医学中，产生了重泻一派与重补一派的学派性对立，则更是重要的原则。然而说到是什么出现了有余、不足，乃是气。因而继此原则之后，叙述了有关因气之运行异常引出的疾病之进展，以及通过灸法进行气的补泻。即基于气之思想的医术理论化，是由此开始的。

此种气的思想，有余则损之、不足则益之的原则，是道家之经典《老子》与《庄子》中所宣明的思想。这个事实，清楚地讲述着参与灸法之人取道家思想，开始将其医术理论化的故事。构成中国之医学思想主干的，到了后世乃是道家思想。仅就此论，马王堆医书尚不过是处于理论化的真正入口，但有必要强调其与道家思想的关系。

现在所谈的原则，载之于名为《脉法》的医书中，其中还记述了另一个有关砭石之用法的重要原则。所谓砭石，是用于化脓性疾患之切开等的两刃手术用具。在此引起注意的是，将化脓部之切开称为"启脉"。似乎是将化脓考虑为脉的异常。而且行灸法之人，大概也做化脓部之切开、泻血那样的简单手术。还有一点需要注意，这个原则，只要将砭石置换成针，则完整地见之于《黄帝内经》中。其中暗示着从灸法与砭石疗法向针法这种新拓展的路径。

在马王堆医书中，以药物疗法为中心的临床医学领域等，尚处于经验性知识的蓄积阶段，但在确立了脉之概念的领域，已然迈出了向体系化与理论化前进的一步。推进其步伐，在医疗的世界中带来一大变革，使中医学这种独到的医学得以确立的，是针刺疗法的出现。

六、从针疗法的发明到穴位的发现

针疗法是在灸法所达到的技术水平与理论基础之上，吸收砭石疗法的技术，通过将艾的热性刺激置换成针的物理性刺激而建立的。发明针法者，恐怕是并用灸法与砭石疗法的医师吧。出现的时代相当晚，如前所述，战国时代的最末期为上限。然而这项医疗世界中的技术革新一旦被发明，不久便大见扩展，出现了悬挂针疗法之旗帜、展开势力化之活动的医师集团，形成了学派。他们全面地继承灸法与砭石疗法的经验，同时加以改造以适合针法的技术，使其得到发展。又为确立针法的技术与理论而大行著述活动，并教授弟子。笔者认为属于这个学派的主体有三，即黄帝学派、扁鹊学派与白氏学派。

《汉书·艺文志》医经之项中，可见《黄帝内经》《黄帝外经》《扁鹊内经》《扁鹊外经》《白氏内经》《白氏外经》六部著作的书名。笔者以为这是将出自黄帝、扁鹊、白氏三学派之手的论文，在西汉末汇集而成的著作。其中流传下来的只有《黄帝内经》，据此可就黄帝学派言以下几点：第一，他们是针法学派；第二，他们的治疗方法以针为主体，辅助性地使用灸，有时也用药物；第三，除针灸医学的技术与理论外，他们还建立了包括有生理学、病理学、解剖学、诊断学的医学基础理论。

由此推之,可以说扁鹊、白氏两学派亦与此基本相同。但是说扁鹊学派重灸法,黄帝学派用药物,则未必正确。事实上扁鹊学派是尤以诊断法而广被声名。但在这三个学派中最具活动力、最可夸其势力的,应该是黄帝学派。另外两个学派在东汉时期,渐被黄帝学派吸收,而归于消亡。

发明针法并使其获得发展之众人面临的问题是,如何使针这一新技术为世人所接受,并如何提高针法的安全性。他们宣称以一根针即能治疗所有的疾病,为奠定其技术与理论性基础不断地努力。其成果全部集中在《黄帝内经》中。此时不可忽视的是,针是较灸更具危险性的高技术。《黄帝内经》中反复强调着针是何等危险的技术。"上工平气,中工乱经,下工绝气危生",是说优秀的医生能治疗疾病,中等水平的医生反使疾病加重,劣等医生杀死患者。需要解决的问题有二:一是针的大小、种类、材质、消毒,以及刺法的问题。二是刺的部位问题。完全没有危险,且治疗效果明显的部位在何处?如此逐渐发现了穴位。虽然灸法中亦有少量相当于穴位者,但使其数目飞跃性地增加、体系化的,是在针法当中。

经这一过程,被确立的针灸医学之理念性构造可以概约如下:脉象纲目般地布满了全身;在马王堆医书中,十一脉尚仅仅是纵向零散地走行着;但到了《黄帝内经》中,十二脉之各个末端连接着其他的脉,可以认为在总体上已然形成了所谓大循环的路径;而且这十二经脉通过诸多的脉络相互结合在一起,气血沿着这些脉循环于全身。通过所谓经络的纲目,躯体被统合为有机的整体。在这种把握身体的方法中,具有中国之整体论医学的基础。在这种情况下,亦不可忘记其前提乃是气的一元论,即身体是由气构成,精神亦是气的功能。

虽然身体的各部分具有各种特定的功能,但不是零散地运动着,而是通过脉全部相互关联着的,或亦可以说是被统合在一起的。因而结果是通过诊脉即可了解这些部分是否正常地发挥着作用。在此所说身体的部分,未必限于近代解剖学所言器官,既有超出器官的归纳,也有一个器官的部分。疾病,即如此之部分因某些原因而没有发挥正常作用。用近代性的表达方式,亦可说是功能不全。这直接表现为沿着脉运行之气血的异常,在脉搏的微妙的变化中得到反映。因此,诊察喉(人迎)与腕(寸口)之脉并加以比较研究,判断是属于何脉之何种疾病,则可施以治疗。

治疗施加于该疾病所属之脉,脉上分布着亦可称之为对治疗而言是有效的作用点的"穴位"。一个一个的穴位,或从其在气血运行中所占的位置言之,或从对于何部分、证候之疾病是有效的角度言之,各具特性。因而要在适当的穴位上,给予针的物理性刺激或灸的热性刺激。其效果是气血的补泻。例如,一般认为将针快刺慢拔或慢刺快拔,由此产生泻的效果或补的效果。反之,亦可表述为气血不足时用补的手法,有余时用泻的手法。通过这种方法调整脉的紊乱,畅通气血之运行,使其运行有序,恢复阴阳之气的总体均衡。这就是疾病的治疗之事。

需要说明的是,这毕竟是针灸医学的理念型,是针灸医学所期望的。一言以蔽之,其目的在于恢复与维持身体的"恒常性"(homeostasis)。因此重要的事情不是从近代科学的立场能否接受如上所述之解释,而是对于身体的如此看法、把握方法,发现了极端复杂之身体的什么、产生了怎样的治疗方法。然而,若想要探究其发现与治疗方法的意义,则又必须理解其把握身体的方法。

七、药物学与临床医学的确立

至西汉末,针灸医学与医学基础理论确立之后,中国医学仍然遗留有两大课题。一是记述药物并加以整理、分类,建立起药物学;二是将以药物疗法为基础的临床医学体系化、理论化。前者,西汉末年,约公元 5 年之际,完成了被称为《神农本草经》的最早的本草书。进入东汉,出现了称为黄帝、岐伯、扁鹊、子仪、雷公、桐君等之众多的本草书,伴随着药物学性的记载,植物学性的记载亦丰富起来。而且,从东汉末至三国初,通过《李当之药录》与《吴普本草》这样两本本草书,达到了大致可以说是确立的阶段。此李当之与吴普二人,是相传使用麻沸散进行麻醉手术之华佗的弟子。随后,全面整理、研究过去之成果,加以体系化,使本草学建立在牢固基础之上的,是梁(公元6世纪)陶弘景的《神农本草经集注》。

　　而第二课题的完成,则是东汉末张仲景的《伤寒杂病论》。此书最显著的特点,以及对后世最大的贡献是将药物疗法与诊断学结合在一起。通过与针灸疗法同时发展起来的脉诊法,奠定其基础,并进行体系化的重建。治疗法由此与诊断法在某种意义上形成了一对一的对应;药物疗法脱离了单纯的经验性水平,成为堪称自成一体的医学。其根本性的思考方法如下:根据三阴三阳之六经脉的脉诊,将疾病的症候群分为六个类型,即所谓六经病。这六大证候类型又被细分为小的类型。与诊断学之证候类型相对应的是治疗法的药剂类型。所谓药剂类型,即在构成不同药剂之复数的药物成分中,其主要成分为共有,因而是共有主要之药效的一类药剂。对于不同类型的症候群,当然要给予不同类型的药剂群。对于相同类型中之证候的小小区别,以药剂之稍加变化来相应处理,即部分置换、添加、删去药物成分。而且,其中具有一个已然存在于《黄帝内经》中的理论性前提:疾病从身体的表面向内部深入,以症候群言之,是始于太阳病,从三阳病向三阴病发展;在相同类型中呈连续性,在不同类型中呈阶段性地证候不断深入;换言之,疾病是在逐渐加重。因此,给予的药剂亦阶段性地或连续性地变化着其类型与成分。如此,药物疗法从基于经验性知识的零散的对证疗法,转变为经理论性整理的临床体系。

　　《伤寒杂病论》对于后世具有不亚于此之重大影响的另外一点是,建立起了以汤液即煎煮之药为主体的药物疗法。自西汉初期,已然出现了以脉诊法为基础,并用药物疗法及针灸疗法等各种技术进行治疗,应该称为折中学派的医师们。虽然他们最终在所谓针灸疗法与药物疗法的不同领域中,形成了将脉诊与汤剂结合在一起的汤液学派,但笔者认为,他们在纵贯两汉的长时期间停留在少数派的阶段。然而由于《伤寒杂病论》(《伤寒论》与《金匮要略》)之出现,事态为之一变。从魏晋南北朝至隋唐,最流行的剂型是汤剂,即煎煮之药。汤液学派最终取得了胜利。还应知道,宋代以后形成了多用丸药与散药以代替汤剂的状况。

八、向《伤寒论》的回归

　　这是最后一个话题了。如就实际情况而言,根据六经病进行诊断与治疗这样的思考方法真正受到重视,是在进入宋金元时期之后。在宋学的影响下,骤然兴起了《伤寒论》的理论性研究。而且产生出以六经病为基础的、所谓辨证论治的理论。将疾病的证候进行分类,欲要据此明确治疗之原则的辨证论治,至今仍被作为中国之临床医学的基础。在这层含意上,可以说当今的中医学,乃是继承宋金元医学之遗产,并使之得到发展的产物。

　　然而,我们在此却遇到了一个异说性的现象。在近世之日本,首先接受的是宋金元之医学,形成了所谓的后世派。这种医学,将其主要的理论性基础之一建立在《伤寒论》上。如前所述,《伤寒论》乃是古代医学在积累与发展的经验与理论上的精妙统合。相对于依据宋金元医学的后世派,不久又出现了排斥其过剩的理论,想要回归经验性的汉唐医学的所谓古方派之运动。他们最重视的,同样是《伤寒论》。但从中看到了经验性医学的框架。最大胆,而且是极端地推进向《伤寒论》之回归的,是古方派的吉益东洞,他甚至要否定六经病这样的思考方法。但这除了破坏

《伤寒论》的体系之外,恐怕终究没有什么其他意义。若敢于不避简单化之嫌而评论,中国之宋金元医学是在《伤寒论》中归纳理论,而日本的古方派是从《伤寒论》中看经验。这种异说性的现象,在两国之传统医学中,至今仍有存在的身影。

(山田庆儿,《中国医学の思想風土》,潮出版社,1995 年)

今本《黄帝内经》研究

今本《黄帝内经》,系由《素问》《灵枢》(旧称《针经》)两部著作组成。自皇甫谧始,称此二书即《汉书·艺文志》所载之"《黄帝内经》十八卷",并普遍认为该书成于战国晚期。这使得整个秦汉时期医学发展的历史原貌被扭曲。呈现在人们面前的战国秦汉医学史概观是:以《黄帝内经》为代表的中医学基础理论体系在先秦时期即已臻于完备;而两汉前后近四百年的时间,对于医学发展来说,反倒成了空白;直到东汉末年才又出现了以临床辨证治疗著称的《伤寒杂病论》。再者,在这种几成定论的说法中所包含的最大矛盾是:既然战国末期就已出现了至今仍被中医界奉为圭臬的经典之作——《黄帝内经》,何以马王堆西汉墓出土的许多医学著作(墓葬年代为公元前168 年),以及《史记》所载名医淳于意(约公元前 215—前 150 年)的 25 则"医案",所反映出的西汉前期医学理论和治疗水平均远逊于《黄帝内经》?

因此,本文首先勘破肇始于皇甫谧的"《素问》《针经》即《黄帝内经》"说,进而通过对《素问》《灵枢》两书自身结构及一些重要篇节的分析,指出这两部独立著作均系博采兼收战国至西汉时期的医经文献而成,其成书年代当在西汉末年至东汉前期。

一、今本《黄帝内经》并非《汉书·艺文志》所载

根据以下一些理由,可以推断流传至今的《素问》《灵枢》两书必非《汉书·艺文志》所著录的"《黄帝内经》十八卷"。

(1)《汉书·艺文志》所著录的八百余卷医学著作,除今人所称《黄帝内经》十八卷外,全部荡然无存。其亡佚之彻底,致使千年以来医界对其中一些重要名词术语均无考证之线索可寻,何独此书能流传至今,且保存得如此完好?

(2)《汉书·艺文志》载书,"篇""卷"计算相等,无"积篇为卷"之例①。《黄帝内经》仅 18 卷,亦即 18 篇之分量,不可能容纳今本《黄帝内经》162 篇的内容。

再看《汉书·艺文志》所载其他医籍卷数:《五藏六府痹十二病方》有 30 卷,《五藏六府疝十六病方》有 40 卷,《五藏六府瘅十二病方》亦有 40 卷,均大大超过《汉书·艺文志》之《黄帝内经》的卷数(18 卷)。如果《汉书·艺文志》之《黄帝内经》即为今本之《黄帝内经》(162 篇),那么难道这些仅仅记载"痹""疝""瘅"等某一具体病症的方书会有超过 162 篇两倍之多的篇幅吗?

(3) 今本《黄帝内经》由《素问》《灵枢》两部独立著作组成,《汉书·艺文志》中并无此类现象。且两书前各有一段类似的总括性开头,更说明《素问》《灵枢》原本应是两部独立的著作。

---

① 例如"形法六家,百二十二卷"中的"山海经十三篇"即计为 13 卷;又如"礼"555 篇中有"礼古经五十六卷",亦计为 56 篇之数。

（4）《素问》《灵枢》两书名在历代正史书目中一直分别使用（表1-2）。称其为《黄帝内经》实只是晋人皇甫谧的一种猜测，唐王冰宗之，再由后世医家口笔传播至今。

表1-2　历代书志著录情况

有关书目	所著录或引用的书名	
《汉书·艺文志》	《黄帝内经》十八卷	
《伤寒杂病论》	《素问》	《九卷》
《脉经》	《素问》	《针经》
《甲乙经》	《素问》	《针经》
《隋书·经籍志》	《黄帝素问》	《黄帝针经》
《旧唐书·经籍志》	《黄帝素问》	《黄帝针经》
《唐书·艺文志》	《黄帝素问》	《黄帝针经》
《通志·艺文略》	《黄帝素问》	《黄帝针经》
		《内经灵枢经》
《宋史·艺文志》	《素问》	《黄帝针经》
	《黄帝内经素问》*	《黄帝灵枢经》
《日本国见在书目录》	《黄帝素问》	《黄帝针经》

注：＊为唐王冰注本。

以前虽已有人指出以《素问》和《灵枢》为《黄帝内经》之说不可信[①]，但因他们均未举出任何论据，所以几无影响。

二、今本《黄帝内经》的结构分析

《素问》和《灵枢》虽然是两部独立著作，但在结构、内容上又有许多相同之处，如均由9卷81篇组成，均以黄帝与诸臣问答的方式行文，均参阅或引用了一些其他医籍等。这或许是导致皇甫谧做出判断的一些客观因素。但是，这些相同之处实际上只能反映《素问》与《灵枢》的共同时代特征，如果深入研究，反而可以发现其中的许多不同。例如，问答的关系、对象和所涉内容均有所不同。

《素问》中的问答关系涉及岐伯、鬼臾区、雷公三人，由于出现鬼臾区之名的第66至74篇是唐王冰补入的运气专论，所以实际上《素问》中仅见岐伯、雷公二人。《灵枢》涉及岐伯、伯高、少俞、少师、雷公五人。这些黄帝臣民的姓名，在《汉书·古今人表第八》中唯有岐伯一人，其依托源流难于考证。另外有23篇无问答形式。在这些"问答"关系中，有三点特别值得注意：其一，唯有雷公与黄帝的问答方式是由雷公提问，黄帝教诲医道，其余均属黄帝设问，诸臣回答；其二，诸臣讲述的医学原理有原则的不同；其三，未设问答形式的某些篇节，从内容与行文方式上表现出较为原始的简文医籍的性质，例如《灵枢》第20至26篇即是如此。这些篇节基本是以"某病，刺某处"的方式写成，因此很可能是《灵枢》成书时直接收入的某种原始医籍。另外，《素问》中未设问答形式的"大奇论"，全篇来源于战国时扁鹊的医学著作。通过问答关系的分析，将有助于弄清这两部著作的汇编源流。

1."雷公—黄帝"问对　第一，《素问》第75至81篇和《灵枢》第10、48、49篇及第73篇的一

[①] 清姚际恒《古今伪书考》："以汉志有内经十八卷，以素问九卷、灵枢九卷，当内经十八卷，实附会也。"又见吴考槃："《黄帝内经》·《素问》·《灵枢》考"，《中华医史杂志》，1983年第2期，第85页。

段都属为"雷公—黄帝"问对。这些篇,在行文用语上与全书其他篇节有显著的差异。如称雷公为"细子""黄帝坐明堂""妇女"等,而在其他篇节中则直接以"黄帝曰""岐伯曰"等行文,言及女性时皆为"女子"。标志着这些篇节或出自某人之手,或另有所本。

在内容方面,这些篇的第一个特点是讲人迎、寸口脉法。即以"人迎"(颈动脉)与"寸口"(手桡侧动脉)的大小对比来诊断各种疾病:"人迎大一倍于寸口,病在足少阳;一倍而躁,在手少阳。人迎二倍,病在足太阳;二倍而躁,病在手太阳。人迎三倍,病在足阳明;三倍而躁,病在手阳明。人迎四倍者,且大且数,名曰溢阳,溢阳为外格,死不治。寸口四倍者,名曰内关。"这是不同于应用较为普遍的"寸口脉法"(即根据手桡侧动脉的变化诊断疾病),以及"三部九候法""诊尺肤"等许多脉法的一种古代诊脉方法。如将《灵枢》第48、49篇中的君臣问答等修饰之词去掉,即可还原出富有早期简帛医籍特征的口诀式"人迎寸口脉法"。而《素问》《灵枢》其他篇节在谈及"人迎寸口脉法"时,则多略而不详,且常以"故"字开头,显然只是引用或解释。

第二,经典式的经脉名称、循行、走向。《灵枢》第10篇是著名的《经脉篇》,这篇著作是在马王堆出土的医学帛书《阴阳十一脉灸经》的基础上发展而成的。其中系统论述了十二条经脉的名称、循行部位、走向、主病,并在每经之后附有与《灵枢》第48、49篇相同的人迎寸口脉法。而《素问》《灵枢》其他篇节的经脉内容,实属杂说不一。例如,《灵枢·本输》云:"六府皆出足之三阳,上合于手者也。"在《经脉篇》中,六腑之大、小肠、三焦均属手经,非足三阳。又《灵枢·根结》云:"十二经皆起于肢端,结于头、胸、腹各部。"但实际只论述了9条经脉,且走向与《经脉篇》不同。许多篇中出现的经脉名称,或是根据部位而定,或不解其意,毫无系统,与《经脉篇》有原则的区别。

第三,在医学理论上也存在着与全书不一致的地方。例如在诊法方面提到"诊有三常:问贵贱、封君、败伤""年长求之于府、年少求之于经、年壮求之于藏",与中医理论所认为的疾病是由浅入深的原则(简言之即皮毛→肉→脉筋→骨→髓的顺序)相悖逆。

以上几点说明雷公黄帝问对的篇节,原属一派之学,《素问》《灵枢》成书时被收入其中。黄帝与其他臣子问答的各篇也是一样,均应视为不同学派的著作。但是,为何其他各派均是黄帝问、诸臣答,唯有与雷公问对时是黄帝讲述医理?结合这些篇章的中心内容是"经脉"学说,以及较古老的一种诊断方法——人迎寸口脉法,是否可以设想这些篇章的核心内容就是《汉书·艺文志》所著录《黄帝内经》的主要内容。这样考虑的另一条原因是《汉书·艺文志》称其为"黄帝内经",理应是以黄帝讲述医理的形式来写,而《汉书·艺文志》中的《黄帝诸子论阴阳》《黄帝杂子步引》《天老杂子阴道》等才应是采用诸臣论对的形式。

2."黄帝—伯高"问对　《灵枢》第6、14、31、32、55、56、59、64、71、77等10篇都属为"黄帝—伯高"问对。这些篇节用语特征不如"雷公"诸篇明显,但仍能看到好用"与其……与其""及……及"联接句子的特点。

在内容方面,伯高所论的突出特点是"肠胃"。全书中有关胃肠道解剖的知识基本上仅见于这些篇节。在第31《肠胃篇》中记载了食道、胃、大小肠的长度,与近代解剖实测略等。第32《平人绝谷篇》则据此引申出一系列有关肠胃的理论问题:根据胃肠道的容积,计算人禁食的死期;根据胃肠道的解剖形态,描绘出饮食营养物的吸收途径——营、卫之行;各种食物与治疗的配合,即五谷、五菜、五畜的"宜""禁"问题。

另外,伯高论病时所涉及的诊断方法、肌肉系统的属性等均不同于其他各篇,有着显著的差异。

3. "黄帝—少师"问对　《灵枢》第6、69、72、79等4篇都为"黄帝—少师"问对。这些篇节的最大特点是只有二分阴阳法,无其他篇节中惯见的三阴三阳理论,例如:"病在阴之阴者,刺阴之荥俞;病在阳之阳者,刺阳之合;病在阳之阴者,刺阴之经;病在阴之阳者,刺络脉。"

对于人格的划分,与伯高用五行划分不同。伯高将人划分为木、火、土、金、水五类,每类中又借用音律名称划分为五。如木形与"角"相配,则分为"上角、大角、左角、钛角、判角"。而少师则本于阴阳学说,将人分为"太阴之人、少阴之人、太阳之人、少阳之人、阴阳和平之人"五种。

4. "黄帝—少俞"问对　《灵枢》第46、50、53、63等4篇都为"黄帝—少俞"问对。与其他篇节相较,少俞答的几篇所表现出的不同之处在于将各种疾病的原因归结为先天禀赋。例如:"小骨弱肉者,善病寒热;肉不坚、腠理疏则善病风;五藏皆柔弱者善病消瘅。""黄色薄皮弱肉者,不胜春之虚风;白色薄皮弱肉者,不胜夏之虚风;青色薄皮弱肉,不胜秋之虚风;赤色薄皮弱肉,不胜冬之虚风。"并认为人是否能够耐受痛苦、勇怯之不同等皆是由生理决定的,"勇士者,其心端直,其肝大以坚,其胆满以傍"。又说:"黑色而美骨者,耐火炳;坚肉薄皮者,不耐针石之痛。"另外,在《灵枢》中有两篇名为《五味》,一是伯高的《五味第五十六》,一是少俞的《五味论第六十三》。这两篇的不同在于,伯高所论五味是依据五行学说的配合方式,即酸入肝、苦入心、甘入脾、辛入肺、咸入肾。而少俞论五味不按五行配属,如"咸走血,多食之,令人渴;苦走骨,多食之,令人变呕"等。这种并存现象充分说明了该书的汇编性质。

通过对这些问答关系的分析,可以看出这两部著作实际上并不存在着贯彻全书的理论核心。不过是由一些不同观点、不同派别的不同著作汇集而成,在某一历史时期,由某人或某些人改编,冠之以黄帝问的形式而成书。

三、《素问》《灵枢》内容的古近之分

由于《素问》与《灵枢》的自身结构均属汇编性质,因此决定了其内容必有古近之分。甚至可以见到"曰病无他"这种类似甲骨卜辞用语的文字。如前所述,在"经脉学说"方面,有以《经脉篇》为代表的全面总结、系统化的"经典方式",也有许多以部位定脉名、与马王堆出土帛书相符仅有11脉的较原始经脉学理论。

有关"脏腑理论"亦属众说不一:有"九藏"(神藏五、形藏四)、"十一藏""十二藏""脾为孤藏""肾为孤藏""头为精明之府、背为胸中之府、腰为肾之府、膝为筋之府、骨为髓之府",或将脾归于六腑等说法。正如书中所云:"方士或以脑髓为藏,或以肠胃为藏,或以为府,敢问更相反,皆自谓是。"可见中医理论的重要组成部分——脏腑学说的统一,同样经历了一段必要的历史时期。"方士"各以己说闻于世是在西汉中期武帝之时,统一异说却是在王莽之时。尤当注意的是,东汉初期厘定经学的《白虎通》(公元79年)中,有关于五脏六腑的确切定义。其中有关争讼不休的六腑之一"三焦"的说明,几乎与《灵枢》的记载一致。

在治疗技术方面,两书均以针灸疗法为主。自马王堆医书出土后,人们普遍注意到,中国针灸学在早期首先使用的是灸法,其后才逐渐出现了针法。像今本《黄帝内经》中一再谈到的"九针",显然是汉代的产物。在今本《黄帝内经》中,可以清楚地看到针灸疗法逐步发展的一些环节,有些方法在汉代或许就早已被淘汰。例如《素问·骨空论》中有:"犬所啮之处灸之三壮,即以犬伤病法灸之。"这种治疗方法的水平,与《五十二病方》基本持平。而治疗水肿病时的灸法是:"尻上五行,行五;伏菟上两行,行五;踝上各一行,行六。"这就是"风疢肤胀,为五十七痏"的具体部

位。这种不按脏腑经络辨证的治疗方法,只能认为是较原始的治疗方法。同样,早期治疗寒热病时也是在全身泛泛地施以针、灸之术:"先灸项大椎,以年为壮数。次灸橛骨,以年为壮数。视背俞陷者灸之,举臂肩上陷者灸之,两季胁之间灸之,外踝上绝骨之端灸之,足小指、次指间灸之,腨下陷者灸之,外踝后灸之,缺盆骨上切之坚痛如筋者灸之,膺中陷骨间灸之,掌束骨下灸之,齐下关元三寸灸之,毛际动脉灸之,膝下三寸分间灸之,足阳明跗上动脉灸之,颠上一灸之。"这种治疗方法的使用时代,显然是在连"足三里"(文中写作"膝下三寸分间")这样最普通、常用的穴位名称尚未出现之时。与《素问·热论》等篇以"六经辨证"为理论核心,在疾病不同阶段使用不同方法治疗相比较,显然是有古近之分的。总之,如果笼统地将今本《黄帝内经》视作中医基础理论的经典著作,将这些原始、过时的治疗方法与今本《黄帝内经》总体所达到的理论与治疗水平放在一个平面上进行考察,是无论如何无法把握全书结构的。

书中各篇或各派的文章是否以五行学说为理论依据,也是区别成文先后的重要线索。今本《黄帝内经》中,虽说五行学说充斥,但也有像"黄帝—少师"问答诸篇那样,只讲阴阳不涉五行的派别。这与西汉初期一方面儒学渐向正统之路发展,另一方面古代诸子的传统尚有余绪,尤其是道、法、阴阳等家,尚相对显于郡国之间的历史背景相吻合。而"五行学说"本身,自战国邹衍等人提倡,直到西汉初期所用,皆属"五行相克"说,"五行相生"的理论要到董仲舒的《春秋繁露》始见完备。因此,今本《黄帝内经》中许多大谈五行相生、相克理论的篇节,理应是在此之后才能完成。

四、《素问》《灵枢》的成书时代

对于今本《黄帝内经》总体成书时代的估定,由于受到《汉书·艺文志》已见著录的束缚,故一般认为是在战国或秦汉之际。上文已述,《素问》《灵枢》必非《汉书·艺文志》所载《黄帝内经》18卷,这就打破了今本《黄帝内经》成书下限不会晚于刘歆《七略》的束缚。根据确切的文字记载,只能将这两部著作的成书下限定在东汉末年张仲景《伤寒杂病论》成书之前。而其上限则应该定在刘歆《七略》成书之后。因为在当时的历史条件下,能够汇集各种早期医学著作,进行校勘汇编工作的,恐怕只有官府才能办到。所以说如果在《七略》成书之前就完成了这样两部大型医书的整理加工,而不加著录是不可能的。而且《七略》之前的其他医学著作,即使漏而未录,其命运也理应与《七略》著录之书的命运一样①,不可能单独地、完整地保存流传下来。

但是,尽管《七略》和《汉书·艺文志》中均未著录《素问》《针经》之书名,却不能断定直至西汉末年均无此书。因为班固在编写《艺文志》时仍以《七略》为准,而未收王莽一朝的著作,例如刘歆的著作及王莽本人的著作就未加收录。王莽曾于元始四年(公元4年)"网罗天下异能之士,至者前后千数,皆令记说廷中,将令正乖缪、壹异说"。因而对于王莽时代可能出现的科技著作,尤当特别注意。他曾让太医进行人体解剖,在此之前从未见有类似记载。今本《黄帝内经》中不但有人体内脏消化系统长度的数据记载,并敢于明言:"其死可解剖而视之。"这说明今本《黄帝内经》中涉及解剖知识的许多篇节,很可能是在这种环境下产生的。

认为今本《黄帝内经》与王莽时代关系密切的另一原因是"莽自谓黄帝之后",故尚"黄帝"之名。在这种背景下出现将某些古医籍进行整编,冠之以黄帝君臣问答形式之著作的可能性是值得注意的。

---

① 《素问》《灵枢》中提到的古医经《上经》《下经》《揆度》《奇恒》《刺法》等均未见著录,亦皆亡佚。

另外，在《素问》《灵枢》中都一再提到《针经》《九针》这样一部著作，并涉及篇数。因此，如果认为在《素问》和《灵枢》成书之前应该另有一部《针经》（或《九针》），当不属无稽。考之正史，《后汉书》中确有记载："初，有老父不知何出，常渔钓于涪水，因号涪翁。乞食人间，见有疾者，时下针石，辄应时而效，乃著《针经》《诊脉法》传于世。弟子程高寻求积年，翁乃授之。高亦隐迹不仕。玉（指郭玉）少师事高，学方诊六微之技，阴阳隐侧之术。和帝时，为太医丞。"根据年代估算可知，和帝时（公元89—105）作太医丞的郭玉是涪翁的再传弟子，故涪翁的著作约成于西汉末年至东汉初年，所以不见于《七略》。而今本《灵枢》很可能是在此书基础上发挥而成，当然更不可能见于《七略》。

《素问》与《灵枢》间可见到一些文字重合，或说《素问》引用《灵枢》的证据，致使有人误以为《素问》成书当在《灵枢》之后。其实出现这一现象的原因正是因为两书曾参阅吸收了某些共同的原始著作。涪翁的《针经》及《汉书·艺文志》著录的扁鹊著作都属这类例子。表1-3即为《素问·针解》与《灵枢·小针解》分别注释《灵枢·九针十二原》中所保存原始经文的举例说明。搞清《素问》《灵枢》的某些文字重合是另有所本，才能解释为何人们普遍认为《灵枢》文字较为浅显，应成书于《素问》之后，却又见《素问》引用《灵枢》的矛盾。

表1-3　《素问》《灵枢》分别注释同一段经文的例证

《灵枢·九针十二原》	《灵枢·小针解》	《素问·针解》
凡用针者，虚则实之，满则泄之，察先与后，若存若亡	所谓虚则实之者，气口虚而当补之也；满则泄之者，气口盛而当泻之也；察后与先若亡若存者，言气之虚实，补泻之先后也，察其气之已下与常存也	刺虚则实之者，针下热也，气实乃热也；满而泄之者，针下寒也，气虚乃寒也；察后与先者，知病先后也

两汉时期是中国古代科技文化大发展的重要历史阶段。同样，中国医学也是在这一时期才逐步完成了自身的理论体系，出现了《素问》《灵枢》《神农本草经》《难经》《伤寒杂病论》等一系列经典著作。

本文虽将《素问》《灵枢》的最终成书年代定在《七略》之后，但又特别强调两书内容皆有古近之分，实际上反映出了战国到东汉前期医学发展的进程。

总的来说，战国时期由于"书不同文"，又兼之战乱之世必以兵法、纵横之说为尚，医学乃至其他自然科学的突破发展均属不太可能的事情。在这一时期，医学尚处于家传师授的"禁方""禁脉"阶段。经脉学说虽已出现，但其理论水平和临床治疗技术的水平均是十分有限的，应以马王堆医学著作的水平为准。医巫并行的现象十分明显。直到汉文帝时仍见"为置巫医，以救疾病"；但到宣昭之时，则云："近医药，专精神，以辅天年。"可见西汉时期，巫祝始逐步让位于医学。这期间，临床医学有极大发展，出现了许多"经方"著作及称为"九针"的治疗工具，经脉、脏腑理论均趋于定型。这些成就乃是《素问》《灵枢》的重要组成部分，也是真正体现这两部著作学术价值的精华所在。

（廖育群，《自然科学史研究》，1998年第7卷第4期）

中医学目诊的发展

目诊，即望目诊病。它是一种通过观察患者眼睛的神气、色泽、形态和眼球血脉等变化来辨析患者的发病部位、判断疾病的病因病性和推测疾病的预后吉凶的诊断方法。是中医学望诊的重要组成部分,具有悠久的历史。因其简便易行、临床实用价值大而受到历代医家的重视,并积累了丰富的经验,形成一套独特的局部望诊体系。其发展过程大体可分为三个阶段。

一、目诊实践与理论知识的积累(殷商—晋)

上古时期,人们在长期同疾病做斗争的过程中,逐步对疾病有所认识。在殷墟出土的甲骨文中就有按人体不同部位命名的疾病名称,如疾首、疾目等。随着整体观念的形成和发展,古人对目疾以及目部的症状和体征与内脏病变的关系逐渐有所认识,并逐步摸索和积累了初步的目诊知识。

长沙马王堆出土的古文献表明,汉代人们已经开始注意到目部的形色变化与人体内脏功能盛衰的关系。《阴阳十一脉灸经》甲本不仅记述了十一脉的名称、循经过程、所主病候和灸法,而且讨论了各脉病候,并对内脏疾病在目部所呈现的病理反应也有详细描述。如"目外渍(眦)痛""目黄""坐而起则目䀮(䀮)如毋见"等。尤为宝贵的是,在出土的大量帛书中有一篇现存最早的中医诊断学专著——《阴阳脉死候》,其中就有望面目形色判断疾病预后的记载:"面黑,目环(睘)视衺(衺),则气先死。"这是现存目诊在临床应用的最早记载。目诊理论的形成和临床的应用在这以后的《黄帝内经》中有了较大发展。

《黄帝内经》奠定了中医诊断学望、闻、问、切四诊的基础,而于望诊颇详。书中虽无目诊专篇,但从散见于该书各篇中有关目诊的内容来看,其论述甚为全面而精辟,后世医家多从其说。

在目诊理论上,《黄帝内经》详细阐述了目与脏腑、经络、精神、气血的关系。认为目在生理上与五脏六腑皆有联系。如《灵枢·五癃津液别》说:"五脏六腑,目为之候。""五脏六腑之津液,尽上渗于目。"《灵枢·大惑论》曰:"五脏六腑之精气,皆上注于目而为之精。""目者,五脏六腑之精也,营卫魂魄之所常营也,神气之所生也。"《素问·五脏生成》曰:"诸脉者,皆属于目。"为诊察目窍、了解脏腑功能状况奠定了理论基础。

在目诊内容方面,《黄帝内经》的论述包括了观察目中白眼的色泽(五色变化)、瞳孔与目睛状态(瞳孔缩小或散大,目睛上视,目睛内陷)、目中赤脉变化、目下与眉间的形态色泽以及视觉障碍。这些变化能反映不同的病因病机,可以帮助判断预后,推测病位,指导临床辨证施治。

东汉张仲景对汉以前的目诊经验做了全面总结,并丰富发展了《黄帝内经》的目诊内容。仅《金匮要略》在论述病候时,涉及目窍达 40 余处,其描述目窍变化有:目润、目正圆、目肿大、目黄肿、目浮肿、目泣自出、目不得闭、目睛慧了、直视不能、目如卧蚕状、目赤、目青、目鲜泽、两眼暗黑、目四眦黑、目赤如鸠眼、目瞑、目眩、目如脱状等,并把它们与具体病证结合起来。如狐惑病,"初得之三四日,目赤如鸠眼;七八日,目四眦黑,若能食者,脓已成也,赤小豆当归散主之"。

相传与张仲景同时代的杰出医学家华佗,曾经明确提出了望目中赤脉以诊病变部位的目诊方法。他说:"目形类丸……内有大络六,谓心、肺、脾、肝、肾、命门,各主其一;中络八,谓胆、胃、大小肠、三焦、膀胱,各主其一;外有旁支细络莫知其数,皆悬贯于脑,下连脏腑,通畅血气往来以滋于目。故凡病发则有形色丝络显见而可验内之何脏腑受病也。"华氏不仅在理论上提出"观眼识病",而且在实践中常以目之形、色、神、态之征象诊病,尤以断患者之生死顺逆甚精。王叔和在《脉经》中记载了华佗的经验:"病人面青目白者死……病人面白目黑者死……病人目无精光及牙齿黑色者不治;病人耳目鼻口有黑色起,入于口者必死……病人目回回直视,肩息者,一日死……

病人阴阳绝竭,目眶陷者死。"《华佗神医秘传》中也有同样的记述。

上述表明,长沙马王堆医书《阴阳脉死候》开目诊之先河;《黄帝内经》奠定目诊理论之基石;华佗阐明五脏六腑之络脉皆系于目之微旨,"故凡病发则有形色丝络显见而可验内之何脏腑受病",是《黄帝内经》目诊理论的具体应用。但纵观此间目诊方法在临床上的应用,当是用以诊察危重患者居多,仍属于对极端情况下征兆的判断,而在病变的早期和中期则较少使用;目诊理论尚未完善,尤其是目部不同区域与脏腑的对应关系亦尚未确立。目诊取得较大发展则是在隋唐以后,随着中医内科学和中医儿科学的发展而发展的。

二、目诊实践与理论的充实发展(隋唐—清代鸦片战争)

隋唐至清代是目诊实践与理论充实发展的阶段。在此期间目诊不仅在临床实践中的运用范围有所扩大和具体内容得到充实,而且在理论上也有所创新,先后出现了五轮学说和八廓学说,对指导目诊的临床应用有一定意义。

1. 目诊在临床上的广泛运用　在内科方面,唐代孙思邈根据初发病时面目之色结合五脏配属五行、五色和季节来判断疾病痊愈的时间。他说:"春,面色青,目色赤,新病可疗,至夏愈;夏,面色赤,目色黄,新病可疗,至季夏愈;季夏,面色黄,目色白,新病可疗,至秋愈;秋,面色白,目色黑,新病可疗,至冬愈;冬,面色黑,目色青,新病可疗,至春愈。"明末清初的李延昰在《脉诀汇辨》的《望诊》篇中专设"目部"望诊,用以诊察内科多种疾病的病因病机、病位和病证。例如,"明堂眼下,青色,多欲,精神劳伤,不尔未睡。面黄目青,必为伤酒"。

在外科方面,有以目窍之形、色辨疮疡之善恶顺逆。如明代徐春圃指出"目视不正,黑睛紧小,白睛青赤,瞳子上着"者,属疮疡"七恶"之一;"白睛青黑眼小"者,为"诸疮五逆"之一。

在儿科方面,有根据目诊所得信息用来判断幼儿之夭寿。明代董宿认为:"若小儿眼内黑珠少,白睛大,面色白白光者,非寿之相也,纵长不及天年;若眼中黑珠大,而白睛少,面色黑形不淡者,亦要观其小儿眼中黑白分明,表里相称,曰寿曰康;若黑珠动摇,光明闪烁,纵长亦忧目疾,寿亦不及四旬矣。"更多的是借助目诊来诊断小儿疾病。因为"小儿病于内,必形于外。外者内之著也。望形审窍,自知其病"。徐春圃认为:"若目中神气有者,必不死;目无神者,必死。"痘疹二证是儿科的常见病,早期诊断容易混淆,利用目诊可以加以区别。徐春圃指出:"痘证,早晨身微热,午后大热,眼睛黄色……疹证,早晨微热,午后亦大热,眼白珠赤色而不黄。"徐氏还利用目诊来指导治疗用药,指出:"小儿目赤心热,导赤散主之;淡红者心虚生热,犀角散补之;青者肝热,泻青丸主之;浅淡者补之;黄者脾热,泻黄散主之;无精光者肾虚,地黄丸主之。"

在中医内科方面,随着中医内科学的发展,古人对目窍的形、色、视觉和排泄物的异常与脏腑病变的关系有了进一步的认识。如宋代王怀隐指出:"肝有病则目夺精而眩;肝中寒则目昏而瞳子痛;邪伤肝则目青黑,瞻视不明;肝实热则目痛如刺;肝虚寒则目疏疏谛视生花;肝劳寒则目涩闭不开;肝气不足则目昏暗风泪,视物不明。"而且对目窍征象的认识及其病理辨别益精。如明代徐春圃将"目赤"分为若干等级,所主病证和治疗亦各异。"有白睛纯赤如火,热气炙人者,乃淫热反克之病也,治如淫热反克之病;有白睛赤而肿胀,外睑虚浮者,乃风热不制之病也,治如风热不制之病;有白睛淡赤而细脉深红,纵横错贯者,乃七情五贼劳役饥饱之病;有白睛不肿不胀,忽如血贯者,乃血为邪胜凝而不行之病,治如血为邪胜凝而不行之病;有白睛微变青色,黑睛稍带白色,白黑之间,赤环如带,谓之抱轮红者,此邪火乘金,水衰反制之病也。"

2. 五轮学说的形成与发展　所谓五轮，即胞睑为肉轮，属脾；两眦为血轮，属心；白睛为气轮，属肺；黑睛为风轮，属肝；瞳神为水轮，属肾。五轮学说渊源于《黄帝内经》。《灵枢·大惑论》曰："五脏六腑之精气皆上注于目而为之精。精之窠为眼；骨之精为瞳子；筋之精为黑眼；血之精为络，其窠气之精为白眼；肌肉之精为约束。裹撷筋骨血气之精而与脉并为系，上属于脑，后出于项中。"历代医家多以这段论述作为五轮学说形成和发展的理论基础。如明代楼英说："后世以内外眦属心，上下两睑属脾，白睛属肺，黑睛属肝，瞳子属肾，论之五轮，盖本诸此也。"另外，《杂病证治准绳》《审视瑶函》《银海指南》等书均有相同或相似的记述。

五轮学说源于《黄帝内经》已成共识，但"五轮"名称首见何种医著则历代说法不一。我们考证、分析了古人在讨论"五轮学说"时所涉及的几部较早的眼科文献的成书年代，认为《龙树眼论》最早，《刘皓眼科准的歌》次之，《秘传眼科龙木论》再次之。结合对《医方类聚·龙树菩萨眼论》全文的分析比较和宋代笔记所提供的证据，我们认为，"五轮"名称首载于《龙树眼论》。

在我国现存的古医籍中，宋代《太平圣惠方》最早全面论述五轮学说。该书首次借助五行、五色、五味、五方、季节、十天干等来说明目之五轮与五脏的关系。"肝则在脏为肝，其色青，其味酸，属东方甲乙木也，王于春；肝气通于目，左目属甲为阳，右目属乙为阴；肝生风，眼有风轮也。"其他类推。但该书所述五轮之配位，除水轮定于瞳仁外，其他四轮之配位均与现行五轮学说迥异。如风轮"虽有其名，形状难晓……血轮与肉轮相连，赤黑色是也……肉轮在外，郁郁黄白色，今俗为白睛也……气轮在肉轮之下，隐而不见也……水轮在四轮之内，为四轮之母，能射光明，能视万物，今呼为瞳仁也"。

南宋严用和在《严氏济生方》中对五轮配位做了改进。他说："瞳人黑水，肾之主也；血轮如环，心之主也；络裹者，脾之主也；白睛属肺；总管于肝。"严氏明确提出"白睛属肺"。《秘传眼科龙木论》在此基础上又做了修正，指出："眼中赤翳血轮心……黑睛属肾水轮深……白睛属肺气轮应……肝应风轮位亦沉……总管肉轮脾脏应……两睑脾应病亦侵。"《银海精微》除了继承前人的瞳人属肾(水轮)、白睛属肺(气轮)的配位思想外，又提出了两睑属脾(肉轮)的观点。但血轮、风轮的配位问题仍未解决。

真正完成目窍分属五脏的配位工作的是南宋后期的杨士瀛。他在《仁斋直指方》中对五脏在目窍的投影区域做了详尽描述。他说："眼者，五脏六腑之精华，如日月丽天，著明而不可掩者也。其首尾赤眦属心；其满眼白睛属肺；其乌睛圆大属肝；其上下肉轮属脾；而中间黑瞳一点如漆者，肾实主之。是虽五脏，各有证应，然论其所主，则瞳子之关系重焉。"

这种观点提出后，即被大多医家所接受，后世如元代危亦林和明代徐春圃、楼英、王肯堂、傅仁宇等多从其说，五轮配属五脏的关系即被确定。此后，明代李梴、袁学渊等对此又稍加改进，将肉轮细分为上胞属脾，下胞属胃；清代黄庭镜对目眦属心又进一步细分为，"大角属心为血，小角属心为肠，仍血轮"。在这以后的数百年间，目睛之五轮分位及其五轮配属五脏的关系未曾发生大的变化。

值得一提的是，也有一些医家对五轮学说持否定态度，主要代表有：明代的张景岳、清代的陈修园等。认为"眼目一症，古有五轮八廓及七十二症之辨，其实不足凭也"。有的则保持缄默态度，既不反对也不采纳。如金元时期的李东垣、成无己、朱丹溪，明代的龚廷贤、戴思恭、倪维德、赵献可、吴昆及清代陈士铎等，在其医著的眼科论治中，都未采用五轮学说。

3. 八廓学说的形成和发展　所谓八廓，即将目窍白睛分成8个不同的区域，各配属一定的脏腑。八廓学说始于南宋的看法较为一致。但对何书首载"八廓"一词,则说法不一。有人认为"八廓"最早出现于《秘传眼科龙木论》。《秘传眼科龙木论》一书如前所述,系宋元间人所作。"八廓"一词出现在该书的"眼叙论"中,而"眼叙论"则系摘自宋代陈无择的《三因方》。所以从现存医籍来看,当以《三因方》最早提出"八廓"一词。《三因方》曰:"故方论有五轮八廓内外障等。"此后的《严氏济生方》亦有同样的记载。

《三因方》《严氏济生方》虽然提到了"八廓"一词,但却没有具体阐述八廓的分属配位问题。明代葆光道人在《眼科龙木集》中首先介绍了八廓的名称和分属。即关泉廓属小肠,养化廓属三焦,胞阳廓属命门,传道廓属肺,水谷廓属脾胃,津液廓属肾、膀胱,清净廓属肝,会阴廓属肾。但葆光道人并未阐述八廓各在目部的配位问题。

《修月鲁般经》虽亦有八廓名称及其分属的记载,但同样也没有讨论目部的配位问题。"胆之经,清净之廓;肾之经,会阴之廓;膀胱之经,津液之廓;胃之经,水谷之廓;大肠经,传送之廓;小肠经,阙泉之廓;肺之经,养化之廓;命门经,抱阳之廓。"

元代危亦林首先给八廓配上了天、地、水、火、风、雷、山、泽八象名称,并确定了八廓在目部的配位,使每一廓在目部都占有一定的区域。危氏还对八廓所属脏腑做了补充:在水谷廓中加上脾脏,在抱阳廓中加上心脏,在传道廓中加上肺脏,而改养化廓为肝脏。这样,五脏六腑都被容纳在八廓之中,并附有"八廓之图"。但从其所附之图来看,八廓在目部的配位原则上与五轮学说无异。

元末托名孙思邈的《银海精微》在其总论中讨论八廓时,又分别加上了八卦正名。"天廓属大肠,传送,肺金,乾卦;火廓属心,抱阳,命门经,离卦;地廓属脾胃,水谷之海,坤卦;水廓属肾经,会阴,坎卦;山廓属胆经,清净,艮卦;风廓属肝经,养化,巽卦;雷廓属心,小肠经,关泉,震卦;泽廓属膀胱经,津液,兑卦。"至此,八廓中的每一廓都有了三种名称,即卦名、象名和廓名,且分别对应于五脏六腑。

明清时期,八廓学说有了进一步的发展。主要体现在对八廓的配位和分属脏腑方面有所改进。明代王肯堂在《证治准绳》中,对八廓的配位,一反过去与五轮重叠的做法,改为眼球正面的"八方分位配属法",把八廓作为眼球正面白睛部分定位划区的标志,并在每一廓中分别配属互为表里的一脏一腑。兹概括如下:

　　传道廓——西北——乾——大肠、肺
　　津液廓——正北——坎——膀胱、肾
　　会阴廓——东北——艮——上焦、命门
　　清净廓——正东——震——胆、肝
　　养化廓——东南——巽——中焦、肝络
　　胞阳廓——正南——离——小肠、心
　　水谷廓——西南——坤——胃、脾
　　关泉廓——正西——兑——下焦、肾络

王肯堂借助阴阳顺逆的理论解决了两目分位配属的对称统一的问题。他认为:"左目属阳,阳道顺行,故廓之经位法象亦以顺行;右目属阴,阴道逆行,故廓之经位法象亦以逆行。察乎二目两眦之分,则昭然可见阴阳顺逆之道矣。"王氏所谓左右两目之阴阳顺逆,系指在分位配属时,左目按时针顺转排列,右目按时针逆转排列,这样便构成一幅左右两目之上下内外卦名不变的、以人体中心线为对称轴的八廓分位配属图。这种标记法与 1909 年制定的国际通用的柱轴方向标记法相同,即在验光架上标出 0～180°的不同经线,正中为 90°,0°起于两目的鼻侧,180°终于两目的颞侧。

明末傅仁宇接受了王肯堂的思想,并在八廓学说的运用方面有所创新。虽然王肯堂已经注意到"白睛上有丝脉纵横或稀密粗细不等"的变化,并与某些疾病有关;他也曾提出,根据这些丝脉的变化可以推测病变部位和疾病性质,认为"验之当以大脉为主,从何部而来,或穿过某部位,即别其所患在何经络,或传或变,自病合病等证"。但他并没有明确提出八廓所属脏腑与目部白睛丝脉的关系。傅仁宇把八廓学说与验病联系起来,认为"八廓之经络,乃验病之要领";他明确指出了五轮与八廓在望目诊病中的区别和目睛丝脉与八廓所属脏腑的关系,"验廓之病与轮不同,轮以通部形色为证,而廓唯以轮上血脉丝络为凭。或粗细连断,或乱直赤紫;起于何位,侵犯何部,以辨何脏何腑之受病。浅深轻重,血气虚实,衰旺邪正之不同"。至此,八廓学说作为目诊的理论基础之一,白睛丝络变化作为目诊内容的观察方法已趋明朗。

清代黄庭镜在其《目经大成》中,分别为八廓重新命名,并在八廓配属脏腑方面亦部分有别于前人:

成能廓	——兑泽——	三焦	行健廓	——乾天——	肺、大肠
宣化廓	——坎水——	肾、膀胱	育德廓	——艮山——	包络
靖镇廓	——震雷——	命门	定光廓	——巽风——	肝、胆
虚灵廓	——离火——	心、小肠	资生廓	——坤地——	脾、胃

在目部分位上,黄氏虽然亦是主张八廓与五轮重叠配位,但除水、风、天、地四廓重叠于五轮之外,其他四廓即山、火、泽、雷之廓则分别配属于上下胞睑。

清代吴谦十分欣赏黄氏目部配位法,并将其图引入吴氏等编的《医宗金鉴》之中。但在八廓配属脏腑问题上,吴氏则主张八廓不配五脏,只与六腑和命门、包络相配属。这种配属方法也是以前各家所未曾有的。

清代顾锡把八廓与目诊联系起来,认为八廓在内无迹可寻,有病时才能从眼部血络的走向与位置分辨出来。这是对王肯堂、傅仁宇等望八廓以诊病思想的继承和发展。

在八廓学说发展过程中,曾围绕八廓学说有用还是无用展开激烈争论。我们在系统考查八廓学说发展史后,认为八廓学说在分位配属问题上,形成了两种截然不同的方法,笔者称之为"轮廓重合分位配属法"和"八方分位配属法",而且后者较前者更具有临床应用价值。

三、目诊实践与理论的整理提高(1840 年至今)

鸦片战争以后,西方医学迅速在中国传播,对促进我国医学事业的发展无疑起到积极的作用。但与此同时,医学界出现的"扬西抑中"的倾向,尤其是北洋政府与国民党政府所采取的排斥、限制、消灭中医的政策,却使中医学的发展举步维艰。但是中医望诊却在逆境中顽强地发展起来。

这一时期出现了一些望诊专著,如汪宏的《望诊遵经》、周学海的《形色外诊简摩》等。他们对前人的目诊经验进行了总结,并结合自己的体会加以发挥。如《望诊遵经》集目诊之精华,汇成《目分脏腑部位》《眼目形容提纲》《眼目气色提纲》《睑色望法提纲》《面目望法相参》等数篇目诊内容,强调"凡观气色,当视精明。精明者,目也,五脏六腑之精也"。书中不仅详述了五脏在目部的分布区域，眼目形容气色所主疾病，而且明确提出"察目之法，形色即可参观，面目亦当合论"的面目气色相参的思想。

周学海在《形色外诊简摩》卷下的《色诊目色应病类》中，设立了《目部内应脏腑部位篇》《目胞形色应证篇》《目睛形色应证篇》所对应病证的经验。其中加有按语，阐述个人体会。

与汪宏同时代的欣澹庵著有《四诊秘录》3 卷。书中对目诊多有发挥，在望目辨生死方面尤精。然此书不轻易示人，仅作传家授徒之用。直到 1986 年其后人交由安徽科学技术出版社付梓，才得以刊行于世。

1949 年，中华人民共和国成立后，政府十分重视中医学的发展，制定了一系列政策来扶持和发展中医。在此感召下，许多名老中医和世传中医纷纷献出家传秘术和毕生经验。《福建中医药》1960 年连载两期介绍了"民间简易诊断法"，其中不乏目诊经验。

中华人民共和国成立以来，对目诊的研究先后出现两次高潮。第一次是在 20 世纪 60 年代初期，发表了不少论文，初步统计有 13 篇，以介绍前人的目诊经验为主，有的还汇集成册出版。内容涉及望目诊断蛔虫病、肝炎、妇科病、胃病、痔疮、损伤等。第二次高潮出现在 20 世纪 80 年代。据不完全统计，发表的论文有 60 余篇。内容主要包括两个方面，即对古代医籍中散见目诊资料的整理和对前人经验的临床验证和观察分析。值得一提的是，彭静山继承了八廓学说中的"八方分位配属法"，将眼球白睛划分为 8 个经区，分别配属一定的脏腑，用以诊断神经系统、心血管系统、生殖泌尿系统中的大多数疾病。其他如胃病、胆囊炎、胆道蛔虫、肝炎、消化不良、肛门疾病、腰腿疼痛、头面五官疾患等也适用。

目诊经历了一个曲折的发展过程，是前人临床经验的总结。对五轮学说、八廓学说各家说法不尽一致，有待进一步验证研究。我们相信，只要认真发掘目诊史料，结合临床实践，不断总结提高，目诊将在临床实践中发挥更大的作用。目视辨万物，察目知百病；目诊是与非，全赖君目力。

（黄攸立、张秉伦，《自然辩证法通讯》，1998 年第 20 卷第 115 期）

两汉医学史的重构

一、问题的缘起

有关先秦两汉时期医学著作与重要人物的史学性论说，可以追溯到历代医学乃至一般文史著作中的记述。20 世纪以来，医学史渐成专门，不仅出现了众多专业研究者与大量论著，而且在医学院校中取得作为一门课程的独立学科地位，因而对于中国医学发展史上这一理论奠基、体系形成之重要时期的研究，自然也更加丰富、精细，并涉及医学与社会政治、思想文化的种种联系。

然而作为构成这些研究之基础的"坐标点"与"要素"，即若干具有划时代意义之重要著作的产生时代，以及其中的理论学说、概念术语的实际内涵是否与后世相同，或者说当时的实际理论与治疗水平是否达到当代中医学所具有的水平等，却并没有随研究的不断深入而发生重大改变。古往今来都同样认为《黄帝内经》《难经》《神农本草经》等经典著作产生于先秦时期，由此奠定了包含生理、病理、药理和强调"辨证施治"的基础理论体系，以及针灸和药物两大治疗方法；数百年后,于东汉末年出现了理、法、方、药完备的张仲景《伤寒杂病论》,创制"麻沸散"以行手术的神医华佗。此外经常被言及的则是先秦的名医扁鹊、留下最早医案记录的西汉医家淳于意。

尽管时有注重考据的史学研究者对其中涉及的具体问题提出疑问,如《神农本草经》所载药物的产地记载中,不乏东汉才出现的地名;《黄帝内经》中的某些词语也是始见于汉代等,但在总体上并没有对这种随处可见、已成定说的主流性论述构成威胁。在没有足够证据以推翻前人之说的情况下,沿袭旧说当然无可厚非,甚至可以说是无奈与只能如此。但当 1973 年湖南马王堆汉墓医书,以及其后湖北江陵张家山汉墓医书、四川绵阳经络木人的相继出土后,虽然为重新考证《黄帝内经》等经典的成书年代提供了丰富的直接或间接证据,但由于学界在思想上囿于《黄帝内经》的成书时代是在先秦,这一本无确切证据之"定说"的禁锢,反而推论这些理论水平与治疗技术均明显低于传世经典的出土简帛医籍,当属更早的时代。依据这种至今仍占主导地位的述说,则不难发现就医学领域而言,文化昌盛的两汉四百年几乎成为空白(图 1-9)。这究竟是历史的本貌,还是研究上存在问题?

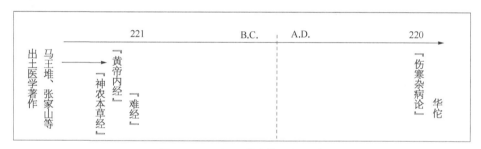

图 1-9　两汉医学史的一般图像

二、从个案研究到整体图像的重构

毋庸赘述,整体图像的构建是以具体事例为支撑点。本节综合笔者以往所做各方面研究的结论,以期重构汉代医学史的基本图像。篇幅所限,不可能详述考证过程及他人的研究工作。欲知其详,则请查阅各标题后给出的参考文献。

1. 今本《黄帝内经》的成书时代　墓葬年代为公元前 168 年(西汉前元十二年)的马王堆出土医学著作,计有 14 种。这些著作所涉及的内容,恰好涵盖刘向父子于西汉末年所编《七略·方技略》的四类"方技"著作(医经、经方、神仙、房中);从总体上讲,其理论与治疗技术的水准均明显低于《黄帝内经》等经典著作,但某些内容又可以确认为《黄帝内经》中相关篇章的"祖本"。山田庆儿根据马王堆医书的这些特点在 1979 年发表的《〈黄帝内经〉的成立》一文中即率先指出:一是应视其为"当时医学的缩影",二是批评中国的研究者"不应该站在《黄帝内经》是战国时代的著作这个还没有被确立的假定之上去推论帛书医学书的成书年代。相反,应该从有关后者业已搞清的事实,推论前者的成书过程及其年代"。

然而仅仅借助马王堆医书并不能解决现存《黄帝内经》的成书下限问题,例如包括山田庆儿在内的所有研究者对于现存的《黄帝内经》即是见录于《汉书·艺文志》的"《黄帝内经》十八卷"这一点从无任何怀疑。而问题的关键恰恰在于:由《素问》和《灵枢》两部独立著作构成的今本《黄帝内经》,并非《汉书·艺文志》所著录的《黄帝内经》十八卷! 导致这一重要结论的根据主要有以下几点。

（1）《汉书·艺文志》著录医书八百余卷，除《黄帝内经》外，全部荡然无存。何以唯独此书保存如此完好？

（2）《汉书·艺文志》计算"篇""卷"相等，无"积篇为卷"事[1]，是知所著录的"黄帝内经十八卷"，不过18篇而已。再看与其他医书的比较：记述"痹""疝""瘅"之某一种特定疾病的某某《病方》，皆为30或40卷，试想其篇幅可能达到"《黄帝内经》十八卷"的两倍以上吗？

（3）构成传世本《黄帝内经》的《素问》与《灵枢》，分别由9卷81篇组成，体现了两个"至大""完美"的数字，且各有一段类似"绪言"的总括性开篇之语，说明当属两部独立著作。《汉书·艺文志》著录书籍，无此类现象。

（4）《素问》《灵枢》两书名在历代正史书志中一直分别使用。认为此二书即《黄帝内经》，只是晋人皇甫谧一人的猜测而已。且理由不过：两书共18卷，正相当《汉书·艺文志》的"黄帝内经十八卷"。

另外，笔者在此项研究中还指出：对于王莽时代尤当特别关注。他曾广征天下学者，令其著说廷中，并对"异说"加以统一。见于传世本《黄帝内经》并沿用至今的中医脏腑学说等，既是经过"壹异说"加工过程的结果，也是观察这一改造过程的极好例证。王莽还前无古人地令太医进行解剖，并明言为医学之用，这与传世本《黄帝内经》中拥有脏腑、经脉等形态、尺度的记载或有某种联系。班固于东汉时取刘向、刘歆父子的《七略》作《汉书·艺文志》时，于删、增均有明确记载，但未见增入任何一种王莽时期助纣为虐之向歆父子的著作或形成于这一时期的著作。因而虽然可以据《七略》无载，推论此前没有《素问》《灵枢》；但却不能以《汉书·艺文志》无载而否定其成于王莽时代的可能。

兹后，山田庆儿据笔者上述有关《黄帝内经》成书时代的分析研究，极大修改了过去的看法。他认为："这是对包括我在内所有研究者之'软肋'的尖锐批评，是值得称赞的问题发现。"并在此后的报告中谈到："现存《黄帝内经》(《素问》《灵枢》)之中，西汉时期写成的不超过20篇，其余为从王莽新朝至东汉初期所写，这是我现在的看法。"然而为适应全世界均已习惯将《素问》《灵枢》称为《黄帝内经》，又要表明其并非《汉书·艺文志》所著录者，因而笔者将其称为"今本《黄帝内经》"。

2. 扁鹊著作融入今本《黄帝内经》《难经》　通史性的医史专著虽无不盛赞先秦神医扁鹊，但基本都是复述《史记·扁鹊传》中的几则"故事"，而无"学术"。原因在于《汉书·艺文志》中虽著录有"扁鹊内、外经"，但今人已无由得见。由于否定了今本《黄帝内经》即《汉书·艺文志》所著录的"黄帝内经十八卷"，也就否定了今本《黄帝内经》与《汉书·艺文志》所著录其他"医经"的并列关系[2]。所以今本《黄帝内经》完全有可能吸收《汉书·艺文志》所著录扁鹊、白氏等其他医经的内容。用这样的观点来观察现有的资料，得到以下结果：在今本《黄帝内经》《难经》中，可以见到西晋王叔和《脉经》中所载"扁鹊脉学"的内容，最典型的例证为《素问·大奇论》全篇见于《脉经·扁鹊脉法》。

显而易见的道理是，《脉经》不可能抄录《黄帝内经》之文，而称其为"扁鹊脉法"，因而只能认

---

[1] 例如"形法六家，百二十二卷"中的"山海经十三篇"即计为13卷，又如"礼"555篇中有"礼古经五十六卷"，亦计为56篇之数。

[2] 《汉书·艺文志》"医经"类的著录情况是："黄帝内、外经""扁鹊内、外经""白氏内、外经"及"旁篇"，计7种。

为王叔和著《脉经》时,尚能见到扁鹊著作的遗存。据此不仅可以研究被司马迁誉为"至今天下言脉者,由扁鹊也"的"扁鹊脉学"为何,而且也是对上述今本《黄帝内经》非《汉书·艺文志》所著录之《黄帝内经》,以及对其成书时代分析的强有力佐证。

3. **基础理论的建立与形态认知(解剖)的关系**　在前贤著作中可以看到许多充分肯定《黄帝内经》时代解剖成就的论说,但却从不涉及解剖所获形态学方面知识与理论学说间的关系。这是以现代医学为标准研究古代资料的典型表现——发掘科学成分与成就。在他们眼中,中医=哲学医,所以不会想到其理论竟然会与解剖有关。实际上中医的许多生理学说是以粗浅的"形态学知识"为基础,再结合想象(推测)构建解释。例如:

(1) 看到胆囊的形态及其与十二指肠的连接,但又不可能像当代医生(包括中医和西医)那样知道胆汁的来源是肝脏,更不可能知道其生物化学作用是泌入十二指肠后、激活胰蛋白酶、完成蛋白质的消化,所以推测饮食精华从胆总管流入胆囊,因而称其为"藏而不泻"的藏精之"腑"。

(2) 在不知肾之功能的时代,看到小肠通过大量的"膲"(不实之肉)与膀胱相通,所以认为尿是从小肠渗入膀胱的,同时建立了一个今人无法理解的脏腑名称——"三焦"。

(3) 以看得见的体表血管形态,解说"经脉"的形态。直到西方医学传入后,始知"经络循行"与"脉管系"不同,这时才出现"究竟什么是经络"的问题。

正是因为对于当代的医史研究者乃至所有中医来说,胆汁的来源与作用、肾脏的功能与尿生成的过程等,都已经成为最基本的"常识",所以反而无法理解古代医学著作中的相关论述是什么意思。下述中国古代对于呼吸、循环机制的谬解,亦是同理。

4. **关于循环与呼吸的生理**　中外医史著作中不乏赞誉《黄帝内经》时代中国人已知血液循环的论说。鉴于近代医学认识循环过程、呼吸机制经过了复杂的过程,且需依赖实验,因而对中国人早知这些深感怀疑。考证的结果是:

(1) 中国古代不知心跳,所以死亡判定的标准唯是体温、呼吸。十二经脉起源于"胃";并将左乳下的心尖搏动称为"胃之大络",是人的"宗气"所在,表明《黄帝内经》时代的医家认为血流的动力与血液的生成均是"消化"的结果。

(2) 正因如此,中医视动脉为"脉动"(脉自身的跳动),所以脉学中才会经常说到"某一处的脉快"(或慢),直到明代李时珍的《濒湖脉学》中还是如此。

(3) 气的循环靠"肺"的橐龠(风箱)之功,但因为不可能具有"气体交换"的知识,所以认为气要循环周身。

5. **阴阳学说**　所有研究中国哲学或传统文化的人都知道阴阳、五行学说的重要。医史研究者乃至整个中医界亦将其视为所谓中医基础理论的核心,但却没有深察汉代医学经典在具体运用这一学说时的详情。其要点概之如下。

(1) 先秦阴阳、五行各自为说,延续至西汉仍具有这一特点。故在今本《黄帝内经》的不同篇节中,存在着或依阴阳,或宗五行各自立说的差异。

(2) 产生于先秦的阴阳家学,讲究的是"四时之序"(阴阳二气的循环),故在注重气血运行(循环)的针灸疗法中,于《黄帝内经》时代所依据的主要是阴阳学说,几乎看不到五行说。

(3) "三阴三阳"(即将阴、阳各一分为三)是唯见于医学的一种特殊形式,即便是《黄帝内经》,也没有对其源流予以说明。但具体应用仍不外"时"的循环(包括年、月、日)。

(4) 阴阳学说随时代降下,表述四时之序(阴阳二气循环)的基本属性逐渐淡化,逐渐成为表述"对立"关系的哲学思辨工具。

（5）易学与医学共同接受了"阴阳学说"，因而应该说两者的发展是平行关系。"不知《易》，不足以言大医"，不过是宋以后之人的说法而已。《易》，只是阴阳学说的一个"载体"，而不是源头。

6. 关于《难经》　迄今所见主流性论说的要点有二：作者为扁鹊（春秋）或享有扁鹊之称的秦越人（战国）；内容是对《黄帝内经》的解释。在笔者的研究中指出：

（1）讨论的问题未必见于今本《黄帝内经》，因而讨论的对象实属此前多种文献中的理论问题。由此引出了一系列新的"概念"。例如为解决今本《黄帝内经》中五脏六腑说存在数字奇偶的阴阳属性与脏腑的阴阳属性不一致的问题，所以将两肾释为"左肾、右命门"而成六脏；又谓"三焦"有名无形，故腑实际只有五，从而达到属性为阴的"脏"和属性为阳的"腑"能与阳奇阴偶的数字属性配合完璧。从此不仅出现了"命门"这一新概念，还引出六腑之一的"三焦"究竟有形还是无形的无休争论。

（2）在理论上，一改《黄帝内经》阴阳、五行各自为说之貌，已将两种学说整合为一体。

（3）既然是对包括今本《黄帝内经》之多种经典的解释，其成书时代自然当在其后。而且其整合阴阳、五行之说的理论特征，亦有明显的东汉时代特征；"论难"的编写方式，又可见佛教的影响。

7. 脉诊方法　根据《难经》"脉有三部九候、有阴阳、有轻重、有六十首、一脉变为四时，离圣久远，各自是其法，何以别之"的记载，提出"古脉法"的概念，进而探讨各种诊脉方法。

（1）分析了若干种历史上曾经存在的诊脉方法，包括：

三部九候法：其理论基础是"天地人"，故称三部；每部又有"天地人"（3×3＝9），是谓九候。正因其立说的基础如此，所以并无多大实用价值。

四时脉法：以阴阳家阴、阳二气各有太少之分而成"四时"为理论基础；以言说各"时"正常、异常之脉象为主要内容。亦缺乏临床实用价值。

轻重脉法：诊脉时依由轻到重的力度变化，以象征阴阳、四季、十二月。其理论基础与"四时脉法"相同。

人迎、寸口法：以阴阳学说为理论基础，但诊察阴阳变化的方式是以颈动脉（人迎）为阳、为外；以手腕桡动脉（寸口）为阴、为内。

（2）现代脉诊法的演变过程：与《黄帝内经》中的"人迎、寸口法"的关系最为密切；至《难经》变为"独取寸口"——将手腕的桡骨突起作为分界（关），其前名"寸"以候阳，其后名"尺"以候阴；至张仲景、华佗的论说中始出现诊察寸、关、尺三部，以对应人体的上、中、下三部。西晋王叔和《脉经》秉承此法，并明确了左右三部与五脏六腑的对应关系，一直沿用至今。

8. 针灸疗法的理论体系　考察汉代医学著作中的针灸理论，有以下几点值得注意。

（1）在针灸疗法的理论化进程中，今本《黄帝内经》所注重的是经脉与气血循环，因而阴阳补泻，以及源于阴阳家学的"四时"之说比比皆是。至《难经》时代才真正在针灸方面谈到"五行"。换言之，《难经》中与针灸有关的内容，无非就是在讲如何利用五行相生相克的关系来选择穴位，这就是仅使用各经脉肢端五个穴位的所谓"五俞穴"。从表1-4可以看出，《难经》为各经脉五俞穴规定的五行属性是：在本经脉之间，为相生序；在阳经与阴经之间，为相克关系。

表 1-4　五俞穴的五行属性及生克关系

五俞之名	井 (所出为井)	荥 (所溜为荥)	输 (所注为输)	经 (所行为经)	合 (所入为合)
阴经	木	火	土	金	水
阳经	金	水	木	火	土

(2)《黄帝内经》与《明堂经》比较：《明堂孔穴针灸治要》(简称《明堂经》)大约成书于公元 1 世纪,两书在取穴方面主要有以下区别：前者注重按"脉"施术,后者注重按"穴"施术；前者多取"四肢",后者的"躯干"穴位增多；前者一处浅刺多次(称若干"痏"),后者一处深刺。

(3)汉代的针灸之术,并非如当代中医所示定义[1],而是"外治法",所以烧"疣"、割痈等都属此范畴。即所谓"火齐(剂)毒药攻其中,镵石针艾治其外"也。

(4)西晋皇甫谧采撷《黄帝内经》和《明堂经》,编成第一部针灸学专著《针灸甲乙经》。由于其内容全是取自《黄帝内经》与《明堂经》,故后世多从文献学角度谈其价值——保存经典的另一种文本可资校勘。实际上,两种不同价值取向的针灸疗法,至《甲乙经》中才合为一体,并沿用至今——这才是其最重要的价值。

9. 伤寒之学　对于东汉末年张仲景所著《伤寒杂病论》的研究虽然很多,但对于其如何改造《素问·热论》的"六经辨证"(将外感热病依三阴、三阳划分为六个阶段,各有不同治疗方法),以及此处的"六经"与经脉学说中的"六经"概念是何关系,却未见深究。参见表 1-5 所示两书有关"六经"病候的描述可知：《素问·热论》的六经病症基本上与当时各经脉病症的记载一致,而《伤寒论》则不拘于经脉学说,主要是着眼于临床病程演进的阶段特征。说明从两汉之交到东汉末年,原本植根于经脉学说的外感病"六经辨证"体系,已在一定程度上脱离了经脉学说,成为外感病各类证型的名称了,并由此成为一个相对独立的概念与理论体系。

表 1-5　《素问·热论》与《伤寒论》的六经病候比较

	《素问·热论》	《伤寒论》
太阳病	头项痛,腰脊痛	脉浮,头项强痛,恶寒
阳明病	身热,目痛而鼻干,不得卧	胃家实(大热、大渴、大汗出、大便硬结等)
少阳病	胸胁痛,耳聋	口苦,咽干,目眩
太阴病	腹满而嗌干	腹满而吐,食不下,自利益甚；时腹自痛；若下之,胸下结鞕
少阴病	口燥,舌干,渴	脉微细,但欲寐
厥阴病	烦满,囊缩	消渴,气上撞心,心中痛热；饥而不欲食,食则吐蛔；下之不止

另一重要变化是《素问·热论》的"三阴病"也全部是"热证",所以其治疗原则为病在三阳(外热)用汗法,病在三阴(内热)用下法。而《伤寒论》的"三阴病"皆为虚汗之证,所以治疗方法也变为以温热药为主。至清代出现所谓"温病学派",其面对的疾病普遍特征,大致与《素问·热论》的描述相同；但临床常见的易患感冒或绵绵不愈,甚至是感染性休克等,就更适于采用《伤寒论》的治疗方法了。

此外,对于《伤寒论》何以会有从《素问·热论》六经皆热证,到三阴为虚寒之证的转变,还应

---

[1] 现代为针灸学所下定义为："应用针刺艾灸的方法,通过经络输穴,以调整脏腑气血的功能,从而达到治疗疾病的目的。"(南京中医学院主编,《针灸学讲义·序言》,上海科学技术出版社,1964)

当注意到或许会与东汉后期失常寒潮造成的低温气候,以及这种气候变化所造成的危害(例如饥荒)有关。

10. 运气学说　由于运气学说中含有诸如主运、客运、中运,主气、客气、司天、在泉等概念,以及相互交织的推算方式,所以历来被视为"玄中之玄",是中医基础理论中最难读懂的部分。站在以科学解释与维护中医立场的某些当代学者,释其为"气象医学",却不负责解释:认为每年的疾病都是由"运"和"气"决定,而运和气又是由天干地支的阴阳、五行属性所规定的"运气学说",与"气象"有何关系? 解析运气学说的要点为:

(1) 学界公认《素问》中以"某某大论"为题、专讲运气之说的七篇文章,即所谓"七篇大论"或"运气七篇",是后人为补缺失之卷而窜入的。因而应将其视为东汉出现的一种新学说。

(2) 今本《黄帝内经》的其他篇节中,存在着讲述一年之内四季变化与养生、患病、治疗、诊断之关系的内容,尽管这与前述阴阳家以"四时之序""阴阳二气循环"为学具有密切关系;尽管为和五行学说配合,而将四季改划成"五时"并赋予其木、火、土、金、水的属性,再据此言说疾病与治疗,但其中确实还存在着一些可以称为"气象医学"的内容。因为四季的变化,的确存在着年年基本相同的客观规律。而当这种"循环论"思维模式的运用拓展到以 12 年、60 年为周期推算发病规律时,具备固有定义的"运气学说"方宣告成立;同时,也就与"自然规律"彻底划清了界限。这,就是运气学说的本质。

(3)《素问》七篇大论的推算方法不同,各自为说。说明各篇的作者是在一种"时代思潮"的统领下,分别按照自己对"运""气"的理解来构造体系的。因而在一种推算方式中,或者说每一个人所构造的运气学说中,只需要一个"运"和一个"气"的概念。至宋代,运气学说受到格外重视后,这些不同的"运""气"概念被整合到一起,所以才需要使用主运、客运、中运、主气、客气等子概念以示区别。原本一目了然,并不难理解的运气学说也因此变得错综复杂,颇具神秘色彩。

(4) 各种运气学说的构造虽然不同,但普遍具有的一个共同特点,即要使运与气(天与地、阴与阳、天干和地支)能够配合在一起。为达此目的,或云"五运"(五行)各有"太过""不及"(阴阳);或将"火"改造成"二火",以使五行能够与六气配合在一起。于是在医学中便又出现了"君火"与"相火"的新概念。类似之事,同样出现在医学领域之外,例如成书于公元 72 年的《白虎通》中就有关于何以五行属性"二阳三阴"而不均衡的讨论。这就是运气学说以及前述《难经》将阴阳、五行结合在一起所体现的"时代特征"。

(5) 刘昭注《汉官仪》,掌管天文观测、候气等事的"太史"37 人中有"医一人"(或二人)。其工作显然不会是为其他 36 人治病(医务室大夫),不难想见:其立身之本当是"天文"与"医学"的结合。故"运气学说"的产生,或许与此类人员具有密切关系。

11. 新出土文献研究之一:经脉学说　学界公认马王堆出土的《阴阳十一脉灸经》(简称《阴阳》),是《灵枢·经脉》的祖本。整理小组的研究方法主要是依据后者以解释前者,因而当看到《阴阳》在各经脉的循行路线描述后有"是动"(发生变化之意)则出现哪些疾病;在各经脉叙述的结尾处又有"所生病"为何的记载后,即依据以往对于《灵枢·经脉》中这两项记述为"疾病分类"(经病、腑病或气病、血病)的说法言:"作为疾病分类方法的'是动''所生病',已见于马王堆医书。"但通过对《阴阳》两项内容的比较发现,其所列举的病名之间存在着下述关系(以 A、B 等代替具体病名)。

(1) 有完全相同者,如"是动则病":A、B、C,"所生病"亦为 A、B、C。

（2）或包容关系，如"是动则病"：A、B，"所生病"为 A、B、C、D。

可见不是"疾病分类"。再就两种具有亲缘关系的文献进行比较，又可看到：

（1）记述的位置发生了变化，如《灵枢·经脉》将原本在段中的"是动则病"，移至段尾，与"所生病"并列。

（2）对于前后重复的病名予以删除，并大量补充了"所生病"的内容。

这些情况提示《阴阳》虽属早期简帛医籍，但仍旧存在汇集多种文本而成的可能。这不仅是进一步分析早期医学的"契机"，而且也是了解今本《黄帝内经》如何具体操作"壹异说"过程的又一线索。就马王堆医书出土之前的论说者而言，在只能看到《灵枢·经脉》各经脉记述文字中并列的"是动则病"与"其所生病为"，且两者之间绝无重复的情况下，推断其为某种疾病分类，当无可厚非。但在拥有其祖本之后，仍不加思考地沿袭旧说则明显不妥了。

12. **新出土文献研究之二：咒禁疗法**　前贤论述包括咒术在内的巫术（法术），大多不外两点：迷信，但又认为具有心理治疗作用。显而易见，无论是批判还是肯定，都是站在"科学"的立场上。有人注意到，马王堆医书虽然使用语言治疗疾病，而治疗对象却并非"精神疾患"。但没有找到解释的途径。

（1）排列马王堆医书中使用咒术治疗的疾病，并没有什么共性；但进而观察其病因，则发现"都是可以接受语言信息者"（从动物到精灵，总之是古人谓之"物"的有生命者）。是知咒术操作者的语言对象是"病因"，而非患者。

（2）马王堆医书中的咒术疗法，尚未借助"外力"，完全是依靠操作者的语言，所以适用范围只能是"病因为能够接受语言对象者"。但唐代《千金方·禁经》中，则可见从认为凝视雷、燕等空中飞行之物，便可获得其能量；到呼唤神灵——对于各种"外力"的利用。说明巫术也在发展，并非像医史著作通常所想象的那样：仅仅是活跃于原始、医学不发达的时代。

13. **新出土文献研究之三：内服药剂型的转变**　今本《黄帝内经》有"汤液醪醴论"，其中谈到几类内服治疗物：上古圣人在疾病初起时，采用五谷加工而成的"汤液""醪醴"治疗；近时酒色无度、疾病复杂，所以才需要使用有毒的"药物"治疗。可知历来因为不知上古圣人使用的"汤液"究为何物，而谓其即药物"汤剂"的传统解释是不对的。马王堆医书的出土，不仅为探讨何为"汤液"提供了资料，而且引出一个两汉时期内服药剂型出现根本性变化的问题。

（1）马王堆医书中，通常所说"食物"与"药物"的服用方法不同。药：冶末吞服；食：煮食、饮汁。

（2）至《伤寒论》中，才能见到已然变为"喝药"（汤剂）。但尚无法解释这一转变的原因。

（3）由于看到在"吃药"的时代，只有以"食物"为治疗物时才煮食；以及两汉时期从"吃药"到"喝药"的转变，原本意思不明的一些古代文字记述也就豁然冰释了。如《汉书·艺文志》"经方"类中，在各种"病方"之后，有与"黄帝神农食禁（药）"并列的"汤液经法"，应该是专以食物治疗疾病并采用"烹调"之法的专著。如此也就不难理解皇甫谧何以会说"仲景论广伊尹汤液为"《伤寒论》了。在他看来，《伤寒论》主要使用汤剂，是继承商代以烹调技艺闻名之伊尹的食物体系。

（4）如果将"汤液"理解为"食疗"——以所含成分发挥治疗作用，那就太"现代化"了。而且在这个层面上，与通常所说的药物也就没有什么区别了。"汤液"之所以为一专门，除原材料有别于一般药物外，还在于其加工方法、过程、使用的材料等，全部是药效构成的组成部分。例如使用千里以外的长流水、空心的燃料加工成的汤液，便具有使阴阳、脉道、气血通畅的作用。这就是所谓的"水火之剂"。如果看不到加工材料与方法参与药效构成，则不仅无法全面理解某一"汤液"何以用于治疗某种疾病，还会将其与追求"味道"的食物烹饪技艺混为一谈。

14. 本草学成立的前与后　"本草"一词，首先是作为官职名称出现在《汉书·郊祀志》建始二年（公元前31年）的有关记述中。至公元5年，又是那位颇值得关注的人物王莽："征天下通知……方术、本草者……至者数千人。"（《汉书·平帝纪》）据此可知，具有相当于药物学的"本草"之名，大约是在公元前后始成立。所以：

（1）《神农本草经》不可能是先秦著作。

（2）通过详细比较三国时代《吴普本草》所记载的神农、黄帝、岐伯、扁鹊、医和、桐君、雷公、李譡之等八家有关药物知识的记载，可知《神农本草经》只继承了"神农"一家学说，不可谓"汉以前药物学知识的总结"。

（3）至梁代陶弘景始将《神农本草经》与诸家之说合在一起，编成内容更加丰富的《本草经集注》。

15. 养生学　各种医史著作，乃至《中国大百科全书》等，皆将中医"养生之道"与《庄子·养生主》联系到一起。但文惠君闻"庖丁解牛"而知的"养生"，却是纯粹的政治论——"养"，治理也；"生"民众也。具有医学及通常所理解之固有定义之"养生学"的发展过程大致如下。

（1）《庄子·刻意》斥责熊经鸟伸、呼吸吐纳的"养形"之术违背"自然"，属"刻意"，不可取。但由此可知此类"养形"之术，在《庄子》时代确已存在。而道家生命观乃是顺其自然——不夭折即可。

（2）在马王堆、张家山等西汉墓的出土医书中，对辟谷、呼吸吐纳、导引疗病，以及兼有性技巧、性艺术性质的房中术，均有具体操作方法的详细记载。《汉书·艺文志》称其为"神仙"与"房中"，与"医经""经方"共同构成"生生之具"——养护生命的技艺手段。

（3）作为战国道家学派之一的稷下"宋尹学派"，对养性问题多有论说；道家顺乎自然的观念，也被今本《黄帝内经》这样的"医经"类著作吸收，改造成"恬淡虚无，精神内守"的养性之说。另外，汉代罢黜百家、独尊儒术，使得黄老之学不得不退出政治舞台，从而使其转向从"治身"的角度去解释老庄之说，东汉《老子河上公注》即是这方面的典型代表。

（4）形神关系、道德修养、适欲或节欲等涉及"养性"的问题，实际上存在于先秦以来的多种学说体系中。"无论是属于道家的老、庄，儒家的孔、荀，还是法家的韩非，他们在养精神，护形体，节嗜欲，和情志，调饮食等方面的观点，则是基本一致的。"（严世芸，1989）至三国时嵇康著《养生论》，从"形恃神以立，神需形以存"的相互依存关系入手，说明养生需要"性命双修"的道理，成为养生学的终极真理。

根据以上各专题研究的结果，重构的两汉医学发展的图像，见图1-10。

三、讨论

1. 两汉医学图像的分析　1980年前后，中国的科学史界在经历了近30年基本是按照现代自然科学分科构建相应的古代学科史之后，出现了第一部尝试性的通史著作《中国古代科学技术史稿》。其主要组织者杜石然等在编写此书时，通过比较中国古代自然科学各领域的发展状况，得出这样一个总体印象：春秋战国时期医学超前发展，领先于其他学科。然而这一结论所依赖的基础却存在较大问题。综合上述各方面的具体研究不难看出，医学实际上是在经历了两汉时

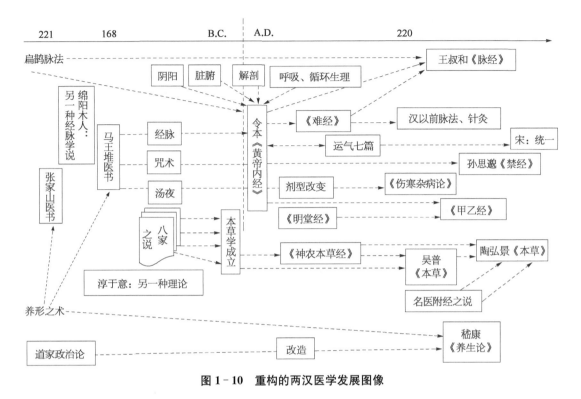

图1-10　重构的两汉医学发展图像

期的诸多发展变化后，才达到论说者通常认为其在先秦即已达到的水平；且与我们今天所知、所见的中医更为接近。

从专题研究和归纳而成的图1-10可以看出，实际上医学各方面的许多重要发展与体系化进程，主要是发生在东汉时期。那么西汉的情况如何呢？尽管《汉书·艺文志》著录的众多医书皆已亡佚，但综合以上研究可以大致了解到，从总体上讲，这一时期的医学应该是在继承先秦以来的理论学说、经验技术的基础上，沿着各家各派、各自为说的轨迹发展的。支持这一判断的要素有两方面：一是有关传世医学著作的内容分析——在界定了汇集诸多医学论文而成的今本《黄帝内经》、解释不同理论学说的《难经》、独立的药物知识体系"本草学"等，都形成两汉之交至东汉前期后，便可对其中所反映的不同学说、水平不等的治疗方法，以及其整合、扬弃的脉络进行考证分析；进而可与确知为东汉成书的其他医籍进行比较，进一步了解此前存在的不同体系；甚至根据成书较晚的《吴普本草》、王叔和《脉经》中保存的"八家之说""扁鹊脉法"等，也都可以了解到今本《黄帝内经》《神农本草经》成书之前，即西汉时期各家学说并存的状况与所达到的水平。还有一个未被充分利用的重要传世资料，即生活于公元前3世纪（前215或前205—？）的淳于意所留下的25则医案。通常，医史论著会从"最早医案记录"的角度谈及这份资料的存在与宝贵，但始终没有见到对于这份唯一可以确定年代的西汉前期医史资料内容的令人满意的分析①。其原因即在于，今本《黄帝内经》等传世经典提供的"中医知识"，不足以理解其中的术语、概念、学说。而造成这一结果的原因又可能有二：一是从"医案"到今本《黄帝内经》等经典形成的时间较

① 尽管见有以此为题的博士学位论文，但并未解明其中术语概念、理论体系的问题。

长（甚至比现在的推断更长），医学自身发生了较大变化；二是"医案"所展示的，是另一种医学知识体系。考虑到多种与之大致同期的出土医学著作，仍无裨对此"医案"内容的理解，但却可以看出与今本《黄帝内经》的某些直接联系，所以更倾向是第二种可能性所造成。

此外则是出土文献同样提供了支持这一判断的种种线索。例如继马王堆医书出土后，1977年安徽阜阳出土了记述各种自然物产治疗作用，被整理者初称《杂方》，后改《万物》，刻写时间大约在西汉前期的汉简（胡平生、韩自强，1988）。由于其水平及表述方式，与《山海经》不相上下，故可略窥当时药物知识的发达程度仍十分有限。

1984年在湖北江陵张家山西汉前期墓葬中又发现了题名《脉书》（江陵张家山汉简整理小组，1989）和《引书》（江陵张家山汉简整理组，1990）的两种医学著作。由于马王堆与张家山两处汉墓的墓葬年代相距不远，而内容又多有相同之处，因而再次证明尽管其内容虽有可能追溯到先秦的某一时代，但在西汉前期仍属流行于社会、还在应用的医学知识。可以作为考察西汉时期医学发展水平的依据。根据内容，可以将《引书》分为五部分。第二部分是对38个导引术式的解说，第四部分是对24种术式效用的解说，但两者间只有6种名称相同，足见《引书》融汇有不同流派的导引术式；如果与马王堆出土的《导引图》比较，则既有图、文能够对应，也有完全不符者，这也流露着西汉导引之术沿多途径传承发展的迹象（廖育群等，1998）。

1993年四川绵阳又出土了一具刻有"人体经络"的木人。在没有任何文字资料的情况下，尽管其"经络"的状态与马王堆医书、《黄帝内经》存在着极大的差距，但研究者还是认定三者为一个体系，而不敢想象当时有可能存在多种经脉学说体系。如果考虑到所谓"经脉学说"，未必是人体客观存在某种可见组织的记述，所以在信息交流极不通畅的古代，根据气血循环等观念建立起不同的表述体系，应该说并不奇怪。

2. 儒医的作用　宋代以后始有"儒医"之说，"儒医"或"儒""医"关系自然也就成为医学史研究的对象。但关注点大多集中在这类医家的道德观念、文化素养上，而在深入说明儒家思想对医学理论的影响方面尚显不足。然而在宋代以前，特别是"罢黜百家，独尊儒术"的汉代，儒学是否对医学理论的发展变化具有某些影响呢？在本文第二节所涉及的专题研究中，实际上已就各个具体问题，不同程度地谈到了这种影响的存在。此外还可考虑今本《黄帝内经》所集论文，以及全面利用阴阳五行学说、构建起脱离临床实际解释体系之《难经》的作者，究竟是一些怎样的人物。显然，无论是写作水平还是文化素养，都表明他们绝非以实用技艺谋生的工匠式医家，而就是通常所说的"儒医"。强调这一点，是由于在两汉医学理论发展、体系化的进程中，可以明显看到儒家学说的运用和起到的作用。尽管在整个古代社会中，"儒者知医"是非常普遍的现象，但这些儒医式的作者，毕竟不同于了解医学的一般儒者。首先他们关注的不是构成儒家学问的社会性理论——"礼"，而是作为"说理"与说"礼"工具的哲学性理论——宇宙论。其次，虽然一般儒者对医学理论（包括生理、病理、治疗、药理等）都不陌生，但他们通常是利用这些人人皆知的粗浅、简单道理，来论说政治、国事（"上医医国"）；而儒医们则与之相反，是将阴阳五行等终极真理、天人合一之道，乃至兵家之说等大道理，运用于"君子不齿"的医学。从某种意义上讲，正是由于有了这些儒医，种种"皆自以为是"的方士之说、治疗经验才能被整合成体系化的理论体系，并决定了中医学的基本性质与特征。

由于日本近世的汉方医家大多具有深厚的儒学功底，又格外注重实证，因而对于中国古代医学经典成于儒者之手的问题已然早有论说。例如以勤王反幕而闻名、最终被幕府以谋反罪名杀害的山县大式(1725—1767),即在其所著《医事拨乱》中评论《素问》与《灵枢》谓:"虽托言轩岐,其实成乎汉儒手,不可据者固多矣。然其时去古未远,是以亦有古道存其中焉。"又说:"《八十一难》亦稍古,未可全废也。故二书之言,择而精之,亦可以为方技之一助。唯如夫运气诸论,则于医事无有关系焉,一切废之可也。"

正因由于出自儒医之手的这些医学经典,虽然具有较高的理论水平,但其中既有原本就属深藏金匮石室、鲜于示人的"运气"著作,也有空中楼阁、不切实用的脉诊之法;即便是切于实用者,也会受制于一般医家的普遍水平而未必能被理解与使用。所以才会出现汉代之后的医学,在相当长的一段历史时期中,似乎反而是以重实际轻理论为特征;直到宋明时期,才再度出现理论学说研究的高峰。

概言之,只要将构成时代思潮主流与文化背景的"历代显学"——汉代儒学、魏晋玄学、隋唐佛学、宋明理学,与各时期医学的主要特征加以比较,即十分容易看出两者间的联系,可以十分清楚地看出儒学对医学的影响。

3. 难于解决的科学问题 针灸和药物不仅是中医的两大治疗手段,也是与理论联系最为密切的治疗手段。前者关系到众所周知的经络学说之谜,在这种有关人体各部分联系的描述体系中,既含有一些可以用神经学说解释的内容;也有确实存在,但尚无法用现有科学知识解释的联系。后者则关系到药性的认知,究竟是根据经验,还是性味学说?以及众多已被现代实验科学证明具有"协同作用"的配伍知识是如何获得的?这既是形成于汉代的两个重要医学问题[①],也是迄今不知其所以然、有待实验科学辨别其中所含真伪两种不同成分的问题。但试想即便有朝一日科学实验说清了其所以然,但也还是无法解释当时的医家是如何获得这些知识的。实际上,一切因岁月流逝而已然不知其原委的发明,虽然有可能用"科学"的方法复原其结果,但却无法"复原"其发明的过程。

4. 两种图像何以有如此大的差距? 自 20 世纪初陈邦贤《中国医学史》问世,各种类型的"中国医学史"著作逐渐增多。特别是 70 年代"文革"结束之后,或因研究者欲将多年积累整理成纵贯古今的著作;或为满足教学与其他社会之需,于是出现了众多断代体的中国医学"通史"著作。这些著作在不断整理与充实的基础上,起到了进一步完善前贤所构建的"主流性描述体系"的作用。然而由于这类著作中势必程度不等地存在大量重复无新意的叙述,因而不仅社会需求与学术评价随其先后顺序而降低,且造成研究者的阅读负担。于是在内外两种力量的驱使下,便自然而然地出现了医疗"文化史""社会史""疾病史"等新的关注点与价值取向,似乎只有在这些领域才能做出新意。

导致通常所谓"内史研究"缺乏新意的原因主要是在利用资料(包括旧有和新获)上存在问题,而这又是由多方面原因综合作用所致。例如在思想观念上,如果仅是抽象地接受"进化史观",而不能将其运用于处理具体问题,便会导致在考证中,缺乏对理论概念和治疗技术在某一历史时点之实际含义的分析。结果是在观察学术体系发展进程时,误以为古今一脉相承并无多少变化,自然也就难于客观地利用考古发现大胆修正现有的描述体系。又如在分析方法上,由于研

---

① 有关经脉学说的产生、体系形成的过程,及与一般经验积累过程明显不同的特点,详见:廖育群等,1998,页 55–57 及页 101–109。有关药物配伍、方剂理论的问题,详见:廖育群。例如其中指出,用中医的性味学说(酸甘化阴)解释已被现代药理学证明配伍极为合理、具有显著协同作用的药物(芍药+甘草)的知识获得方式与作用机制,纯属牵强附会。因为如果这种理论成立,则"糖"+"醋"就应该具有同样的治疗作用。

究者有时会不自觉地以兴起于近代西方的医学为"医学"(科学),而不善于以文化人类学的视角分析古人如何认识生命、疾病、药物等,所以在观察咒术疗法时,只是简单地称其为"迷信"＋"心理疗法"而已。或是按照当代人所具有的基本科学常识来观察古代医学,说到气血循环,自然源头与动力是在心脏;当然也无法理解古人怎么会不知道尿是从肾脏入膀胱,而需要通过不知为何的"三焦"等。

总之,"内史研究"并非无事可做。但要有所突破,则需要"精细个案研究"与"综合考察"相互结合。如果没有两者的结合,是断然无法看清历史本貌的。

（廖育群,《科学文化评论》,2005 年第 2 卷第 4 期）

中国古典医学中的视觉知识

那么,关于花的主要事实是:它是植物在其生命最热烈的阶段所发展出的那部分形式,这种内在的狂喜,通常在外观上向我们显现为一种或更多基本颜色的绽放。

——约翰·罗斯金(John Ruskin)《空气女王》

我们应当怎样理解希腊古典医学关于人体的描述和中国古代医师关于身体的想象这两者之间的奇怪差异？两种悠久的文明是如何以极为不同的方式,看待这个基本并且最隐秘的人类真实的？

我们从晚期中国和欧洲医学的两本著作——元代滑寿所撰《十四经发挥》和安德鲁斯·维萨里(Andreas Vesalius)所著《人体的构造》(Fabrica),来看一下这种分歧。书中两幅插图都不忠实于"腔隙"(lacunae)。在滑寿的图中,我们正好失去了维萨里图中人的精确连接的肌肉。事实上,传统中国医学中,没有与肌肉概念真正相等的东西。迷恋肌肉组织是西方特有的现象。反过来,在受针灸者身上标记出的那些点,也必然排除了维萨里关于身体的幻想。因为它们,即使对于中国人的眼睛,也是不可见的。这样,当 17 至 18 世纪欧洲人开始浏览中国医学文献,他们所见的身体描述,对他们而言,就像一个来自想象之地的叙述。一个英国医师会认为它们是"奇妙的",而另一个会认为它们是"荒谬的"。中国"解剖学"一点也不像伽林(Galen)或者维萨里所曾看到的。

这些区别不是永恒的。对针灸网络的经典理解只出现在汉代(公元前 206—公元 220);而系统的解剖是古希腊文化的一个发明。并且,在中国汉代末期,——在希腊世界那时正是伽林(129—200)活跃的时期,传统欧洲和传统中国在身体观念上的显著对比,已经形成了。滑寿和维萨里描述上的不一致,返回了希腊和中国的古代遗产。

在这篇文章中,笔者计划探讨一个特别的对比:观看方式的区别。笔者尤其想对于中国医学中视觉知识的本质,及其与中国人身体理解之间的关系做一些阐释。

它们之间表面上看不出有关系。人们会认为,《十四经发挥》《人体的构造》的差异反映了看和不看的对比。中国人身体观念的特殊性,正在于中国医师忽视了眼睛的证据这一事实。尽管不把中国观念当作白日梦而拒绝,人们会这样想:不同于依靠视觉,中医采用的是另一种、非视觉的方式去接近身体。这很大程度上是确实的,中医从来不承认由希腊解剖学家们发现的细节,而对于那些为解剖学难以证实的不可见结构则加以整合。中国人身体观念使人困惑的他性(otherness),大部分存在于它对于解剖学主张的抵制上。

然而,如果我们将全部或绝大部分中国身体观的奇特之处归结为某种异域的视觉冷淡,那就错了。看与不看之间的对比,使得不"解剖学式地"(anatomically)观看被误解为根本不看;这是一个历史上的错误。古代中国对解剖的忽视,却伴随着一个对视觉能够揭示什么的特别信仰。实际上,像希腊解剖学家一样,中医不仅观看并且专心地看,只是,以某种不同的方式观视。

当然,视觉一直居于西方认识论的中心。一方面,被用来建构知识的主要是视觉经验,以致科学话语会把视觉和知觉、观察和经验、解剖性(autopsia)和经验性(empeiria)有规则地合成到一起。另一方面,对这种特别的思考和了解的经验的理论反思,也被作为观看的形式。这是一个悠久的传统。

这使得一些学者认为视觉霸权是一个西方独有特征,或许根植于印欧语系的本质。但是,中国哲人们也谈到"玄""微"之道,智力上的"明",以及宇宙原则上的"观"。在中国医学中,知道什么和意欲了解什么,都和看的行为密不可分。

因此,对中国人身体观念的研究,不仅仅是要追求另类的视觉知识,我们也必须考察一种另类的视觉风格。尽管中国医师像希腊解剖学家一样,赋予了视觉以极大的重要性,但如果从解剖学的视角看来,他们观看的方式像是一种失败的观看。笔者的论文考察这种不同的观看方式的本质和神秘性,及其对于中国医师如何了解、为何如此了解的含义。

一、观看的对象

眼睛到底能够知道什么? 什么看到的东西证实视觉的威权? 中医学经典给出了一个让人惊讶的答案:观看是观"色",观"五色"。如果说希腊解剖学家的眼睛专注于结构,那么汉代的医师们则专注于颜色。

我们触及了问题的核心。手指触摸皮肤的纹理、肉体的温度和质感、脉搏的跳动,鼻子嗅闻患者的身体和排泄物,耳朵倾听嗓音音调、呻吟声,还有患者经历的报告。眼睛观察很多东西——体形、步态、睡觉姿势、水肿、皮疹。但首先,医生们"望色"。医学实践中,颜色吸引着最为持久、一贯的视觉注意力。理论上,颜色规定了视觉的功能和基本原理。在传统中国医学中,把"看"等同于"望色",是一个最为基本、不容怀疑的假设。

这让人迷惑。如果我们问自己一个医生应该看什么,"颜色"这个词很可能不会马上浮出脑海。我们也许会在观察的东西中包含患者的脸色,但是,正如回答"鼻子能辨明什么"的询问时,只答"气味"看上去就足够了;从颜色中提取视觉证据,看上去太奇怪了。这种关注的动机是什么? 对色的关心是如何与透视力的神秘性联系起来的? 更基本的,"望色"究竟意味着什么? 这些是关键的问题。

《黄帝内经》上说,脸色发黄或发红,是发烧的症状;脸色发白,意味着伤风;脸色发绿或发黑,表明痛苦。肝脏发热,红色首先显现在左脸颊;肺部发热,显现在右脸颊;心脏发热,显现在前额。这是"望色"的一种形式:注意脸色的变化,把它们和身体的变化联系起来。虽然我们可能会怀疑这样的诊断,但对这种观察的精神是十分熟悉的。我们也会从脸上面色苍白,或发烧般的潮红,或黄疸中,推断出那些人的健康状况。中国医师留意面色这行为本身,没有什么令人困惑的。

　　使人困惑的是，颜色被视作是极为重要的。中国医师把"看"等同于"望色"，而且相对于其他认知方法"望色"占据了最高位置。颜色作为疼痛、发烧和伤风的暗示的价值，并不就足以证明判断。这不仅因为疼痛、发热和伤风只是医生需要认知的一些状况，而且因为它们只是宽泛的症状，其间存在无数细微差别和各种可能病因。如果"色"揭示的是如此含糊的状态，那么坚决主张"色"的标准，是很难理解的。

　　事实上，存在另一种更有影响力的阐释，即赋予颜色以宇宙的和肉体的意义。绿、红、黄、白、黑五种基本颜色，每种对应于宇宙变化的"五行"（木、火、土、金、水）中的一个。通过观察患者脸上显露的颜色，医生能够确定主导患者状况的一"行"。比如，红润的面容，显示了"火"占主导；发黄的脸色，显示了"土"处于旺盛。颜色深浅的细微差别，各种颜色出现的时间和位置的不同，以及其他感官的迹象，都会增加实际的复杂性；但是主要原则很简单：看就是"望色"，因为五种颜色使眼睛与伴随宇宙的五种形式变化联系起来。

　　这种接近颜色的方法在汉代权威的经典中已经显露头角，并且为所有关于诊断的视觉的后经典注解奠定了理论框架。今天，它仍然是传统医学的现代教科书中普遍给出的研究色的基本原理。这种诉求不难理解。通过将辨析颜色与细察生物宇宙变化的五行节律相等同，这种阐释把视觉知识紧紧嵌入了传统医学理论的阴阳、五行框架中。

　　颜色的含义也不局限于时间上的交替。颜色还融合着空间的区分，与四季的内在动力相联系。司马迁描述了一种仪式：在那里皇帝建造起一个五色土的土堆，作为对土地众神的祭坛。这个土堆东边是绿土，南边是红土，西边是白土，北边是黑土，顶上由黄土覆盖。当一个诸侯被授予了东方的封地，他得到一些绿色的土壤；封地在南边的诸侯，得到红土；封地在西边的诸侯，得到白土；封地在北边的诸侯，得到黑土；然后每个人把这些土壤带到他的封地去，环绕这些土壤建造一个祭坛，在上面盖上他同时得到的黄土。

　　于是想象颜色就是想象权力。在汉文化中，从宫廷旗帜到仪式器具，从服装到建筑设计中，充满了色彩意识。所有这些，使得汉代医学中对颜色的细察显得极其自然。五种颜色的宇宙回响看起来为观"色"提供了充分的理由。

　　然而，接下来，笔者将提出事情不那么简单。聚焦于"色"也伴随某些关注超越那些由五行对应的框架。尽管传统这样认为，但是颜色与宇宙节律的联系，只解释了中国注视的一个方面。还留下了一些重要的问题模糊不清。

二、一些未解之谜

　　一个不解之处是注视的奥秘。五行分析中没有什么表明眼睛比耳朵或鼻子更具备辨识能力，也没有什么表明五色比五声或五味更接近于体察宇宙变化。五行对应的理论并未将视觉知识特殊化。然而，它却是特殊的。

　　也许有人会不同意，认为视觉优先的等级只是一个理念，并没有反映真实的实践情况。这有很多证据：《黄帝内经》和《难经》中最细致的诊断教案，详述了脉搏的症状，而非视觉的检验。汉代著名医师——淳于意、郭玉和华佗——的传记中，都突出了脉搏学的本领，不同于周代传说中对于扁鹊透视力的强调。比如，郭玉最著名的医道就是，他仅仅通过触摸伸出帐外的两只手腕，就进行了诊断。这后来成为医学专家的标准形象。医学诊断的概念与脉搏检查密切地结合起来。

即使注视的优先性只是一个理念,对这个理念仍然需要给予解释。而且,实际情形会更多取决于历史的变动,而非实际与理念的截然二分。在古代中国医学的发展中,脉搏检查出现得相对较晚;或许在战国晚期和汉代早期才作为一种主要技艺出现。这意味着扁鹊与郭玉传记中的对比,至少部分地反映出周代与汉代医学之间的不同。

即使在搭脉搏变成诊断的首要方法之后,望色仍然是其必要的补充。特殊的双重逻辑使得它们不可分割。对脉搏的可信判断需要参照视觉的证据,反过来也如此。如果颜色与脉搏的迹象彼此相配,例如两者都指向"木"的失调,那么患者还可存活;如果一个显示"木",另一个显示"金",那么患者就会亡故。耳朵、鼻子和舌头的颜色能增添一些辅助性的信息,但是判断的关键还是手和眼睛的辩证法。了解"色"对于了解身体仍然非常重要。为什么?五色与五行之间的对应并没有给出答案。

第二个不解之处是对于"色"的关注颇为笼统。可以看到,这种关注不仅局限在医生中。孟子说:"口之于味也,目之于色也,耳之于声也,鼻之于臭也,四肢之于安佚也,性也。"即重复了古代中国标准的感官区分:色之于目,就像味之于口,声之于耳。颜色不是视力的某个对象,就像味道作为鉴别力的某个对象——它就是观视之物(the object of sight),其感知经验规定了眼睛的固有功能。在这个意义上,中国医师细察颜色是不奇怪的。就像希腊解剖结构的研究,植根于有关形式的更为广阔的哲学话语之上,因此对"色"的关注所带来的实践远远超过了医学。那是怎样的实践呢?是什么让人的眼睛不仅仅作诊断性的观视而与"色"密切关联?

孟子的论说除了拓宽了这一难题的范围,也再次暗示仅仅根据五种颜色来解释"色"的论述是不完善的。是《吕氏春秋》最先系统地应用五行分析,发展了一套宇宙对应理论,孟子(公元前371—公元前289年?)的出生比《吕氏春秋》的编写早一个多世纪。尽管《孟子》中有二十多处涉及了"色",但"五色"这个词一次也没有出现。更重要的是,不管是孟子对于颜色的评论,还是早期对五种颜色的提及,都没有暗示因为有五种颜色,或者因为颜色联系着宇宙变动,所以眼睛需要固着于颜色。几乎可以肯定,视觉与"色"的结合不能仅仅用五行分析来解释。

三、色的含义

也许对于颜色的实践,实际上并不奇特。亚里士多德在他关于心理学的论述中断言,观视之物是"可见物"(to horaton),然后解释道,"可见物是颜色"。如果就像中国人所理解的,把白和黑当作颜色,我们也必须承认颜色对于视觉是最基本的。没有光亮和黑暗的区别,我们甚至不能辨别出阴影。我们什么也看不见。

而且,通常颜色反射出神秘的联系物。《礼记》上记载,商代的人们在葬礼上"尚白"。商代最重要的仪式——"寮"祭上,需要燃烧一只白色的狗。在其他语境,铭文中时常提及的白牛、白马、白猪和白鹿,似乎都证明了商代文化中白色的象征性共鸣。这比用五行理论将颜色的解释系统化和合理化,要早很多。换言之,中国人赋予颜色以深刻的意义,在这一点上,他们和其他的文化是一样的。

然而这些考虑也仅仅如此而已。因为一方面,它们从来没有被明确地确认。当孟子和其他人把眼睛和"色"联系到一起,他们既没有指出强调颜色象征性的重要性,也没有强调阴影在感知形式中的优先性。但还有一个更决定性的限制:这些以及其他注重于色的理由,并不能完全解释看与"望色"之间的等同。因为"望色"并不只是看颜色之谓。在汉代以前的文献中"色"是一个普通的术语，但是在大部分例子中，并不是指颜色，至少不是那么简单和直接。色意味着其他东西。

相关的复合词"颜色"提供了有益的暗示。这个词很古老，孔子就用过这个词，其词义跟现代不同。"子曰，侍于君子有三：言未及之而言，谓之躁；言及之而不言，谓之隐；未见颜色而言，谓之瞽。"对于孔子（公元前551—公元前479），"颜色"不是指物体的色彩，而是指脸上的表情。这是典型的古代用法：在早期中国文献中，"颜色"一词没有一处是表示色的抽象概念的。"颜色"的本义专指一个人脸上的表情。

现在"颜"这个字指脸，更确切地说，指前额。从这里可以推断，"色"本身意思是面容或外表之类。后来，在后古典佛教（post-classical Buddhist）的用法中，"色"指表象的领域，与本体虚空的"空"相对。如果这就是它在古代的意思，那么把观看等同于"望色"是正常的，因为色包括了所有感官知觉。但是，在前佛教（pre-Buddhist）文献中，这个词并没有形而上学的意思。它通常并不泛指表象，而特指脸上的表情。当孔子经过雉门外所设的君王之位，"色勃如也，足躩如也，其言似不足者……出，降一等，逞颜色，怡怡如也。"《论语》这一段中，首先用"色"指脸色，然后又用"颜色"指脸色。这两个词显然是同义的。在周代晚期和战国时候，色最普遍的意思是外表、容貌，而不是颜色。

孟子观察到暴君统治下的人们脸上有"饥色"，而在仁慈的君主治理下，人们脸上都有"喜色"。庄子发现那些必须要觉悟"道"的人面露"忧色"。当五色/五行分析兴起后，"色"与颜色的联系变得很普通了。即便如此，中国最早的字典——汉代的《说文解字》把"色"定义为"颜气也"。很久以后，清代注释者段玉裁仍然解释道："颜者，两眉之间也……心达于气，气达于眉间，是之谓色。"现代的《辞海》也坚持以"颜气"为"色"的第一个义项，引用段注作为支持。颜色列为第二个义项。

这为中国人为什么把"望"加诸"色"提供了一个理由。现代对于传统诊断检查的概括，往往传递给人一种简单工作的印象：医生观看患者脸上的颜色，然后判断五行中的哪一个占优势。然而检查"色"时用的标准动词"望"，表露出一个微妙的质疑。最早代表"望"的金文，是眼睛连带一个向前倾的人形的图案。"望"字成形后的字体，显示了一个人尽力对遥远的月亮投去一瞥。两个字体都反映了"望"这个字的字源："望"（凝视）与"亡"（消失的）和"茫"（晦暗的）同源。换言之，望（凝视）表达了一种尽力观看在远处的或者只有在黑暗中才能感觉的事物。望色以某种方式包含了紧张地运用眼睛，接近那消失或者晦暗的东西。

把色解释为表情，为这种用力感提供了一个来源。当我们注视面容的时候，我们看到什么？上扬的眉毛，眼睛中闪出的光，颤抖的嘴唇，颜色的缺失或充盈——所有这些无疑都是我们所看到的部分，但我们通常并不单独地、自觉地注意它们，不会像逐字逐句地读书那样。更多的情况下，我们看到的——或者认为我们看到的，因为常常难以肯定——是犹豫或急躁，失望或渴望，狡猾或坦率。我们注视的是态度与倾向，它们明显是可见的，尽管又很难看清楚。这就是望色最开始所承担的。笔者认为面部颜色的医学研究，是从对面部表情入迷的悠久传统中引发出来的。因此，中国的凝望之谜只是部分地与色彩有关。它也和观望脸庞联系在一起。

四、作为表达的色

研究面部表情最明显的原因是它们在表达。通过它们，我们可以更多了解我们周围的人。

正如孔子所说的，"未见颜色而言，谓之瞽"（不观察对方的脸色，上来就说话，这就叫睁眼瞎）。

当然，阅读脸需要技巧。表情是最生动也是半透明的，而人们又会掩饰。《书经》告诫说选拔官员不能根据"巧言令色"。至于孔子，他对一个人表面的仁慈、友善、勇敢与实际的性情之间可能存在分裂，表示出一种一贯的警惕。但这样的警告也并没有怎么否认脸作为需要敏锐洞察的信号的事实。

技术好的观察者可以看穿伪装。他们甚至能洞悉沉默的想法和隐藏的计划。王充记述了齐桓公有一次与他的大臣管仲密谋去攻打莒国，奇怪的是，在他们宣布他们的计划之前，即将征伐的消息就在国内传开了。管仲说："国必有圣人也。"计划未曾泄露，却暴露于世，除此还会有什么解释呢？他怀疑一个叫东郭牙的人。于是把他召来，问道："你就是传出我们要攻打莒国消息的人吗？""是的。""我没有说过要攻打莒国，你是怎么知道的？"东郭牙解释说，不过是因为善于领悟潜在意图。他只是从管仲的脸上（色）读出来的。他过去已会观察管仲喜悦、沉思和为战争而烦躁时的表情。通过观察管仲的表情，结合当前的政治情势，他就能预言即将来临的事。

另一个故事是关于敏感的淳于髡由于看穿梁惠王的心猿意马，使梁惠王倍感惊讶。王充评论道"志在胸臆之中，藏匿不见，髡能知之"，为什么？因为他"观色以窥心"。

从这些因为洞穿秘密而引发的惊愕，我们可发现视觉神秘性的主要来源。即使在王充理性化的解释中，观察的敏锐性让人印象深刻。但是，众所周知，王充是一个异常坚定的理性主义者。他的解释明确地试图反驳广为传播的超自然的预言。当时流行的传统将东郭牙和淳于髡不只是当作敏锐的观察者，而是当作圣人——像扁鹊那样的预言家——他们能看到什么隐藏在身体、思想和时间中。王充是反对这个传统的。

医学的检查"色"，与这种气的预测有很多共同之处。不管望色还是望气，预测者努力察觉变化最初和最无形的表现。《灵枢》说，"虚邪之中身也，洒淅动形"。当一种特别凶狠的病菌袭击身体时，患者会颤抖、摆动身体。疾病表现为剧烈的颤抖，没有人会忽视。但如果病菌不是那种剧毒的，开始的症状是不明显的。"正邪之中人也，微，先见于色，不知于身，若有若无，若亡若存，有形无形，莫知其情。"观看而知，意味着在事物成形之前就了解，把握那种"在而不在"。这是医学洞察力的顶峰。当病情变得更严重，它对应的颜色也加强了；如果颜色减退（如"云撤散"），说明病很快就会过去。通过观察颜色的隐显浮沉，我们可以知道病情的深浅程度；通过观察颜色是散开还是集中，可以知道危险是否临近。所谓"积神于心，以知往今"。病在体内成形之前，它会通过脸色或变化的"气"发出预告。

西方对于中医学和哲学的评论一般会强调中国人身体/自我的整体性统一，认为其违背了极为深刻地形塑了西方对人类状况理解的二元论。整体统一的观念与二元论——神圣的灵魂与污浊的肉体，无形的精神与有形的身体——是彻底相反的。它没有这样的极端对立，这是最引人注意的关键差别。但是中国思想中排斥两分法的认定，也经常会导致忽视中国人确实做出的区分。形—脸（form-face）区分就是其中之一。

准确地说，这个区分存在于"形"和"色"。孟子认为，"形色，天性也"，是我们天生的。还有另一些词与"形色"一词相呼应："形神""形生""形气"。我们可知其大意：人是由外形和更多一些东西构成。在某种意义上，这好像离身体和精神的区分并不太远。但事实上是有差别的。因为使更多一些东西区别于仅仅外形的，即"色"区别于"形"，不是一种本体上的分裂，而是表达上明晰程度的差别。正如《灵枢》所指出，有现象的方面，如总体形态，四肢和躯干发抖等，这些是一清二楚的。但也有一些方面,虽然可以看到,但很短暂和模糊,"若有若无,若亡若存"。"色"对应的正是后者。

明晰程度的区别同时对应着一个区分,即人身上变化很慢的,或只在强力的作用下才变化的那些方面(如"形"),与以敏锐的感受力而做出反应的方面之间的区分。医生重视"色",因为它能反映最细微的变化。体形和相貌是长年累月逐渐形成的;到疾病改变了体形和相貌的时候,疾病已经运转了很久了。然而,早在疾病使人消瘦、憔悴之前,它已经在容貌上显出转瞬即逝、难以言喻的变化。真正"望色"、凭观看而获知的医生,能够看出对于其他人直到很久以后才发现的真相。

还有一个更一般、更道德化的层面。根据孔子的说法,那些可以谓之"达"、把握了大道的人,"质直而好义,察言而观色,虑以下人"。"色"这个字就是指他们脸上的表情。通过把它和公正、正直、谦虚这些主要德行并列在一起,孔子赋予"观色"以很高的地位,我们自己通常不会这样对待。然而,我们不难想象为什么孔子这样想。原因肯定在于他所设想的道德发展,是把个人修养和人际关系结合在一起的。为了适当地回应别人,我们必须理解他们;为了理解他们,我们必须仔细注意他们的言词和脸色。

那么,我们必须在他人那里理解的是什么呢?言词和脸色表达出了什么?我们先考虑言词。一个理解它们的常见方式,是把它们作为意图和想法的象征性替代物来考虑。从这个角度,理解一句话,就是把握这句话代表的想法。要求给出定义,以及"你用那个术语是什么意思"之类的问题,一直是以这个观念为基础的。但是激发儒家坚持文字上的敏感性的,不是语言的标准模型。孟子相信"知言"是使他高出常人一筹的两个特殊本领之一。他说:"诐辞知其所蔽,淫辞知其所陷,邪辞知其所离,遁辞知其所穷。""知言"与清楚的定义或者掌握特别的术语,并没有多少关系。"知言"更多是意味着听出语言背后隐藏的内心看法和状态。敏感的听就是从有意的讲话中听出无意的暗示。

这同样适用于脸色。对于敏锐的眼睛,"色"表达了甚至一个人想掩饰的那些倾向,甚至那些和他自己的意识不相符的愿望。当人"变色"或"作色"时,他们经常是突然本能地这样做:"勃然变色""勃然作色""忿然作色""怫然作色"——没有预谋,突然被惊讶或愤怒所抓住。这些成语提醒我们从表情到颜色的转变是容易的。我们也可以这样翻译:"突然改变了颜色""突然变色",或者更宽泛地,"因震惊而畏缩""因愤怒而脸红""因羞愧而脸红"。在"色"上,人们可以说显示出了他们真实的颜色。当孔子从朝会中走出来,他"逞颜色"——翻译出来就是,"放松了表情",让他的情绪显露出来。

《庄子》中记载了,在一个神秘的"为圃者"的尖锐批评下,子贡感到吃惊和惭愧,他"失色"了:子贡卑陬失色,顼顼然不自得,行三十里而后愈。其弟子曰:"向之人何为者邪?夫子何故见之变容失色,终日不自反邪?""失色"等于是立刻失去了颜色,而且失去了自己。

在前面,笔者对比了"形"变化的长期性与"色"无形的可变性。当然,脸上的表情不是随便地变化的,也不是只反映了瞬间的激怒。它们也表现了长年无意识的习惯和有素的训练。中国的思想者很清楚这一点。在他们的心中,"色"宣扬的不仅是作为看到的东西,作为物;而且是作为主观修养的东西。当孔子谴责浮华的举止时,他自己把精通表达作为自我修养的核心。"君子所贵乎道者三:动容貌,斯远暴慢矣;正颜色,斯近信矣;出辞气,斯远鄙倍矣。"三件最重要的事情中,有两件都要求控制脸色,第三件是涉及言。再次注意"色"和语言的关联,还要注意在说话中最要紧的，与其说是想明确表达的想法，不如说是"辞气"。脸上的表现就像说话语气中的表现一样。"子夏问孝。子曰：'色难。有事，弟子服其劳；有酒食，先生馔，曾是以为孝乎？'"

承担繁重的家务、供养年迈的父母，这些事情是孝顺的子女必须做的，但一个人仅仅做到这些，还不足以称为孝顺。孝顺义务的履行必须伴随着脸上适当的表情，这是最难的。就像在礼仪表现上，"恭而无礼则劳，慎而无礼则葸"。任何人都能讲话、走路、鼓掌、鞠躬。要做到这些是容易的：只要他决定要做并且去做就行。但是，语调、态度、脸上的表情、仪式中准确的精神，这些属于不同的东西。正像走路、鞠躬，它们受制于意愿，而人对它们的控制更为有限、间接，也更不稳定。它们需要长时间耐心的培养和不断的实践。

因此，"色"透露了生活过的岁月，有时候是在最具体的意义上。比如，《庄子》中说过，一个七十岁老者显现出的"色"好像一个年幼的孩子一样。华佗的传记中作者也惊叹，在华佗老年时，返老还童的本领使他显出年轻人的"色"。在这两个例子中，"色"可译为肤色或脸，很可能包含两者。为判断年龄，我们部分地依靠观察脸的表情，看看某人看上去是饱经沧桑还是未经历练，是厌倦生活或稚气未脱。我们也斟酌皮肤的颜色、韧性和光泽。作为年龄或健康的显示，"色"于是与"色理"（"理"指皮肤的毛孔）、"色泽"（"泽"指皮肤的光泽）是同义的。"色理"和"色泽"指皮肤的纹路和颜色，它们是生命在身体表面的显现。那位老者和华佗都是年纪很大，但看上去很年轻的人。这是人的面貌的另一个方面，不管他们看起来是年轻还是衰老。

我们在希腊"chrōs"的概念中，发现了与中国"色"的观念的有趣相似。chrōs 也指向微带表情的脸。在克里特的（the Cretan）将领眼中，胆怯者和勇敢者的区分是很清楚的："胆小者的颜色始终在变"（trepetai chrōs alludis allē），而"勇敢者的颜色从不改变"。但 chrōs 还指维持着生命的身体。比如，由花蜜和鲜果保护着的帕特罗克勒斯（Patrocles）的身体，或者阿基里斯（Achilles）的身体——如阿革诺（Agenor）所想——一定是像所有凡人的身体一样易受铜矛攻击的。赫克托尔（Hector）的身体/肉体（chrōs），虽然是可被亵渎的，但仍然奇怪地受到保护了。后来，希腊医学中的体液分析的兴起，无疑部分地应归功于这种将之当作有生命力的肉体的身体想象。

明显是黄色或黑色的胆汁、黏液和血液的人，很容易在脸色上显现为黄色、黑色，或白色、红色。所以希腊医生在诊断中也考虑颜色。伽林甚至把视觉等同于理解色彩的变化。但是，两个不同之处值得注意：① 中国医学中的"色"包含了强烈的兴趣，其意义范围是希腊医学中的颜色所不能匹配的。② 中国的"色"不是体液的颜色。《灵枢》解释道，不良的血液循环会导致脸和头发失去光泽。这是中医学经典中最接近于体液分析的了。但它提出了一个重要的问题：如果不是作为有色流体的混合物，中国医师们是怎么想象脸上呈现出的颜色的？为什么脸上会有颜色？在我们回答这个问题前，首先必须更仔细地着眼于和"色"的观察形成对比的另一种选择。我们必须分析解剖学的观看。

五、解剖学的视角

如果解剖就是指切开身体并且加以观察，那么说古代中国对解剖没有兴趣是不准确的。《灵枢》明确谈到了"解剖而视之"的可能性。《汉书·王莽传》记载，公元 16 年真实地发生了一次解剖的事。然而，这两段都很简短，都没有留下详细的观察记录。而且，整个汉代仅见这两条明确言及解剖的材料。它们是单独的例外。

而且，这两段同样具备一个奇怪的特征。它们都表现出对测量的关切。《王莽传》记载，解剖王孙庆身体时,五脏的测量结果被记录了下来。《灵枢》则更明白地写道:"且夫人生于天地之间,六合之内,此天之高、地之广也,非人力之所能度量而至也。"但是人体可以直接接近,并且大小合适。可以测量人的身体表面,还可以在人死后进行解剖。通过解剖,可以测定内脏器官的坚固性,腹腔的大小,消化系统食物的多少,脉管的长短,血液是清浊以及血液量,哪一些脉管血比气多,哪一些脉管气比血多。所有这些都有它们的标准——"大数"。

事实上,《黄帝内经》和《难经》提供了一些值得注意的具体数字。《灵枢》中认为,嘴有 2.5 寸宽;从牙齿到喉咙的后部是 3.5 寸;口腔的容积是 5 合;舌头重 10 两,长 5 寸,宽 2.5 寸。胃重 2 斤 2 两,长 2 尺 6 寸,周长 1 尺 5 寸;容积是 3 斗 5 升。膀胱重 9 两 2 铢,宽 9 寸,容积是 9 两 9 合。清单上列出了每个器官的情况。当然,大量精确的间距,描绘出了身体表面许多针灸的点。

笔者想指出的是,打开身体并且观看,不是只有一种方法。当中国人很偶然地解剖时,他们更多注意的是特征,而不是其他那些吸引希腊解剖学家的东西。这是另一个解剖模式,这个例子提示我们不能满足于希腊解剖学的解释,即只把解剖看作是某种笼统的"经验的精神"的表达。希腊解剖学代表了观视身体的一种方法。它反映了以一种特殊的方式来观察的意愿。

对这种方式的完整说明显然需要另外一篇文章了。这里笔者只能简单而武断地提出两个主题,它们特别关系到与中国观视的对比。

第一个主题是有意的设计。亚里士多德在《论动物部分》(*Parts of Animals*)中承认:"当观看血液、肌肉、骨头、血管以及构成人体的类似部分时,不可能没有相当的反感。"但他强调,"这些并不就能说明解剖学是什么。解剖的目的,不是要看那些引人厌恶的、直观的器官本身,而是专注于(theorein)大自然有意的设计。只要一个人训练自己的眼睛在观看时能透过构成动物的物质,并且理解整个构造(the hole morphe)——这种形式(the form)反映了自然的目的;那么,解剖学这个令人厌恶的事业甚至能被描述为美丽的"。

一种意图明确的心理,使得解剖学的观视成为可能,并界定其目标。在柏拉图的目的论中,宇宙的创造者是一种工匠。正如苏格拉底提醒我们的,工匠"不是随便地选择和使用材料来工作的,而是抱持这样的观点,即所有他们的产品都要有一定的形式(eidos)"。制造一个桌子或者躺椅,工匠会"眼睛盯着理念或形式"。创造就是一种复制的行动,是一种将视觉图像变为物质形式的翻译。这也适用于造物主(demiurge)。当他创造世界时,他脑中必须要有"不可改变的模型"。

伽林这样的解剖家试图去领会的,正是这原初的意图。他规劝道:"让你的脑海摆脱物质上的区别,只看纯粹的艺术本身。"普通人从不能超越构成东西的物质去观视,但是,科学家(technites)却惊讶于大自然——这个伟大的工匠——是如何"从不做无用功"的。观看并了解身体,就是观看并了解它背后的激发的意图。从解剖学来看,身体表达了预见。

笔者想提醒注意的第二个主题是意志,文章开始提到的维萨里的图,为肌肉在解剖学的身体观念中的优势位置,提供了完美例证。伽林在他的《解剖的程序》(*Anatomical Procedures*)中,把前九卷中不少于四卷贡献给了他们的解剖学。然而有趣的是,"肌肉"这个词直到《荷马史诗》中才出现。柏拉图在《蒂迈欧篇》(*Timaeus*)里频繁地提到身体的肉和腱(flesh and sinews),但也没有提及肌肉。肌肉确实在希波克拉底时期的论述(the Hippocratic treatises)里出现过,但非常少。即使在人们看来算是对肌肉系统最为关注的、那些希波克拉底时期的著作中,比如《外科》(*Surgery*)和《骨折》(*Fractures*)等论著,更倾向用的词不是"肌肉"(muscles),而是"肉"(flesh, sarx)。《骨折》(*Fractures*)的希腊作者写道"骨、腱、肉",而不是"骨、腱、肌肉"。这个模式,跟在中国发现的情况相似。只有希波克拉底之后,肌肉才成为希腊身体观的主要特征。

现在人们会认为,后希波克拉底(post-Hippocratic)时期对于肌肉的入迷,来源于古希腊式解剖学的兴起。人们认为,希腊的医生们更明确地提"肌肉"而不是泛泛地说"肉"。因为他们探测皮肤表面之下的东西,而且区分出一块块单独的肌肉。这与他们的希波克拉底时期的前辈,形成了对比。

然而,他们接近肌肉,只是以之为视觉理解的对象,而对于解剖经验的单独诉求,忽视了有关肌肉的新话语的主要特征。肉起初是指对人的肉体的视觉和触觉的感受,但是古代晚期的希腊医生们,已经借助肌肉来分析人的运动。肌肉不只是感觉更为精微的肉,它们是具有专门和独特功能的器官。

这让我们最直接地想起胃、子宫、膀胱,还有最重要的心脏。对于现代解剖学家来说,这些都是肌肉组织。但对伽林来说,它们却不是。伽林举出了这些器官与真正的肌肉之间的多种区别——纤维的排列、颜色、味道。但是决定性的区别是:后者遵守意志的命令,而前者不是。尽管心脏的肉压缩得很紧,看上去像肌肉,但它不是一块真的肌肉,因为它出于它自己的意愿而运转。我们不能像命令我们胳膊和腿的肌肉那样控制它,我们不能根据我们的意愿让它开始或停止。

伽林在《论肌肉的运动》中的讨论,集中在探索行动和意图之谜,以及详述肌肉的功能上。它证实在晚期希腊医学中,对肌肉的兴趣与对力量的分析之间的不可分离性。伽林注意到,一些身体活动的进行,发生在我们并未留意之时;并且我们不能够按照我们的意愿直接影响它们。消化和脉搏跳动就是这样的情况。但也有一类重要的活动,如走路和说话,直接依赖于我们的意志。我们能选择走得快一点,或者放慢一点,或者站着不动。我们能变换说话的调子。我们能做到这些,因为我们除了胃、肠、动脉之外,有叫作肌肉的特殊器官。伽林把肌肉定义为"按照意愿运动的器官"。它们的活动表达了心中的冲动。它们允许我们选择行动的幅度和特征。以自愿的行动区别于非自愿的活动的选择,确证了我们是真的能动者。

把身体结构当作有意的设计来研究,和把肌肉当作意志的器官来关注,在这两个不同的方面,希腊解剖学的想象,都是由希腊人心理的假设和关切所塑造的。众所周知,我们如何看东西受到我们把东西想象成什么的影响。但在身体这个问题上,那被想象之物正是我们自己。这就将引出笔者的主要论点了:希腊和中国医生在观看身体——将之作为一个外在的东西——方式上的区别,在很大程度上起源于他们从内部设想和体验作为人的他们自己的方式上的区别。

一些人也许会反对说,在希腊人看来,无论意志还是意图(尽管对后者的争论还不明显),都不是独属于人类的,动物也有。但我们知道,正是人与动物的这种相近,对希腊解剖学的发展产生了重要而实际的意义。较之中国式对于人的理解,它提供了一个有意思的对比。

六、花之精神

笔者已如此宽泛地讨论了"色"的表现性:反映感觉和倾向的脸部,指示人的五行状况的颜色。总结一下,笔者想更确切地强调的是:色到底是如何与它表达的内容相联系的?

人和人的脸色之间的关系,当然不同于开始走路的决定和相关肌肉的收缩之间的关系。露出表情不只包括一个决定。一个人能试图看上去孝顺,但是努力本身并不能保证成功。同样不能保证实现的,还有色和它所表现的东西的关系,正如柏拉图笔下匠人的制造物与这些制造物是物质的实现的期待之间的关系。色不是一个预先计划的设计。

当然，意志和意图有它们的角色：人们通常会努力表现出某种表情，这种努力会影响到他们怎么做，准确地说是他们表情如何。比如，在《论语》中不断看到对孔子表情的记载。但是，相对于仅仅是权威、敬畏或者仁慈的外表，居高临下的、敬畏的或者仁慈的真实表情，不可能在任何时候都能装出来，也不是任何人想装就能够装的，需要更多的东西。而且，我们已经提到，不管一个人愿不愿意，正是在他没有防备的时刻，色表达得最深刻。当"色"表现年龄和健康时，意志和有意的设计的功能，更加表现出其有限性：一个人的颜色、皮肤的光泽和弹性、年轻而有活力的表情——或者它的缺失，如果说从根本上说表达了意志，那也是间接的，因为它们是经年累月的、无数的决定和非决定的总和。

那么，应当如何想象"色"的表现性呢？更直接地说，古代中国人是怎么考虑的呢？笔者认为他们是从植物学的角度来考虑"色"的。《素问》记载："色者，气之华也。""夫心者，五脏之专精也；目者，其窍也；华色者，其荣也。""心之合脉也，其荣色也。"色之于人，就像花表现了植物一样。

这些论述很容易被忽视。中医学中植物性的类比是如此的普遍。比如，关于各种器官和其所控制的身体部分之间的关系。如果脾脏不再更新，肉会变软，而且舌头会"萎"；如果肾脏不再更新，骨头会变"枯"。同样，一方面是气，另一方面是色和脉搏，它们之间的相互呼应也类似于"本末根叶"。《难经》上说，"生气"相当于身体的茎和根，当根被切断了，枝叶就枯萎了。这样的例子可以很容易举出来许多。中国古典医学的文献使用了很多隐喻来解释身体，最普遍深入的，还要属植物的生长这个隐喻。

笔者想很重要的是，我们不能把"华色"的形象只当作这个普通隐喻的又一个例证。相反，我们需要把这个形象当作体会植物类比的更深入含义的一条线索。它表明对身体的植物性想象，既是字面上的，也是在象征性的想象。中国医师不只是把"色"当作花，他们视之为更多东西。

笔者这样说有两层意思。最直接的，笔者是指医生观察脸的方式和园丁检查植物状态的方式差不多。植物健康状态不佳的明显信号包括柔弱、起皱、干枯等。中国医师会用同样的词描述患者的身体。也许正是花和叶的颜色和光泽，呈现出最精微和隐秘的生命力的指标。

笔者的邻居正好是一个殷勤的园丁，而笔者自己却往往不管笔者的院子。每个春天，明显的区别令人难堪。笔者邻居的杜鹃花开放得格外绚烂，这说明它们在精心照料的、肥沃的土壤中，受到了辛勤的培育。而笔者自己的杜鹃花（前一个房东种的）则相反，呈现出苍白的颜色，因为它们长时间地在乔治亚州的泥土中艰难生长。笔者邻居的植物的叶子，确实放出富有生命力的光泽。而笔者自己的看上去明显是黯淡和褪色的。中国医学中对脸色的注视，也会考虑到光泽。比五种颜色之间的区别更为根本的，是同样颜色，有没有光泽之间的区别。比如，猪肉的亮白、鸡冠的火红、乌鸦羽毛的乌黑，与干枯骨头的惨白、凝固的血的暗红、烟灰的淡黑之间的区别。前者预示着复原，而后者是死亡的信号。

希腊医生也承认动物（包括人）和植物之间的相似性。虽然能否自主运动把动物界与植物界区别开了，但动物和植物都自己吸收养料而生长。这就是为什么发育和营养被认为是所谓"生魂"（vegetative soul）的功能。然而在中国，植物性的类比不是仅仅用于人的系统里被挑选出的、低级的方面。它描述了人的本质本身。

为了捍卫后来成为儒家正统的基石的性善论，孟子利用植物来解释人性中固有的善良。他说，所有人天生都是善良的，这种善良由四种品质构成——仁、义、礼、智。它们就像四株嫩芽，其发展需要精心的培养。一个人必须不断地关注它们,但又不能强迫它们发展。他举出了一个宋国人的行动:宋人有悯其苗之不长而揠之者,茫茫然归,谓其人曰:"今日病矣!予助苗长矣!"其子趋而往视之,苗则槁矣。

自我修养和培育植物所需要的努力,不同于搬动石头所要的那种努力。这不是只要决定后,直接推或拉——我们称之肌肉力量——就能做好的事。这就到了笔者要说的第二层、更深入的意思:细察"色"与注视植物的花是十分相似的。

在前面的段落中,笔者提出了希腊解剖学研究与关于人类表情的两个有影响的模式之间的关联。其中一个模式强调意图的表达;另一个模式强调意志的显现。这两个模式在中国的自我定义中都没有位置。在中国决定性的模式是关于植物的生长和健康的模式。人像植物,不仅在生理的功能(如发育和营养)上,而且在他们的道德发展和个人表现上。在这方面,他们成长,并显示他们自己是人。

据此,中国人观视的重点在"色"上。孟子发现:"君子所性,仁、义、礼、智根于心,其生色也睟然,见于面,盎于背,施于四体,四体不言而喻。"同样,《国语》中也有一处,把"貌"(脸色)等同于"情之华"。如果色是"气之华(花)",反过来用一个普通的注解,"花者,色也"。

从富有表现力的花的形象中,我们能朝向各种方向。比如,我们可以追踪中国人偏爱植物式的类比的社会经济起源。或者,我们可以思考这种类比的结果:它是促使中国医师对结构和功能问题相对冷淡。但这些是未来研究的问题。笔者在这篇文章中所想说明的,是中医学中视觉知识问题的重要性,以及它与"想象和成为人"这个问题的密切关系。

[译自堂·贝茨(Don Bates)编《知识和学术性的医学传统》(*Knowledge and Scholarly Medical Traditions*, New York:Cambridge University Press,1995)。译文由香港科技大学陈建华校。]

(栗山茂久著,张春田译,《枣庄学院学报》,2012年第29卷第6期)

明清医家对医学思想流变的大周期理论的探索

传统医学发展到金元时期出现了流派纷呈的局面,甚至形成门户之见,即《四库全书总目》所云"医之门户分于金元"。其中以刘完素为代表的河间学派、以张从正为代表的攻邪学派、以李杲为代表的易水学派和以朱震亨为代表的丹溪学派为著,对后世影响极大,四人也被称为"金元四大家"。四大学派在理论主张和治疗方法上各有特色,彼此之间互相论争,推动了中医理论和临床实践的深入发展,但也由此产生了两个问题。一个问题是,不同医学流派的学术主张和用药特点各不相同,这使得后世一些医家或学医者感到迷惑和无所适从,如明代医家王纶之《明医杂著》之卷一《医论》篇开篇即问道:"仲景、东垣、河间、丹溪诸书孰优?学之宜何主?"可见这是当时比较关注的问题。另一个问题是,不同医家由于师学不同医学流派,经常各自走向极端,偏执一家之说,如清代医家陆懋修写道:"至金元之间,刘守真、李东垣、朱丹溪出,而后之相提并论者,辄谓仲景偏于辛温,守真偏于凉泻,东垣偏于温补,丹溪偏于清滋。于是有疑其偏而弃其法者,有用其偏而执其法者,有以偏救偏而偏愈甚者,而不知皆非偏也。"

　　在这样的背景下,明清时期的一些医家开始关注疾病、医家学说与大周期的关系,试图运用一种整体的、系统演化的视角来对医学现象进行探讨,总结出其中蕴含普遍的、一贯的规律。这种医学大周期思想为认识历代医家学说的变化、继承前代医家的优秀经验,提供了颇具启发性的观点。

　　明清时期出现的医学大周期思想主要包括元会运世说、三元运气说和六气大司天理论。对于这些大周期思想,近来也颇有人研究,如对六气大司天理论历史源流的探讨有章巨膺、鄢良、王琦、邢玉瑞等,但他们对相关医家学说的认识尚有可商榷之处,在论述六气大司天理论历史源流时,部分人也有将元会运世说、三元运气说视同六气大司天理论而混为一谈的情况。此外,前人研究对元会运世说、三元运气说尚无集中的论述和探讨。鉴于此,以下将详细介绍和梳理三种不同医学大周期思想,以期对此能有更深入的认识。

一、明代医家对元会运世说的借鉴

　　"元会运世"之说为北宋学者邵雍所创,他在《皇极经世》中模仿年月日时的时间结构,以元、会、运、世为时间单位编制了一个庞大的世界历史年表,主要用于探讨人类历史治乱兴衰的规律。而邵雍的这种学说被明代医家用于探讨疾病特点和医家用药特点的长周期变化。明代医家韩懋(约1441—1522)最早将元会运世说引入医学领域并做具体分析应用。韩懋本为诸生,弘治戊午年(1498)因父脚气之病加剧而始留心医学,不久又因科举落第而访道学医。韩懋是一个典型的儒医,而他对元会运世说的应用也与他儒、医结合的背景直接相关。其《韩氏医通》之《绪论章第一》写道:"自开辟来,五气乘承,元会运世,自有气数,天地万物,所不能逃。近世当是土运,是以人无疾而亦疾,此与胜国时多热不同矣。如俗称杨梅疮,自南行北,人物雷同。土湿生霉,当曰霉疮。读医书五运六气、南北二政,何以独止于一年一时,而顿忘世运会元之统耶?"

　　具体分析之,"近世"指韩懋生活的明初,处于大运甲戌(1384—1743)之中,根据中医运气学说中"天干化运"的原理,甲为土运,所以说"近世当是土运"。土在五行中偏湿,因而当时亦流行杨梅疮一类与土湿有关的疾病。"胜国"指元代(1271—1368),元代处于大运癸酉(1024—1383)之中,癸为火运。火在五行中偏热,因而"胜国时多热"。韩懋这段论述将邵雍元会运世说之"大运"与中医运气学说相结合,解释了元代与明初的气候、疾病特点的差异。虽只讨论了两个大运,实质上开创了一种新理论范式,即他认为不仅一年的干支可以按照运气学说进行"天干化运"的推算,一个邵雍"大运"的干支也可以。这为大周期思想的进一步探讨做了很好的示范,提供了方向和思路,但这种范式并未展开,后世也没有发扬光大。此外,韩懋的论述只涉及不同大运的气候、疾病特点,尚未具体述及"大运"与医家学说和用药特点的关系,这一点在后世医家那里却比较重视。

　　明代医家王肯堂(1549—1613)也是一位典型的儒医,他17岁时因母亲罹患重病而开始学医,后虽举业有成进入仕途,仍保持着对医学的兴趣。此外,他博览群书,熟读经传,对于阴阳、五行、历象、算术、太乙、六壬、遁甲、演禽、相宅、术数之说,也无不精通。他也关注可能存在大周期的问题,援引元会运世说、三元紫白说入医,但因较凌乱未能落实。

　　先看王氏对元会运世说的借鉴和应用。王肯堂以邵雍元会运世说中固有的阴阳消长节律来解释人体生理和疾病的长周期变化,并得出了"治世与治病,无二致也"的看法。他在《元会运世论》中写道:"计黄帝之先尧,大约不过百世,与尧同为巳会。其时天地之运纯阳,斯民之数鼎盛。"

而到了后世，"化原日薄，而天地六淫之气侵之者愈益酷"。他认为："窃意午会以后，阳消阴息，而疾病之丛生有按籍而莫名其证者。运日下则当挽运，阳日剥则当回阳。"王氏的这种认识借鉴了邵雍关于人类历史发展的一般观点，即已会之前，阳升阴降，阳气呈上升趋势，而已会之后，阳消阴息，阳气开始走向衰落，故疾病丛生。他认为，世易时移，人的疾病特点随时而异，并感叹道："盖世运日移，而人之血气阴阳有莫知其所以异而异者也。"

历代著名医家的学术主张和所用方药都是当时的经验所得，但传到后世却不尽适用，王氏认为这是所值"大运"不同的缘故，"如张、王、刘、李诸家，以身所经历之证，经历之方，著书立说，传诸后世，非不确切不磨，乃至今不尽吻合者，盖同会而不同运也"。指出历代医家观点不同是因为"同会而不同运"，但未就此深入分析。

王肯堂以元会运世说解释历代医家学说的论述是笼统和概括的，而李中梓的论述则显得较具体些。明代医家李中梓（1588—1655）是明末由儒入医的著名医家。他于1637年著成《医宗必读》一书。夏允彝（1597—1645）为之作序认为，历代医家学说都是相因而起，以偏救偏，当时一些医家不懂得折中各家之说而偏从于一家，结果导致偏滞益甚，而李中梓的《医宗必读》有助于纠正时医的这种错误认识和做法，使医道明而时医知所止归。《医宗必读》之《古今元气不同论》一篇即属于此类。该篇将邵雍的元会运世说用于解释历代医家用药的变化，从大周期的角度来认识前代医家经验，指导时医治病用药。该篇写道："夫人在气交之中，宛尔一小天地，当天地初开，气化浓密，则受气常强。及其久也，气化渐薄，则受气常弱。故东汉之世，仲景处方，辄以两计。宋元而后，东垣、丹溪，不过钱计而已。岂非深明造化，与时偕行者欤？今去朱李之世，又五百年，元气转薄，乃必然之理。所以抵当承气，日就减削，补中归脾，日就增多。临证施治，多事调养，专防克伐，多事温补，痛戒寒凉。此近时治法之变通也。"

李氏认为，随着元会运世大周期的推移，天地气化渐薄，人所受之元气亦逐渐变弱，所以用药的剂量逐渐减少。张仲景、李杲、朱震亨等前代名医都是深明这种道理而用药与时变化的人。李中梓所说的元气似即相当于阳气，他认为元气古厚而今薄，阳气渐衰，故临床上寒凉药日就减削，温补药日就增多。李中梓的看法与王肯堂十分相似，也是借鉴"元会运世"的阴阳消长节律来解释人体生理特点和医家用药特点的长周期变化，且相比王肯堂而言，他从用药的量变和寒温变化两方面更为深入但仍笼统地解释了医家用药特点的古今变化。

二、明清医家对三元紫白说的借鉴

堪舆三元紫白说以180年为周期，将180年分为上、中、下三元，一元为60年，以黄帝八年起下元甲子六白司令顺排。三元又可分为九运，一运为20年。具体说来就是：上元甲子60年，前20年为一白水运，中20年为二黑土运，后20年为三碧木运；中元甲子60年，前20年为四绿木运，中20年为五黄土运，后20年为六白金运；下元甲子60年，前20年为七赤金运，中20年为八白土运，后20年为九紫火运。

明代医家王肯堂将三元紫白说用于解释疾病特点和医家用药特点的长周期变化，认为上元甲子一白水为统运、中元甲子四绿木统运、下元甲子七赤金统运。其《三元运气论》写道："盖时有代谢，气有盈虚，元运之分上中下者，盛衰之机也。间尝考之往古，验之当今之务，而觉六十年天道一小变。人之血气与天同度，天以无心而生物，人以无心而合天。"

王肯堂认为，人体气血随元运60年一变，上、中、下三元运气之盈虚盛衰不同，受之影响，三元之中人体禀赋随天运而变,所患之病、施治之法亦当随时而变,不能上元的治法,用之中元、下元,也不能将下元的治法,用之上元、中元。他认为古人著论立方不同而皆随三元九运而变,指出:"如一白坎水司令之时,寒水气盛,土不能垣,自以东垣温补之论为至当。如九紫分司之运,火气燔灼,又当以丹溪诸病属火之说为正宗。所谓中无定体,随时而应者也。"此外,从自己行医经验出发,他又道:"予自辛亥(1611)以来,薄游淮海,适属中元之下,当以六白乾金为元运,故外邪之见于阳明经者最重,而世医之重用寒峻攻伐阳明者,亦每每见效。而统运究系四绿中宫,又属五黄,故方中用达木之味,以及疏土之药,如香砂药最多。因六白属乾金,故用清理大肠之药,如木耳、枳壳、槐花之类。"

王氏认为"辛亥以来"正值六白金运(1604—1623)和中元(1564—1623)统运四绿,而62甲子(1564—1623)依递变属五黄,他认为他临床所见当时之病因病机和治疗用药与六白、四绿、五黄之类紫白五行属性相契。

同样,清代医家吴瑭(1758—1836)晚年总结一生行医经验时,也认为自己身历中元、下元的两个甲子临床所见疾病特点的变化,与中元、下元五行属性的变化相符。其《医医病书》之《三元气候不同论》写道:"予生于中元戊寅,癸丑年,都中温疫大行,予著《温病条辨》,以正用伤寒法治温病之失;及至下元甲子以后,寒病颇多。辛巳年,燥疫大行,死者无算,予作霹雳散以救之,又补《燥金胜气论》一卷,附《温病条辨》后。近日每年多有燥金症。以予一人之身,历中元则多火症,至下元则多寒证、燥证,岂可执一家之书以医病哉!"

吴氏所说中元即1744—1803年,四绿木为"统运",故多瘟疫;下元为1804—1863年,七赤金为统运,故多寒证、燥证。

吴瑭于晚年作《医医病书》一书,并言书中所论"只取其切中时弊、为日用所必不可不明辨者而已",而该书曾多次论及三元运气之说,可见吴瑭对三元运气的重视。在《医非上智不能论》一篇中,吴瑭更是将三元运气与《黄帝内经》运气学说并列为医家格致之事,写道:"盖医虽小道,非真能格致诚正者不能。上而天时五运六气之错综、三元更递之变幻,中而人事得失好恶之难齐,下而万物百谷草木金石鸟兽水火之异宜,非真用格致之功者,能知其性味之真耶?"

清代医家李菩长于儿科,尤专于痘疹,他从小儿痘疹一症探讨了三元运气之说的重要意义。其《痘疹要略》(成书于1701年)之《自序》云:"不知痘疮一证,虚实由于禀赋之浓薄,故密而重者,竟获安全,疏而轻者,反致危殆。轻重随乎运气之变迁,故重则俱重,轻则俱轻。然禀赋所偏者少,而运气所关者众,所以不明三元甲子与五运六气者,不可以业痘科。"

李菩认为痘疹一症主要受运气的影响,业痘科者必须通晓三元运气。此外,李菩认为历代治痘名家之用药特点不同是所值三元运气不同的缘故。如他认为钱乙偏于寒凉,陈文中偏于温补,费启泰偏于清火解毒,是因为适宜于当时所值之运气。此外,李菩自言"乃今时值上元甲子,运气属水,若肆用苦寒,而不知反保赤者能无隐忧乎",这当是与三元运气说相符的经验之谈。

通过王肯堂、吴瑭、李菩对三元运气说的应用可以发现,由于同样基于阴阳五行的三元紫白说所涉的理论框架较复杂精细,存在较大解释空间,易与中医理论结合,所以明清医家对三元运气说的应用和论述较对元会运世说的应用和论述更为具体和深入。

三、六气大司天理论的提出和发展

六气大司天理论最先由明末清初痘科医家费启泰提出,不过费启泰称为"大运",后来清代医家王丙称之为"大气",到清代医家陆懋修时才更名为"六气大司天"。前人研究指出,六气大司天理论的提出源自明代薛应旂、黄宗羲等人在探讨历史纪年时对甲子的讨论,医家受此启发而探索甲子之间的运气规律。

费启泰(1590—1677)为明末清初医家,年轻时因科举不中而钻研家藏医书,尤其注意痘疹科。他在临床上注意到不同甲子痘疹特点和治疗用药的不同,并由此首先提出了"大运"之说。费启泰以一个甲子为基本单元,以 360 年为周期,逐甲子之"大运"按照三阴三阳的次序排列。费氏云,天启甲子之前,"痘多气虚",治疗宜用魏直温补保元之法,而自天启甲子之后,"血热者渐多",宜用凉解,"间有宜温补者,不过百中一二而已"。费氏由此提出,"天以阴阳而运六气,运有小大,小则逐岁而更,大则六十年而易",认为不同甲子之间也存在运气的变化,且变化的规律与逐年之岁气相同。基于这种"大运"之说,费氏认为宋明时期著名医家用药特点的不同,如钱乙主清解,魏直主温补保元,陈文中主燥实固本,李杲以保脾为主,刘完素以滋阴为重,张从正以荡涤为先,这都是所值大运使然,而非医家用药偏僻。

在费启泰"大运"说的基础上,清代医家王丙(1733—1803)援引《黄帝内经》关于 30 年为一纪、60 年为一周的说法,提出以 360 年为一大运,60 年为一大气,3 600 年为一大周,将费氏之"大运"更名为"大气",说明"大气"的循环周期,补充完善了费启泰的"大运"说。六气大司天理论的理论模式至此已经清楚地呈现出来。王丙自述道:"愚尝思之,《内经》云:天以六为节,地以五为制。五六相合,而七百二十气,凡三十岁而为一纪,千四百四十气,凡六十岁而为一周。不及太过,斯可见矣。今宗斯训,扩而大之。以三百六十年为一大运,六十年为一大气。五运六气迭乘,满三千六百年为一大周。"显然他并没有考虑与皇极经世的大运接轨,也未真的在大周的基础上展开六气,而仍采用费启泰的三阴三阳模式。

王丙之说显然受费启泰的影响(未明说),主要内容抄自费启泰,并在关于对圣散子方的争论下展开相关叙述:"坡公圣散子方,盛称功效,庞安时著总病论,列入寒疫之下。王肯堂以活字板印二百部,而序中言后人用此者,杀人如麻,若有憾于安常者。"认为,历史上圣散子方有时活人无数,有时杀人无数,是由于所值"大气"不同。推而广之,历代著名医家如刘完素、张元素、李杲、朱震亨、张介宾、吴有性、周扬俊、费启泰等用药寒温不同,也是所值"大气"不同的缘故。进而王丙一一分析了历代医家用药寒温的特点与所值"大气"相符的关系,为其"大气"之说做了较系统的阐述。

清代医家陆懋修(1815—1887)直接继承了王丙之说,撰写专文《六气大司天》上、下篇将六气大司天理论做了进一步发挥。其《六气大司天》上、下篇对六气大司天理论阐述详尽,堪称层次清晰、论述严密而成系统的专门性医学论文,使得六气大司天理论成为系统的学说。陆懋修对六气大司天理论的进一步阐发主要体现在以下几个方面。首先,陆氏在专文中将"大气"更名为"六气大司天",引入王肯堂三元说杂于其中(未引三元之用),以六气大司天更系统地解释了历代医家用药的寒温变化。其次,陆氏在王丙所列"大气"的基础上,参考薛方山《甲子会纪》和陈榕门《甲子纪元》,编制了起于黄帝甲子、包含 77 个甲子的连续的三元甲子大司天表。再次,陆氏承袭王丙以"大气"解释医家用药特点的做法,又增加新的例证,并具体地将众多医家一一对应到所处甲子的大司天,详细阐述医家用药特点和大司天的对应关系。相比于元会运世说和三元运气说,费启泰、王丙、陆懋修对于六气大司天理论的阐发更为充分,使得六气大司天理论在解释历代医家学说上有更大的影响力。

四、医学大周期思想的启示

明清时期的三种医学大周期思想,试图运用一种整体的、系统演化的视角来对医学现象进行探讨,试图总结出其中蕴含普遍的、一贯的规律,颇具价值的启发,也对临床实践有一定的指导意义。

第一,明清医家的大周期思想有助于认识、评价和继承历代医家学说。如清代汤世质为王肯堂《医学穷源集》作序写道:"予向之疑其主寒峻、主温补者,得元会运世及三元运气之说,而后恍然悟也。"近代章巨膺对陆懋修等人的六气大司天理论亦评价道:"王朴庄、陆九芝等以《内经》五运六气、司天在泉之学说来推论医学流派形成的缘故,言之成理,持之有故,可以进一步加以探讨。"明清医家的大周期思想虽尚未经过十分严密的论证,但他们的有关探讨已然为后世认识、评价中医各家学说、继承前代医家经验提供了很有价值的启示。

第二,明清医家在论述其大周期思想的时候,除了解释疾病特点和医家用药特点的长周期变化外,还多举个人临床实践作现身说法,可见,这些大周期思想不是纸上谈兵,可直接指导医家临床实践的。当代也有研究者发现临床治疗与大周期学说相符的,如许继宗在临床实践中发现,用同属风火大司天的清代医家傅山的"伤风方"治疗感冒,效如桴鼓,而用属于寒湿大司天的张仲景的桂枝汤、麻黄汤之类,效果却不理想,因而提倡在临床中考虑运气因素,灵活辨证组方,以提高疗效。

五、总结

金元时期四大医学流派的出现开启了医学领域的争鸣之风,对后世影响很大,其彼此不同的学术主张和用药特点使得一些医家或学医者,或感到迷惑和无所适从,或因为师承不同而各自走向极端。在这种背景下,明清时期一些医家如韩懋、王肯堂、李中梓、吴瑭、李菩、费启泰、王丙、陆懋修等,从邵雍的元会运世说、堪舆的三元紫白说以及一些学者对甲子纪年的探讨中得到启发,从大周期的角度来探索疾病特点和医家用药特点的变化,尝试为历代医家学说的流变提供一种合理的通贯的解释。他们的探索为我们认识、评价和继承历代医家学说提供了有益的启示,也对临床实践有一定的指导意义。

(柯资能、孙明,《广西民族大学学报(自然科学版)》,2015 年 8 月第 3 期)

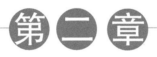

第二章

医学人物研究

朱橚和他的《救荒本草》

《救荒本草》是我国15世纪初期的一部重要植物学著作，但长期以来国内对此书在植物学上的意义及其作者朱橚的生平研究尚嫌不足。本文拟就这一问题做一初步研究，以就正于读者。

一、朱橚的生平和《救荒本草》的成书

《救荒本草》的作者朱橚是明太祖朱元璋的第五子，明初杰出的方剂学家和植物学家。关于他的生平，诸书记载不详。有人说他大约生于1360年。但他有同母兄弟五人，其四兄朱棣（明成祖）生于元至正二十年，即公元1360年，由此推知，他可能生于1361或1362年。明洪武三年（1370）朱橚被封为吴王，驻守凤阳。十一年改封周王，十四年就藩于开封。据《明史》记载，朱橚好学多才，素有大志。他在政治上比较开明，到开封之后，执行恢复农业经济的政策，曾兴修水利，减租减税，发放种子，做了些对人民有益的事。

青年时代的朱橚对医学很有兴趣，曾组织人撰《保生余录》方书2卷，并着手《普济方》的编著工作。洪武二十二年（1389），他"弃国"到凤阳，朱元璋因此怀疑他有不轨之心，把他贬徙云南。在流放期间，朱橚对民间疾苦了解增多，看到当地居民"山岚瘴疟，感疾者多"，而缺医少药的情况非常严重，于是命本府良医李恒等撰《袖珍方》一书。全书4卷，收集历代验方3 000余个，周府的良方也包括在内，"条分类别，详切明备"，颇便应用。此书仅在明代就被翻刻10余次之多，可见受医家重视的程度。这些情况表明，朱橚很重视医药知识在边远地区的传播，对我国西南边陲医药事业的发展做出了贡献。

《袖珍方》刊行后不久，朱橚于洪武二十四年十二月（1391）回到开封，继续主持医药书籍的编写工作。建文初（1399），他被控有谋反行为，第二次流放云南，后被禁南京。永乐元年（1403）朱棣登基后，复职回开封，不久即组织专家学者大规模铺开《普济方》和《救荒本草》的编写工作。永乐四年（1406），由滕硕、刘醇协助，朱橚亲自订定的《普济方》编成。这部多达168卷的方剂学巨著，收集了药方61 700多个，保存了明以前的大量医学文献，成为我国现存最大的古代方书，为后世医家提供了丰富的研究资料。《普济方》成书的同一年，朱橚在本草学上别开生面的重要著作《救荒本草》也问世了。

永乐十三年（1415），朱橚适应客观需要，为《袖珍方》做了订正，后来做了《元宫词》百章。洪熙元年（1425），这位在方剂学和植物学上卓有成就的名王卒于开封。

朱橚博学多才，精通医道，是出色的科研组织者和参加者。在他的主持下，一批专家学者在方剂学和救荒专著方面做了空前的工作。他利用自己特有的政治经济地位，聚集了一大批有名的学者，如长史刘醇、卞同、瞿佑、王翰、刘淳，教授滕硕，良医李恒等；此外还收集了大量各种图书资料，打下了"开封周邸图书文物甲他藩"的坚实基础，为进行上述工作准备了条件。所以，在他的主持下编成许多医药方面的宏篇巨著，并非出于偶然。

朱橚的《救荒本草》从各方面来看都是一部重要的书。一方面，在我国封建社会时代，赋税繁重，灾害频繁，劳动人民生活很苦，用草根树皮来果腹是常事。元代民族压迫极其严重，到明初战

乱初停,人民尚未得休养生息,生活自然更苦,吃糠咽菜更是常事。因此,劳动人民在长期食用野生植物的过程中,积累了不少经验性知识,急待加以总结提高。另一方面,我国自古药食同源,本草学的发展也为对野生植物的认识和利用提供了不少有用资料和方法。朱橚和聚集在他周围的专家学者们,正是以这些知识为基础进行《救荒本草》的编写工作的。此书所记载的可食野生植物,有 138 种是见于以前本草著作的,书中对植物的描述方法主要借鉴《图经本草》,而所述处理食用植物的方法如商陆的"豆叶蒸汽消毒法"等,也显然受到传统本草著作的启发,凡此都可说明此书与以前本草著作的密切关系。但《救荒本草》具有资源调查性质,其编纂仅以食用植物为限,在这一点上又与传统本草著作有所区别。因此可以说,《救荒本草》作为一种记载食用野生植物的专书,是从传统本草学中分化出来的产物,同时也是我国本草学从药物学向应用植物学发展的一个标志。

二、《救荒本草》对植物的研究方法

在辨识植物方面,朱橚等的工作很有特色。他首先在民间实地调查各种可食植物,弄清楚它们的分布和生长环境。然后组织人将"购田夫野老得甲坼勾萌者"的 400 多种植物"植于一圃",为观察创造了良好条件。这样就可以在较"纯粹"的情况下"躬自阅视",详细地观察植物的形态特征,包括生长、发育、繁殖的全过程。最后选择"滋长成熟"的植物,命"画工为图",为书中图文的准确性打下了基础。此外,有了这样的"圃",对研究食用植物的制备和取材也是十分方便的。在当时这显然是很先进的工作方法。应当指出的是,尽管我国在周代已有果菜园,唐时已有药园,但它们都属于生产性质,而朱橚的"圃"则纯为认识植物的形态、性质服务,对植物学研究显然是重要的。在那时,欧洲还没有这样的植物园,无怪美国科学史家萨顿(G. Sarton)在谈到中世纪的植物园时,不无感慨地说:"杰出的成就产生在中国。"朱橚的工作开了实验生物园的先河。

在叙述植物的形态特征时,《救荒本草》较系统地使用了一套植物学术语,其中有些是此书创用的,有些虽然前人提到过,但在此以前并未形成一种有确切含义的概念。这些术语的使用,排除了以往使用类比法的模糊性和不确切性,在植物学发展史上有重要意义。特别是关于花序和果实分类的术语,有些一直沿用至今,例如:

(1)花:"小铃样",如龙胆(*Gentiana dahurica*)等,今名钟形花。

(2)花序:除用前人的"穗状"和"菊花头"等外,还有"伞盖"形,如蛇床子(*Cnidium monnieri*)、茴香(*Foeniculum officinale*)、野胡萝卜(*Daucus carota*)等,这些植物现称伞形科(Umbelliferae)。

(3)果实:"蒴(果)",如石竹子(*Dianthus chinensis*)、连翘(*Forsythia suspensa*)、麦兰菜(*Vaccaria segetalis*)、王不留行(*Vaccaria pyramidata*)等,这些植物现属石竹科(Caryophyllaceae)和木樨科(Oleaceae),果实仍称蒴果。

"小菁葖",如菝葜根(*Butomus umbellatus*)、水莴苣(*Veronica anagalis*)、牻牛儿苗(*Erodium stephanianum*)等,菝葜的果实,现仍称菁葖果。"角",如芸苔(*Brassica chinensis*)、苜蓿(*Medicago sativa*)、野茴香(*Foeniculum vulgare*)、望江南(*Cassia tora*)等豆科植物。芸苔现仍称角果,其他现称荚果,古时角有时可训荚,如《博雅》"豆角谓之荚"。"小短角",如山芥菜(*Nasturtium montanum*)、南芥菜(*Brassca sp.*)、山萝卜(*Scabiosa japonica*)等,属十字花科(Cruciferae),现仍称角果。"长角",如柳叶菜(*Epilobium hirsudum*)等,现仍称角果。"角"作为

果实名称,宋以前已见于文献,但像这样分成几类,并频繁使用,则始于《救荒本草》。此外,书中还沿用了前人所用的荚、房等概念。

这些术语与今天当然不完全相同,如"菁葵"还包含其他花、果形式,"角"包含荚果等,显得有些含糊。但它脱离前人所用的类比法进而用直接描述,应该说是一大进步;而且此书对后世影响较大,因而对植物学术语的确定和统一也具有重要意义。

在野生食用植物的制备方面,《救荒本草》提出了一些消除毒性的方法。如章柳根(商陆 *Phylotacca acinosa*)是这样制备的:"取白色根……凡制,薄切,以东流水浸二宿,捞出,与豆叶隔间入甑蒸,从午至亥。如无叶,用豆依法蒸之亦可。"这种除毒方法的指导思想显然出自传统本草学著作,如《神农本草经》即有豆"煮汁饮,杀鬼毒"的说法;至于效果如何,还有待于验证。

另一有意义的例子是白屈菜(*Chelidonium majus*)的制备:"采叶和净土,煮熟捞出,连土浸一宿,换水淘洗净。"我们知道,白屈菜含有不溶于水的有毒生物碱,如只用水煮不易将有毒成分除去,而净土则可吸附其中的有毒物质。有人认为近代植物化学领域中吸附分离法的应用,可能即始于《救荒本草》。

以上表明,《救荒本草》的作者朱橚等是注重观察和实验的,为中国古代植物学研究提供了较科学的方法,并开辟了一些新的研究领域。

三、《救荒本草》在植物学上的成就

《救荒本草》全书 2 卷,共记载植物 414 种,其中除见于以前本草书的 138 种外,新增 276 种。一次增加这样多的植物品种,在我国古代本草书中是罕见的。按分类来说,草类 245 种,木类 80 种,米谷类 20 种,果类 23 种,菜类 46 种,全属被子植物。书中对每种植物的形态和食用制备都有较好的记载。与传统本草学著作相比较,其记载有两点明显的不同:第一,《救荒本草》对植物的生长和采收季节没有细致的描述,对新增植物一般没有说明根的颜色。这是由于传统本草注重时令和药效,而此书则只着眼于临时的救饥。第二,作者的描述来自直接观察,不做烦琐考证,只用简洁通俗的语言将植物形态等表述出来。书中每页附一插图,描绘一种植物,图文配合相当紧凑,就形式而言,很像是一部区域被子植物志。

《救荒本草》在"图以肖其形"这一点上,在古代本草书中是非常突出的。书中许多图,如刺蓟菜(小蓟 *Cirsium chinensis*)、大蓟(*Cirsium leo*)、土茜苗(茜草 *Rubia cordifolia*)、委陵菜(*Potentilla multicaulis*)、孛孛丁(蒲公英 *Taraxacum mongolicum*)、兔儿伞(*Cacalia krameri*)等都画得相当生动逼真。像《救荒本草》这样的植物图谱,插图是非常重要的,它通过直观形象使人能够按图索骥,这在劳动人民中就增加了实用价值。

由于作者具有较先进的观察研究手段,《救荒本草》在植物学的描述上也达到较高水平。大的方面,如单子叶植物和双子叶植物的主要区别之一,是前者花三数,后者花四数或五数,这在书中有较好的反映。单子叶植物以水慈菇、萩蒧根、泽泻等为例,在图和文中都较好地体现了这一点,如水慈菇(*Sagittaria trifolia*)"稍间开三瓣白花,黄心",萩蒧根"中间窜葶,上开淡粉红花,俱皆六瓣"等。双子叶植物开四数花的,如罂粟科白屈菜"四瓣黄花",柳叶菜科的柳叶菜"四瓣深红色花",十字花科的银条菜(*Roripa globosa*)"四瓣淡黄花";开五数花的,如木槿(*Hibiscus syriacus*)、龙芽草(*Agrimonia pilosa*)、丝瓜苗(*Luffa cylindrica*)、雨点儿菜(*Pycnostelma chinensis*)等,图文中也都有很好的体现。

对于双子叶植物,《救荒本草》的图文显然都抓住了植物的一些典型特征。如伞形科植物的重要特征是花序伞形,双悬果,子有线棱,叶互生,复叶。这在蛇床子、茴香、柴胡(*Bupleurum chinensis*)、前胡(*Peucedanum terebinthaceum*)、野芫荽(*Carum carvi*)、野胡萝卜等伞形科植物中,都真实地反映出来了。书中不但对伞形花序和其他一些特征画得逼真,解说也很得当。例如茴香,"一名荍香子,北人呼为土茴香……今处处有之。人家园圃多种。苗高三四尺,茎粗如笔管,傍有淡黄裸衣(托叶),播茎而生;裸叶上发生青色细叶……叶间分生叉枝;梢头开花,花头如伞盖,黄色;结子如莳萝子,微大,亦有线瓣(棱)";蛇床子,"每枝上有花头百余,结同一窠,开白花如伞盖"。根据图文的刻划,人们很容易辨别出这些植物。又如菊科植物的典型特征是头状花序和聚药雄蕊,虽然当时人们尚未注意到聚药雄蕊,但头状花序在大蓟、小蓟、旋覆花(*Inula britannica*)、漏芦(*Echinops dahuricus*)、豨莶(*Siegesbeckia orientalis*)、牛蒡子(*Arctium majus*)、邪蒿(*Seseli libanotis*)等许多植物的图文中都有所体现。豆科的荚果和羽状复叶,车前草的穗状花序,唇形科的四棱茎等,都在图文中如实地反映出来了。

上面我们从大的方面讨论了《救荒本草》对植物描述的准确性,那么具体到某一植物,它的描述比以前的本草又如何呢? 以泽泻科的泽泻(*Alisma plantago*)为例,书中说:"俗名水蓄菜,一名水泻……生汝南池泽及齐州,山东河陕江淮亦有,汉中者为佳。今水边处处有之。丛生苗叶,其叶似牛舌草,叶纹脉竖直。叶丛中间蕽葶对分茎叉,茎有线棱,稍间开三瓣小白花。结实小,青细子。"和以前的本草相比,以苏颂的《图经本草》为例,它是这样表述的:"生汝南池泽,今山东河陕江淮亦有之,以汉中为佳。春生苗多在浅水中,叶似牛舌草,独茎而长,秋时开白花作丛,似谷精草。五月、六月、八月采根阴干。"可以看出,《救荒本草》描写植物虽然有时沿袭以前的本草,但大有进步:它抓住了单子叶植物的两个重要特点,即花三基数和平行脉(竖直脉)。这就使得它的描述脱离了前人的窠臼,有了质的飞跃。

书中对新增植物羊角苗(*Metaplexis stountoni*)是这样描述的:"又名羊弥科……生田野下湿地,抱藤而生,茎色青白,皆两叶对生,茎叶折之俱有白汁出,叶间出穗,开五瓣小白花,结角似羊角状,中有白穰。"这一段文字表明,作者已注意到萝摩科植物体有乳汁,藤本,叶对生,花五数,叶间出穗(聚伞状花序),结角(二或一菁葖果,与角果相似)。这种描述是准确而真实的,显示了作者的观察深入细致,超越前人。

朱橚的《救荒本草》不仅在救荒方面起了巨大作用,而且开创了野生食用植物的研究,500多年来在国内外产生了深远影响。这部书在明代已被反复翻刻,而且后来有不少文人学者纷起效之,形成一个研究野生可食植物的流派。如王磐的《野菜谱》、周履靖的《茹草编》、高濂的《野蔌品》、鲍山的《野菜博录》、姚可成的《救荒野谱》,直到明末清初顾景星的《野菜赞》,都直接或间接受到朱橚著作的影响。明代著名本草学家李时珍认为《救荒本草》"颇详明可据",他编写《本草纲目》时不仅从中引用3种植物,而且吸收了其中描述植物的先进方法。清代吴其濬撰《植物名实图考》,也效法朱橚用实际调查和收集植物实物的方法来取得第一手资料,并直接引用《救荒本草》中的许多图文。从这些事实来看,朱橚的书对我国明清时期学术界的确产生了巨大影响。

17世纪末,《救荒本草》东传到日本。当时日本在德川幕府统治下,自然灾害频繁发生,人民生活非常艰苦,而本草学则正处于向博物学转化的时期。《救荒本草》一反常规,把重点移到野生食用植物方面,非常符合当时日本的国情,所以很快引起注意。享保元年(1716)本草学家松岗恕庵从《农政全书》中取出所引《救荒本草》全部内容,对其中植物进行了日名考证,翻刻成日本的第一个版本,全书分为14卷。后来著名本草学家小野兰山根据嘉靖四年(1525)刻本《救荒本草》进行订正补遗,于1799年刊行了第二版。天保十三年(1842)小野兰山的孙子蕙畝又刊行了第三版。这三位日本学者为《救荒本草》的传播做了大量工作。

随着《救荒本草》的流传,日本博物学界对它更加注意,当时研究它的文献多达15种以上。对日本本草学和植物学颇有影响的《本草图谱》(1816)和《植学启原》两书,都受益于《救荒本草》。此书的东传,加速了日本本草学的博物学化。

《救荒本草》这部书,以它自己在植物学上的辉煌成就,赢得了近代国际学术界的重视和高度评价。1881年,俄国植物学家布莱特施耐德(E. Bretschneider)在《中国植物志》(*Botanicum Sinicum*)中,为《救荒本草》所列的176种植物做了学名鉴定,并指出其木刻图早于西方近70年(实际上我国宋代的《图经本草》当已有木刻图)。20世纪30年代,英国植物学家斯温格尔(W. T. Swingle)指出,到当时为止,这部书仍是研究救荒食用植物最好的书。到40年代,英国药物学家伊博恩(Bernard E. Read)就该书所列植物进行了大量研究工作,写了一部题为《〈救荒本草〉中所列饥荒食物》(*Famine Foods Listed in the Chiu Huang Pen Ts'ao*)的专著,列出了书中358种植物的汉名、已知学名、英文名称、化学成分和在其他国家食用的情况。后来,美国植物学家里德(Howard S. Reed)在所著《植物学简史》(*A Short History of the Plant Sciences*)中指出,朱氏的书是中国早期植物学一部杰出的著作,是东方植物认识和驯化史上一个重要的知识来源。美国科学史家萨顿在所著《科学史导论》中,也对朱橚及其著作推崇备至,认为朱氏的书"可能是中世纪最卓越的本草学著作"。《救荒本草》是我国15世纪初期所做植物调查研究的忠实记录,它不仅大大丰富和发展了我国古代的植物学,而且在世界植物学史上占有重要地位,西方科学家和科学史家们的推崇绝非过誉之辞。

(罗桂环,《自然科学史研究》,1985年第4卷第2期)

我国现代生药学和本草学的先驱赵燏黄

赵燏黄(1883—1960),又名一黄,字午乔,号药农、老迟、高翁,笔名去非。1911年参加同盟会。辛亥革命时曾在浙军都督府、沪军都督府和南京临时革命政府内务部卫生司等单位主持医药行政工作。历任浙江省立医药专门学校药科和上海中法大学药学专修科教授,北京大学医学院药学系教授、系主任,北平市立药学讲习所和沈阳医学院药学系教授,国立中央研究院化学研究所和北平研究院生理学研究所研究员,北平赵氏生药化学研究所研究员兼所长,上海新亚制药厂顾问、技师和华北分厂厂长,北平陆军医院药局主任。新中国成立后,任北京大学医学院药学系和北京医学院药学系教授,中央卫生研究院中医研究所、中国医药研究所顾问、研究员,中医研究院中药研究所研究员。曾兼任教育部编审委员会委员,药学译名审查委员会委员,中国药学会第七届、第八届、第十二届理事、监事,《药报》《北华药讯》《药学学报》和《中药通报》编辑委员,《中华人民共和国药典》编纂委员会委员。赵燏黄为我国药学事业奋斗50余年,学识渊博,发表有学术著作5种,论文70余篇,是我国现代生药学和本草学的开拓者和奠基人,深受国内外药学界的尊敬。

一、立志献身药学事业

赵燏黄 1883 年 2 月 27 日生于江苏省武进县，童年受私塾教育，工诗文，善书法。1904 年在上海实学通艺馆附设的理化传习所受业于钟观光，学习物理学和化学。后来立志主攻药学。1905 年东渡赴日留学；1910 年 5 月毕业于东京药学专门学校（今日本东京药科大学前身），后来入日本帝国大学药学科（今日本东京大学药学部前身）深造，在下山顺一郎、长井长义指导下专门研究生药学和生药化学。1911 年，为响应武昌起义，赵燏黄参加中国留日医药生组织的红十字会，回国支援民军，投入辛亥革命。1915 年应聘任浙江省立医药专门学校药科生药学、药用植物学和卫生化学教授，从此脱离政界转入教育学术界。

辛亥革命后，历届反动政府不重视医药卫生事业，药学尤为落后。我国没有自办的药厂，赵燏黄以洋药充斥我国市场为耻，主张自力更生发展我国制药工业，曾呼吁："若要雪此耻，就是要在化学上用功夫，才能成功。"他认为应振兴实业，提倡药学，鼓励制药，以抵制舶来品。1938 年，他克服了种种困难，在北平利用华北丰富的麻黄资源，提取麻黄素，转变了过去麻黄必须运到日本提取麻黄素后再返销我国的局面，曾为发展我国新的民族制药工业做过贡献。

在药学学术上，赵燏黄极力主张中西结合，认为科学的用药法则对中外都应当适用，科学的医药是分不出中西界限的。1937 年初，他发表《采用国药，应付非常时期之代用西药》专论，主张中药应"勇取西法，从事整理，补救非常时期西药之缺乏"，提出在鉴定原料和药理试验的基础上，将中药单方或复方调制成各种制剂，制法简便，而且可以保存生药的全成分。他对中药剂型改进的意见，经过一段时期的广泛实践，证明是可行的。新中国成立后，他进一步阐明药物中西结合的观点，认为中药可以作为中西医结合的桥梁，西医学习运用中医中药，中西医之间的隔阂是可以逐渐消除的。

赵燏黄认为重医轻药，甚至医药不分，是卫生事业进步的障碍。1927 年，他写了《拟设上海市卫生试验所建议书》；1929 年又写了《对于卫生试验所之评论》，指出："我国医药幼稚，不明医与药之区别，以为医药可以互通，职务可以越俎，其贻误卫生事业之进行，莫此为甚。"他批评当时负责药品检验、食品卫生、毒物分析以及环境保护重任的卫生试验所是"类皆原于医学家，而不能合乎药学上之理法"，卫生试验所"应注重于化学上各种试验，以药学人才负专责，如是则医药各分其任，而卫生行政之进行速矣"。新中国成立后，他又建议卫生部门领导应纠正旧社会遗留下来重医轻药的影响，医药并举，他主张设有药学的教育和科研单位，应改称"医药学院"和"医药科学院"或"医药研究院"，以利共同发展。

赵燏黄积极倡导学术活动，1908 年秋，参加留日药学生组织中华药学会，在东京神田区明乐园召开成立大会，到会的会员 20 名，起草会章，决定会名为中华药学会，选举王焕文为会长，伍晟为总干事，赵燏黄为书记，此系中国药学会之第一届年会。1910 年赵燏黄曾在中华药学会学术报告会上报告了《胡麻油的化学分析》和《川厚朴挥发油结晶成分的研究》两篇论文。

二、忠诚药学教育事业

赵燏黄在 20 世纪 20 年代就认为我国药学落后是因为人才缺乏，而人才缺乏的根本问题是教育上重医轻药的偏向。他执教的浙江省立医药专门学校是 1913 年建立的，当时除军药学校药科外，是国内仅有一所设有药科的公立医专，曾为我国培养了一批药学人才，但是教育部门未加重视。1927 年由他拟写的《浙江医药专校药科同人上教育厅长书》建议将该校药科改为药学院，当局未予采纳，1928 年反令该校停止招生。1929 年秋，赵燏黄在南京做《说中药》广播演讲时，宣传中药的重要性，呼吁社会上重视中药研究，药学教育应当独立发展，批评教育当局不应令浙江医专药科停顿。1941 年，他在北京大学医学院中药研究所工作期间，积极参加该院筹建药学系；他以研究所的人力、物力支持教学，药学系才得以于 1943 年建立。抗日战争胜利后，他出任药学系主任，一年之后，他被迫离开教育岗位，仍然不断呼吁教育当局重视药学教育，建议北京大学医学院药学系独立建成药学院。他认为药学是一门独立学科，药学虽然与医学有密切关系，但是不可混而为一：提倡医药分立，不是要造成医药互相对立，而是为加速药学科学的发展，以适应卫生事业的需要。

1949 年 2 月，北京解放。由北京陆军医院马丁推荐，华北人民政府卫生部殷希彭部长赞许赵燏黄研究中药以减少西药进口的主张。同年 8 月，赵燏黄得以重新回到北京大学医学院药学系任教，继续昔日未竟的中药研究工作。

1950 年冬，他因积劳成疾，左眼患青光眼而失明，却仍然带病坚持工作。1953 年，他已经 70 高龄，还亲自为北京医学院药学系新设的生药学专业讲授《本草学》并撰写讲义，谆谆诱导学生要热爱祖国药学事业。受过他教育的学生，在实践中认识到作为一个药学工作者，了解我国本草学的发展历史和本草学的基本知识是十分必要的，饮水思源，每每不能忘怀赵老师辛勤的培育和启蒙。

1955 年，全国办起一期西医学习中医研究班，赵燏黄十分兴奋，建议也应该举办西药人员学习中药的研究班。1958 年，卫生部委托北京中医学院办中药研究班，他积极支持该班开设《本草史》课，为该班教学编写《中药简史》提供有关资料。

赵燏黄为我国药学教育事业奋斗 40 年。他和徐伯鋆合编《现代本草生药学》上册，是我国第一部生药学教科书，后来由他的学生叶三多续编下册，曾是我国大学药科的主要教材和参考书。受过他教益的学生有好几代人，有的是我国近代著名药学家，有的是现在药学各条战线上的骨干，可谓桃李满天下。我国台湾地区的台中中国医药学院教授兼中国药学研究所所长那琦，在他所著的《本草学》(1976 年，台北)尊称赵燏黄为我国生药学泰斗和本草学大师，书中有赵燏黄给他的手札和纪念照片，以寄怀思。

三、提倡科学研究中药

20 世纪 20 年代，我国曾有一股主张"全盘西化"、否定中医中药的暗流。赵燏黄挺身而起，指出神农所传的《本草经》，是我国后世药典的起源，也是现代自然科学的"嚆矢"，若能用现代科学方法来加以阐述，是医药界的"明星"。他批评那些否定中医中药的"开明之士，往往数典忘祖。知有西医，不复知有中药，知有西药，不复明乎中医"。他还指出："今日西医所用之西药，其原料尚不免取材于中药；且奏有伟大之效验者，往往出于中药中，而今日之贵重医疗新药化学成分，皆可自其中而发明之。然则今后之医药，不特中医可因中药而尚存，即西医亦必因中药成分之发现而添新纪元。"他把研究中药看作是药学的希望。

他认为中药就像我国未开采的矿藏，应当用现代科学方法以发掘提高。1927 年，他为药报社写的《〈药学专刊〉发刊词》中建议大力开展中药研究，地方应当设道地药材研究所，中央应当设中药研究院、中药试植场、中外药用植物园。50 年前，他曾预言："一部《本草纲目》中所载之药物,不知含有几许未发现之化学成分在其中,学术之进步,可冀其——出现于世界药学者之实验场,其前途正未可限量也。"今天,世界各国对中药的重视,证实了他的预见。

1928年,他受国立中央研究院总干事杨杏佛的嘱托,写了《中央研究院拟设中药研究所计划书》。1929年,他应聘到该院化学研究所工作,拟订了《研究国产药材计划方针》,提出了考订本草中药名实;调查中药秘方草药的效验,药用植物栽培和药材采收、加工、炮制和贮藏的研究;按植物科属系统关系寻找新的中药资源;研究有效成分结构与生理作用的关系;在生药学、化学和药理学研究的基础上编写《实验新本草》等任务,主张荟萃学者,分工研究,系统地研究中药。后来他又补充提出应当研究道地药材的植物地理学。在以后的岁月里,他历尽坎坷,屡经挫折,但其整理本草研究中药的决心,始终不渝。20世纪30年代和40年代他曾经发表许多有实用意义的生药学和生药化学论著。

新中国成立后,他梦寐以求的中药研究事业得到国家的重视,他发表《国产生药学的研究与历代本草沿革的关系》等专论,对设立中药研究机构,设立中药调查委员会,编纂中药典,整理丸、散、膏、丹,研究制法、改良剂型以及本草古籍的影印出版等提过许多宝贵的建议。1951年,中央卫生研究院中医研究所(1952年后改称中国医药研究所)聘请他当顾问。在他指导下,筹建了中药研究室、单秘验方研究室、中药化学分析研究室等机构,对全国常用中药进行调查研究,积累了一些研究资料和中药标本,为新中国培养了一支新生的研究队伍,同时也为中医研究院筹建中药研究所奠立了基础。

总结以往的经验,他认为应当根据中药特点研究中药,不但要研究中药的纯成分,而且应该研究中药的全成分和它们的药理作用。他反复说中药含有复杂的有效成分,一味中药就是一个复方,含有君、臣、佐、使的各种成分,互相协同,在人体生理上起合奏作用;中药的复方是聚合许多君、臣、佐、使,起大合奏的作用,犹如集中西乐器于一堂演奏,悦耳动听。所以,应用中药或复方治病,往往有不可预料的治疗效果。

赵燏黄提倡的系统研究中药的设想,如能早日实现,必将加速把中医中药传统理论和经验提高到现代科学水平。

四、立志编写中国新本草

赵燏黄早年就致力于本草的整理研究。1923年发表有《本草纲目新释》,叙述我国历代本草发达年谱,划分正式本草和傍出本草谱系,使我国本草发展沿革一目了然。他对我国历代本草了解深刻,因而他反复强调:研究中药应当先将中医用药的蓝本——本草,加以研究。

1929—1933年,他曾着手进行对《本草纲目》和《本草纲目拾遗》中的山草类药物的整理研究工作,发表有《中国新本草图志》第一集第一卷(甘草、黄芪)和第二卷(人参、人参三七、西洋参等),继承我国本草传统,吸取了现代科学研究成果,是我国20世纪30年代整理研究本草的代表作。1936年发表的《祁州药志》第一集(菊科、川续断科),为我国按植物自然分类系统整理研究本草之始。继又发表的《本草药品实地之观察》一、二集,则是我国最早研究中药混乱品种的专著。20世纪40年代,他陆续整理过去耳闻目验所得,撰写《国药与本草之检讨》,惜因社会上"草根木皮无用"的偏见,中途被迫停顿。

新中国成立后,他把生药学的研究和本草学的研究密切结合起来,地黄、当归、鹤虱、黄芪等常用中药的生药学和本草学研究的论著,为整理我国本草示范。他老而弥勤,在《国药与本草之检讨》的基础上,撰写《本草新诠》一书,计划分总论和各论两部分,总论部分系统介绍历代重要本草的书名、卷数、作者、序文、序例、药目、版本及其存佚情况等;各论拟整理编写常用中药 500 种。总论写完,未及定稿,先生就于 1960 年不幸辞世,这是很大的损失。

他十分珍爱我国本草古籍,敦煌石室所藏的古本草,被外人窃走,陈列于国外的博物馆,由外国人考察写书介绍,他感到这是民族的耻辱。整理本草不仅需要收集各种本草,而且还要参考大量文史书籍,他曾建议成立本草学研究室,附设本草图书室,认为这是研究中药不可缺少的条件。虽然这未能实现,但是为研究需要,他不惜重金选购图书,收集了历代不同版本的本草书就有 80 多部,近千册,有的是宋、元、明、清的善本。他家藏书之丰富,堪称是我国唯一的本草图书室。为能使本草古籍传世,他曾拟选刊一套《去非草堂辑历代本草丛书》。他逝世后,家人遵照他的遗嘱,将全部藏书 5 600 余册和尚未完成的书稿,全部献给中医研究院,并建议作为本草图书室的基础,供后人继续整理研究本草之需。学习赵燏黄大公无私的高尚精神,实现他的遗愿,以他的藏书为基础,建立一个完备的本草图书室,一定会为整理本草研究中药发挥更大的作用。

50 年前,赵燏黄在《中国新本草图志》自序里写道:"溯自明万历《本草纲目》以迄于今,已达 352 年之久,会药物之变迁最烈,旧本草之待修者正复多矣……势不能任其为 300 年前之旧本草也明矣。科学日进,物质底于文明,旧本草所载之药物,大有科学研究上之价值,新本草之研究编订,何能一日缓哉?"重温这段话,继承赵燏黄的遗志,编写一部保持我国本草学特色,又反映出当代特点的中国新本草,我国几千年来创造的本草学将发出更灿烂的光辉。

五、严谨求实的作风和艰苦奋斗的精神

赵燏黄治学务求实际,注重实地考察。他曾多次亲赴药材产区调查,穷源寻委,不耻下问,药农、中药师、中医师、草药医甚至喇嘛僧都是他的良师益友。调查时务必求得药材及其原植物,互相质对,切实证明;或挖得生长的根苗的觅取难得的种子,携归栽培,待开花结实,鉴定学名。他故居小庭院里盆栽的几乎都是药用植物,宛似个药草园。

他一贯注意收集资料、本草文献,尤其重视清乾隆年间琉球刊印的《质问本草》,绘图精确,说明简要。他曾手抄一部明钞本宋本彩色图绘《履巉岩本草》,是海内孤本,他请书画家摹抄,视如珍宝。晚年时,他以秀丽的楷书笔录《玉海》中有关药学资料,可见他对收集资料用心之一斑。

他对古今中外资料,不是兼收并蓄,而是批判地继承。他早年研究中药多半参考日本文献。后来他发现日本人常常以日本产品代替。因此他认识到,研究中药,非亲临其境,调查确实,是无法解决的。他写文章时,旁征博引,归纳分析,而后作结论,动辄经过三四次修改,才能定稿。他严谨治学的态度和一丝不苟的精神,是他的学生终生难忘的。

业精于勤。他 50 年如一日,为我国药学教育和科研事业,不分昼夜寒暑,埋头实干,孜孜不倦,对工作极端负责任。新中国成立后,他教授《实用生药学》,每讲一种中药,要参考许多资料,证以实物标本、画图等,课前做充分准备,讲义发到学生手里,他才放心。有时学生成绩不够满意,他总是归咎自己努力不够。这种严格而谦逊的态度,堪为后世师表。

赵燏黄一生俭朴,别无嗜好,唯业余喜欣赏古人书画,善于鉴别真伪,他珍藏有历朝名家字画两千余幅,全部献给文物收藏单位,足见他一片爱国之心。他还喜吟咏,偶尔发兴赋诗,留有《去非草堂诗稿》。

赵燏黄在旧中国度过 60 余年,经历了旧社会的艰苦岁月。新中国成立后,在中国共产党领

导和教育下,努力提高政治思想觉悟,认识到:"非共产主义不能救中国,非毛主席领导我们改造思想,学习马列主义,不能救民于水火之中,跟着共产党走,我们的前途就一天比一天光明。"他还说过:"只要'一息尚存,斯志不容稍懈',要做到老,学到老。"直到他逝世的前一天,还在修撰《本草新论》,他以实际行动实践了自己的誓言。

赵燏黄逝世 25 年来,我国中药研究事业有很大发展,取得了辉煌的成绩,虽然他未能亲眼见到中西医结合和中药研究成果发出的明星,但是他所期望的"愿我古文明国大发明家神农氏所传之药,至一旦而大放光明"是一定会实现的。

(章国镇,《中国科技史料》,1985 年第 6 卷第 5 期)

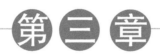

本草与现代中药研究

中国《本草》的历史展望

一、《本草》的起源

大约在距今 5 000 年以前,汉民族开始在黄河流域定居并开始农耕生活。根据 20 世纪以来的发掘调查,得知始于公元前 14 世纪的殷代文化,已达到相当高的水平。公元前 12 世纪初,周取代殷,建都于镐京(陕西)。公元前 770 年,周被夷族赶到东都洛阳,从此称为东周。东周以公元前 5 世纪初为界,又分为春秋和战国。东迁以后,周王朝势力减弱,封建诸侯间争夺霸权的斗争愈来愈烈。进入战国时期后,实力本位的思想占统治地位,封建秩序日益崩溃,群雄交替兴废对立,其中逐渐强大起来的秦终于攻破四邻,于公元前 221 年由秦始皇第一次统一天下。

春秋战国虽然一直处于战乱,但这期间,孔子、孟子、老子、庄子为首的众多的大思想家辈出,交通畅通,工商业发达,奠定了中国文明的基础。

有关先秦时期的医学,诸文献中只有片断的记载,没有完整的记录。《史记·扁鹊传》中将"信巫不信医"列为六不治之一。《吕氏春秋·季春纪》记有"今世上卜筮祷祠,故疾病愈来"。这些都表明当时巫和医已分离。又《周礼》列举医师、疾医、疡医、食医、兽医等职别制度,即使当时并未实行,也反映了战国时代的医学知识已达到相当高的水平。当时的医疗方法有砭石、针灸、按摩、导引、灌水等,但主要还是药疗。据《史记》所载,秦始皇焚书时,将医药、卜筮、种树的书除外,可见当时已有医药专著。

公元前 202 年,汉取代秦建国。汉虽在 1 世纪初期曾一时被王莽中断,但到 3 世纪初前后 400 余年,一直是繁荣兴盛的王朝。从先秦继承的所有文化都在这个时期得到整理。成为医学三大部门的医经、经方,本草也是在这个时期汇编的。

自古以来中国将神农称为医药始祖,其根据是《淮南子》的有关记载。《淮南子》中言"神农初教民种植五谷,尝百草滋味,水泉甘苦,而使民知避就,曾一日遇七十毒"。将医药与神农联在一起,可靠性令人怀疑。但不管怎样,神农是传说中的人物,上文足以表明医药来源之古老。

"本草"一词最初出现在后汉建初年间(76—83)由班固完成的《汉书》里。据《汉书》所载可知,从前汉后期到王莽时代,有一些官吏以本草服务于朝廷,而且当时已有本草专著,本草与神仙方术、医术等有密切联系。

《汉书·艺文志》里并无本草。《艺文志》是以《七略》为基础摘要而成。《七略》是刘向、刘歆父子在河平三年(公元前 26)征天下遗书编录的书目。其中《方技略》由侍医李柱国担当。刘向去世是建平元年(公元前 6),当时应该已有称为本草的著作存在。关于这个问题,中尾博士认为,刘向征集的是散失的遗书,而许多正在流传的新书并未收入。后汉末期的张仲景在《伤寒论》自序中,作为参照文献列举了《素问》九卷、《阴阳大论》《胎胪药录》等书,也未见本草之名。又,宋代《太平御览》里引用的《吴氏本草》中,记载了神农、黄帝、岐伯、桐君、雷公、医和、扁鹊、季氏等人之说(主要是气味),但不知这些是否被称为本草。《吴氏本草》被认为是梁朝《七录》所载的"华佗弟子吴普《本草》六卷",而杀害华佗的曹操去世是在后汉灭亡后的建安二十五年(220)。所以吴普被认为是和华佗、张仲景同时代的人。可见当时已有许多药书都冠以神农和黄帝之名。《淮南子》中有"世俗之人，多重古轻今，必托神农黄帝"，则给书冠以圣贤之名是汉初以来的风尚。

关于汉代的药书，《汉书·艺文志》"经方"载有《神农黄帝食禁》七卷，唐代贾公彦曾引用到《周礼疏》，写成《神农黄帝食药》七卷。因此清代孙星衍认为，"食禁"为"食药"之误。贾公彦引用《中经簿》著录的《子仪本草经》一卷，大概就是这本书。铃木素行《神农本经解故》一文也认为《子仪本草经》是最早的本草，李当之在此基础上写成《神农本经》。但以上都只不过是臆说而已。

综上所述，前汉末期就已出现"本草"一词，主要指药物。当时已有本草专著，但其内容无法确证，只能根据六朝时期流传的《神农本草》推知其大概。

二、《神农本草》

《神农本草》的作者、写作年代不明。中尾博士认为出自汉代道士之手。道士信奉长生不老的神仙之说，出现于战国时期。秦始皇和汉武帝曾重用许多道士，常常上当受骗。这些史实在《史记》中有详细记载，广为人知。道士作为成仙手段而寻求仙药，所以认为道士们整理与药物有关的古代记录、传说而写成本草，也不无道理。将长生不老之仙药作为上品，《汉书》里曾并列出现有仙术、本草，这表明两者具有密切关系。据《吕氏春秋》和《淮南子》记载，战国时期已积累了相当丰富的药物知识。早期的本草汇集了这些知识，每种药物都列举多药效，从中也可看出当时编书的情况。对神仙道术之徒来说，摆脱病痛，保持健康，是非常重要的。为此，本草的内容并不限于仙药，还广泛涉及医用药物和医用食物。本来仙药和医药就没有明显的区别，例如，人参、甘草、地黄、柴胡、麝香、牛黄等自古以来作为医药而被广泛采用的药物中，就有许多作为长生不老的仙药而被列为上品。因此，本草不仅对于道士，对于医家来说也是非常重要的。王莽时代，长安名医楼护传诵本草就证明了这一点。《汉书·艺文志》将医经、经方、房中、神仙四者总括到方技略，也表明医疗和神仙道术在涉及药物时属于同一范畴。陶弘景曾论述到，要阐明三品之药性，须以本草为主。仙方之服食断谷、延年却老，乃至飞丹炼石之奇、云腾羽化之妙等，也无不以医道先。用药之理也同样基于本草，只是和世法（医药）制御方法稍有不同。

关于《神农本草》的传本，陶弘景指出：此书和《素问》一样经后人修饰，秦皇焚书之时排除在外，全本得以保存。但后遇汉末、西晋末之兵乱，所存不到千分之一，现幸存的仅有此四卷。所谓四卷，大概指《隋志》里出现的"《神农本草》四卷，雷公集注"，陶弘景校定的大概是这本书。

这四卷是最早传播本草的书，好像在唐代就已失传。但其大致内容在经陶弘景校定本后的《证类本草》中可以窥见。

第一卷为序录，将与药用有关的总论性事项分为 12 条，列举凡例如下：① 上药 120 种为君，主养命，无毒，多服久服不伤人。欲轻身益气、长生不老者用之。② 中药 120 种为臣，主养性，有无毒、有毒两种，须酌情得之。用于止病补虚羸。③ 下药 125 种为佐使，主治病，多有毒，不宜久服。以上三品共 365 种，来源于天的 365 度，1 度为 1 天，365 种药正好与 1 年的天数相应。④ 药有君、臣、佐、使之别，其配方以一君二臣三佐五使或一君三臣九佐使为宜。⑤ 药有阴阳配合、子母兄弟、根茎花实、草石骨肉之别，又有单行、相须、相使、相畏、相恶、相反、相杀之七情，配药时取相须、相使之药，不能合用相恶、相反之药。但用毒药时取相畏、相杀之药制其毒性。⑥ 药有酸、碱、甘、苦、辛五味，寒、热、温、凉四气以及有毒、无毒之别。阴干、暴干、采造时月、生熟、产地、真伪、新旧等，又各有规律。⑦ 根据药性，有的应做成丸状，有的应做药散，还有的应水煮、酒渍、膏煎等。有的则兼有以上各性,还有的不能入汤和酒。不能违背这些特性。⑧ 治病之时,须先察其原由,问其起因。五脏不虚、六腑不尽、血脉不乱、精神不散者,服药必活。病势进者半数可愈,病势过者则难以保命。⑨ 用毒药之时,先施黍粟一样少量,病去则停药,不去则加倍,再不去则加至十倍,以病去为目的。⑩ 治寒用热药,治热用寒药。食物消化不良用吐泻药,鬼疰蛊毒用毒药,痈肿疮瘤用疮药,风湿用风湿药,据病情而适当取用。⑪ 病在胸膈以上宜饭后服药,病在心腹以下宜饭前服药,病在四肢血脉时宜早晨空腹服药,病在骨髓时宜晚上饭后服药。⑫ 大病主要有:中风、伤寒、寒热、温疟、中恶、霍乱、大腹水肿、肠澼下痢、大小便不通、贲独、上气、咳逆、呕吐、黄疸、消渴、留饮、癖食、坚积、癥瘕、惊邪、癫痫、鬼疰、喉痹、齿痛、耳聋、目盲、金疮、踒折、痈肿、恶疮、痔瘘、瘿瘤、男子五劳七伤、虚乏、羸瘦、女子带下、崩中、血闭、阴蚀、虫蛇蛊毒所伤等,这里仅列出了其大概征兆,细微病情变化须根据具体线索判断。如上所述,序录虽文字简洁,却网罗了与药疗有关的所有项目,可见中医医学的药疗技术在汉代就已大致形成。

另外,上、中、下三卷分别收集了上药、中药、下药,药品总数共有 365 种。有关各种药物的记载,比如:"黄芩,味苦平,主诸热黄疸、肠澼泄痢、逐水、下血闭、恶疮、疽蚀、火疡一名腐肠(得厚朴、黄连止腹痛,得五味子、牡蒙牡蛎令人有子,得黄耆、白敛、赤小豆疗风瘘,山茱萸、龙骨为之使,恶葱实,畏丹砂、牡丹、藜芦)。"文中在药名之后,列举气味、药效,最后再列别名,很简洁。以上括注前半部分为简单的处方,后半部分即所谓的畏恶,这些大概即是《雷公集注》。但并不是所有的药品都有这种注释。

根据现存本所能推知的古本内容大致如上,陶弘景曾指出魏晋以来,吴普、李当之等又加增删,或写成五九五,或写成四四一,或写成三一九,三品混糅,冷热混淆,草石不分,虫兽不辨,且主治也有得失,不堪医家备看。可见当时流传的本草也有许多异本,各不相同,且内容不够完整。

三、魏晋南北朝时期的《本草》

后汉末年以后,魏、蜀、吴三国鼎立,到 280 年,晋武帝统一天下。但是,受北方少数民族威胁,晋代于 317 年迁都至江南,称为东晋。从此,江南相继有宋、齐、梁、陈,形成六朝时期。在江北,胡族兴衰不断,出现了五胡十六国。从拓跋氏兴起的北魏逐渐吞并诸国,于 439 年平定江北。100 年后又分裂为东西两魏,东魏被北齐取代,西魏被北周取代,后北周又将北齐合并。581 年隋文帝废除北周继承帝位,589 年灭南朝的陈统一天下。这样被称为魏晋南北朝时期的 370 年间几乎一直处于战乱之中。但在这个时期,由汉代继承的文明精华,以道、佛两教的对立为中心却得到大大的繁荣。

医家方面名家辈出。自古以来被尊称为医圣的张仲景和华佗,是后汉、三国时代的人。晋则出现了《脉经》《伤寒论》的作者王叔和,《针灸甲乙经》的著者皇甫谧。陶弘景曾写道,晋有张苗、宫泰、刘德、史脱、薪邵、赵泉、李子予、其贵胜、阮德如、张茂先、葛洪、蔡谟、殷仲堪等,宋有羊欣、元徽、胡洽、秦承祖,齐有褚澄以及徐嗣伯等群从兄弟,疗病十中八九,其治法旨趣无不依据《本草》。这些六朝诸家的治方都是经验方,后被隋唐继承,长期贡献于医疗界。

在《本草》中,自古流传的有《桐君采药录》和《雷公药对》等。据《吴普本草》和同样被称为华佗弟子的李当之的《李当之本草》以及梁代的《七录》和《隋书·经籍志》等可知,当时已出现摘录本草要妙,涉及食疗、辨药、炮炙、药目、药图、采药、种植、音义等诸方面的许多著作。而最主要的大概是从汉代流传下来的《本草》。其书名、内容不明,不能断定只有一种,但最主要的恐怕要算

《神农本草》。

　　张华的《博物志》中载有《神农本草》。张华是晋初武、惠二帝时的高官，以博学闻名，平素手书稀觏之书，离世时家无余财，却摆满了书籍。张华任幽州都督在太康三年（282），正值皇甫谧去世。张华引用的《神农本草》，大概是从汉代流传下来的。引文中有用鸡蛋做琥珀的内容，为弘景校定本所无。但陶注关于丹雄鸡和琥珀的条目中有类似的文字。所以，也许陶弘景将《神农本草》中的原文作为注释另列出来了。

　　《博物志》中另外还有三处引用了《神农经》，同书也见于贾思勰的《齐民要术》和《太平御览》所引的《养生略要》。《抱朴子》引用了《神农四经》和《神药经》等，同书在其他文献中也能见到。清代孙星衍将这些收录成《本草经佚文》，附载在其复原本《神农本草经》的卷尾，并记道此原为玉石草木各部前的总论，经后人修改加工而成。但是，仔细检查一下就会知道，许多引文都是从弘景校定本各处节录下来组合在一起的。又，《博物志》记有："《神农经》曰：药物有大毒，不可入口鼻耳目者，入即杀人。一曰钩吻、二曰鸱、三曰阴命、四曰内童、五曰鸩羽。"

　　以上除钩吻外，其他四者为弘景本所无。由此可见，认为《神农经》是节录《神农本草》以及其他诸书而成的看法较为妥当。《神农四经》和《神药经》大概也属于这种情况。这或许是张华和葛洪所为。总之，上述诸书都难以想象是原封不动地引用了《神农本草》。

　　另外，《艺文类聚》《太平御览》等类书里以"本草"或"本草经"为题的引文中有许多和弘景本不一致。由于大部分是引自北齐《修文殿御览》，所以有可能因为省略而造成差异。同时，六朝时期称为"本草"或"本草经"的不止一种，这大概是造成不一致的主要原因。铃木素行指出《本草》《本草经》《神农本草》《神农经》《神药经》《神农本经》等，名称繁多，但实际上是同一本书，单称为《本草》的比较古老而且正确"。但是，《博物志》中也有《神农本草》和《神农经》两种书名，似乎不能断定两者为同一本书。汉以后的本草在长期传抄中，经过增补删改，出现了许多异本，有的是作者按自己的趣味节录而成。这些都称为《本草》《本草经》或《神农经》等，因此才产生了混乱。陶弘景在《药总诀自序》中曾说本草之书历代久远，无师受注训，传写者遗误不断，字义残阙，无以订正，反映了本草传世的混乱情况。

四、陶弘景的《本草》校定

　　如上所述，六朝时期传世的《本草》非常混乱，齐梁时隐士陶弘景为之叹息，于是参照诸本编成了《本草》标准本。唐宋诸《本草》都继承陶本，所以陶弘景被称为《本草》中兴之祖。

　　弘景，字通明，丹阳秣陵（南京西南）人。传说其母梦见青龙出自怀中而生弘景。十岁之时，弘景读葛洪《神仙传》而立志于养生。成人之后，成为身高七尺四寸、眉清目秀的美男子。好读书，善琴棋，也擅草书、隶书。弱冠，仕齐为诸王侍读，永明十年（492）辞官隐居于句曲山（又名茅山，南京东南）。辞官时，举行了宋齐以来前所未有的隆重送别宴。弘景和梁武帝很早就有深交，有关吉凶征讨等大事，梁武帝都要征求弘景意见，时人称弘景为山中宰相。大同二年（536）离世，卒年85岁，谥号贞白先生。

　　弘景著作以《真诰》为首，多是道书，所以被看作是道家。但他爱好广泛，对佛教也很有兴趣。传说他因梦中得到佛传授的胜力菩提记而受了五大戒。《补阙肘后方》的序言里也引用了佛说。《本草序》云："祖世以来立志于方药，以范汪方救众人，投缵宅岭后也不忘此，日夜玩味，常觉欣然。"除了补充葛洪《肘后方》外，弘景还著有《效验方》五卷，可见弘景对医学特别关心，他的《本草》并非道书，而是作为医家书专门编撰的。

陶弘景最初将《名医别录》和《神农本草》合在一起，编成三卷，冠以《神农本草经》之名。据南齐永元二年(500)编写的《补阙肘后方》一书序言可知，其著作时期在此之前。齐永元二年是陶弘景隐居茅山后的第 8 年，时为 49 岁，正值壮年。

三卷本上卷为序录，中、下两卷为各论。序录首先以朱笔抄写前文所引的《神农本草》序录十二条，以墨笔写注。然后以"合药节度"为题，按照凡例格式书写有关药用的一般事项，再依病症分别列举用药名称以及诸毒的解毒方法，最后就 141 种药物一一阐明其畏恶。此序录表明当时的药物知识和技术已达到非常高的水平。序录全文大致为《千金方》一书所引用，唐宋的《本草》也原封不动承袭，未加新说。

各论采用自然分类，中卷收集玉石、草木，下卷收集虫兽、果菜、米食以及有名未用之药，每部分为三品。药品数量有《神农本草》品 365 种、《名医别录》品 365 种，合计 730 种。《神农本草》品用朱笔书写，《名医别录》品用墨笔书写，即所谓的朱墨杂书。

《名医别录》汇集了魏晋以来的名医所录。《隋书·经籍志》中有"《名医别录》三卷，陶氏撰"，自古以来一直认为此为陶弘景所撰。但是，多纪元简(医剩)提出，《唐本注》和《海药本草》所引《别录》之文，与弘景本的黑字文不一致，因此弘景引用的不是《别录》全文，《隋书·经籍志》所言陶氏也并非指弘景。许多人都赞同多纪氏之见解，如雷丸、茵陈蒿等都批评陶弘景撰《别录》之说，而支持多纪元简之观点。按《别录》之文在本经品中也能见，因此，其所载药达 730 种以上是无疑的。但唐附品艺苔的《唐本注》中曾引用《别录》，可以认为，弘景在编录时不仅省略了文句，而且为组成 365 这一数目而将有些药物舍弃了。由此可以推知，《名医别录》是部内容极为丰富的实用书。特别值得注意的是，它列举了诸药物的产地，而采用的地名是后汉时期的，所以弘景认为该书可能是张仲景、华佗所为。所载地域除中原本土外，远及中国绥远、宁夏、新疆、青海、西藏以及越南、朝鲜，足见当时已有全国性的药物交流。

以上三卷本完成后，弘景又对中、下两卷的论加以注释，成六卷，加上序录共七卷，这就是《集注本草》。序录同于三卷本，各论的注释则用小字双行书写。文字简洁，有关产地、形状、鉴识等记载生动丰富。后人以此为中心进行了许多研究。《唐本注》谓梁之《七录》有《神农本草》三卷，陶据此加别录而成七卷，实为误注。大概是七卷本问世后，三卷本失去其价值，唐初就已失传，因而不为人所知。

《集注》七卷本虽为私撰，但应该看作是中国药局方的开端，唐宋敕撰本草都以此为基础编成。它们被称为主流《本草》或正统《本草》，而另外的支流《本草》逐渐被并入其中。

此书在奈良朝以前传入日本，典药寮最初作为教科书使用的《本草》就是这本书。后因散佚失传，江户末期森立之等的复原本也只是以稿本的形式流传。

进入 20 世纪后，发现了两本古抄本，终于可以得见《集注本草》之本来面目。其一是德国的勒柯克、格伦威德尔两氏在吐鲁番发现的兽部断简，现珍藏在柏林的普鲁士学士院，黑田源次博士曾带回其影印件进行详细考证，从而发现朱墨杂书形式。其二是明治末年橘瑞超氏从敦煌带回的序录一卷，现藏于龙谷大学图书馆，此本不是朱墨杂书，除卷首一部分残缺，大体完整，据卷末附记可知是唐代开元六年(718)之抄本。罗振玉氏曾从小川琢治博士处得到其影印件，发表在《吉石盦丛书》里。这些古抄本是江户时期的考证学者梦想不及的，依据这些抄本可以解明许多新事实，是极为宝贵的资料。

五、隋唐时期的《本草》

开皇九年(589)隋文帝灭陈统一南北,仁寿四年(604)文帝为太子杨广(炀帝)所杀。炀帝维持了短暂的荣华后于618年在江都被李渊(唐高祖)推翻。李渊称帝,为300年的唐代奠定了基础。

隋统一南北后,仅统治了30余年。但在这期间,隋废除封建制建立以郡县制为基础的中央集权制。又创立科举制,广泛录用真才实学者,实行了许多给后世带来巨大影响的重要改革。南北朝时期的文化遗产得到很好整理,进而被唐代继承。

在医学方面,炀帝敕撰的《四海类聚方》2600卷是中国最浩瀚的方书。此外还有《四海类聚单要方》300卷,及大业年间(605—616)诸葛颖所撰《淮南王食经并目》165卷。颖在炀帝即位后曾任著作郎,因此,《淮南王食经并目》也可看作是敕撰。毋庸置疑,上述图书都汇聚了六朝时期的经验方。大业六年(610)巢元方奉旨撰写的《病源候论》也是如此。这些六朝的遗方和医说,后被收录入唐宋诸书,广泛流传于后世。另外在医经方面,金元起第一个为《素问》作注,杨上善则写成《内经太素》《黄帝内经明堂类成》。这二人也被认为是隋人,但有关他们的传记存有异说。大体来说,从这个时期开始,对医经的关心得到提高,后被初唐的杨玄操和盛唐的王冰等继承。

药书方面,据《隋书·经籍志》《唐书·艺文志》可知,当时出现了许多著作,其中有随费、秦承祖、王季璞、谈道术、赵赞、蔡英、徐大山等诸家本草,还有关于音义、采药、栽植、药图、药目等的大批专著。《雷公炮炙论》的著者雷敩是刘宋时期人,但《药性论》确为隋唐时期的甄立言所著。当时最主要的本草是《集注本草》,后有唐初出现的《新修本草》取而代之。

《新修本草》是中国最早的敕撰本草。在此之前的《集注本草》为陶弘景私撰。弘景的见闻所及限于江南,而到了唐代,一方面全国统一,另一方面与外国的交通联络也很发达,弘景的《集注本草》已不能满足当时所需。显庆二年(657)右监门府长史苏敬等人上疏请求增补删改。当时命苏敬等22位儒官、医官承担此任,下令于天下征集药物,参照诸本编撰而成《新修本草》。此书正文20卷,药图25卷,图经7卷,目录各1卷,共55卷。于显庆四年正月完成,进奉于高宗。

《新修本草》正文20卷并非重新编撰,只是给《集注本草》加上新注和新药,药品分类和次序虽做了若干改动,但《集注本草》的旧文则原封不动地保留。这种编纂方式成为先例,直到《证类本草》都沿用之。

新注主要是有关起源之说。编书主旨在于修正弘景之谬误,所以,到处都有对弘景谬说的反驳,大都是短文。这些反映当时实情的资料极为重要。新药有114种,《本经》品367种,《别录》品369种,共计850种。新药中尤其值得重视的是其中有许多外来品种,如紫矿骐骥竭、胡桐泪、阿魏、蓖麻子、龙脑、苏方木、诃黎勒、胡椒、无食子、底野迦、沙糖、薄荷等。

此书在中国早已散佚,而日本有10卷古抄本幸存。原书大概在奈良时期传入日本,延历六年(787)取代《集注本草》成为典药寮的教科书,以后整个平安朝时代都是使用此书。江户时期发现的是佚本。有关发现和誊写的经纬,中尾万三博士以及森鹿三博士有详细考证,根据他们的考证,可以分成以下三种:① 卷十五,天保三年狩谷棭斋在京都传录古抄本而成。② 卷四、五、十二、十七、十九,共5卷,天保五年尾藩的浅井紫山派遣塚原修节去京都仁和寺传录而成。③ 卷十三、十四、十八、二十,共4卷,天保十三年小岛宝素在京都传录而成。

以上诸本很快就由好事者传抄,清代武官傅云龙曾觅得其中之一,题为《纂喜庐丛书》之二影印出版。另外①、②的原本,曾由本草图书发行会影印出版。

英国的斯坦因、法国的伯希和、中国的李盛铎等人从敦煌发现古抄断简,从而得见旧本之本来面貌。拙著《重辑新修本草》根据这些资料复原,大体上恢复了显庆本的旧貌。

距显庆80年后的开元二十七年(739),陈藏器著《本草拾遗》修正《新修本草》之误,同时增补了许多药物。接着,天宝年间(742—755),玄宗敕命编成《天宝单方药图》,据说仅有一卷流传至宋代。

此外,为医家实用,当时还出现了节录要妙便于记诵的歌诀。例如,王方庆《药性要诀》、江承宗《删繁药咏》、杨损之《删繁本草》、萧炳《四声本草》、杜善方《本草性事类》、后蜀张文懿《本草括要诗》等,都属此类。鉴于集录外来药物的则有郑虔《胡本草》、李珣《海药本草》、无名氏《南海药谱》等,但都已失传,仅有一部分内容被《证类本草》所引用。

南北朝时期流行的食疗在唐代也很兴盛。《千金要方》的《食治》篇里,除有关食疗的序论之外,还记有果、菜、米、谷、鸟、兽等的效用。又孙思邈的门人孟诜曾著《补养方》,张鼎增订《补养方》改名为《食疗本草》。以上这些和昝殷《食医心鉴》、后唐陈士良《食性本草》一起,被引入宋代的本草。类似的书在《唐书·艺文志》和《经籍志》中还载录有《竺暄食经》《赵武四时食法》《虑仁宗食经》《阳毕膳夫经手录》《严龟食法》等。另外《医心方》引用的《七卷食经》大概是《日本国见在书目录》中的《新撰食经七》,也可推定为唐代之书。

总之,隋唐《本草》大体上沿自前代。唐初编纂的《新修本草》,在宋初出现《开宝本草》,以前的近300余年中,一直占据《本草》的首位。其不同于《集注本草》之处是:由于开通了西方陆路、南方海路的交通,增加了许多外来药物,有关产地形状、品质等药物的基本问题成为重要课题,苏敬、陈藏器都很重视这一点,《新修本草》的药图和《天宝单方药图》等大概即是基于同样趣旨编成。因此可以说,隋唐时期本草的特点在于药品得到了增补,增强了博物色彩。

六、宋代的《本草》

8世纪中叶发生安史之乱后,唐代国势逐渐衰退,于10世纪初灭亡。后为五代,在近50余年中,小国相继兴亡。960年赵匡胤(宋太祖)称帝,建都开封,进而平定诸国,于太平兴国四年(979)降服北汉,实现统一。北宋150年间,国内安泰,工商业发达,文化繁荣。后来在北方受到契丹(辽)和女真(金)的不断威胁,靖康之变(1127)时,金国掠走许多财宝,还俘虏了徽钦二帝。高宗迁都临安(杭州),从此至祥兴二年(1279)被元灭亡为止的150年间,称为南宋。

中国历代没有比北宋诸帝更热心医学的了。以太祖时的《开宝本草》为首,太宗时的《神医普救方》和《太平圣惠方》,仁宗时的《铜人腧穴针灸图经》《庆历善救方》《简要济众方》,徽宗时的《和剂局方》《圣济总录》等,都是奉敕编撰的。特别值得重视的是始于仁宗的医书的校刊。天圣四年(1026)曾有王举正等人奉敕校刊《素问》《难经》《病源候论》等,景祐二年(1035)又有丁度奉敕校正《素问》,而大规模的校刊则是嘉祐二年(1057)由于韩琦的上疏着手进行的。最初开始的《嘉祐》《图经》两本草校刊完成后不久,仁宗去世,后来的英宗、神宗继续校刊之业。《伤寒论》《金匮玉函经》《金匮要略》《千金要方》《千金翼方》《外台秘要》《脉经》《甲乙经》等,许多代表性的古医书经儒臣的严密校勘,相继问世,这些书后又以价格便宜的小字本出版,从而得到迅速普及,更激发了医家的研究热情。陈振孙在《书录解题》中曾这样描述当时情况,凡医书行世皆经仁宗朝校定,从此天下皆知学古方。校刊普及这些濒于失传的古医书,使之流传后世,实可称为伟大的功绩。

北宋由于各代皇帝对医学的深切关心,汇总整理了自古以来的医学。陶弘景之后的传统本草在北宋末叶也达到顶点,以下略述概观。

《开宝本草》,宋初太祖敕令校订《新修本草》而成,有两种:其一为《开宝新详定本草》,开宝六年(973)尚药奉御刘翰、道志、马志等9人详校诸本,根据《本草拾遗》增加品目,由马志作注解,附上御制序,国子监发行。其二为《开宝重定本草》,开宝七年刘翰、马志等鉴于前书注释不全,再次详细校定发行,本文用白字别,录文用黑字,加上目录共21卷。

《开宝本草》作为本草定本初次发行,后世本草均沿用其黑白字间隔的形式。在内容方面,《开宝本草》除改变了食盐、橘柚等12种药品的分类外,还给《新修本草》加了新注和新药。新注达244条,既有编者之见,也有引自他书的。编者之见主要与药的起源有关,也能见到对陶、苏之说的反驳。引用书数量较少,其引文大部分出自陈藏器和《唐本注》,另外,也有一些出自李含光和《尔雅》等书。新药有134种,其中许多至今仍是常用药。如天麻、京三棱、毕橙、卢会、延胡索、肉豆蔻、补骨脂、使君子、何首乌、威灵仙、天南星、骨碎补、丁香、乌药、五倍子、蛤蚧、五灵脂等。其中大部分是孟诜、陈藏器等唐人在书中就载录过的,始于宋代的很少。

《嘉祐本草》,嘉祐年间校勘医书之际,最初着手的是本草。掌禹锡、林亿、张洞、苏颂4位儒官奉诏校订开宝本草于六年(1061)十二月完成,赐以《嘉祐补注神农本草》之名。共20卷,内容只是给《开宝本草》加以新注和补入新药。新注以白字题为"臣禹锡等谨按"云云,大部分是引自他书,编者之见很少。被引用的书达50余种,其中引用较多的有《唐本》《药对》《药性论》《陈藏器》《蜀本》《日华子》等药书,药书以外如《尔雅》《范子计然》《抱朴子》等也常出现。新药部分将唐代以后诸书中出现过的83种作为"新补",将当时人常用并经大医家评定选出的17种作为"新定",共增加100种。其中大部分是稀用品,现在常用的不过有葫芦巴、海带、海金砂等很少几种。此书新论点几乎没有,但校勘极为严密,大体保存了《开宝本草》的内容。

《图经本草》,嘉祐三年(1058)十月,正在编撰《嘉祐本草》的掌禹锡等人,疏请依照唐代先例,将药图和图经一起编撰。于是,敕令全国产药地进奉所产药物的标本、药图,并著明开花结实及采集时期、药效等。外国药品则询问海港的商人,令其送来药物标本。经太常博士苏颂整理编集定名《图经本草》,共20卷,完成于六年九月,翌年嘉祐七年(1062)十二月镂版刊行。

苏颂,字子容,福建南安人。登进士后曾任集贤校理。徽宗时,授太子太保,赐爵赵郡公。建中靖国元年(1101)夏至之日亲草遗表,翌日去世,卒年82岁,赠司空。完成《图经本草》时正值40岁的壮年。本书已失传,无法了解其全貌,但依据《证类本草》可察其大要。其整体构成与《嘉祐本草》相同,但药品种类和次序略有相异。有关各个药物的记载图文并茂,药图的数量、图案、名称等和《大观本草》《政和本草》大同小异。据《政和本草》可知,有图的药品有634种,有两幅图以上的药物达175种,药图总数达917幅。由于产地不同,药品有很大差异,文中详载有关产地、形状、品质等起源之说,同时还引录了诸家的治方。其文与图并不切合,如李时珍指出的,有许多是图文不一,因而并不完善。但其药图及文章内容都给后世带来很大影响。

《重广补注神农本草并图经》,23卷。林希在元祐七年(1092)所写的序言这样叙述,世人难以并有《嘉祐》《图经》两本草,医家无法利用之,所以阆中(四川)陈承合并两书,增加古今之论说和自己的见闻,作成此书。据林希序言介绍,陈承祖先为四世六公之名门,承少年丧父,奉养其母,居住江淮间,闭门蔬食,孝行受到称颂,众医不治之奇疾他也能治愈。估计此陈承与大观年间和陈师文等一起编写《和剂局方》的陈承是同一人。《重广补注神农本草并图经》也已失传。《大观本草》以"别说"为题举出的40余条目是艾晟从此书中引录的,其中具体地记载了各地药物的性状优劣。当然这只是陈承之说的一部分而不是全部。

《经史证类备急本草》,此书由与陈承同时,也是四川医师的唐慎微合并《嘉祐》《图经》两本草,补加诸家之说而成,共31卷。陈承的书加有自己的主张,而此书的特点是没有自己的主张,全都是集录诸家之说。后来的《大观本草》和《政和本草》都是本于此书,都称为《证类本草》,但三者之间有若干差异。

有关此书的记载,最初见于大观二年(1108)艾晟编撰的《大观本草序》。其中写道,唐慎微之书传本稀少,集贤孙公得之认为很好,命校正镂版。至于慎微本人的邑里不详,不知是何地人。不过,在《政和本草》所附的金皇统三年(1143)宇文虚中的跋文有关于慎微的记载,谓慎微,字审元,成都华阳人。容貌丑陋,言行朴讷,头脑明敏,治病百无一失,问症候不过数言,重问则怒而不答。治疗士人之际不取分文,唯乞名方秘录,士人悦之。于经史诸书中见药名方论之时,必录而告之,集之而成此书。蒲传正以执政之恩例,上奏欲与一官,拒而不受。元祐年间虚中儿童之时,先人病于风毒,受慎微之治疗而愈。据此可知,慎微在元祐(1086—1093)年间,就已是成都有名的医家,很早就埋头于此书的著作。著作年代不清,但《养生必用方》之序作于绍圣四年(1097),若书中所引"初虞世"出自《养生必用方》的话,则当在绍圣四年后完成。由于毫无迹象表明本书在大观以前得以发行,而且书中既无序跋又无例言,体裁也不完备,各卷药品次序又颇紊乱,与《嘉祐本草》完全不同。因此,笔者推定本书是未曾经过最后整理的稿本。艾晟所谓"其书不传,世罕言焉",也能证明这一推测。

本书虽已失传,但其全貌几乎都可在《大观本草》里窥见。大体上不出传统本草之例,将《嘉祐本草》和《图经本草》合并,在此基础上再增添新注和新药。新注都是引自他书,特别值得注目的是收录了许多简方。至于引用书目,《政和本草》的"证类本草所出经史方书"中列举了274大医家的书名,从中可知其大要。新药所增不过8种。唐本余等共增加562种《嘉祐本草》的1 084种旧药和《图经本草》的本经外类加在一起,在《大观本草》有1 744种,《政和本草》中有1 748种。从《集注本草》到《政和本草》的诸本草的药品总数,如表3-1所记。

表3-1　各版《本草》药品数(种)

	《集注本草》	《新修本草》	《开宝本草》	《嘉祐本草》	《大观本草》	《政和本草》
本经品	365	367	367	367	367	367
别录品	365	369	369	369	369	369
唐附品		114	114	114	114	114
开宝今附			134	134	134	134
嘉祐新补				83	83	83
嘉祐新定				17	17	17
唐本余					7	7
食疗余					8	8
陈藏器余					488	488
海药余					16	16
本经外类					98	103
新分条					35	34
唐慎微续添					8	8
计	730	850	984	1 084	1 744	1 748

晦明轩版《政和本草》目录的最后记有"《嘉祐补注本草》药品 1 118 种、《证类本草》新增药品 628 种,总 1 746 种"。这些数目都不正确。

《经史证类大观本草》,大观二年(1108)集贤孙公得到慎微之书,首次刊印,艾晟担任校勘。

艾晟,字子先,真州(江苏仪征)人。崇宁年间(1102)举进士,大观二年为杭州仁和县尉。明代吴节《南雍志经籍考》中记载,集贤孙公即集贤学士孙觌。而渡边幸三氏提出反对意见,认为当时孙觌不是集贤学士,但并未指出孙觌为何人。孙觌,字仲益,晋陵(江苏)人,号称鸿庆居士,为大观进士,后经翰林学士升任吏户二部尚书。晋陵即现在江苏省武进县治(常州),是宋代置毗陵郡治晋陵县的地方,与南宋淳熙十二年(1185)张谓题记所云"大观间刊于毗陵郡斋"相吻合。又,艾晟出生地真州离晋陵也不远,因此,认为艾晟和孙觌早年就有同学因缘也不无可能。虽然有关集贤孙公的情况不太清楚,但艾晟是《大观本草》校勘的主力无疑。

《大观本草》与唐慎微之原本大体相同,其差异在于艾晟增加了若干补充。其一,将陈承之说作为"别说"引载;其二,如铅丹条目的"治疮"、莱菔的"偏头疼"等,以药效代替药名为标题列出。据络石之注可知以上这些为艾晟所增。前文已说过唐慎微原本为稿本,柯氏本《大观本草》卷三十一的每页版中心都刻有《图经本草》,表明慎微稿本曾直接使用《图经本草》版本。又,同书卷三十的末行刻有"《重广补注图经神农本草》卷第三〇",这表明艾晟在稿本中也使用了陈承本的一部分。

《政和新修经史证类备用本草》,《大观本草》为地方版,8 年后的政和六年(1116),医官曹孝忠等奉徽宗之诏,校正《大观本草》,第一次作为敕版发行,名为《政和本草》。

曹孝忠之序言中有"有误谬则断以经传正之,字画鄙俚之处以字说正之,刊正无虑数千"。可见该书根据《嘉祐》《图经》等原典,进行了严密的校勘。现在将晦明轩本《政和本草》和柯氏本《大观本草》做一对比,可见几乎每页都有文字的差异,当然各有千秋,无法评说何本更好。除字句不同外,编书形式也有若干差异,主要有如下几点:①《政和》将《大观》的卷三十、三十一 2 卷合而为一,总共 30 卷,且颠倒了有名未用和本经外类的顺序。②《政和》每卷卷首附有目录。③《政和》药图小,且多将数图合为一图。④《政和》在卷四增补了石蛇、黑羊石、白羊石(都是图经药品)3 条,卷三十增补了金灯、天仙藤(都是图经药品)2 条,合计 5 条。而在卷十五删掉了人口中涎及唾(新分条)。其药品总数比《大观》多 4 条。⑤各卷药品次序也有不同,虫、鱼、米、菜等各部特别明显。⑥《政和》增添了《本草衍义》,这始于晦明轩本。⑦《政和》曹序之后,以"证类本草所出经史方书"为题,列举了书名,这也是晦明轩本所加。

《证类本草》的版本,如前文所述,《证类本草》是陶弘景以来传统《本草》的最高峰,自古以来的本草都被囊括其中,所以此书问世后,旧《本草》相继消失。直到明末出现《本草纲目》为止,约 5 个世纪之久,此书一直占据《本草》之主座。《政和本草》在颁布之前,就遇上靖康之乱,书和版都被金军掠走。所以尽管在北方金元同时采用《政和本草》和《大观本草》,但南方的宋代连《政和本草》之书名都不为人所知,一直采用《大观本草》。明代主要采用《政和本草》,当时出现了将《大观》和《政和》合并为一书,其版本数量相当可观。有关这些版本,渡边幸三氏有详细考证,以下所列版本种类尚不完整,仅供参考。

《大观本草》:宋大观二年(1108)毗陵郡斋刊本、南宋绍兴二十七年(1157)国子监刊本、南宋淳熙十二年(1185)江南西路转运司刊本、南宋庆元元年(1195)江南西路转运司重刊本、金贞祐二年(1215)河南省福昌县夏氏刊本、元大德六年(1301)安徽省宗文书院刊本、元大德年间环溪书院刊本、明(年代不明——译者)重修宗文书院本、清光绪三十年(1904)武昌柯逢时刊本(据明重修宗文书院本所记)、朝鲜翻刻宗文书院本、日本望月鹿门刊本(据朝鲜翻刻宗文书院本记载)。

《政和本草》:宋政和六年(1116)敕版、金解人庞氏本、蒙古己酉(1249)山西张存惠晦明轩刊本、元大德十年(1306)山西平水许宅刊本、明成化四年(1468)山东臬司(一次)刊本、明正德十四年(1519)四川马质夫刊本、明嘉靖二年(1523)山东臬司(二次)刊本、明嘉靖十六年(1537)楚府崇本书院刊本、明嘉靖三十年(1552)山东臬司(三次)刊本、明隆庆四年(1570)浙江巡抚署刊本、明隆庆六年(1572)山东臬司(四次)刊本、明万历五年(1577)蜀府陈英刊本、明万历十五年(1587)敕版本、明天启四年(1624)胡驯陈新校刊本、民国十八年(1929)四部丛刊本、1957年北京人民卫生出版社刊、朝鲜铅印本(大约在万历五年)。

大观政和合并本:

《重修政和经史证类备用大观本草》:明正德十四年(1519)刘氏日新堂刊本、明万历六年(1579)杨先春归仁斋刊本、明万历九年(1582)富春堂刊本。

重刊《经史证类大全本草》:明万历五年(1578)尚义堂刊本、明万历二十八年(1600)籍山书院刊本、明万历三十八年(1610)籍山书院重刊本、清顺治十四年(1657)杨必达补刻本。

综上可知,证类本草版本种类繁多,而元以前的书现存很少,连明版本也难以觅得,况且明版本有许多明显的伪字脱字。现在的《政和本草》以北京影印本最为完善,这是据清朝季沧苇旧藏的晦明轩本影印的,其原本被认为是最好的版本。《四部丛刊》本的扉页中也记有"景印金泰和晦明轩刊本",但它既非晦明轩本,也非平水许宅本,明显是成化四年本的影印本。大概因为同是季沧苇的旧藏本,而被误认为是晦明轩本。《大观本草》通行本只有柯氏本,有关其底本没有任何记载。但宗文书院本漏掉的语句也补刻在上,所以可以推定大概是依据明代重修本。明代重修本原在小岛氏的宝素堂,而清代书录中不见其名,因此有可能是杨守敬觅得小岛本后带回中国去的。

《本草衍义》,政和六年(1116)寇宗奭所撰。寇因此被特封一官名为"收买药材所弁验药材"。宣和元年(1119)其甥寇约进行了校勘。《郡斋读书志》和《文献通考》中将其书名写成《本草广义》,柯逢时认为,广义是其原名,庆元元年重刊之际,避宁宗之讳改为衍义。据序言其著作目的在于修正《嘉祐》《图经》两本草之谬误,补其不备。所以,可以看成是对两本草加以注释的版本。稀用品以及义理明白没有疑问的除外,而药品分类、次序和《嘉祐本草》一模一样。

此书共20卷,前3卷为序例,后17卷为各论。涉及的药物有从《嘉祐本草》中选出的467种和附录35种,合计502种。文句长短不一,内容有药的产地、形状、鉴识、药效、用药法,以及对旧药说的批判等,涉及范围相当广泛。特别引人注目的是其中的药理论。按宗奭的药理说虽然零零散散,未成体系,但杨守敬评道"东垣丹溪之徒,多尊信之,本草之学由此一变"。实际上给金元医家带来影响的不仅仅是寇宗奭。宗奭和成无己大约是同时代人,两者的共同点是尤其尊重《素问》和《仲景方》,这是当时医学界的潮流,金元医学由此而形成。不用说,这种潮流来源于北宋末朝的医书校刊。

本书当时颇得世人好评,《大观本草》在南宋庆元元年刊本以后,许多都是和《本草衍义》的合刻版。又,嘉定年间出版的《新编类要图注本草》,是摘录《大观本草》编入《衍义》而成。《政和本草》从晦明轩本开始录入《衍义》,已如前文所述。

《绍兴校定经史证类备急本草》,南宋初,王继先等人奉高宗之旨校订《大观本草》,增补若干新见解,于绍兴二十九年(1159)二月完成,又称《绍兴本草》。据继先之序形象基于旧绘画,以大纲取识,不敢臆说,执以有据,考名方 500 余首,证舛错 8 000 余字。可见进行了相当大的增改。

关于卷数,《玉海》言 32 卷,《书录解题》言 22 卷,中尾博士认为 32 卷为正本,22 卷为简本,但无确凿证据。按 22 卷本曾著录于明代书目,但到清代似已失传,《四库全书》未见载录。日本流传有各种各样抄本,中尾博士就其中的 14 部进行了考证,分为多记事本(4 部)、少记事本(7 部)、彩色本(3 部)三类。但都不是完本,大体上有 19 卷本和 5 卷本两种。内容没有太大差异。《证类本草》所载药图几乎全部都收集在内,记事多不完全,题为"绍兴校定"的新注较多,《证类》中没收入的药物也增补了若干。昭和八年春阳堂出版的是大森文库 5 卷本的影印版,属于少记事本。笔者最近得知龙谷大学图书馆有两部抄本。其一是与大森文库相同的 5 卷本;其二是题为《备急本草》的 28 卷本,其载图完好,记事亦多,锡蔺脂、银杏、豌豆、胡萝卜、香菜等新增品种也能见到。

关于此书,陈振孙评云,每药加以数语,其说浅俚而无高论。但此书药图填补了《大观》《政和》的不足,从这个意义上来说,是极为宝贵的。

《新编类要图注本草》,《经籍访古志》中著录有聿修堂所藏的金泽文库旧藏本。这是南宋建安余彦国的励贤堂刊本,由正文 42 卷、序例 5 卷、目录 1 卷构成。内容主要是节录《证类》,并附入《丰草衍义》。开首刻有"寇宗奭编撰""许洪校正"2 行,另在目录的前面有"桃溪儒医刘信甫校正"字样。许洪和刘信甫都是南宋嘉定年间(1208—1224)人,当时俗版之所以著明寇宗奭编撰,大概是为了提高书的声誉。《访古志》记道,比张魏卿增补《衍义》之时早 20 余年,书中只有药名黑白分写,其他皆用黑字书写、果仁之"仁"作"人"字,且每药之畏恶相反大写。其文字优于大德本,大概是另有样本为依据。

《图书寮汉籍善本书目》中著录有文政年间(日本和历,江户时代中期,1818—1829 年——译者)毛利高翰献给幕府的南宋本,清代似有流传。《天录琳琅书目后编》和《传是楼宋元本书目》裹即著录过同一版本。又,《群碧楼善本书录》著录有原刊本,静嘉堂所藏竹添井井旧藏本也属同一版本。此外,《访古志》载有"《类编图经集注衍义本草》四十二卷、序例五卷、目录一卷,元世医普明真济大师赐紫僧慧昌校正"的聿修堂藏本。并写有"此书即《类要图注本草》,妄改题而成"。《医籍考》也言"其卷数版式与信甫之书相同"。《留真谱》中则影摹了其目录和正文首页。明代正统本《道藏》洞真部灵图类中的《图经衍义本草》即指此书,上海涵芬楼影印道藏里也有收录,中尾博士所言"有图之《本草衍义》"即指此道藏本。

以上就宋代本草做了较详细的论述,概而言之,宋代为陶弘景以来传统《本草》得以完善的时代,其顶峰是《证类本草》。这些宋《本草》的共同特征是:摹仿《新修本草》,采用给旧《本草》增加新注和新药的形式。随着印刷术的发展,得以迅速普及。

一方面,宋代《本草》中新收药品达 900 种,但其中许多是从唐代开始采用的,而且多为稀用品,值得注意的少。新注里有引自他书的,也有阐述己见的,这在《开宝本草》和《图经本草》中两者都可见到。掌禹锡和唐慎微专注于引用他书,陈承和寇宗奭则以阐述自己主张为主。按引用他书虽很朴实,但《药对》《炮炙论》《药性论》《食疗本草》《本草拾遗》《蜀本》《日华子》等许多古书由此得以传世,其功绩极大。尤其值得注意的是唐慎微采录了许多简方,从而使本草接近了临床。

另一方面,编者的主张主要集中于药物的起源和鉴识等,这是自古以来的论题,以陶弘景为首,苏敬、陈藏器、韩保升等人的议论中心都在此。从《图经本草》的药图可知,宋代也有许多药物随产地不同而有变化,所以重视药物的起源、鉴识实为理所当然。马志、苏颂、寇宗奭等人都热衷于此。另外如嘉祐进士沈括著有《药议》,熙宁、元祐间的名相文彦博著有《节用本草图》《药准》等著作,由此可推知当时知识分子中也有许多人关注药物的起源、鉴识等。

如上所述,宋代特别是北宋是传统《本草》集大成之时。仁宗朝以后进行的古医书校勘和普及,使医学界面貌一新。医学从此向着取代以往的经验性治方,确立以《素问》《伤寒论》为基础的理论性治方的方向发展。《本草》内容也因之得以改变,药理研究比起源问题更受到重视,寇宗奭的研究中即包含这一萌芽。此后不久,就发展为金元的药理说。

七、金元时期的《本草》

靖康之乱(1127)后,金统治淮河以北与南宋对峙,到 13 世纪初,成吉思汗(太祖)建立的蒙古逐渐强大,太宗继太祖之位后,于 1234 年灭金,后世宗(忽必烈)于 1271 年改国号为元,1279 年灭南宋,统一南北,元的统治从此开始一直延续到 1368 年被明太祖灭亡。

南宋医学是以经验、治方为主的局方医学,而北方金元则由刘完素、张元素、张从正、李杲、朱丹溪等诸家建立了以《素问》的医说和《张仲景方》为基础的新的理论性治疗体系,成为中国医学的一个转折点。这个新的理论性治疗体系称为金元医学,又叫李朱医学。

金元本草也以《大观本草》和《政和本草》为主,同时又由金元医学的创始者们创立了新型的本草。其特征用一句话说,即以《素问》为基础的药理说。最初出现的有成无己的《注解伤寒论》和《伤寒明理论》。

成无己,山东聊城人,出身于儒医世家,性识明敏,博通群书。除此之外,其他情况不明。大定十二年(1172),《注解伤寒论》由王鼎初版,当时无己已去世。据王鼎序云,17 年前相见时,无己住在临潢(内蒙古林西),已是 90 余岁。由此推知,成无己出生在嘉祐、治平年间。据说撰写《注解伤寒论》花了 40 余年。严器之的《明理论》序作于皇统二年(1142),《注解伤寒论》序作于皇统四年,《明理论》比王鼎出版《注解伤寒论》还早 15 年就在邢台出版。因此可以推定二书的著作始于北宋末年。

成无己的特点在于依据《素问》之说给予张仲景治方以理论性解释。有关处方用药的见解,在《明理论》自序中有如下论述:"制方之体十剂,其用七方也。以十剂之体,为七方之用,须以气味为本。寒、热、温、凉四气,因天而生,酸、苦、辛、咸、甘、淡六味,因地而成,一物之中兼具气味、理性,由此治疗可也。""君臣佐使非上、中、下三品之意,治病者君,助君者臣,应臣者使。选相须、相使者,制相畏、相恶者,去相反、相杀者,君臣有序则方道具备。方须一君二臣三佐五使或一君三臣九佐使,多君少臣及多臣少佐则气力不全。君一臣二为小制,君一臣三佐五为中制,君一臣三佐九为大制,君一臣二及君二臣三为奇制,君二臣四及君二臣六为偶制。近者用奇,远者用偶。远近乃身体之远近,外部言之上半身为近,下半身为远,五脏言之,膈上之心、肺为近,膈下之肾、肝为远。近用小方,远用大方。下药不用偶,汗药不用奇。"

金元药理说大体都是取对以上说法的评说补充形式,这里出现的气味、十剂、七方、君臣佐使、畏恶等,都作为基本问题论述。以下概观其大要:

气味:《本经》《别录》药名之后必记气味,可见自古以来就将气味作为药物的重要特性。《本经》有"疗寒以热药,疗热以寒药",《素问》也有类似的文句,可见这是药疗的基本概念。但是,连五味都是暧昧的概念,四气就更不必说了。《本经》和《别录》里也有许多不一致之处,不可能依据这个定治方。因此唐宋以前虽然在概念上信奉气味之说，实际治方则依赖经验。金元以确立理论性治方为宗旨，以气味为药疗之基本，在五味的基础上再加淡味成六味，形成了以《素问》为基础的治方理论。《汤液本草》总结了其主要观点，大要如下："制约药物作用之基本要素为气、味。气乃天之阴阳，以风寒湿暑燥火出现，药物则成寒热温凉四气。温热乃天之阳，寒凉乃天之阴。味即地之阴阳，以生长化收藏出现，药物则成辛、甘、酸、苦、咸、淡六味。辛、甘、淡为地之阳，酸、苦、咸为地之阴。""气味各有厚薄。气厚者为纯阳，发热；气薄者为阳中之阴，发泄。味厚者为纯阴，泄；味薄者为阴中之阳，通。""辛散结润燥，苦燥湿坚软，咸软坚，酸急缓，甘缓急，淡利窍。"

这些观点依据《素问·阴阳应象大论》而来。在这些基本概念的基础上，展开了五脏补泻、升降浮沉、标本阴阳等论述。虽是基于《素问》，但《素问》只是抽象的述说，而金元之说的特点在于配以实际药物使之更为具体。如有关气味厚薄的项目中，《汤液本草》引用李杲《用药法象》，述说如下："味薄者（阴中之阳、风、升、生）：防风、升麻、柴胡、羌活、威灵仙、葛根、独活、细辛、桔梗、白芷等（二〇种）。""味厚者（阴中之阴、寒、沉、藏）：大黄、黄檗、黄芩、黄连、石膏、草龙胆、生地黄、知母、防己、茵陈等（一八种）。""气薄者（阳中之阴、燥、降、收）：茯苓、泽泻、猪苓、滑石、瞿麦、车前子、灯心草、五味子、桑白皮等（二一种）。""气厚者（阳中之阳、热、浮、长）：黑附子、乌头、干生姜、良姜、肉桂、桂皮、草豆蔻、丁香、厚朴等（二〇种）。""本气平、本味咸而兼四气五味者（湿化、成）：黄耆、人参、甘草、当归、熟地黄、半夏、白术、苍术、陈皮、青皮等（二一种）。"

至于以上排列的根据，《汤液本草》没有记载。

十剂：根据作用不同而将药物分为10种。此说最初见于《证类本草》序例，题为"臣禹锡等谨按徐之才《药对》、孙思邈《千金方》、陈藏器《本草拾遗》序例如后"的引文。其记道："宣，去壅者，姜、橘等属此类。通，去滞者，通草、防己等属此类。补，去弱者，人参、羊肉等属此类。泄，去闭者，葶苈、大黄等属此类。轻，去实者，麻黄、葛根等属此类。重，去怯者，磁石、铁粉等属此类。涩，去脱者，牡蛎、龙骨等属此类。滑，去著者，冬葵、榆皮等属此类。燥，去湿者，桑白皮、赤小豆等属此类。湿，去枯者，紫石英、白石英等属此类。"

寇宗奭认为这是陶弘景之说，李时珍认为是徐之才之说，其实二说都不对，这是陈藏器的理论。寇宗奭提出应在此基础上补加寒、热二剂，明代缪希雍则提出应补加升、降二剂。

七方：根据药品数量和作用不同而将处方分为7类即七方。"七方"的名称始于《明理论》，但这种理论来源于《素问·至真要大论》。现概括如下："大方，君一臣三佐九制大者，用于治远方。小方，君一臣二制小者，用于治近方。缓方，气味薄者，用于补上治下。急方，气味厚者，用于补下治下。奇方，君一臣二、君二臣三等为奇制，治近用奇，汗药不用奇。偶方，君二臣四、君三臣六等为偶制，治远用偶，下药不用偶。重方，用奇不去时用偶，此为重方。"

以上七方照文字解释的话，可理解为：大小和奇偶是有关药品数的说法，缓急则根据气味厚薄不同产生的作用差异来划分。关于这个问题有种种说法，王冰认为"奇为古之单方，偶为古之复方，各有大小"。刘完素将大小奇偶等又各细分为两种，缓方分成五种，急方分为四种。张从正又补正。《素问》之说不过是抽象理论，刘完素（《保命集》）使之具体化，从仲景方中引出以下内容，作为奇偶大小之例："奇之小方，小承气汤（三味），调胃承气汤（三味）。奇之大方，大承气汤（四味），抵当汤（四味）。偶之小方，桂枝汤（五味），麻黄汤（四味）。偶之大方，葛根汤（七味），青龙汤（大七味、小八味）。"

上例与奇偶数并不一定相符，因此张从正《儒门事亲》指出："因事制宜而加以增损。"将此看成是为了把仲景方勉强与七方搭配而成较妥。

以成无己为首的金元诸家称重方为复方,刘完素提出有如桂枝二越婢一汤似的,将二方或三方合并的复方,以及如胃风汤似的,分两匀同的复方两种。后世都用复方之名。

总之,金元医学非常重视七方和十剂,这本是根据大小、缓急、奇偶等各不相同的基准来划分的,并非意义上的严密分类。因此正如奇偶中有大小似的,缓急中也可有奇偶大小。

君臣佐使:对此自古有两种说法。其一是《本经》之说,指出"上药为君,中药为臣,下药为佐使"。其二是《素问·至真要大论》之说指出"去病者君,佐君者臣,应臣者使,而非上、中、下三品之意"。成无己赞同后说。又,《本经》序例又云:"药有君臣佐使,以相宣摄。合和宜用一君二臣三佐五使或一君三臣九佐使。"若这是根据三品君臣说而言的话,则有毒之下药太多,这样的处方实际上难以采纳。因而这里的君臣和《素问》的"君一臣二为小制,君一臣三佐五为中制,君一臣三佐九为大制"应是同义。王冰云:"以三品为君臣佐使乃区别善恶名位之道,服饵之道从此法,治病之道则从素问之说。"这样,古来的两种说法《本经》大概都采纳了。论各种药物时,取三品君臣说也无碍大事,徐之才《药对》和甄立言《药性论》等即依此说。但论处方时取三品君臣说则欠妥当,所以金元诸家都从《素问》之说。成无己指定了处方中的君臣,如桂枝汤中桂枝为主(君),芍药和甘草为臣,生姜和大枣为使。李杲则按疾病类别指定君药,指出"主病者君,如治风的防风、治上焦热的黄芩、治中焦热的黄连、治湿的防己、治寒的附子等,都各为其君"。明清诸家也依从这些理论。

七情:配剂的宜忌为七情,又称"畏恶"。前文已言及,《本经》序例记有此说,《本经》各论正文的结尾也有注记。陶弘景根据《药对》做了补充,并加以总结列于序录末尾。《千金要方》曾有引用。据《证类本草》所载,掌禹锡在《药性论》《蜀本》《日华子》诸书中对七情之说做了许多增补,李时珍也在增补和改编后收入《纲目》序例之中。

但是问题在于,实际治疗中是否考虑到了七情。陶弘景曾指出:"今检旧方用药,也有相恶、相反之方。"金元诸家对七情几乎是避而不谈。明代陈嘉谟和李时珍都给七情做了定义,但两者的解释存在若干分歧;而且在明清时代,后来出现的十八反、十九畏的理论比七情之说更为普遍。

成无己之药说主要以处方配剂为对象,而刘完素则扩大到每种药物,这种理论又由张元素—李杲—王好古一门师弟相承,增补修饰,汇集为《汤液本草》。即所谓的金元本草,内容虽与成无己之说相通,但与唐宋本草性质完全不同。最显著的差异在于唐宋本草以药学为主,而金元本草以药理为主,更接近医学。也就是说,唐宋医方是继承六朝传统的经验方,《本草》也以集录药效和究明起源为重点,而不问其作用功能。金元医家以确立理论治方为宗旨,因而作为其理论构成的基础,理所当然致力于解明药物的作用功能。他俩的理论根据是《素问》,为了使《素问》的抽象理论具体化,增补了独自的发明和判断。例如,创立引经说使药物和经络、脏腑联系,统一气味,使药效简洁化等。

虽说金元《本草》和唐宋《本草》性质不同,但两者并非对立的东西,恰恰相反,金元《本草》是在全面肯定唐宋《本草》的基础上立论的。金元诸家对起源问题避而不谈,乃是因为旧《本草》都已涉及,也可能是因为缺乏有关的知识。在药业组织发达的中国,自古以来就很少有亲自采药的医家,因而一般都缺乏有关药物的知识,这是陶弘景、徐之才、孙思邈、苏颂等人都指出过的,金元医家当然也不例外。

除上面所述的金元《本草》之外,元代著作中还有胡仕可的《本草歌括》、忽思慧的《饮膳正要》、吴瑞的《日用本草》、朱震亨的《本草衍义补遗》等,其中富有特色、尤为引人注目的是《饮膳正要》。

八、明清时代的《本草》

洪武元年(1368),明太祖灭元。200 多年后,兴起于满洲的努尔哈赤于万历四年(1616),在赫图阿喇即位,改国号为金。后其子太宗又于崇祯九年(1634)改国号为清。持续了 300 年的明代终于在康熙元年(1662)灭亡,代之而起的清代出现了康熙、乾隆兴盛时期,直到辛亥革命,宣统帝退位,共持续了 300 年。

明代医学是宋代医学和金元医学的综合,《本草》也不例外,《证类本草》特别是《政和本草》受到重视。在明代,《大观本草》只有重修元代宗文书院的无名氏刊本,而《政和本草》有成化四年的山东本为首的众多的版本,《品汇精要》和《本草纲目》也是依此而编成。不过,自明末出现《本草纲目》以后,《证类》便被人遗忘。尤其是在清代,除光绪末年发行的柯氏本《大观本草》外,仅在顺治中用万历版合并补刻一次。

明代意欲取代《证类本草》的本草著作有两部:其一为《本草品汇精要》,其二就是《本草纲目》。

《御制本草品汇精要》,明代太医院院判刘文泰等奉孝宗之旨纂修,于弘治十八年(1505)三月三日进呈的明清唯一的敕撰本草。据御制序可知,其主旨在于删《证类》之繁,去诸家之讹,作医家实用方便的《本草》。卷数正文 42 卷,序目 1 卷。孝宗为明代第一明君,其仁政于本书也能窥见一斑。遗憾的是本书完成不久,当年五月,孝宗驾崩,此书来不及出版刊行,被秘藏于宫中,从明室传入清室。清康熙三十九年(1700),武英殿监造赫世享等人奉圣祖之旨,仿造弘治本的图录(仅是有画之页)的一部分,另由王道纯等校正弘治本文字,同时参照《本草纲目》编成补遗 10 卷,附上《脉诀四音举要》,题为《本草品汇精要续集》进呈。但亦未能出版。民国十二年(1923)中正殿被烧时,弘治本的原本和仿造的画录流入民间,故宫中仅遗存王道纯等人的校正本和续集。

弘治原本仿《永乐大典》的格式,取朱墨杂书形式,用楷书在朱丝栏中每半页书写 8 行,每行 16 字。每种药的开头都附有彩色药图,装帧小巧漂亮,大小仅有《永乐大典》的 1/10,共 36 册。康熙画录比弘治本还小,仅有其 2/10 大小。药图和原本一样是彩图,但文字是纵长的明代印刷体,大字每半页 12 行,每行 16 字,小字双行书写。

流入民间的弘治本全卷和康熙画录 13 册,后归武进陶湘氏,再转北京郭葆昌,郭去世后传入香港。除此以外,罗马国家中央图书馆架藏有一部抄本,1953 年意大利驻香港领事,Bertuccioli 博士(汉名白佐良)曾就此做过详细报告。据说,罗马本被改装成洋装 17 册,于 1877 年藏入罗马图书馆。此前属 19 世纪前叶在中国传教的 Bishop lodorico De Besi 所有,而有关他得此书的经过不明。又第 17 册里有"安乐堂藏书记"印,安乐堂为康熙第 22 个儿子允禄的堂号。白佐良氏比较了罗马本与香港弘治本,指出两者相似,罗马本的书法和绘图稍为粗劣,但都是明代的抄本。罗马本也是楷书,所以很明显不是康熙的画录,而肯定是弘治本的仿抄本,不过年代不明。

以上所说是秘藏本,不为世人所知。民国二十六年王道纯的校正本和续集由上海商务印书馆发行,世人才知有此书存在。上海商务印书馆版没有药图,也看不出朱墨杂书的形式,但可据之略知弘治本的内容。商务印书馆本由首卷、本文、附录及续集构成。《政和本草》的序例只有一部分载在首卷和附录中,看不出旧本原貌。本文与《政和》各论 28 卷相同,其分类、次序都依《政和》原样,卷数增加了 14 卷,共计 42 卷。药品数目在《政和》所收的 1 748 种的基础上,经过新增、新分、新减后约添加 67 种,共计 1 815 种。其中新增品有十几条没有本文,如大风子、秋石等。每种药的本文(大字体)和《政和》大致相同,注释(小字体)部分全部改观,分以下 24 个项目记载:"名,列举别名。苗,原植物的形态、鉴识。地,产地。时,采集时月。收,阴干、暴干、贮藏法。用,药用部位、优劣。质,生药形状。色,生药的色状。味,五味。性,寒热温凉、收散缓坚软。气,厚薄、阴阳、升降。臭,腥、膻、香、臭、朽。主,药效。行,所入的经络。助,佐使药。反,畏恶。制,调整法、用法。治,有关治效的诸家之说。合治,与其他药物配用的治效。禁,禁忌(病症、体质)。代,代用品。忌,配合禁忌。解,解毒能效。赝,赝伪品及其鉴别。"

以上项目并不是所有的药物都具备,一种药大致有不过 10～20 个项目。旧《本草》中也能见到这些事项,但金元诸家的说法较多,因此改动的地方也不少。例如,把自古以来的属于"气"的寒热温凉改为"性",把厚薄阴阳升降归到"气",把所入的经络称为"行"等,这些很明显都是金元的说法。除此之外,金元之说在"治""禁""代"等项目中随处可见。至于其他书的引用则多见于"苗""地""制""治"等项目中,省略很多,而且引自华佗、吴普、徐三才、掌禹锡、沈括、《肘后方》《博济方》等的文句都题以"别录方",其他诸项除"合治"外大都是短文。这些变动,符合御制序提出的对《证类》删繁就简的主旨,也充实了金元的药说,从医家实用的角度来看是方便了许多。但是由于失去了旧《本草》保留古文献的特征,并不能取代《证类本草》。《品汇精要》最受注目的是其中的药图,这些美丽的彩图并不都是写生图,大多是以《政和》图为基础加以粉饰而成。

《本草纲目》,明代世医李时珍的著作。上述敕撰《品汇精要》在明清时代一直被埋没。相反,后来编成的私撰《本草纲目》却取代《证类》,而占据《本草》王座之位。

时珍,字东璧,晚年号濒湖山人。湖北蕲州人,据说祖父和父亲都是名医。时珍出生于正德十三年(1518),自幼爱读医书,成人后继承父业,为贫民治疗。编纂《纲目》时,其医名已闻于千里之外。嘉靖三十年(1554)被推荐到北京太医院,但一年后即辞任,后一度服务于楚王府,又于嘉靖四十年辞任。45 年以后为采药和研究跋涉于湖北、江西、江苏一带。他学习唐慎微,致力于收集单方,向农民、渔民虚心请教,为人治疗不收报酬,而求教单方,并作记录。万历二十一年(1593)去世,终年 76 岁。

关于《纲目》的编撰,序例有云:"始于嘉靖壬子,终于万历戊寅,曾三易其稿。"所以大概是嘉靖三十一年(1552)35 岁时着手编撰,26 年后的万历六年(1578)61 岁时大致完成。书虽完成,却难于出版。万历七年时珍曾去南京寻找出版者,未达到目的。据万历十八年王世贞序言云,时珍去南京弇山园拜访世贞,停留数日,以《纲目》稿本相示,请世贞为序。可以推测,胡承龙着手刊刻也在这一年,到万历二十一年出版时,时珍已去世了。他生前是否见到过成本还是个疑问。但他似乎曾有意将此书进献朝廷,并亲草遗表。因而才有二十四年次子建元疏呈刊本给神宗的事情。第二版江西本于万历三十一年(1603)发行。其后除在中国、日本多次发行出版外,还被译成英、法、德等多种语言出版,成为世界性的名著。

《纲目》虽也以《政和本草》为基础,但内容几乎全面改观。其整体结构各版本略有差异,初版的金陵本分为序目(王世贞序、辑书姓氏、药图、总目),卷一、二(序例),卷三、四(百病主治),卷五～五十二各论。序例载有《政和》之文和金元之说,后者引用较多,《政和》的原貌几乎看不出来。各论的形式和内容完全不同于《政和》。首先,药品分类和陶弘景以后的诸本一样将所有药品依自然分类,大致分成为金石、草木、鸟兽等各部,但是废除了各部内的三品分类,而采用其他方式分门别类。凡例中的"以十六部为纲,六十类为目,以各类从之",即指此。但总目云"计一十六部、六十二类",两者不统一。有关各种药物,先举药名和出典,然后根据内容分成释名、集解、正误、修治、气味、主治、发明、附方八项。这八项并非所有的药物里都有记载。这种分项记载的方式和《品汇精要》相同,是为了便于披阅。不过古人之文因而被节略、篡改,几乎无法辨出其原貌,由此遭到书志学者的非议。孙星衍、多纪元坚、森立之诸家都批评此书,中尾博士也认为此书无用,上海自然科学研究所里一部也未收藏。这种不信任是很自然的,这也是《纲目》无法取代《证类》的原因。不过并不能由此而全面否定《纲目》的价值。清代的本草特别受到注目的是《本草纲目拾遗》,还有虽不是本草,但作为汉药研究资料而受到重视的《植物名物图考》。

《本草纲目拾遗》,赵学敏以拾《纲目》之遗,正《纲目》之误为目的,共 10 卷,是清代唯一真正的《本草》。学敏,字恕轩,浙江钱塘人。其父无嗣,在京口遇奇人,经指点多行善即能得子。在江苏下砂为盐务官时施行善政,任福建永春司马时遂得学敏和昆季二子。其父为培养二人一成儒者,一成医家,幼时即教读经书、《素问》《难经》《伤寒论》等书。并在自家的养素园中设栽药圃,让学敏和昆季寝食其中。学敏博览群书,凡星历、医卜、方技有所得即抄录收集,笔记达数千卷。著书有《医林集腋》《养素园传信方》《祝田录验》《囊露集》《本草话》《串雅》《花药小名录》《升降秘要》《摄生闲览》《药性元解》《药性备考》《本草纲目拾遗》等共 100 卷,总名为《利济十二种》,并于乾隆三十五年(1770)自撰总序。

《拾遗》自序作于乾隆三十年(1765),同治十年(1871)张应昌的跋文指出,《利济十二种》皆未刻,嘉庆末年的传抄本仅剩此编和《串雅》两种,其他 10 种均已失传。而且各种药品论列颠倒错乱,层次不清,因此借杭医连翁楚珍藏的初稿本校正之。由此可推定同治本为初版。当时似乎很少流传,《四库全书》也未收录,《医籍考》也言"未见"。但光绪张绍棠本以后的《本草纲目》中,有许多是《拾遗》翻版本,还发行了单行本。

《拾遗》在凡例和总目之后有"正误",纠正《纲目》之误。各论 10 卷的药品分类大体与《纲目》相同,但去掉了人部,增加了花和藤 2 部,不分金石,共计 18 部。药品总数有正条品 716 种,附条品 255 种。正条品中包含有许多至今中国常用的药品,如于术、藏红花、金果榄、紫草茸、夏草冬虫、千年健、万年春、建神曲、枫果、鸡血藤胶、匕金藤、藤黄、化州橘红、胖大海、吕宋果、鸦胆子、番打马、乌金纸、龙涎香等。各种药物记载,繁简不一,除自己的主张外也有许多其他书的引文,内容涉及产地、药效、治验等方面。尤为引人注目的是起源、鉴识等有关物性的具体记载丰富。凡例云,草药类最广,因诸家之说不一,予不敢深信。《百草镜》所收最详,兹集也取一二,曾植园圃试验之,否则则省略以免欺世,可见所载都经过慎重的审核。《百草镜》为其弟昆季所撰,书中常引用之。《百草镜》虽未见传存,但由上述可知,昆季也和其兄一样精通药物。

《植物名实图考》,吴其濬著的植物书,由图考 38 卷,长编 22 卷构成。其濬,字瀹斋、号雩娄农。河南固始人,出身于历代官宦之家,祖父延瑞,父亲烜,兄长其彦均进士出身。其濬本人为嘉庆二十二年(1817)状元,授为翰林院修撰,后历任湖北、江西学政,兵部、户部侍郎,道光二十年(1840)任湖广总督,后更湖南、浙江、云南、贵州、福建等省巡抚或总督,最后于道光二十五年(1845)八月任山西巡抚兼盐政官,同年十二月因病辞任,不久去世,谥赠太子太保。

《名实图考》有著者亲眼目睹的 1 714 种植物图解,《长编》涉及的植物达 838 种,除《本草》外,还集录了诸家之说,并补充了自己的主张。其对象不仅限于药物,还涉及所有的植物。著者历任各地要员,接触到实物即写生记载下来,所以成为研究中国植物的可靠资料。E. Bretschneider 很早就认识到其价值,在1870年出版的论文集的编后中就附有从此书里选择的蜀黍、粱、薯蓣等八幅图。又光绪十一年发行的张绍棠本《本草纲目》的药图,也曾据此书进行了修改。

《植物名实图考》在著者去世后的道光二十八年(1848),由陆应谷在山西省太原初次发行,接着光绪六年(1880)山西巡抚葆芝苓命山西濬文书局补刻再版。民国八年(1919)山西督军阎锡山又命山西书局补刻重印,同年由商务印书馆排版发行。商务印书馆曾在1957年再版《图考》,1959年再版《长编》,并在《图考》中附上植物名、人名、地名、书名的索引。最近,世界书局也出版了此书。在日本,明治二〇年曾由奎文堂出版《图考》和《长编》的合刊本,此版本民国四年云南图书馆曾有翻印。

除上述诸书之外,明清出现了数量繁多的《本草》,根据内容不同,大致分为以下三种。

第一,以实用为宗旨的本草。明清本草大多属于此类。《证类》和《纲目》是基本的典籍,但卷帙浩瀚,而且含有许多稀用品,医家日常阅读非常不便。因此有必要精选对于治疗极其重要的药品,编撰简明扼要记载其药效要点的《本草》。以此为主旨编撰的著作有在《纲目》以前出现的徐用诚《本草发挥》、王纶《本草集要》、汪机《本草会编》、薛己《本草约言》、陈嘉谟《本草蒙筌》等,还有在《纲目》以后出现的李中梓《本草通元》、李中立《本草原始》、倪朱谟《本草汇言》、顾元交《本草汇笺》、沈穆《本草洞筌》、汪昂《本草备要》、陈士铎《本草新编》、吴仪洛《本草从新》等。这些书的内容当然各有相异之处,但有一个共同特点就是都采纳了金元的药说。序论部分几乎载满了金元的药说,不仅如此,各论中每种药品的开头部分也有许多类似下述的列举药性的文字。如:"人参,君,味甘,气温微寒,气味俱轻,阳也,阳中微阴,无毒(《本草集要》)。人参,味甘,气温微寒,无毒,阳中微阴,可升可降(《本草约言》)。人参,味甘,气温微寒,气味俱轻,升也,阳也,阳中微阴,无毒(《本草蒙筌》)。人参,味甘微苦,气温,无毒,入肺脾二经(《本草汇言》)。"

这些相当于《证类》中的"人参,味甘微寒,微温无毒",也就是说,轻重、阴阳、升降、入经等本来始于金元的观点,明清《本草》把它们和古来的气味一样作为基本药性。每种药的正文中,明代《本草》有些像《证类》一样列举药效,但没有药理性的说明;而清代的《本草》则几乎都以药理为主体,另外有一些关于产地、良否、修治等的记载,有关起源却论述得极少。简而言之,明初的《本草》是在宋代《本草》的基础上增加了金元的药说。随着时间的推移,宋代《本草》的影响逐渐减少,到清代几乎都随金元之说。这种变化从实用《本草》中也可窥见一斑。

第二,以药理为主的《本草》。这类《本草》特别是从明末开始出现了很多。如张三锡《本草选》、郭佩兰《本草汇》等。重视药理学说的趋势加深了对本草原典《神农本草》的关心,明末以后出现了许多以注释《本经》的形式论述药理的《本草》。明代缪希雍《神农本草经疏》成为其先驱。清代叶桂《本草经解要》、徐大椿《神农本草百种录》、张璐《本经逢原》、吴世铠《本草经疏辑要》、邹澍《本草经疏》、姜国伊《本草经释》等都属于此类。

以上诸书意欲以金元流派的药理说解释《本草经》所记的药效,这从缪希雍的自序中可见。自序中有"言其然,而不言其所以然",表明了对旧《本草》的不满。

第三,是《神农本草》的复原本。最先着手的是明末的卢复,清代孙星衍和其弟子冯翼、顾观光、姜国伊、黄奭、王闿运等都各作有辑本。日本的森立之也继《集注本草》后,复原了《神农本草经》。

以上诸本各有千秋,就药品分类来说,卢本、顾本、姜本三者依据《本草纲目》的"神农本草经目录",孙本、黄本、王本三者依据《证类本草》,森本则在《证类》分类的基础上加上了独自的修订。

另外三品的分类诸本都与《新修本草》有很大的不同。

这些复原本的出现,当然都源于药理说流行风潮,而孙星衍、王闿运等著名儒家参与复原本的编辑,表明与考据学也有很大关系。陆心源出版《本草衍义》,柯逢时影印《大观本草》和《本草衍义》,这些与其说是药物学,还不如说是从考据学的立场撰述的。

概括地说,明初本草以《证类》特别是《政和本草》为主流,在此基础上再加进金元的药理说。明末出现《本草纲目》后,对《证类》的关心减弱,药理论极其繁荣,后又向古本草的复原发展,不久出现了重新评价《证类本草》的趋势。

如上所述,明清本草随着时间推移,金元派的色彩愈浓,和宋以前的本草性质上有很大差异,《本草纲目》《纲目拾遗》《名实图考》等自不必说,其他诸书中也载有许多重要记录,它们大多成为近世汉药研究的宝贵资料。

九、结论

以上就中国古代至明清各代的《本草》做了概述。要而言之,中国《本草》历史可划分为四个时期:一先秦时代,又可称为前《本草》时代;二汉晋时代,即《本草》的创始期;三陶弘景校定《本草》至《证类本草》,即《本草》的隆盛期;四金元以后,以药理说为主。

初期的《本草》只集录了古代流传下来的药效。汉晋时代,制药技术特别发展,药业组织也大为发达,药物交流可在全国进行,因此有关药物起源、真伪优劣鉴别等就成为研究课题。这些问题自古就有议论,而陶弘景以后的唐宋诸家最为关注。至于金元诸家,则专注于药理之说,明清也将重点放在药理说,因此金元以后的《本草》性质上和唐宋《本草》有明显差异。

这些时代性的特征很明了,但只不过是概括性的,并非所有《本草》都这样。例如,唐宋《本草》中也有像《药性论》《日华子》那样仅罗列药效的著作;还有像掌禹锡、唐慎微的著作,只集录其他书籍却看不到编者的主张。与此相反,在明清有像李时珍、赵学敏的著作,对实物做了具体详细的观察记载。也就是说,虽都是《本草》,但根据著者的涵养、爱好不同,其内容也千差万别,不能光以时代不同来衡量。唐宋《本草》中看不到药理说的论述,无疑药理说起源于北宋医书校刊的影响;而金元以后的《本草》中接触起源问题的很少,这是因为金元《本草》的著者大都是临床医家,缺乏这方面的知识。也就是说,解决这些问题需要对实物的长期研究,而在临床治疗的闲暇通晓这些是非常困难的。以陶弘景为首,苏敬、陈藏器、马志、苏颂、寇宗奭等论述过起源问题的人都是道家或官吏,而并不以医为职业。当然并不是没有医家对此寄予过关心,韩保升、陈承就很关心这个问题。李时珍身为世医,编撰《纲目》后就沉心钻研起源问题,赵学敏也是如此。

《本草》内容根据时代、著者不同而不同,但是都以药物为对象。离开药物作为博物学发展而来的日本的本草学,当然不同于中国本草。类似的例子在中国有吴其濬的《植物名实图考》,还有许多有关花谱等种植的书,这些都不能称为《本草》。因为《本草》说到底是关于药物的书。

本想接着再叙述本草内容的变迁,并概述其对日本的影响,但由于篇幅关系,只好作罢。有关前一个问题在《本草概论》里有详细论述,后一个问题曾归纳在《中国本草的传入及其影响》里,请参考。以上所述虽然无法满足"从临床的观点出发"这一期望,但如能对利用本草略有助益,也就是笔者的莫大荣幸了。

(冈西为人著,魏小明译,《汉方的临床》,1971 年第 18 卷第 4—5 号)

炼丹术与《本草经集注》中的矿物知识

在本草学发展史上,《本草经集注》(以下简称《集注》)是一部影响深远的著作,此后,唐《新修本草》、宋《证类本草》等著名本草著作的编撰均以《集注》为蓝本。《集注》之所以能够取得如此巨大的成功,固然与陶弘景深厚的医药学知识有直接关系,但除此以外,他精通道教药物知识也是一个关键因素。与晋代兼通医道的葛洪不同,陶弘景在医、道融摄的道路上走得更远。葛洪在弘扬金丹的同时十分强调医药学的重要性,但总体而言,炼丹术与医药在葛洪眼里是两种不同的知识体系,炼丹术的很多重要药物知识并未被葛洪及时吸收到医药学中。然而在《集注》中,陶弘景将医药学与道教的药物学知识紧密结合在一起,大量援道入医,大大丰富了本草学的内容。这种医、道融摄的本草著作编撰方式,对后世的本草著作产生重要影响,陶弘景是古代医、道融摄的主要代表之一。《集注》中道教内容非常丰富,限于篇幅,本文主要就炼丹术与《集注》中矿物知识的关系进行讨论。

一、《本草经集注》的学术背景

陶弘景(456—536),出生于刘宋之季,一生历宋、齐、梁三朝十三帝。正如南朝变幻莫测的政治风云一样,陶弘景的人生经历同样坎坎坷坷,表面威高望重的"山中宰相",其一生实则辗转于风口浪尖之上,即便在知识背景上他也要较葛洪复杂得多,与儒、道、医、佛四事均有深厚渊源。陶弘景身前身后传记资料非常丰富,《梁书》《南史》皆有其传,其他如齐谢瀹《陶先生小传》、陶朔《华阳隐居先生本起录》,梁萧纶《隐居贞白先生陶君碑》、简文帝《华阳陶先生墓志铭》,唐李渤《梁茅山贞白先生传》,宋贾篙《华阳陶隐居内传》,以及元刘大彬《茅山志》、张雨《玄品录》的相关记载等。陶弘景先辈大多世代为官,据《华阳隐居先生本起录》记载:"(弘景)七世祖濬,交州刺史璜之弟,仕吴为镇南将军,封句容侯,食邑二千户,与孙皓俱降晋,拜议郎、散骑常侍、尚书。六世祖谟,濬第三子,永嘉中为东海王越司马,领屯军随王出许昌。因败,仍复过江,为大将军王敦参军。敦为丞相,转军咨祭酒……高祖毗,有理识,器干高奇,以文被黜,不肯游宦,州郡辟命并不就,后板授南安正佐,亦不起。元兴三年卒。曾祖兴公,多才艺,巨营产殖,举郡功曹,察孝廉,除广晋县令,义熙二年卒。祖隆,身长七尺五寸,美姿状,有气力,便鞍马,善骑射,好学,读书善写,兼解药性,常行拯救之务。行参征南中郎军事,侍从宋孝武伐逆有功,封晋安侯,除正佐,固辞……父讳贞宝,字国重,司徒建安王刘休仁辟为侍郎,迁南台侍御史,除江下孝昌相。亦闲骑射,善藁隶书。家贫,以写经为业,一纸直价四十,书体以羊欣、萧思话法。深解药术,博涉子史,好文章,美风仪……"

陶家后来尽管渐趋衰败,至弘景之父陶贞宝时,甚至窘迫到以写经为生,但陶贞宝的骨子里仍然浸透着仕宦的血液,不仅自己与萧思话、王钊、刘秉等权贵一时者交游周旋,且着意栽培陶弘景入上流社会。陶贞宝与时任司徒左长史的王钊交游颇深,遂推荐陶弘景为钊子"侍读博士"。后来王钊失势,陶贞宝又转投刘秉,可惜刘秉等人由于政变失败,陶弘景受到牵连,前途断送。这些情况足以表现出陶贞宝的思想倾向以及他对陶弘景的培养方向,那就是如同儒家,追求修身、齐家、治国、平天下。对陶弘景而言，尽管有记载说他早有遁世之心，如《梁书》卷五十一《处士·陶弘景》云："年十岁，得葛洪《神仙传》，昼夜研寻，便有养生之志。谓人曰：'仰青云，睹白日，不觉为远矣。'"至宋贾嵩《华阳陶隐居内传》则更为神奇："八九岁时读书千余卷，颇善属文。读葛稚川《神仙传》见淮南八公事，夜抱卷与寝，乃曰：攀青云白日，其何云远。繇是耽重信悟，宿然有方外之志矣。神表孤迈，肤色皙泽，每出，路人辄聚观，咸曰：陶朗是玉京中落仙。乃执羽扇以自障蔽，虽冬月不除。"但这些记载有事后追溯之嫌，实际上陶弘景隐居背后有非常复杂的现实困境，与其在官场上长期抑郁不得志不无关系。

不过对《集注》而言，陶弘景的医学传承远较其儒家传统重要。自其祖隆"兼解药性"、父贞宝"深解药术"，至陶弘景时习医已有三代，也就是说陶弘景最初的医学知识应来自其祖、父传承下来的医术而非道教，他在《集注·序录》中一段表白很清楚地说明了这一点：晋时有一才情人，欲刊正《周易》及诸药方，先与祖纳共论，祖云："辩释经典，纵有异同，不足以伤风教，药小小不达，便寿夭所由，则后人受弊不少，何可轻以裁断。"祖公此言，可为仁识，足为水镜。《论语》云："人而无恒，不可以作巫、医。"明此二法，不得以权饰妄造。所以医不三世，不服其药……余祖世以来，务敦方药，本有《范汪方》一部，斟酌详用，多获其效。内护家门，傍及亲族。其有虚心告请者，不限贵贱，皆摩踵救之。凡所救活，数百千人。自余投缨宅岭，犹不忘此。日夜玩味，恒觉欣欣。今撰此三卷，并《效验方》五卷，又《补阙葛氏肘后》三卷，盖欲永嗣善业，令诸子侄，弗敢失坠，可以辅身济物者，孰复是先（文中《本草经》原文皆引自北京人民卫生出版社 1994 年版陶弘景撰，尚志均、尚元胜辑校《本草经集注》）。

陶弘景极力强调用药之慎正是他三世以来医家精神的体现，撰写诸药方也主要是家学影响。由此而论，陶弘景对《神农本草经》的注意首先在于其医家身份，并非隐居之后才有此意，因而对"隐居先生，在乎茅山岩岭之上，以吐纳余暇，颇游意方技，览本草药性，以为尽圣人之心，故撰而论之"的表白应当全面地来理解。

陶弘景的道教背景及活动研究成果很多，这里不再讨论，唯于丹炉一事必须辨明。今人多谓陶弘景为"炼丹家"，这并非空穴来风。《南史》卷七十六《隐逸·陶弘景》云："弘景既得神符秘诀，以为神丹可成，而苦无药物。帝给黄金、朱砂、曾青、雄黄等。后合飞丹，色如霜雪，服之体轻。及帝服飞丹有验，益敬重之。"陶弘景在萧梁时期确实有着长达 20 多年的炼丹实践，而且著有《合丹药诸法式节度》一卷、《集金丹药白要方》一卷、《服云母诸石药消化三十六水法》一卷等炼丹著作。然而诸多史料及研究表明，陶弘景炼丹实际上出于梁武帝的压力而被迫行事，他原本对炼丹并不十分精通，本人也不相信服食金丹后能够白日升天。当然，强调这一点并不会贬低陶弘景在《集注》中从医学角度对炼丹矿物及仙经服食知识所进行的融摄。至于陶弘景皈依佛教一事不仅违其本愿，更在《集注》成书之后，因而不再细究其中原委。

陶弘景的复杂知识背景特别是医、道思想在《集注》中得以充分体现。早在汉代《神农本草经》中即包含有大量神仙服食知识，这与当时本草学发展尚不成熟有关。汉代以降，本草学发展迅速，先后出现多种本草著作，但直到陶弘景时才首次有意识地大量援引道教内容进入本草著作，《集注·序录》对这种编撰方式有明确说明："今辄苞综诸经，研括烦省，以《神农本经》三品，合三百六十五为主，又进名医副品，亦三百六十五，合七百卅种。精粗皆取，无复遗落，分别科条，区畛物类，兼注言名世用，土地所出，及仙经道术所须，并此序录，合为三卷。"

陶弘景之所以重视仙经道术知识，是因为在他看来，道与医实殊途同归，甚至道术更有超越俗医之处："道经、仙方、服食、断谷、延年、却老，乃至飞丹转石之奇，云腾羽化之妙，莫不以药导为先。用药之理，又一同本草，但制御之途，小异世法。犹如粱、肉，主于济命，华夷禽兽，皆共仰资。其为主理即同，其为性灵则异耳。大略所用不多，远至廿余物，或单行数种，便致大益，是其深练岁积。即本草所云久服之效，不如世人微觉便止。故能臻其所极，以致遐龄，岂但充体愈疾而已哉！"

固然陶弘景是一个道士，但其医学知识主要来源于医而非道，也即他的医学思想应当是以医为主，以道为辅，这一点需要有正确认识，因而他的以道为辅绝非无理性的教徒呓语。《本经》"凡欲疗病"一段下面的案语很好地体现了这一点："仓公有言：病不肯服药，一死也；信巫不信医，二死也……精神者，本宅身为用。身既受邪，精神亦乱。神既乱矣，则鬼灵斯入，鬼力渐强，神守稍弱，岂得不至于死乎……但病亦别有先从鬼神来者，则宜以祈祷祛之，虽曰可祛，犹因药疗致益……大都鬼神之害人多端，疾病之源唯一种，盖有轻重者尔。《真诰》言：'常不能慎事上者，自致百疴，而怨咎于神灵；当风卧湿，反责他于失福，皆是痴人也。'云慎事上者，谓举动之事，必皆慎思；饮食、男女，最为百疴之本。致使虚损内起，风湿外侵，以共成其害，如此岂得关于神明乎？唯当勤药治为理耳。"

综上所述，《集注》的编撰遵循了一种在今天看来仍不失之为严谨的学术态度，正是这种严谨，使得它的学术理路被以唐《新修本草》及宋《证类本草》为代表的唐宋时期一系列本草著作所继承。

二、《本草经集注》中的矿物药

《神农本草经》载录矿物药 50 种，《集注》中共载录矿物药 96 种，其中玉石部 70 种（黑体字为《神农本草经》内容）：**玉屑**、**玉泉**、**丹沙**、**水银**、**空青**、**曾青**、**白青**、扁青、**石胆**、**云母**、**朴消**、**消石**、**矾石**、**芒消**、**滑石**、**紫石英**、**白石英**、**五色石脂**、青石脂、**赤石脂**、黄石脂、白石脂、黑石脂、**太一禹余粮**、**禹余粮**（以上上品）；金屑、银屑、**雄黄**、**雌黄**、**石钟乳**、殷孽、孔公孽、石脑、**石流黄**、**磁石**、**凝水石**、**石膏**、**阳起石**、玄石、**理石**、**长石**、绿青、**铁落**、**铁**、**生铁**、**钢铁**、**铁精**、**铅丹**（以上中品）；**青琅玕**、肤青、**矾石**、**方解石**、苍石、土阴孽、**代赭**、**卤碱**、**戎盐**、**大盐**、特生矾石、**白垩**、粉锡、**锡铜镜鼻**、铜弩牙、金牙、**石灰**、**冬灰**、锻灶灰、伏龙肝、东壁土、半天河、地浆（以上下品）。有名无实部 26 种，有：青玉、白玉髓、玉英、璧玉、合玉石、紫石华、白石华、黑石华、黄石华、厉石华、石肺、石肝、石脾、石肾、封石、陵石、碧石青、遂石、白肌石、龙石膏、五羽石、石流青、石流赤、石耆、紫加石、终石，占全部药的13%多，较《本草经》多出一倍。

《集注》对每种药均有详细注解，其中多引"仙经"内容，或与医家比较，或补医家不足。"仙经"一般包括服食与炼丹两类内容，如服食内容：玉屑，《仙经》服谷玉，有捣如米粒，乃以苦酒辈，消令如泥，亦有合为浆者。

玉泉，炼服之法，亦应依《仙经》服玉法，水屑随宜，虽曰性平，而服玉者亦多乃发热，如寒食散状。禹余粮，《仙经》服食用之。

炼丹（包括黄白）内容：丹沙，炼饵之法，备载《仙方》，最为长生之宝。水银，还复为丹，事出《仙经》。矾石，《仙经》丹饵之，丹方亦用。雄黄，炼服雄黄法，皆在《仙经》中，以铜为金，亦出《黄白术》中。雌黄，《仙经》无单服法，唯以合丹沙、雄黄共飞炼为丹耳。石流黄，《仙经》颇用之。所化奇物，并是《黄白术》及合丹法。

服食、炼丹同时出现者：金屑，《仙经》以酉盂、蜜及猪肪、牡荆、酒辈炼饵柔软，服之神仙。亦以合水银作丹沙。

由此可见，陶弘景所谓"仙经"实际上是他所参考的道书、仙经、服食、断谷等道教资料的统称，而非一部完整的书，其内容则包括服食与炼丹，今辑本引文一律加书名号是不确切的。此外，学者们对《集注》成书以前是否存在一部《名医别录》的著作有不同意见，从"仙经"这个例子或许能够得到一点启发。陶弘景所引《仙经》内容对医家药物学知识的补充可以从三个方面来说明。

首先是药物性状种类及鉴别方法等。仙经中多有较医家本草更为详尽的药物性状描述，陶弘景多以仙经内容补医家之不足，如云母医家与仙经比较：**《本草经》与《别录》，一名云珠，色多赤。一名云华，五色具。一名云英，色多青。一名云液，色多白。一名云砂，色青黄。一名磷石，色正白。**（黑体字部分为《神农本草经》原文）《抱朴子内篇》，云母有五种，而人多不能分别也。法当举以向日，看其色，详占视之，乃可知耳。正尔于阴地视之，不见其杂色也。五色并具而多青者名云英，宜以春服之。五色并具而多赤者名云珠，宜以夏服之。五色并具而多白者名云液，宜以秋服之。五色并具而多黑者名云母，宜以冬服之。但有青黄二色者名云砂，宜以夏服之。晶晶纯白名磷石，可以四时长服之也。《集注》，案《仙经》云母乃有八种，向日视之，色青白多黑者名云母，色黄白多青名云英，色青黄多赤名云珠，如冰露乍黄乍白名云砂，黄白晶晶名云液，皎然纯白明澈名磷石，此六种并好服，而各有时月；其黯黯纯黑，有文斑斑如铁者，名云胆，色杂黑而强肥者名地涿，此二种并不可服。

比较可以看出，《本草经》笼统认为云母别名有五，自《别录》始以色别，葛洪引仙经已知 5 种云母详细鉴别方法，而陶弘景更引仙经识辨云母有 8 种之多。类似情况亦可见丹砂、空青、曾青、石胆等。

其次是药物产地。由于炼丹药物的产地要求非常严格，仙经所记产地常较医家为广，陶弘景注解时增加的产地往往不言明所据资料，但偶尔亦有透露，如丹沙（砂）条陶弘景云：世医皆别取武都仇池雄黄夹雌黄者，名为丹沙。方家亦往往俱用，此为谬矣……《仙经》亦用越沙，即出广州临漳者，此二处并好，唯须光明莹澈为佳。

第三，即药物的炮炙方法。服食与炼丹对药物的使用、炮炙等方法较之世医多有独特之处，也就是陶弘景所说的"但制御之途，小异世法"，这部分内容陶弘景补充较多，如：玉屑，《仙经》服谷玉，有捣如米粒，乃以苦酒辈，消令如泥，亦有合为浆者。金屑，《仙经》以酉盂、蜜及猪肪、牡荆、酒辈炼饵柔软。

从以上三个方面，陶弘景对一些服食炼丹经常使用的药物如丹砂、雄黄、雌黄、石胆、太一禹余粮、石硫黄等援道入医者较多，艾素珍曾对《集注》所涉及的矿物学知识有较详细的讨论，唯没有指出陶弘景的知识很多内容来自《仙经》，这一点需要注意。除此之外，陶弘景对药物的应用范围多有注明，不少一般仅用于《仙经》中，因而这部分药物知识当主要来自《仙经》，计有：空青、曾青、白青、石胆、金屑、银屑、石脑、磁石、阳起石、理石、铅丹、代赭、卤碱、紫加石等。

三、余论

由上分析我们可以看出，在《本草经集注》中陶弘景将道教尤其是炼丹术的知识很好地融合进医药学中,从而大大丰富了矿物本草知识,在援道入医方面做出了重要贡献。虽然早在汉代《神农本草经》中就吸收了许多神仙服食内容,但有意识地将道经知识融入本草学中,陶弘景则是一个开拓者。这种模式由于行之有效,其后被许多本草学家接受,如唐《新修本草》虽为官修且非道士所为,但它却完全容纳了《集注》内容。有唐代是炼丹术发展的鼎盛时期,炼丹家们积累的大量矿物药知识在宋代本草学中被广泛吸纳,无论宋初由道士马志等主撰的《开宝本草》,还是唐慎微所撰《证类本草》均大量采用道经内容。当然,宋代由于《道藏》的编撰,本草学家援道入医在利用道教资料时应当没有太大的困难。然而在六朝时期,丹经、仙方等大多处于保密状态,流行范围较小,非道士往往难以尽知,在这种情况下,陶弘景所取得的成就格外令人钦佩。

(韩吉绍,《南京中医药大学学报》(社会科学版),2009 年第 10 卷第 1 期)

常山:一个"新"抗疟药的诞生

1960 年美国科学促进会(American Association for the Advancement of Science)的一场讨论会中,有与会者提到:"药理学在中国占有极重要的地位,它被重视的程度,大概是世界上任何国家都无法相提并论的。"药理学在中国之所以如此受重视,主要是源自中国政府积极提倡传统中医药。虽然中国十分自豪于他们对中医的支持政策,不过早在 1949 年之前,在中西医论争正盛的那个年代,政府便已开始积极支助中药的科学研究了[1]。在当时的西医师与进步知识分子的眼中,传统中医不但违反科学,而且对于推广公共卫生与建立国家医政体系都构成严重的妨碍。因此在 1929 年举行的第一届国家公共卫生会议中,17 位与会代表(均为西医师)无异议通过了禁止中医师执业的提案。为了挡下这项攸关中医存亡的提案,1929 年 3 月 17 日,原本少有组织的传统中医,发动全国性的"国医运动",并在上海集结举行大规模示威。值得注意的是,虽然西医师们要求全面废除中医,但他们却对中药另眼相看,认为不当把中药与其他传统中医的组成要素混为一谈。为了号召那些对中药信任已深乃至利害相关的人,西医师提出了"国产药物的科学研究"。这个研究计划名称里的两个主要词汇都富有深意。首先,"国产药物"这个名称是要与"中药"做出对比,"国产药物"刻意地排除与"中"的关联,意味着所谓的"中药"不过是碰巧生长于中国的植物,它们的使用方式和中医理论没有任何有意义的关联,所以当正名为"国产药物"。其次,虽然没有人阐明何谓"科学研究",但受西方训练的科学家们却不断宣称"只有科学家才能对

---

[1] 这里笔者所指称的"西"医与"中"医师,究竟是什么意思。本文中,"西"医生指的是那些曾接受西方医学教育的华人,所以并不包括为数甚多的在华外国医师与医疗传教士。值得一提的是,到国外接受教育的西医师里,相当多人在日本接受较短期的现代医疗训练。与西医相较之下,要界定"中医师"更为不易。首先,在 1929 年之前,中医的执业者并没有任何全国性的组织或团体;其次,系统化、标准化中医课程也才刚刚起步,更谈不上资格审查,因此在这段时间,想要成为中医师几乎没有什么进入门槛可言。因此这篇文章里出现的"中医师",是广泛地指称那些以传统中医为行医内容、不曾接受正式西方医学训练的医生。关于这两群医师团体的在中西医论争中逐渐成形的过程,请参考拙著 *Scientific Group Formation in the Field of the State: Chinese Medical Revolution Versus National Medicine Movement*。或笔者博士论文的第 3 章,Sean Hsiang-lin LEI, *When Chinese Medicine Encountered the State* (Ph. D. Dissertation, University of Chicago, 1999)。

国产药物进行科学研究"。在当时这个主张听来像是一个不证自明的真理,完全没有商榷的余地。简言之,这个研究纲领一方面宣告科学训练是这项计划参与者的必备资格[①],另一方面又断言如果这项计划到最后确有所获,成果也和中医理论毫无关系。

1940 年代发现抗疟新药常山的历史过程,正是一个检视"国产药物的科学研究"这个计划的绝佳窗口。不同于一般完全由西医师所主导的"国产药物的科学研究",常山治疟这个发现却是由中医的重要支持者陈果夫所率先推动、详细记录,并大力支持的。从陈果夫(1892—1951)的视角来追溯这段确认常山疗效的历史,笔者将说明,常山——以及所有其他的中药——并不是直接取自大自然、原始而未经加工的素朴物料,而是由中医的社会技术网络(social-technical network)所支撑,以实作(practice)为基础,经过反复构思、分类、加工改造而成的物件[②]。换言之,在本草典籍中留名千载的常山与 20 世纪才在中国新发现的铀矿两者性质完全不同,然而我们却常不假思索地把它们等同为自然物。这个差别清楚地表现在发现常山疗效的过程中:所谓的"发现"并不是揭开布幕、彰显布幕下独立自存的自然物或事实,虽然英文中的发现(discovery)所蕴含的正是这种"去"(dis)"遮蔽"(cover)的一个动作。相反地,发现常山疗效涉及一个再网络化(re-networking)的过程,也就是将中药从其传统的社会技术网络中剥离、孤立,而后转而被吸收、同化至西医的社会技术网络之中。

如果这个成功的案例近乎一个再网络化的过程的话,一连串的问题也随而滋生。首先,我们如何能忽视使常山得以存在的传统网络呢? 一旦正视这些传统网络,我们又如何能而将中药视为自然界的草根树皮呢? 其次,西医如何能够独揽中药的研究呢? 他们如何(又为何)阻止中医师参与甚至主导这个计划呢? 第三,既然西医对中药的安全性与有效性不抱信任,他们

---

① 笔者所谓"科学资格"的概念,是借自 Pierre Bourdieu 对于科学场域(scientific field)的分析。如同 Bourdieu 所指出的:"科学场域是斗争的所在,其中竞逐的标的就是……对科学资格(scientific competence)的垄断。它的意思是,某个特定行动者在科学事务上拥有为社会所认可的、具合法性的(即,被赋予权力而且具有权威性)发言与行动能力。"(强调处与括号为原著所加)

　　在这个意义下,这篇文章的关切点就在于中医师奋斗争取他们在中药研究上的"科学资格"的历史。见 Pierre Bourdieu, *The Specificity of the Scientific Field and the Social Conditions of the Progress of Reason*, *Social Science Information*, 1975(14): 19-47,特别是 P19。

② 此处的社会技术网络(social-technical network)的概念,是借自法国的科技研究学者拉图(Bruno Latour)的核心创见。在全文开展的过程中,随着这个网络中各种元素依序浮现,相信读者会越来越清楚这个概念在本文中的指涉对象。

　　网络这个概念最重要的洞察就是:不要把任何科学物视为一个单一、孤立的存在。拉图在 2000 年中国台北演讲时指出:"所以,我想请大家记得一件事。每一次我们想到一个科技产物或事实时,请大家自动去思考:这件科技产物是存在于什么样的网络(network)之中,而他们的出现又如何改造了原有的网络。当我们谈到一个药品,请去想到药品公司、临床实验、科学家们对其功效的辩论,还有患者对其疗效的看法。如果我们谈到一个在太阳系外新发现的行星,别忘了哈勃望远镜、收集资料用的数学模型、关系行星形成的辩论,还有这个新行星的发现对地球生命之影响。当我们谈到一个桥梁,例如衔接丹麦和瑞典的那座大桥,别忘了加上这座桥对两岸居民的影响、工程师在建桥过程中的新想法以及银行家学到的新的融资方式。如果我们谈到一个新的软件,赶快加上它对该公司的影响、对公司内组织架构的冲击、对设计银幕所用的人因工程学(ergonomics),还有对相关技能造成的改变。一言以蔽之,对每一个科技产品,我们为它加上和它相关的社会,更精确地说,为它加上相关的集体(collective)。"Bruno Latour,《直线进步或交引缠绕:人类文明长程演化的两个模型》(*Progress or Entanglement? Two Models for the Long Term Evolution of Human Civilisations*),雷祥麟译,收入吴嘉苓、傅大为、雷祥麟编,《科技渴望社会》,台北:群学出版社,2004:79-105 页,特别是 89 页。另外也可以参考同一本译文集中的 Bruno Latour,《给我一个实验室,我将举起全世界》(*Give Me a Laboratory and I Will Raise the World*),林宗德译、雷祥麟校定,《科技渴望社会》,219—264 页。拉图著作中与本文最相关的是 *The Pasteurization of France*, Cambridge, Mass.: Harvard University Press, 1988 与 *We Have Never Been Modern*, Cambridge, Mass.: Harvard University Press,1993。

又如何能受益于中药的传统使用经验呢[1]? 最大的困惑来自将这些问题同时并置：西医究竟如何一方面拒斥中医师的参与合作，另一方面又同时成功地将中药纳入他们的网络之中呢[2]? 下面这个引人入胜的故事将引导我们去思考一个看似自相矛盾的概念——"自然物的历史性"。

最后，简单地介绍本文的结构。在概述这个个案发生的时空背景后，笔者将目光移至陈果夫和他接受西方教育训练的同事们，检视他们如何在 1940 年发现常山这个抗疟药物。大致依循发现过程的时序推演，本文可以分为三部分。首先是第一阶段，也就是陈果夫将常山交给西医师与科学家们进行科学探究之前的部分。笔者将说明，西医为了抵制可疑的中药，他们严密地守卫自身所属社会—技术网络的边界，如此一来，对任何一位想将中药吸收同化进这个网络的人，他们均得面对一个难以跨越的进入门槛。在发现常山的第二阶段中，受西方教育训练的科学家在确认常山的疗效之后，致力将常山转译为他们的社会技术网络的一部分。陈果夫等人的切入点是以人体为对象的临床实验，并经由临床实验率先确认了常山具有传统中医所宣称的疗效，因此极关键地缩短了整个研究过程所需要的时间与心力。问题是，直接对人体测试药物疗效，却违反了医学研究的伦理规范。最后一节中，讨论的重心将从常山这个个案转移到关于中药疗效的人体实验的争议，而违反伦理这点一直是西医对中医最强烈的指控。

一、国产药物科学研究

自 20 世纪开始，中医的命运起伏就和国家政权的递嬗密不可分。1928 年，国民党终结军阀割据的混乱局面(1911—1928)，并在南京成立卫生部，这是中国历史上第一次，国家设立中央级的行政管理中心专职掌管公共卫生事务。隔年，在西医掌控的第一届国家公共卫生会议中，与会成员无异议地通过余岩(1879—1954)所提出的全面废除传统中医的提案。出人意料的是，在这个提案的威胁之下，大批中医师开始集结动员，发动大规模的"国医运动"。在接下来的 20 年中，中医师要求国民党政府给予他们和其西医同行平等待遇——设立由中医师掌管的国家医政机构，建立国家许可的中医师认证系统，将中医纳入国立医学教育体系。面对政府的敌视，中医师们在各地组织团体以扩充他们的政治影响力，并致力争取国家授予诸种专业权益。这个前所未有的集体运动中最具象征意义的日子是 3 月 17 日，也就是中医师与其支持者在上海展开示威游行的第一天，之后该日被订为"国医节"。对中医师来说，中医现代史在 1929 年 3 月 17 日揭开扉页——就在它们遭遇到现代国家的威胁，而面临存亡绝续的那一天，自那天开始，传统中医开始集结为一个有组织的专业团体，从而深刻地转变了自身的命运。

历史学家大都忽视了中药在国医运动兴起的过程中所扮演的角色。3 月 17 日那天，当中医师集结于上海总商会大厅时，会场的墙上悬挂一对巨型海报，上头写着"提倡中医以抵抗文化侵

---

[1] 近年来，"经验"这个概念已经成了历史学家与人类学家对中医的关注焦点。见 Nathan Sivin, *Text and Experience in Classical Chinese Medicine*, in *Knowledge and the Scholarly Medical Traditions*, ed. Don Bates, Cambridge: Cambridge University Press, 1995: 188 - 204, 以及 Judith Farquhar, *Knowing Practice: The Clinical Encounter of Chinese Medicine*, San Francisco, CA: Westview Press, 1994; Sean Hsiang-lin Lei, *How Did Chinese Medicine Become Experiential? The Political Epistemology of Jingyan*, *Positions: East Asian Cultures Critique*, 2002 (10.2): 333 - 364.

[2] 在这个研究计划的某些版本中，中医师曾被允许参与中药研究的计划。不过尽管如此，这些中医师被指派的角色并不是研究者，而毋宁是研究目标的提供者，角色十分地有限。

略"，以及"提倡中药以抵抗经济侵略"。为了广结联盟，中医提倡者不仅诉诸文化民族主义，更致力于抢搭国货运动的便车。国货运动大约出现于 1911 年革命前后，它鼓吹国人购买本国产品以促进经济独立，在日本帝国主义的刺激之下，国货运动在当时达到最高峰。政府官员与新兴资本家合力，使得"爱国"与"购买本国商品"被画上等号。借由将中药转译为国货，中医师不仅能召唤到中药业的从业人员，更得以寻求认同国货运动的广大民众的支持。看来这个策略相当成功，除了中医师之外，全国商业总会、国货维持会以及全国药业工人联合会（大多是中药制造工人）也都立刻出面支持国医运动。

由于成功地将中药宣传为一种国货，中医师的抗争便不止于自利的动机，而攸关于国际贸易赤字这个重要问题。由 3 月 17 日前后报章上关于中医存废的论战中可以看出，由于废除中医而可能造成的经济效应的确是社会关注的焦点之一。支持中医的人士甚至公然宣称他们的对手之所以提出废除中医的提案，部分是因为收受了西方药厂 600 万元的贿赂金。中医师们暗示，一旦中医真的遭到废止，西药业将可以全面接手这个市场，而毫无疑问地，此举将巨幅增加中国的贸易赤字。

这项传闻听来令人难以置信，不过许多人同意它的推理——如果全面废止中医，这将对已濒临破产边缘的国民经济造成严重打击。中医师的这个诉求策略其实学自他们的对手，自 20 世纪初叶以来，西医常强调攸关国家利益的医疗事务，借此促使国家支持西医。最明显的例子就是鼠疫时（1910—1911），西医成功地证明现代公卫能为国家解除燃眉之急的主权危机[1]。处于激烈竞争中的中、西医师，竞相利用涉及国家利益的医疗相关议题来争取国家机器的支持。这个竞争策略着重于医疗对国家既成利益的影响，其本身的医疗价值反而是次要的、有待建立的。中、西医师双方依此逻辑彼此争斗的结果，不仅使医疗从属于其他重要国家利益，更将自身和国家的命运紧密地联系在一起。

虽然西医不是太在乎文化民族主义者批评他们毁弃国粹，他们却十分介意于被指控为洋人的买办[2]。由于他们开始在国家医疗体系里担任公职，因此对于国家经济有重大影响的贸易赤字问题，更不能掉以轻心。卫生部主要创建人之一的胡定安就曾以专题为文《纠正非科学医药之反响，就有急切提倡国产药物的需要》。更有甚者，当时对中药的科学研究已有一些世界知名的重要成果，像是由麻黄中分离出可以舒缓气喘病的麻黄素（ephedrine），或者从当归中萃取 eumenol 等，这些成果也使得人们觉得应该将中药与整个中医区别开来。事实上，早在 1929 年的争斗白热化之前，西医就已发展出一系列的理由来说明他们何以对中医与中药采取截然不同的态度。仿佛出淤泥而不染的莲花，中药由被形而上学的迷雾所笼罩的中医体系中悠然升起，并被视为具有尚未经证实、亟待研究的"科学价值"。

首先，由西医的观点看来，所谓的中药，应该被正名为"国产药物"。如同西医汪企张医师所主张的，单就"中药"这个名字来看，会让人产生很大的误解，因为"医有科玄之别，药无中外之分"。由汪企张的角度看来，医学是在时间长流中逐步演化而来的；不论某个医学发轫于哪个国

---

[1] 参见 Sean Hsiang-lin LEI, *Microscope and Sovereignty: Constituting Notifiable Infectious Disease and Containing the Manchurian Plague* chapter in book tentatively titled, *Hygiene and Modernity in Chinese East Asia*, Edited by Angela Leung and Charlotte Furth, to be published by the Duke University Press, 2008。

[2] 西医汪企张是一位中医的强力批评者，但他就曾提及，对于自己别无选择、必须开立外国的药品给患者服用，感到非常沮丧。

家或文化，都可以依照其发展阶段给予适当的定位——形而上学的，经验主义的，或是科学的。药物是自然界中的物件，因此不仅不属于任何特定的国家或文化，即便有些药物恰巧出产于某些特定国家，但我们仍不当依据这些地理根源来将药物区分中西。基于这些理由，虽然不少西医认为中药值得认真地研究，他们更坚持中药的价值与中华文化或中医理论都完全无关。国产药物的"科学价值"要到别处寻找。

其次，针对中医师宣称中药是国货的这个说法，批评中医的人提出多项有力的回应。他们指出，许多所谓的中药，其实并不发源于中国[①]，有些不仅早就不在中国生产，甚至还仰赖国外进口。更糟的是，根据海关的统计，进口中药——包括西洋参、日本参、犀牛角等——的费用，比购买西药的金额还多出 100 万美元[②]。由此看来，中药是否算是国货其实大成问题，而且中医师也得为推广非国产药物负起一半以上的责任。相较之下，所谓的西药却不见得非从国外进口不可，当时国人已逐渐能在国内设立自己的制药厂，生产"西药"。

到头来，不论是将中药自中医系统区隔开来，或是宣称中药并不全是国货，这些都不是西医最理想的论点。就算这两项策略真的成功了，文化民族主义者仍会指控西医毁弃国粹；而国家商业官僚也仍会指责西医将自身利益置于国家利益之上。对西医来说，最理想的方式，将不只是使中药从中医系统中区隔开来，更要紧的是把其中有价值的中药转译进他们的社会技术网络之中，成为其组成分子。一旦这项转译的工作妥善完成，许多在中医药业工作或信用中医的人们，就能够在原本处于对立面的西医中发现自己的、新的利益。比方说传统的中药业也许能在国外发现新的客源，根据陈克恢（1898—1988）本人的说法，在他及他的同事证实麻黄素能够舒缓气喘后，从中国出口到国外的麻黄数量急遽增多。陈克恢不仅以图表来具体说明这种戏剧化的成长，还附上一张工人笑着的照片，下面文字说明："许多人找到了年度采收麻黄的新营生。"在麻黄的例子中，甚至文化民族主义者也会对西医大表赞扬，认为他们发扬了国粹。对西医而言，这个理想的转译方案就是"国产药物的科学研究"。

大多数的中医师对这个研究计划很反感，长久以来都采取抵制的态度，直到 1929 年 3 月废除中医案的冲突之后，才不得不有所让步。中医师对于西医指称"中医理论违反科学"的指控，一向置之不理；然而，当西式医生以科学的名义决定全面废除中医时，中医师被迫面对一个艰难的困局：他们要不要把自己的命运和已被认定"违反科学的中医理论"绑在一起。迫于形势，在 1929 年的冲突之后，逐渐占据主流位置的中医师——也就是那些最致力于组织专业团体并争取国民政府支持的人——都公开表示愿意以"科学方法整理中医"。因此，"317"之后，产生了两个相反方向的发展：一方面，中医师成功动员发起国医运动、挡下废止中医的提案；另一方面，在意识形态的战场上，他们却做了一个策略性的大撤退。在 1931 年国医馆成立时，这个退让被具体化为正式的官方文字，《国医馆组织章程草案》的第一条是这样写的："本馆以采用科学方式，整理中国医药，改善疗病与制药方式为宗旨。"由这一刻开始，中医似乎就永劫不复处于急需科学"整理"的混乱状态之中。

---

① 范行准是一位研究中医历史的先驱者及中医的批评家，他考证出中医的某些组成元素，其实是源自国外。他有意识地利用历史研究，来攻击那些把中医提升至国粹地位的文化民族主义者。见范行准，《胡方考》，《中华医学杂志》，1936 （22）：1235 – 1266。

② 很明显的，西医对于"推销员"的指控，采取非常严肃的态度。其中有些人甚至引用来自中国海关的数据来挑战"中药是国货"的说法。见，如范守渊，《"国药"与国货》，《范氏医论集》卷 2，上海：九九医社，1947：171 – 175 页。

陈存仁(1908—1990)中医师是这个策略性撤退中最显明的例子。陈氏是国医运动中的核心人物之一,他不仅首发鼓动 3 月 17 日的示威抗议活动,也曾向国民党全国代表大会投递中医的请愿书。在废止中医案被挡下后,即被邀请担任顾问。他不只是国医运动中的活跃分子而已,1935 年,他将过去 10 年的心血结集出版为一部连科学家们都肯定的力作《中国药学大辞典》。序文的开头这样写着:"中国医学,积数千年经验而成。"他接着慨叹地指出:"自后世搀入阴阳五行家言,以意象空论为理论根据,于是中医学术大受浩劫,而为近世科学家所诟病。西医界以地处对立,尤以是为攻击之焦点,意欲废止中医而后快。然平心之论,中医理论确有不伦之处,所恃以见信于社会、见信于民众,历无数次政治议废而屹然不能摇其地位者,盖在药物之效验卓特,治疗之配合出奇耳。"

为了证明中药的确值得人们认真看待,陈存仁接着罗列出一连串的报导,都是关于中药近来在欧美与日本受到瞩目的情形。在总结前,他说出对这个大辞典的期许:"尤有望者,希冀世之科学专家、西医药家,对中国药学引起研究兴趣,进而作中药科学化之真实工作。"

1929 年春天的冲撞,开启了中西医师在国家场域的争斗,当这个历史事件暂时落幕之后,就连中医师也对科学家寄予厚望,期待他们能对中药进行科学研究。

二、第一阶段:信任中药(Trusting Chinese Herbs)

自 1945 年起,具领导地位的中文期刊《科学》登出一系列特集,回顾各科学领域在中国的发展状况。在《近三十年来中药的科学研究》这个专刊中,作者大力称道常山的研究,认为是 1940 年代的代表性成就,重要性仅次于 1920 年代闻名世界的麻黄素研究。

这两项研究除了在时间上相隔 20 个年头,成长的环境也截然不同。麻黄研究的诞生地,是美国洛克菲勒基金会于 1915 年投入重金打造的北京协和医科大学。陈克恢以及 Carl Schmidt 于 1924 年联名发表麻黄研究的原创性论文,5 年之内,他们的论文发展成为全球麻黄素研究的活水源头,1930 年他们在美国期刊 *Medicine* 发表长达 117 页的专文《麻黄素及其相关物质》,那时已有超过 500 篇的相关论文在世界各地发表。此后几乎所有和中药相关的讨论,都一定会引用麻黄研究来支持自己的论点。相较之下,常山研究源于中国西南山区一间破旧的医务室,也从未引起任何类似程度的国际关注,但它的成功却促使国民党提供资金设立"中医特效药研究所"及金佛山中药实验农场。

和其他"国产药物科学研究"相比之下,常山研究还有一个明显的特点:这个研究由起心动念、过程记录乃至官方资助都是由笃信中医的陈果夫所促成。不论从哪一个观点来看,陈果夫及其弟弟陈立夫(1899—2001),都是了解中西医之争的关键人物。陈立夫是国医馆的第一届馆长,陈果夫则名列该馆的董监事。他们以政治人物的身份推动建立德国式的国家卫生行政机关;陈果夫还和反中医的健将胡定安合作设立了江苏医政学院,计划在该校设立优生学系,并为中医师提供现代医学的补习课程。最后还有一点(不过绝对不是最不重要的一点),由于陈果夫罹患肺结核长达 40 年,他对医疗非常关注,曾求助的中、西医师超过 100 位,并以"老病人"的身份出版过许多跟医事相关的文章与书籍。

陈氏兄弟对医事的兴趣,同时出自医学关怀、政治理念与个人健康三种来源。问题是他俩人完全没受过任何正式的医学教育。陈立夫拥有匹兹堡大学的矿物工程硕士学位,而陈果夫的正式学校教育则止于陆军中学。部分源自这个因素,即便他们两人终生一贯地支持中医,学者常将他们的支持完全化约为文化民族主义的意识形态,也因此,陈氏兄弟对中医在所谓"科学化"乃至知识内容所曾发挥的影响力,尚未曾得到历史学家认真的研究。有趣的是,由陈果夫自己的角度看来,常山研究完全奠基于他胆大无畏的"个人实验"之上。

虽然后来加入中医特效药研究所的西医与科学家都一致赞许陈果夫所提供的支持,但是从没有任何人曾提及陈果夫在发现常山疗效的过程中所扮演的角色。可是从陈果夫的角度看来,他在突破过程中担当着关键性的角色。对他而言,发现常山的历史可以大致分为两个阶段,分水岭是1940年,当时他将治疗疟疾的处方送到国民党中央政治学校的医务室。一旦常山被送入医务室,之后的研究便完全由科学家及西医所掌控。由于陈果夫和科学家对于"第一阶段"的历史有着南辕北辙的看法,所以他们对陈果夫的贡献便有非常不同的评价。问题是:在"第一阶段"中真有一个突破吗? 在常山被送到科学家手中认真研究的路上,究竟有没有什么特别难以跨越的障碍与门槛?

一般而言,被忽视的历史,常常无法留下任何资料。然而对历史学家来说,这次实在非常幸运。陈果夫对自己的成就深感自豪,因此他亲自撰写了一出以发现常山为主题的教育电影剧本。在剧本里,陈果夫巨细靡遗地描述这个默默无名的处方,如何在机缘凑巧之下发展成为科学研究的灵感来源。仔细地阅读这出剧本及相关文献,我们就能理解陈果夫在这"第一阶段"的历史中,如何定位自己的角色和他的"个人实验"的价值,更重要的是——究竟什么才是中药常山进入西医的网络时,所不免遭遇到的结构性困局。

根据陈果夫的说法,发现常山的缘起平淡无奇:中央政治学校的一名警卫在重庆当地的报纸上看到一个治疗疟疾的处方,他把这处方抄写分送给学校里的教职员们。陈果夫描述他收到处方前的情形:"那时,医务所程所长佩箴,正在第三处陈主任(果夫)办公室中,为陈主任注射药针。工作之际,告以奎宁丸市价飞涨,顾虑今后供应或有缺乏,则学校为学生治疟,将感困难。陈主任询其何不用国药治之? 程所长以不知中国药中何者治疟有效,因答以不能用。"这段对话至少显示出两个关键。首先,中医师多年来不断警告国民政府的危机,眼看就要成真了。为了强调中医存废攸关国家重大利益,中医师早就预测一旦中医真的被消灭殆尽,那么等到哪天某些西药短缺时,整个国家将陷入医疗危机之中[①]。不论听来多么像是危言耸听,这的确是在1940年代末国民政府的真实处境。在日军节节进逼之下,国府军民撤退到疟疾肆虐的西南省份,大批政、军人员都罹患疟疾。更糟的是,此时日军占领了印尼,而全球奎宁供应量的90%都来自那儿。也因此,早在陈果夫的常山研究之前,一群政府实验室里的科学家就已经意识到这个危机,设法从中药里寻找奎宁的替代物[②]。很明显地,20世纪40年代后期,研究中药的目标是为了解决一个国家层次的医疗问题——传染病。

细菌学大师科赫(Robert Koch, 1843—1910)曾有一句名言:在改善卫生的战役中,霍乱是"我们最好的盟友"。自从他指出这个吊诡的事实以来,传染病的确一再地为西医拓展新的滩头堡。举例而言,1911年,剑桥大学毕业的西医伍连德(1879—1960)成功地压制了导致六万人死

---

① 事实上,西式药理学家也是利用相同的辩论,力促国民党政府为其建立他们自己的现代制药工业以及研究机构,见陈新谦、张天禄,《中国近代药学史》,114–116页。

② 从1939年起,在中央药物研究所的刘绍光及其同事,就已经率先进行治疟中药的研究,见刘绍光等,《西南抗疟药材之研究》,《中华医学杂志》,1940(27):327–342。然而,到后来,张昌绍的实验驳斥了刘的结论,见张昌绍、周廷冲,《国产抗疟药材之研究》,《中华医学杂志》,1943(29):137–142。

亡的东北地区的鼠疫,维护了清政府在东北的主权,这个事件就被认为是现代医疗进入中国的历史分水岭。自此之后,预防与控制传染病逐渐成为国家的重要关切,也从而凸显出中医对国家大政完全无能为力①。余云岫引发"317"事件的著名提案就叫作"废除旧医以扫除医学与卫生的障碍";提案中特别提到,中医由于其"个体医学"的特性,因此对预防传染病一事束手无策。此后西医再三以此讥嘲中医,使得传染病成为中医最明显的痛脚。由于双方都极力争取国家作为与对方斗争时的盟友,他们理所当然地认定医疗问题的重要程度,是以国家利益作为衡量的基准。在这样的脉络下,陈果夫之所以会对疟疾问题感到强烈的兴趣,完全不令人意外。如果他能成功地找出可以治疗传染病的"中医特效药",他就可以证明中医也能对国家医疗问题提出解决之道。然而,从陈果夫下定决心寻找奎宁替代品的那一刻起,这个计划的命运就已经不可逆转地设定了:研究的目标与成败的判准就是将中药转译到另一个治疗系统中,使它成为西医弹药库中打击疟原虫的一个新武器。

虽然程佩箴医生宣称他是因为缺乏资讯,所以才没有想到在中药里寻找替代奎宁的药物,但缺乏资讯却绝对不是真正的问题所在。只要有意愿,治疗疟疾的中医处方其实俯拾即是。著名的医学翻译大家丁福保(1873—1950)在他《中药简述》(1930)一书的《序言》中就提出一个抗疟药方,药物中便包括常山。丁福保强调这个药方的疗效惊人,而且非常便宜。在一个研究本草的英文专书中,F. Porter Smith 也指出"不论是那一种形态的疟疾热病,(本草)总是推荐常山"②。更有甚者,最具权威的《中华医学杂志》曾经出版一期《疟疾专号》,专号中就包括一篇名为《我国疟疾考》的论文。中医史家李涛在这篇文章中指出,一个含有常山的中药处方是传统治疗疟疾的四大方法之一,但审慎的李涛立刻补上一句:"然而没有人能确定这个处方是否真的有疗效。"由此看来,要找到中药治疟的资讯一点都不难;真正的问题在于是否能信任这些药物,能否以它们长期以来被中医师及患者们信任的方式来加以运用。这正是西医师所不同意付出的信任,除非能将一个中药转译进西医师的社会技术网络里,使之成为他们可以了解、控制、信任的元素,否则西医师们以为不应当轻易信用中药。

下面的插曲精准地说明了这个困局。在常山的抗疟效力被确认多年之后,中央研究院的一位化学家许植方(1897—1982)忆起,他如何以截疟丸(常山为其主成分)医好了自己罹患的疟疾。在服用依照《本草纲目》(1552—1593)的处方所制作的药丸后,许植方完全康复了。然而,许自承:"但当时因无生理及药理试验不敢宣布,加以提出之物质,在化学构造未明以前,更难自信。"如同这个例子所显示的,许植方并不缺乏中药资讯。他不仅知道名声响亮、治疟功效极佳的截疟丸,还亲身试药以证实它的疗效。令人遗憾的是,对身受现代科学训练的西医群体来说,这项"个

---

① 中医知道许多病可以传染,像是癞病、天花、性病,但在 20 世纪之前中医并没有"传染病"这个疾病分类范畴;在中国东北地区鼠疫凸显出这一个疾病范畴的重要性之后,最先出现而广为人知的传染病就是由国家颁布法令制订的"八大法定传染病"。换言之,当时传染病不仅被视为国家的医疗问题,它的定义与成立基础都是由国家所提供的。关于"八大法定传染病"的诞生与中国东北地区鼠疫的关系,参见 Sean Hsiang-lin Lei(雷祥麟),*Sovereignty and the Microscope: Constituting Notifiable Infectious Disease and Containing the Manchurian Plague*,即将于梁其姿所编的专书中刊出,关于传统中医的"传染"观念的演化,参看同一本书中梁其姿的专文。

② 关于常山的治疗功效,F. Porter Smith 只是针对药物学的记载作改写,并陈述道:"所有形式的药物都被拿来治疗热病,尤其是那些由疟疾所引发的热病。任何由疟疾造成的症状,都推荐常山来治疗。"在提及传统上常山被认为有疗效之后,Smith 并没有说明自己对这点的看法。见 F. Porter Smith (revised G.A. Stuard),*Chinese Material Medica: Vegetable Kingdom*,Shanghai:American Presbyterian Mission Press, 1st edn, 1911;Taipei:Gu Ting Book House, rev. 2nd edn, 1969:293.

人实验"的成功几乎不具任何科学意义。只要许植方无法将这项成功的经验以专业论文的形式公开发表,所谓的"实验"就只是一个十分可疑的个人经验。更重要的是,许植方在自白中也清楚表明,除非截疟丸内的中药能先通过化学、生理学及药理学的检测分析,否则他无法将他的"个人实验"公之于世,因为他甚至说不出这些药物究竟是什么东西、会引发什么生理反应、有无毒性。这意味着中药必须要能被分析/转译成某种在西医技术网络中可以清楚辨识与了解的物质。个别的科学家(包括程佩箴及许植方)之所以无法利用中国药物,不是因为这几个人刚好不知道相关的资讯。恰恰相反,这是一种结构性的无知(structured ignorance),只要特定中药尚未被吸纳入西医网络之中,西医的专业群体便会拒绝肯认这些药物传说中的疗效。

当年许植方不敢也无法向他的同行公布他的经验,然而 4 年之后,他发现许多贫民罹患疟疾,而且没有能力购买药物。在这种情形下,许植方决定自行制造贩卖,8 个月内就卖出超过十万枚截疟丸。也许有人会质疑许植方前后自相矛盾,但是他所面对的是一个真实的困局。身为接受严格科学训练的化学家,在常山被转译成科学社群所共同认可的化合物之前,许植方自觉不应当贸然公布常山的疗效。更有甚者,只要中药对西医来说仍然是"成分未明、药理不知"的未知物,那么即使许植方真的甘冒大不韪地径行宣告常山的疗效,他的声称也不会得到同行的承认与肯定①。然而,无论是想要分析鉴定常山的有效主成分,或是确认它在临床治疟上的功效(两者其实密切相关),这两件事都必须投入极大的研究资源和苦功。完全没有这种条件与支持,到头来,许植方只能在常山所从出的传统网络中利用常山:依照《本草纲目》制作截疟丸,卖给本就相信中药的中国病患。

程佩箴医师的反应也源自类似的结构性困局。他并不是碰巧对抗疟中药一无所知,他自我声称的无知其实是专业结构下的产物。受制于他的专业资格与训练,对于大部分中国人因耳濡目染而熟悉的作法与"知识",程医师必须采取存疑的态度而自我归零为对中药"无知"。因此,不论有多少"个人经验"已经证实了这个处方的功效,程佩箴或任何其他西医生就是不能贸然公开承认这一点。换句话说,在常山被同化吸纳入西医的社会技术网络之前,无论有再多治愈的案例,它们都只能被归类为有待科学验证的"个人经验"。

三、治疗朱太太:个人经验的困局

让我们再回到陈果夫的故事。在剧本中,他详细地描述,在收到警卫分送的处方后,他如何决定对家中一位恰巧患有疟疾的访客朱太太进行试验。当朱太太服用这份处方后完全康复,"朱女士一跃而出,甚赞药方之效,陈主任始心安。于是对此药方特感兴趣,一伟大之计划,已隐然浮于脑际矣"。即便陈果夫非常兴奋于他对朱太太所做的"实验",但这项试验的科学价值可能没有他所想的那么重要。追根究底,究竟在什么意义上,陈果夫的实验会比化学家许植方,或名中医张锡纯(1860—1933)等人所做的试验,来得更有说服力,或可信度更高呢?如果不是因为陈果夫正好处于一个关键位置,使他能要求医务室认真看待这个处方,那么他自认为成功治疗朱太太的"经验",恐怕只不过又增加了一个科学价值十分可疑的民间轶事而已。

笔者绝不是暗示陈果夫就只是透过他的政治权力强行干预医学研究。由陈果夫的角度看来,既然他已经通过实验亲身证实了这份处方的疗效,那么他当然可以向程佩箴医师"介绍"这个

---

① 举例来说,张锡纯也记录了他在 1917 年如何利用常山治好自己的疟疾。可以预见地,没有西医曾经提到张锡纯的案例。张锡纯,《中药研究录》,151 页。

处方。但对西医来说,陈果夫就跟任何一位中医师一样,完全不具备得以评估中药疗效的科学训练。追根究底,如果"国产药物的科学研究"的目标就是将中药转化吸收至西医的社会技术网络之中,那么西医便理所当然地垄断了知识生产的工具,无怪乎西医们会毫无愧色地宣称:"只有科学家才能科学地研究中药。"

由于没有集体认可的中药审查机制,当某位西医想要找些中药进行研究时,他们一开始的选择常常会受到所谓"外部"因素的影响,比方说是提供资讯者的社会地位,或是他们与研究者在非专业领域上(甚至纯私人性)的关系。在北京协和医科大学进行的麻黄素研究就是一个好例子。在数以百计的常用中药中,陈克恢之所以会选上麻黄来进行研究,就是源自他那位中医师舅舅的强力推荐。虽然麻黄与常山这两个研究,是在截然不同的两种环境下展开,但非常有趣的是,这两者却有一个关键性的共同点——在刚开始选上这些中药时,研究者的选择都直接受到私交的影响。在这两个例子中,当研究者开始对某个中药产生初步的信任与兴趣时,他们的信任与兴趣都是建基在对亲友、同事的非专业关系上。分析到最后,在网络"外部"与"内部"之间的资讯交流一定是不稳定、带有随机性、从而不规则的。不可避免地,这种内、外间的交流,一定会受到所谓"外部"因素的影响。

四、第二阶段:再网络化常山(Re-networking Changshan)

不久之后,程佩箴医师组成一个临床研究团队,测试他从陈果夫那拿到的处方是否真有疗效。他们首先由学校中招募了 50 位据称患有疟疾的学生,一旦证实那些学生的血液中的确带有疟原虫,便给这些学生服用这个药方。根据剧本的记载,有天晚上程所长在显微镜下发现患病学生血液中的疟原虫的确消失了,显然这个方子确实有疗效,于是"程所长喜甚,急奔报陈主任,时虽大雨倾盆,亦不顾焉"。由此看来,直到自己证实这个成果之前,程大夫一直压制着自己对陈果夫个人实验的兴奋(或许更可能是疑虑)。程大夫这种保留与谨慎态度,更令我们有理由怀疑,原先他之所以愿意接下这个临床实验,主因就在于建议者是陈果夫。

程佩箴的临床实验,可说是西医将这份处方吸纳至他们的社会—技术网络的第一步,但也是极为关键的一步。程医师对罹患疟疾的诊断不以患者主观自诉的身体状况为依据,相反地,程医师的团队测量病患血液中疟原虫数目的多寡,并以这些寄生虫的消失为治愈的标准。虽然至此西医师还不知道这份处方中 7 种药物的化学成分,但现在他们至少确知一件事:混合 7 种药物的汤剂就像奎宁一样,能够充当打击疟原虫的神奇子弹(magic bullet)。

这些研究的成果集结于在 1944 年出版的《常山治疟初步研究报告》(以下引用时简称为《治疟报告》)。以陈果夫的序言为首,这本报告可分为四个学科:① 管光地负责的生药学。② 姜达衢负责的化学。③ 胡成儒负责的药理学。④ 陈方之及其同事负责的临床研究。如同计划主持人程学铭在他的"概论"中所强调的,四组研究有一个共同的出发点,那就"盖其他研究均自临床有效始"(《治疟报告》,4 页)。以管光地的生药学研究为例,笔者将阐明一个令人意外的现象,那就是常山已被确认具有疗效这件事决定性地形塑了之后常山研究的发展轨迹;甚至连研究的对象(常山)究竟为何物,都由常山具有疗效这件事所决定。

五、什么是常山

在管光地针对常山进行现代生药学研究之前,他必须先解决一个棘手的问题:常山究竟是什么？对管光地来说，要鉴识出常山，会牵涉两个不同方向的问题。首先，传统本草有时一物多名、有时一名多物，常山究竟是历史文献中的哪个(些)药物？其次，从当代生药学的角度来看，哪种植物才是本草传统中的药物常山？

　　比较了诸种本草与常山有相关的记载之后，管光地将常山分成三类：鸡骨常山、海州常山、以及土常山。在引用 19 世纪中国著名本草学者吴其濬(1789—1847)对常山的注释评论后，管光地做出这样的结论："观此可见其实常山种类已多，而吴氏已无法辨其真伪矣。"(《治疟报告》，9页)和将近一个世纪前的吴其濬一样，管光地也无法从这三个可能的选项中，确认哪个才是常山的正品。他在论文中从头至尾都说，他暂时的结论鸡骨常山只是一个"假定"(《治疟报告》，11 页)。

　　对于确认常山正品而言，传统本草的记载只能提供部分的讯息。相较之下，在临床上已证实的抗疟功效，却反而成为确认常山时最有用的指引(或限制)。举例而言，管光地认定土常山不可能是真正的常山，因"土常山已知无治疟之效，如在市场上发现之，自可视为伪药，而不问可也"(《治疟报告》，11 页)。细心的读者应当注意到，此刻整个研究的逻辑步骤已经逆转。在先前对"国产药物科学研究"的讨论中，为了对中药进行化学与生药学的实验，科学家们要求"首先要对矿物药、动物药及植物药进行完整彻底的确认与鉴定"。但在这个例子中，实际操作的逻辑正好相反：在辨识那种药物"最有可能"是历史上所记载的常山时，已证实的抗疟疗效反向地扮演了决定性的角色。笔者强调"最有可能"，不只是因为管光地很有自觉地将他最后选定的鸡骨常山当作"暂时的假定"，更重要的是：管光地其实并不真正在乎鸡骨常山是否真的吻合历史文献中所记载的常山，甚至不在乎历史文献中是否真有始终如一的这"一"种药物[1]。古代的医生可能从来也没有弄清楚过，就像吴其濬自己所承认的，那么今人又如何能够代为整理出一个首尾一贯的常山正品呢？管光地手中的任务不是找出历史文献中"真正的常山"，他的任务是依据当下的科学验证标准，由文献里记载的诸种可能中，辨认鉴定出"有疗效的"常山[2]。由今日的观点看来，关于这种常山的本草记载，才可能是有价值的知识，才值得去追求。夸张一点地说，价值决定了存在。

　　在生药学研究中，被证实有疗效的常山也扮演着关键性的角色。发挥决定性功能的，不仅是确有疗效这个"新知识"，更包括确认有疗效的那一件常山"实物"。在假设鸡骨常山就是本草里描述的那个常山之后，管光地为鸡骨常山找到两个可能的现代植物原型：*Orixa japonica* Thunb. 以及 *Dichroa febrifuga* Lour.(《治疟报告》，11 - 14 页)。前一个植物大多产自日本，而且日本科学家已在化学、药理学及生药学等领域对它进行过彻底的研究。根据他们研究的结果，*Orixa japonica* 被证明能够解热却没有治疗疟疾的功效(《治疟报告》，9 页)。因为科学界普遍接受常山是植物 *Orixa japonica* 的根，他们(像李涛)才会十分怀疑本草中以常山治疟的记载。

　　事实是，日本常山和中国常山是两种完全不同的植物。虽然早在一个世纪之前(1827)日本

---

① 事实上，十多年后(1954)另一个生药学家曾指出，在中国药物学的记载中，鸡骨常山也不是只有一种。此外，在全国药市出售的"常山"，也不是同一种草本植物。见楼之岑，《常山的生药学鉴定》，《中华医学杂志》，1954：869 - 870(该期刊在当时不提供卷数)。

② 西式科学家暗示，如果现存的中药和传统所描述的不一样时，"是必逐一考证，审名定药，辨其特征。其药今无者，即去其名，今有药而不知是否与古相何者，即以今药之性质记载之，然后中药始脱神秘之域，而归于科学之途"。见言者，《研究国产药意见汇录》，《大公报医学周刊》，1930,7(17)：46。

学者就已将常山鉴定为 *Orixa japonica* 的根,但仅就形态而言 *Orixa japonica* 的根与中国本草中所描述的常山十分不同(《治疟报告》,12 页)。由于日本没有生产常山,所以从古代开始,日本医生就用各种本土的植物作为替代,其中就包括 *Orixa japonica*。由于日本在汉药的科学研究上居于领先的地位,民国时期的科学家与中医师大都依循日本学者做出的结论,认定 *Orixa japonica* 就是常山的现代植物学学名。举例来说,在陈存仁的《中国药学大辞典》中(1935),常山的"外国别名"就是 *Orixa japonica*。因此,非常吊诡地,如果陈果夫在一开始先请教国内生药学的专家,考察最新的关于中药的科学文献,他便会以 *Orixa japonica* 为常山。那么要不他就会无法在重庆的药铺买到这个药物,要不他就会买到这个确实没有疗效的草药,而验证日本学者以为常山治疟无效的结论。然而现在这个本地的常山已被证实能够治疗疟疾,以此为出发点,管光地自然不考虑没有疗效的 *Orixa japonica*,而将虎耳草科的多年生落叶灌木植物 *Dichroa febrifuga* 认定为常山的来源。

最后,生药学家将 *Dichroa febrifuga* 的根部与重庆药市买回来鸡骨常山都制成薄片,两者并列放置在显微镜下细细比对,如此才终于确认两者的确是同一种植物。鸡骨常山的实物变成辨识的终极判准,因为它和陈果夫、程医师临床实验证明有效的那个常山是在同一个药市买来的同一种药物。照常理讲,如果想要知道常山是否具有疗效,第一步要做的是确认鉴定的工作,才知道找对了药物,接下来才能进行临床的实验。但事实上,如果不是因为已经知道它能够医治疟疾,确认常山本尊的工作将会非常困难,困难到研究者说不定会开始怀疑是否真有与记载相符的常山这个东西。笔者并不认为这个难题必定无解,重点在于:由于陈果夫及其同事先以人体直接进行临床实验,并从而证实了常山治疟的功效,这个作法反转了研究的进行方向,因而巨幅地缩短了突破这个困局所需要的时间与精力。

六、"学医费人"

虽然陈果夫"临床实验先行"的作法有效地启动了常山的科学研究,但这个作法却使他受到严厉的批评。陈果夫回忆道,他研究常山的方法曾被某位访客批评为"五四三二一",意思是一种"倒行逆施"的研究法。也许因为陈果夫既不是科学家也不是医生,所以他并不很介意这个批评;但参与常山研究的科学家们却对这个批评耿耿于怀,因为这个研究方法很容易被视为违反基本的研究伦理。

请容笔者先解释一下什么是"五四三二一"①。余云岫在他多年后所写的《现在应该研究中药了》这篇文章中,曾比较两种研究取径,其一是主流的"标准研究程序",另一个是操作顺序颠倒过来的"颠倒研究程序",两者之间最主要的差别,在于进行研究时步骤上的先后次序:"一二三四五"相对于"五四三二一"。按照西医的描述,"标准研究行程"由五个依序发生的研究步骤所

---

① 这儿关于这两种研究取径的详尽描述,主要是来自余云岫在 1952 年所写的文章。笔者没有直接的证据能够证明,余云岫对这两种操作模式的说明,就是陈果夫或其批评者心里所认定的。然而,在描述那不同于主流的研究取径时,余云岫所用的隐喻——倒行逆施(亦即,以颠倒的顺序操作)——和陈果夫所说的"五四三二一"非常相似。笔者承认这儿可能会有时代错乱的风险。然而,这儿的关切点并不是余云岫的立场,而是这两个彼此竞争的研究取径的内容。此外,笔者的论证并不仅仅建立在余云岫的描述之上;笔者也将以其他证据来佐证他的描述。笔者之所以选择余云岫在 1952 年的这篇文章,主要是因为和其他作者相较之下,余云岫对这两个研究取径的描述十分完整而有系统。其次,更切要地,在这篇文章里,他也特别将陈果夫的常山研究当作"倒行逆施"研究的例子。见余云岫,《现在应该研究中药了》,收入黄兰孙编,《中国药物的科学研究》,上海:千顷堂书局,1952:6-11 页。

组成：化学分析—动物实验—临床应用—人工合成—改良结构①。首先，科学家以化学分析来找出药草中具有活性的主成分。紧接着，他们利用分离出来的化学主成分进行药理学实验，将化学溶液注射入实验动物体内，观察其血压、呼吸、心搏及其他生命征兆所出现的反应。经由一系列的动物实验，他们对药物的药理、毒性有充分的了解后，才会开始在人体上进行临床试验。即便临床证实证明有疗效，还需要化学家尝试用人工的方法合成出这项化学物，以便量产这种药物。最后，为了消除副作用或是增强疗效，科学家还会不断尝试修改主成分的化学结构。由于化学分析是这个标准研究程序中的第一步，因此化学研究在 1930 及 1940 年代的中药研究里，占有极大的比重，而中央研究院的"中药研究室"也设于化学研究所之下。

在很大程度上，余云岫所称的"一二三四五"的确近乎陈克恢及其先驱者在麻黄研究中所依循的程序。在完全不为西方学界所知的情况下，麻黄研究的先驱工作完全是由日本学者担纲。首先，在 1885 年时，G. Yamanashi 就已经从麻黄中分离出活性成分，2 年后 N. Nagai 以及 Y. Hori 进而萃取出生物碱(1887)，并在 1888 年由 E. Merck 确认。K. Miura 的生理学研究一方面发现它具有散瞳作用，同时也指出高剂量的使用会使循环系统中毒。此后，麻黄素就在被当作散瞳剂使用，而且被认为是一种毒性很强的物质。在接下来的许多年里，对于麻黄素的研究都只局限于它的化学，像是分析其化学组成结构，以及尝试用人工合成。这种状况一直要到 1924 年，陈克恢和 C.F. Schmidt 经由动物实验发现麻黄素(ephedrine)在临床上的重要用途后，才有了改变。他们的研究证实，麻黄素可以被当作肾上腺素的替代物来使用，也从而证实了传统中医使用麻黄的诸多方式是有道理的，比方说刺激循环作用的兴奋剂、促进发汗的发汗剂、退烧的退热剂、缓和咳嗽的镇静剂等。有鉴于早期研究严重低估麻黄的治疗价值，许多中医师后来强调，中药的传统使用经验能为它的科学研究提供极有价值的指引。退一万步来说，自古以来麻黄就是许多备受推崇的药方中的主要成分，任何信用中药的人都不会将麻黄大材小用成散瞳剂。更有趣的是，就如同像陈克恢指出的，"早在成功地分离肾上腺素的 12 年之前，我们就已经能萃取麻黄素了"。换言之，早在它后来所替换的对象(肾上腺素)诞生之前，人工萃取的麻黄素就已经问世了。最后还有一点值得强调，在日本化学家 Nagai Nagayoshi 于 1887 年首度由麻黄中分离出生物碱之后，大概又花了将近半世纪的时间，才由陈克恢等人将该生物碱变成有实用价值的药物，由化学分析到临床实验之路，即便是成功的个案也可以是如此的漫长。

"颠倒研究程序"进行的顺序上是这样的：临床试用—动物实验—化学分析—再检查人工合成—改良结构。比较准确地说，"颠倒研究程序"并非全然倒置为"五四三二一"而是部分倒置为"三二一四五"。即便后者不是前者的全然倒置，这两个研究程序间的确有一个关键性的差别，那就在于是否将人体临床实验放在研究程序开始的第一个步骤②。在 20 世纪 30 至 40 年代的中国，是否直接对人体进行中药的临床实验，是一个具高度争议性的问题。对此西医不断提出强烈

---

① 有些科学家会更"退"一步地强调在第一步骤的化学分析之前，需要先进行生药学的鉴定。举例而言，一位很有名的中国生药学家赵燏黄坚持要等第一个步骤(生药学鉴定)完成后，才能进行研究的第二个步骤(化学分析)，否则实验毫无意义。赵燏黄，《中药研究的步骤》，《新医药》卷 2，1934：331-334。

② 余云岫在早期的文章中提到，研究中药的顺序，应该从"初步挑选"(有效的中药)开始，然后是"动物实验"，最后才是"化学分析"。他并不坚持在进行动物实验之前，就必须先对中药的化学成分有所了解。事实上，西式科学家及西医对于如何研究中药，曾提出了各式各样的研究计划与研究程序。但至少他们在一个关键点上取得了共识，那也是我的论点所在：任何人都不应该直接用人体进行中药的检验与测试。见余云岫，《科学的国产药物研究之第一步》，《医学革命论文选》，台北：艺文出版社，1976：52-56 页。

抨击,认为中医开给患者可能危害生命的药物,根本就是将患者当作"实验用的白老鼠"。当时第一位、可能也是最重要的中国生药学家赵燏黄,就极力反对在完成化学分析及药理学试验之前进行人体临床实验①。在他建议于中央研究院设置"中药研究所"的提案中,实验部只负责动物试验,临床试验被排除于实验部的工作范围之外。为了强调服用中药的危险,余云岫一再地引用苏东坡的名言来讥嘲中医:"学书费纸,学医费人。"意思是说医生都是靠着牺牲患者的方式,而由盲目摸索中习得医学。在这个脉络之下,陈果夫"临床实验先行"的方法并不只是一个不同的研究策略而已,而是一个涉及严重伦理争议的作法。

事实上,参与陈果夫计划的科学家对于直接进行人体实验都感到非常不安。临床试验部分的负责人陈方之便特别表示,根据发展新药的正常程序,在直接对人体进行临床实验之前,不应该省略动物试验这一步。然而:"我们的常山,实际上算不了一种新药,乃是千余年来旧医学家所不断使人内服的药剂,我们不过用极微小的努力,使之近代式科学化而已……我们认为直接用于人身,亦于人道上无大碍,而动物实验的程序,省去亦可。(《治疟报告》,47 页)"陈方之的这个说法预设科学家们本就信任常山有疗效,不然他如何能说"常山实际上算不了一种新药",而陈方之的确承认这一点:"我们的临症部分,恐怕在常山研究中,是价值最微末的一段。因为常山治疟,在我国已有千余年的历史,从齐梁时陶行白的肘后百一方起,经外台三因活人等方,以迄金元四家明医清医,都说它很有效,没有一个人曾反对过它,所以我们的药效报告,不过人云亦云,决不如生理、药理、化学等报告工作之有价值。(《治疟报告》,47 页)"陈方之声称,没有人会否认"常山的治疟功效",但是,在陈果夫将处方拿给程佩箴医师之前,程医师就表示他根本不知道哪一种中药能够治疗疟疾。此外,即使已用截疟丸治好自己的疟疾,化学家许植方仍旧不敢对外宣称常山的治疗功效。陈果夫的电影剧本里也提到,即便是他的太太,也不赞成他拿中药给朱太太服用。突然之间,常山的疗效变成了众所周知的事实,连西医陈方之也不认为常山是一个新药。笔者的目的不在于指出这种前后矛盾,笔者认为这种不一致是可以理解的,甚至是具有特定功能的。在常山被纳入西医的网络而成为他们共享的资产之前,西医群体必须压制住,甚至否认常山的功效。个别的西医师没有能力单独给予这种认可,而西医群体更不会轻易授予这种认可。然而,一旦研究证实了在杀死疟原虫上,常山和他们熟悉的奎宁同等地有效,常山也就不再是一个全然"陌生"的药物了。于是西医再也不需要像以前那样,为了守卫他们的社会—技术网络而以那种(科学或伦理的)高标准来质疑常山。

一旦将常山从潜在的"新药"转变成众所周知的旧药,西医至少可以得到两个好处。首先,既然常山不再是新药,那么如同陈方之所说的,"我们认为直接用于人身,于人道上亦无大碍,而动物实验的程序,省去亦可"(《治疟报告》,47 页)。其次,既然"旧医用它有好几千年的历史了",西医也就不需要真的进行临床实验,来验证它的疗效,所以陈方之直言:"我们的临症部分,恐怕在常山研究中是最没有价值的。"据此逻辑推演,陈果夫、程佩箴医师所做的临床实验,当然更没有什么特别的价值可言。

至此,判断两组研究程序优劣的关键变成一个看似极其单纯的问题:常山究竟是不是一个新药?

---

① 赵燏黄,《说中药》,《医药评论》,1930(39):5-7。赵燏黄是东京帝国大学的毕业生,也是于 1907 年建立的中华药学协会的创办会员之一。在中国药物学的现代生药学研究中,赵燏黄的贡献大概是最大的。关于赵燏黄背景与研究工作的简短讨论,见傅维康,《中药学史》,成都:巴蜀书社,1993:304-306 页。

七、人体实验的伦理与政治

前述的伦理争议对中西医双方都非常重要,因为在当时中药以及中医的"经验"已经变成中医退无可退的最后堡垒。在1929年的事件后,特别是在国医馆成立之后,不少中医也开始提倡"中医科学化"。为了维护中医体系岌岌可危的自主性,中医师特别强调由人体直接获得的"经验"所具有的启发性与价值。在陈果夫对中医特效药研究所所做的首场演讲中,他指出:"西洋研究药物者,每每先以动物试验,然后用到人身上来,中国几千年来以'人'做实验而研究药物的性能,为什么现在学医的人反而不相信它呢?几千年宝贵的经验,为什么不能算数呢?"而中医谭次仲(1897—1955)在他的《论药物实验不宜忽视经验》中,则进一步地阐释:"抑无论何种药物,先从科学确证其原理,后从临床复勘其成绩,于理为顺,而于事则倍难……先从临床略知其成绩,再从科学确证其原理,于理不顺,而于事则倍易……"至少在常山这个例子上,谭次仲说对了,"于理不顺"的作法,却可能是最有效的研究方式。如同之前提过的,这个计划的负责人程学铭就曾经公开承认"盖其他研究均自临床有效始",要不是先证实了常山的治疟疗效,否则无论是在生药鉴定或是化学分析时,科学家都将面对远为棘手的难题。

除了这个"启发性"的价值之外,中医坚持采用"临床实验先行"的研究程序,还有一个策略性的理由。首先,假如研究中药的第一步骤是人体临床实验,那么在某种程度上,中医体系的自主性便会自然地得以延续。既然第一步要做的就是给患者服药,那么或多或少,实验都必须以传统的操作方式进行。相反地,如果中药研究是按照"标准研究程序"操作,那么在第一步骤化学分析完成后,中医就不得不置身局外了,因为他们对所萃取出来的化合物一无所知,如何能积极介入呢?其次,如同在常山这个例子上所显示的,正因为陈果夫的研究不是按照"标准研究程序"操作,而是先进行临床实验,所以他们才有能力挑战日本与西方学者的本草研究,证明日本与西方学者数十年来以为常山没有疗效的结论是不正确的,错误源于误将常山假定为 *Orixa japonica* 的根。第三,由于"标准研究程序"假定中药的疗效必能追溯至某一种具药理活性的化学主成分,所以"标准研究程序"预设了一个化约主义(reductionism)的思考架构。只要研究者严格地遵循"标准研究程序",他的实验将永远无法挑战化约主义的正确性与有效性[1]。具体而言,如果萃取出来的主成分被证明不具备传统中医用药经验中所主张的疗效,这个"失败"的实验结果便构成一个对传统信念的否证,就像麻黄在1924年之前的情形一样,因而算是一个化约主义研究法的"成功"个案,这种"实验失败,结果成功"的研究,当然比较容易制造与累积,却很难像真正成功的实验般鼓动研究中药的风气。更有甚者,如果该中药的疗效已经先行确认,但化学家却找不到具有疗效的主成分,那么这个"失败"就足以反过来挑战化约主义研究法的有效性与正当性。事实上,即使在常山这个成功地找出主成分的实例之中,化约主义的研究方式仍不能说是完美无缺。分离出来的常山碱丙(γ-Dichroine)的确具有杀菌效力,但却会造成严重的呕吐与反胃、恶心等副作用,因此在临床使用上,它从未能真正取代原始的药方。后来已经转至礼来药厂担任药理研究部主任的陈克恢也曾投入常山碱丙的研究,美国的研究人员合成上千种衍生物,都没能找到可临

---

① 根据 Margaret Lock 的看法,科学研究在草药医学领域的进展,基本上成果极为有限。虽然自 K.K. Chen 及 C.F. Schmidt 发现麻黄素对生理的效用算起,已经过了50年,但 Margaret Lock 所援引,科学研究在草药医学领域的主要成就,仍然是麻黄素自麻黄中分离这一项。见 Margaret M. Lock, *East Asian Medicine in Urban Japan*, Berkeley CA: University of California Press, 1980: 65.

床使用的化合物。

简言之，如果依照"颠倒研究程序"，那么中药或多或少都还是在传统的社会—技术网络运作中，直到西医能在实质上分离出具有疗效的化学主成分为止，举证责任都在科学家的身上。在这种情况下，中医师其实有机会借以开拓势力范围，可以随着中药进入一些他们从未有机会涉足的现代机构①。然而，如果"标准研究程序"确实顺利地萃取出有疗效的化合物（没有人能先验地排除这种成功的可能性），那么科学化后的成果就会完全脱离中医师的掌控。在这种情况下，"科学化"后的药物将可由化学合成、依其化学成分来命名、被用以治疗西医所诊断的疾病并在西式医院、实验室与药房中流动并发挥功效。一旦变成这种局面，中医师将失去着力之处，只能坐视中医步向凋零之路。

用科技研究者拉图（Bruno Latour）的语言来说，在一个具局度秩序的研究计划中，先前步骤的研究结果对后续的步骤而言，会自动地被当成一个没有争议而且不会轻易开启的"黑盒子"（black box），甚至被当成标准化了的工具来使用，是以这个"黑盒子"将会在整个网络中流通运作，串联出更多的人与物。在"颠倒研究程序"第一步的人体临床实验后，中药便会被初步转化成这样的一个黑盒子，种种性质（像其植物成分）都随着确认有疗效而被具体化、收入这个黑盒子的整体保护之中，对西医来说，将中药"黑箱化"后可能造成的危险，是显而易见的，如同赵燏黄在《中药研究的步骤》曾这样扼要说明："至于（如果我们在）第二纲的化学成分未明，就去做第三纲的药理学研究，就是把药直接去试验他治疗上的效用。此无异于重蹈国医的故技，把人当作他的动物试验。如此中药就永远不会达到科学化的希望。"十分吊诡地，常山研究的真实历史过程，却相当近似"颠倒研究程序"。在确知常山有疗效之后，经由后来成为中国科学史大师的李约瑟（Joseph Needham）的帮助，相同的常山一方面被送到陈克恢在礼来药厂（Eli Lilly ＆ Company）的研究团队去，另一方面则被送到另一个美国团队进行动物实验。当美国的动物实验证实了常山的治疟疗效后，同一种药物样本被送到伦敦大学进行生药学的研究。先前投入研发抗疟药物的另一个研究单位，也向国药研究室索取常山的萃取液。由于陈果夫其同僚在临床实验上的成功，使得重庆当地的常山变成了进一步科学研究所必需的标准样本。不过陈果夫根本没有等着科学家分离出常山的有效主成分，更别说是人工合成。当西医还忙于进行各种实验与撰写论文的时候（这些努力最终仍没能发展出可供临床使用的药物），陈果夫已开始在重庆南部的金佛山开始大规模地种植常山。看着金佛山的常山农场，陈果夫兴奋地说道，"盖此一片青葱，实与研究室、制药厂、医院及疟疾者，结成不可分离之大环焉"。常山研究与生产的跨国社会—技术网络由此建立了起来，被标准化并大量生产的草药常山，开始滋生、繁衍并在整个网络里运行无阻。

八、结论：科学转译与划界工作（Scientific Translation and Boundary Work）

中药常山究竟是什么样的东西呢？它只是"草根树皮"而已吗？中药真的只是洪荒大地中未经加工的原始物质而已吗？在读者们同笔者经历这么漫长的旅程之后，至少有一点应当是很明确的：不论是常山或其他的中药，它们都和现代科学中的物件一样，是在社会的网络与科技实作

---

① 西式医院会是其中的一个可能。叶橘泉（1896—1989）在1939年时指出，为了研究中药的临床效用，中医师需要有自己的医院。在阎锡山的支持下，叶橘泉创立医院用以研究中药处方。不过一直要到1955年以后，中医师才得以进到西式医院里头。叶橘泉，《对于国医设院的感想》，《苏州国医医院院刊》卷1,1939：14-15。

中被形塑而成的产物。这个网络包罗万象,由本草文献、当地药铺、经验良方、疾病分类直到中医师以及他们的用药经验。只有在这个网络的支撑之下,人们才能毫无困惑地使用常山这个词、从当铺买到"道地"(因而有效)的常山、毫不迟疑地推荐药方给他们罹患疟疾的亲友乃至适切地使用截疟丸而从中截断疟疾病势①。要是常山真的只是"草根树皮"、只是存在于"自然界"的原始物质,上面的这些语汇、商品、信任、知识都不会发生;反过来说,没有上述这一切,常山便无法在我们的社会中发生治疗疟疾的效果。正是因为人们成功地将常山引入这个实作网络中(或者说因为人们逐步地建立这个网络),常山才会变成我们生活世界中如此重要的成员。在这个意义之下,常山不再是原始世界中的自然物质,不是草根树皮,而是一个以各种实作为基础制造出来的物件(practice-based,fabricated object),几乎就像是一个人工合成的化合物。

在这个意义下,所谓的"发现常山",事实上是多层次的"再网络化"的过程;透过这个过程,西医将常山自中医师的传统网络中剥离开来,继而转化吸收到他们自身的社会—技术网络中。在这个重塑关系网络的过程中,无论是在物质层次的实存状态或概念层次的特质,常山都经历了一系列的转化②。重点在于,既然常山无论在概念构思与物质存在上,都是在与这些实作网络互动之间而被形构与再生产;那么,如果在企图利用常山的同时,又去毁坏它原本运作流通的社会—技术网络,则不啻是一个十分矛盾而有问题的作法。然而,这正是"国产药物科学研究"所明确设定的目标:重塑中药的关系网络,同时将中医拒斥于网络之外。

借由追溯常山这个"成功"的个案,本文希望能反省以"国产药物科学研究"为代表的研究计划。这一类的研究计划的特点在于它们一方面很近乎"翻译",而这种"科学翻译"和一般普通语言间的翻译又有四项重要的差别③。首先,在主语(科学家的社会—技术网络)及宾语(中医师的社会—技术网络)之间,"科学翻译"预设了一个极度不对称(asymmetric)的关系④。其次,在"科学翻译"之中,科学家独揽了参与翻译工作的资格。第三,"科学翻译"被设定为完美的翻译,人们一般相信任何值得被翻译的讯息都会被完整翻译入科学语言之中,因为科学翻译的成败,是由是否达成主语所关切的实际目的来判断的。举例而言,在常山的例子之中,科学翻译的实际关怀,就是要在中药里找出一个杀菌的"神奇子弹",也就是奎宁的替代物。为此,管光地为生药学研究

---

① 在此值得特别说明"截疟丸"这个名称的意义。截疟丸用"截"这个字,强调疟疾初发时不要立刻使用,要等到病情已充分发展出来时,才用这个药丸"从半途截断"病势。这种使用方式,很可能源于常山所引发的严重的副作用,所以不鼓励患者在未确知罹患疟疾前就贸然使用。李时珍曰:"常山蜀漆有劫痰截疟之功,须在发散表邪及提出阳分之后。用之得宜,神效立见;用失其真,真气必伤。"由这个角度看来,无论是陈果夫贸然叫朱太太服药或许植方贩卖截疟丸,的确有相当的风险,他们甚至没有传统中对常山的理解,而又在传统的网路之外贸然使用"毒草",可能会造成严重的问题。

② 在物质层次来看,常山的转化始于某个处方所含的七种药物之一(1940年以前,陈果夫),然后是这些药物的萃取液(1940年,程佩箴医师),再来是分离出但不知名的生物碱(1944年,化学家姜达衢),继而是g-常山碱(1948年,礼来药厂的陈克恢)。在概念层次上,它由一种有毒的植物(本草传统),转化为一种杀菌药物(1935年),终而变成一种抗疟特效药(1940年,程佩箴医师)。

③ 在此笔者要感谢栗山茂久对这篇文章提出具洞察力的评论。在他评论本文时对"翻译"的提问,启发笔者彻底思考这个个案所蕴含的理论意义。

④ 必须强调,和一般语言之间的翻译不同,笔者所称的"科学转译/重塑关系网络",是社会—技术网络中的一环。因此,除了"意义",科学转译的核心关切还在于物质层次的物件转化。见 Lydia H. Liu, *Translingual Practice: Literature, National Culture, and Translated Modernity-China, 1900-1937*, Stanford, CA: Stanford University Press, 1995.此外,关于牵涉"语言间的不平等性"的翻译实作,见 Talal Asad, *The Concept of Cultural Translation in British Social Anthropology*, in his *Genealogies of Religion*, Baltimore, MD & London: Johns Hopkins University Press, 1993: 171-199.

所设定的目标,就是以当下的科学标准鉴定出"有效的"的常山正品。无法杀菌的其他种常山,既然没有实用的价值,即便被忽略或遗忘,也在所不惜。在文学或"梦"的跨语言翻译中,诚恳勤奋的译家常喟叹于译事之难,感叹于翻译过程中不免有在主语中难以表达甚至必定遭到扭曲的部分,但在"科学翻译"中,科学家常自信所有"有科学价值"的内容都可以在科学语言中完整地甚至更精确地表达出来。第四,科学翻译所引发的改变完全是单向的(uni-directional):翻译的过程中,非科学语言的世界遭到天翻地覆地拆解与重组,而科学语言的基本分类范畴却应当恒定如山;科学语言所愿意作的学习与改变,都非常地有限。

为了维持这两个网络间极度不对等的关系,无数的心力被投入去监控、守卫住西方网络的边界。西医监管他们社会—技术网络边界的方式,其实就是一个享有特权的俱乐部维持尊荣、排斥一般民众而采取的策略。对这种俱乐部而言,每位成员都必须小心翼翼地守卫俱乐部的疆界,因为每当有新成员要加入时,该会的形象与会员资格都或多或少地受到影响。西医师们的社会—技术网络的确像这种俱乐部,但又有一个关键性的不同,前者的组成不是只有人,同时也包括了非人的种种物件。为了有效护卫控管他们的社会技术网络,西医必须同时排拒中医及伴随其而来的物件。所以他们必须否认,或至少压制传统上赋予中药的信任与使用。就像陌生人常被认为是危险与可疑的,"新药"也会受到同等的怀疑。在这样的划界工作下,类似常山这种千年以降每个人"都说它很有效,没有一个人曾反对过它"(陈方之,《治疟报告》,47 页)的中药,都会成为"没有人确定是否真的有疗效"的药物(李涛)。借由把中药视为"新"药,西医更进一步指控将据信有危险的中药直接用在人体上的临床实验,是严重违反医学伦理道德的作法。如此一来,众所周知的中药变得不堪信用,中医师及其支持者的研究法不啻是"学医费人"(余云岫)。最重要的是,中西医间的冲突争斗越是剑拔弩张,人们就更执着于划清界限、区别敌我,也就创造出更为高不可攀的进入门槛。到最后,西医程佩箴医师甚至失去了了解中药的动机;而化学家许植方即便已用常山治愈了自己的疟疾,也不敢公然宣称它的确具有疗效。只要"科学翻译"仍被奉为最正确、有效的研究方法,我们仍会一直坐拥大批"科学价值"未经证实、静待科学研究的中药。

(雷祥麟著,林盈秀译,《从医疗看中国史》,中华书局,2012 年)

《本草原始》的生物图像流变及其启示

胡司德(Roel Sterckx)曾将图像分为两类:一为描写性图像(performative image),是指观察者将图像作为某一行为过程中的一部分;二是说明性图像(illustrative image),是对已有叙述文字进行补充的一系列图像。说明性图像在动植物描述中具有直观的作用,是生物描述体系的组成部分,植物学家张景钺曾有言"图是形态学的语言",可见图像之重要。在中国古代的本草学著作中,亦呈现出诸多形制各异的图像。这些图像在本草著作中扮演着怎样的角色? 作者基于怎样的理念绘制出它们? 图像在翻刻过程中会经历怎样的演变? 晚明李中立编绘完成的《本草原始》不仅在药学史上占据重要地位,而且在图像绘制上颇具特色,并且其图像流传广泛,影响深远。故而,本文试以《本草原始》为中心,来探讨本草图像在其绘制与传播中遭遇的变化。

一、《本草原始》图像的诞生及特点

李中立,字正宇,明代雍丘(今河南杞县)人,自幼敏而好学,多才多艺;少年之时,师从同乡中书舍人罗文英精研儒学;青年时"博极秦汉诸书",深受当时县令马应龙的赏识,称其有"偏至之能"。正因精于本草、长于绘画的"偏至之能",非医家出身的李中立才能凭借自己的精思力行,"核其名实,考其性味,辨其形容","手自书而手自图之",于1612年完成了图文并茂的《本草原始》。

《本草原始》旨在讲述药物的本源,即药材的正确来源、形态及炮制方法。全书共12卷,按照草、木、谷、菜、果、石、兽、禽、虫(鱼)、人进行分类,共载药物508种。除石部、人部外,其余各部类药物原型皆为生物,全书共涉及动植物390种,绘制动植物图像415组,其详细的生物图像数量分析见表3-2。

表3-2 《本草原始》中生物图像数量分析

卷部类	1草	2草	3草	4木	5谷	6菜	7果	8石	9兽	10禽	11虫(鱼)	12人	总
药物	52	66	76	63	17	20	27	/	23	13	48	/	405
生物	52	67	74	63	13	20	26	/	22	12	41	/	390
图像	57	70	77	66	13	20	28	/	24	12	48	/	415

该书中的图像均为李氏通过观察实物,亲手绘制完成,所绘图像打破了自《本草图经》以来本草著作附图均为全株图的绘图模式,以植物局部形态呈现出来,注重图像细节,绘制精良,比例精确,并配之以准确的形态描述文字,还描绘出药材正品与赝品之间的差异,在动植物及药材鉴定上具有价值;其次,李氏绘图精美,李约瑟评价其绘图"看起来就像是在艺术大师门下学过绘画的天才的作品",梅泰理认为《本草原始》"许多图具有清新感,看后似如一幅幅写生画",足见其艺术价值之高。以下就《本草原始》中的图像做以进一步的分析。

1. 植物器官局部图的绘制 李氏所绘图像打破了以往本草中所呈现的全株植物绘制,仅绘制植物的特定器官或部位,如其在黄精条中所言"入药用根,故予唯画根形",李氏通过对实物细致入微的观察,绘制了大量的根、茎、叶、花、果实、种子的图像,这是本草学史上最早全面绘制的植物局部图。

李氏很注意突出不同植物器官的典型特征。在对根的描绘中,突出了根表皮横向皱纹与纵向皱纹的差异;其次,李氏对根的外形把握非常准确,表现出了苍术、郁金等储藏根(茎)的圆球形、椭圆形或者圆锥形外形,突出其肉质肥厚的特征。在茎的描绘上,李氏能够细致地描绘出茎节、节间特征,以及卫矛的木赤栓、通草的皮孔等典型特征。对于花序枝,李氏能够准确地绘出花的典型特征,比如小蓟、大蓟、红蓝花等菊科植物的头状花序,天南星科的佛焰花序,葱、韭等伞形花序等。在叶的绘制中,能准确描绘叶形、叶缘特征、叶脉以及叶柄着生方式等(图3-1)。

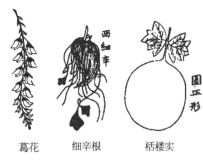

葛花 　　 细辛根 　　 栝楼实

图3-1 局部图

2. 植物剖面图的绘制 植物剖面图在近代生物学的发展中具有重大意义,尤其对植物解剖学以及现代植物学的发展起着至关重要的作用,在认识植物内部结构、植物分类与鉴定中极具价值。西方在16世纪时,已经绘制出大量精美的植物剖面图。而李中立在《本草原始》中所绘制的大量剖面图是我国生物图谱中最早的植物剖面图,尽管这种剖面图从以实用为目的的药物炮制中孕育而出。

在李氏绘制的天花粉(栝楼根)图像中,可以清楚地看到根的横切面,栝楼全根呈现不规则圆柱形,对其进行横切后可以看到呈现放射状排列的木质部。而在青皮的绘制中,李氏则分别绘制出了纵剖面和横剖面。对芸香科植物枳实与枳壳的图像描绘更是精细,绘制了精细的横切剖面图,能清楚地看到枳实的厚实的外果皮及其上的油点、疏松的中果皮以及向外翻卷、合成瓣状的内果皮(图3-2)。

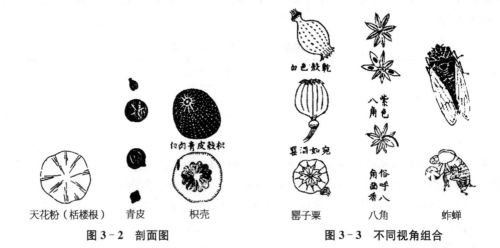

图3-2　剖面图　　　　　　　　图3-3　不同视角组合

3. 生物图像中的组合视图及不同视角的选择　《本草原始》生物图像另一显著特征,便是采用两张或两张以上不同视角的组合视图,最大限度地表达出生物体完整的形态特征(图3-3)。

在植物图中,李氏主要通过对植物不同角度的刻画来实现植物的完整表达。在植物叶片的描绘过程中,李氏多处采用正反两面叶片皆绘制的方式,表现出叶正反两面的差异,同时兼顾叶子动态特征,更具写生画的情态。在植物花、果实等描述上,采用不同视角组合。在花与叶的绘画中,多遵循"前后扁宽,左右窄长"的透视规律,从而对花叶进行复原,反映出其向背、折卷、反正、平侧等关系,改变了以往本草中的刻板。事实上,这已经非常接近现代科学绘画的要求了。

在对动物的描绘上,亦多采用多视角组合的方式。尤其在对昆虫的刻写中,常采用侧视与俯视结合,背甲部与胸腹部结合,展翅与合翅结合,力图展现出昆虫多角度的特征。在兽类的刻画中,李氏多采用侧视图,侧面物象最能表现其特征。在此基础之上,部分动物再采用头部回望的方式,从而更加精确地将其面部特征也刻绘出来,达到了最大程度表现动物特征的目的,同时兽类采用侧视图比正视图更能反映出动物丰富多彩的形体变化。

4. 图文结合　图注是对图像的补充与解释,图文结合,以文字作为图像未尽部分的补充。而在李氏的图像之中,很多图像中都使用了图注。图注在此大致有三种功能,一是对于通过图像无法传达的重要信息辅之以文字信息,使图像更为丰满,以实现按图索骥的功能,比如花色、茎的细节等;二是文字即为对图像的解说,比如叶对生,在图像上亦表现出对生的画面,利用文字与图像两种载体形式,以增强感官印象;三是文字作为图像的标注,比如人参的头、尾、正、侧等。然而在以往的本草图像中,图像之中很少出现辅注文字,这既与画者对图像的认识相关,也与当时图文混排的雕版技术相关(图3-4)。

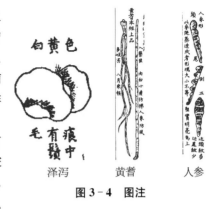

图3-4 图注

从绘图程式上看,李中立所绘图像较传统本草图具有很大的突破,然而其绘图思想并未有实质性的变革。唐宋以降,本草著作中逐渐出现图像,主要目的是辨别动植物,以正名物,解决同名异物的问题,防止本草用药中的混乱。李氏对植物局部图和剖面图的绘制,依旧承袭了传统本草图像的以"名物"为目的的绘图思想,而且正是从植物图到药材图的一个转变。这种做法想要指导的并非是在野外如何采药,而是在药肆之中,如何辨别药材的真伪。尽管对所谓的局部图与剖面图进行了细致的观察,但是一旦可以对药材进行分辨,其目的便已达到,而其工作便也止步于此了。

从绘图技法上,李中立显然受到艺术绘画的影响,其叶形、花形,构图方式多与画谱一致。比如,在菊花的绘制中,《高松菊谱》中就有"菊瓣朝心列,横长竖短……"的画诀。事实上,中国本草图像的绘制,从来都没有从艺术绘画中独立出来,形成自己特定的绘图套式,本草图像的绘制者本身就是画工出身,抑或是有所擅长的业余画者,并未形成专业的植物插图师,因此图像的准确性显然受到绘画者植物知识的制约,以及本草学者、画者与刻工之间的协作的影响。而李氏的本草图像,也正是其本草知识与绘画能力的一个写照。

二、版本流传中图像的形变

《本草原始》自从1612年初刻本刊行以后,流传甚广,刊行版本颇多。龙伯坚曾介绍了《本草原始》在国内流传的8个明清版本,《中国中医古籍总目》中列有《本草原始》的26个版本及其馆藏情况,而王玠曾对《本草原始》的版本进行了详细的梳理,共列出了35个版本。《本草原始》在后世传承过程中主要分化为两个系统,即葛鼐校订的永怀堂版本系统以及《本草原始合雷公炮制》版本系统。以后诸多版本,均是在这两个版本基础上校订而成的。由于与《本草原始合雷公炮制》版本中与原始版本图像差异颇大,从图像的视角出发,可视其为两个独立体系,故而暂将其搁置,本文主要讨论葛鼐校订版本的图像及其传播。

1. 版本流传过程中的图像演变 明代中晚期,刻书业异常活跃,书坊林立,而这些书坊出于盈利的目的,实用性较强的医药书籍是其主要刊刻的书籍类型之一。正是在这种环境下,当时众多私人书坊,成为《本草原始》得以传播的媒介。据王玠考察,在葛鼐校订之永怀堂版本刊行之后,敦素堂和四美堂先后进行了重订,这两个版本在内容上与永怀堂本并无差异。其后,至清代嘉庆年间,经余堂又对其进行重刻,经余堂在体例编排与内容上也与四美堂完全一致,但其中所绘图像明显粗糙了许多。其后的文会堂再次对其翻印,之后又出现了翠筠山房、善成堂、信元堂等版本,这些版本的图像质量再次下降。尽管此书不断刊刻,但不同版本各卷所题校订人均为葛鼐或周亮登。图3-5为版本源流简图。

在各版本不断刊行流传过程中,可以看出本草图像质量逐步下降以至于后期版本图像多有

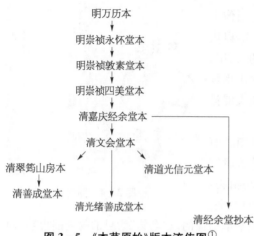

明万历本

明崇祯永怀堂本

明崇祯敩素堂本

明崇祯四美堂本

清嘉庆经余堂本

清文会堂本

清翠筠山房本　　　　　清道光信元堂本

清善成堂本

清光绪善成堂本

清经余堂抄本

图3-5　《本草原始》版本流传图[①]

形变。图像描摹的痕迹非常严重,刊刻者显然并不关心植物的真实形态,也并不理解绘图者通过图像所要传达的信息,仅是照着底本仿绘与刊刻,以至于出现了很多科学性的错误。比如,车前的叶,在李氏版本中的弧形叶脉,到了永怀堂版本中,则变成其中部分弧形叶脉、部分网状叶脉,而在经余堂版本,则全然变成了明显的网状脉,叶缘形状也有所变化,穗状花序的情况也大抵类似,从颇为形似的穗状演变成了点状程式图。文会堂版本,似乎与经余堂图像相似,但其雕版已经模糊不清了。而信元堂则更是进一步对图像进行了简化(图3-6)。再如,刘寄奴的图像情况也不尽好,在李氏原版中,所绘为其干形,枝叶弯折的部位,能看出植株风干后的脆性;在永怀堂版本中,干形变化不大,但弯折的部位变成了有弧度的弯曲状,显然与干形的样子不符;而在四美堂版本中,其干形的花略有些像叶子,以至于后期经余堂版本里,刘寄奴直接绘成了叶形。除了刻意描摹之外,后期的重刻版本,也缺失了艺术价值,所绘图像线条僵硬,并且对原有图像进行了大幅度的简化。

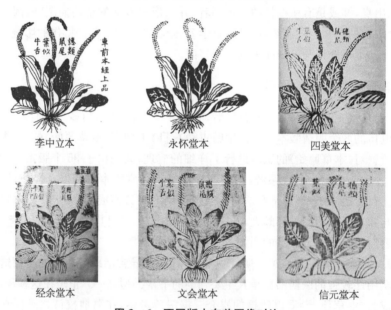

李中立本　　　　　永怀堂本　　　　　四美堂本

经余堂本　　　　　文会堂本　　　　　信元堂本

图3-6　不同版本车前图像对比

　　1638年葛鼐校订的永怀堂本(葛本)是目前所能见到的对李中立原本(李本)校订最早改动较大的版本之一,其后各个版本皆在葛本基础之上重刻。张卫等将葛本与李本进行了对比。在对图像的比较上,除了字体的变化外,其文主要述及图像的增删与更替,并未关注图像细节变化,除石

部外,共列出药图差异16处①。然而通过进一步考察药图,可以发现更多细节的差异。首先,李氏绘图时,在线条的运用上自然灵活,使得对诸如泽泻、黄连等根部的描写比较生动、写实,而葛本中线条明显过于僵硬刻板;其次,葛本中对很多图像进行了大幅度简化,比如地肤、卷柏、蒿蓄、茵陈蒿、青蒿以及木部几乎所有图像等;再者,葛本中仿照底本描摹的痕迹很重,以至于个别图像在模仿过程中有所失真;此外,两个版本在图注上也有所差异,李本个别图注是对图像中信息的补充、解释,而葛本中把一些图注内容或移入正文或直接略去。现将其中一些重要的图像差异详录见表3-3。

表3-3　葛本与李本生物图像比较

药　物	卷　次	差　异
透骨草	卷1草部	葛本未在图上标注花色
五味子	卷1草部	葛本与李本核的形状不同
车　前	卷1草部	叶形:李本为弧形叶脉,葛本部分为网状叶脉;李本穗状花序紧凑细致,葛本以点状程式表示穗状花序
石　斛	卷1草部	葛本未在图上标注茎的扁、圆
王不留行	卷1草部	李本绘出微抱茎,而葛本未能绘出
栝　楼	卷2草部	葛本比李本少了一幅天花粉图像(剖面图),葛本在栝楼图中绘出了籽粒
香　薷	卷2草部	李本绘其干形,而葛本绘叶形
天　麻	卷2草部	李本比葛本多一羊角天麻
高良姜	卷2草部	李本与葛本不相同
红豆蔻	卷2草部	李本与葛本不相同
小　蓟	卷2草部	李本绘其花苞形状,葛本绘花开时的头状花序
红蓝花	卷2草部	李本在绘制叶形时用点状来表示叶缘有刺,葛本将叶形绘成了二回羽状复叶;李本有子形,葛本缺子形
玄胡索	卷2草部	李本比葛本多一图
半　夏	卷3草部	李本强调半夏的"脐",葛本未画出"脐"
商　陆	卷3草部	李本突出了根部的皴纹,葛本未绘制其根上皴纹
稀莶	卷3草部	李本与葛本不相同
骨碎补	卷3草部	葛本比李本多一图,应是不同产地之物(葛本所增之图似来源于《图经本草》中的秦州骨碎补图)
甘松香	卷3草部	李本与葛本不相同
藿　香	卷3草部	李本为叶缘有锯齿,葛本为二回羽状复叶
松	卷4木部	葛本绘制琥珀,李本绘制松树
巴　豆	卷4木部	葛本少一图
连　翘	卷4木部	葛本少一中瓢图
没　药	卷4木部	生境不同,李本树下有石块状物,似如其文所述"脂液滴流在地,凝结成块";而葛本树下为草
檀　香	卷4木部	李本与葛本不相同
黑大豆	卷5谷部	葛本多两个黑大豆图,李本白色表示种脐,但葛本在仿绘中种脐失真
黍	卷5谷部	李本图注中备有叶有毛
白　芥	卷6菜部	李本绘其生境
葡　萄	卷7果部	李本绘其叶为5浅裂,而葛本将其绘制成掌状5出复叶
马	卷9兽部	李本与葛本不相同
鹿	卷9兽部	葛本未绘出鹿茸
蚱　蝉	卷11虫部	葛本绘制一俯视图和树上的生境图,李本绘制俯视图和侧视图
蚯　蚓	卷11虫部	李氏中能看出绘制的蚯蚓环带,而葛本中无明显区分

---

① 张文共列出24处差异,其中7处为第8卷石部,另张文以为李本缺沙苑蒺藜图,事实上是有的,故多列了一处差异,所以实际列出生物图像差异16处。

2. 周氏家族在图像流变中的作用　葛本之后所流传的诸多版本中,一些卷间或会出现"周亮登校订"①,但周亮登为何许人,至今却未见提及。在前人版本研究的基础上,笔者又发现《本草原始》在葛鼐校订之前的另两个版本,可能有助于梳理清楚其图像的流传。

中国国家图书馆藏有周文炜校刊的《本草原始》,此本原为郑振铎藏书,《西谛书目》中记载如下"《本草原始》存六卷,明李中立撰,明周文炜光霁堂刊本,十二册,存卷一至二,五至八,有图"。日本国立博物馆亦藏有该版本的前8卷,该条目记载有"本草原始十二卷/(明)李中立编著并书画:(明)周文炜校刊……[出版地不明];[光霁堂],[出版年不明]",以上皆未提及校刊时间。而杜信孚在《明代版刻综录》中则载有"《本草原始》十二卷,明李中立撰。是书今人未提及。明天启书林周文炜光霁堂刊"。此外,在牛津大学博德利图书馆(Bodleian Library)藏有《增订本草原始》12卷,并记录有"明李中立纂辑,明周亮登校订,明崇祯癸酉年(1633)刊本醉耕堂藏板"。这两个版本皆在葛鼐校订版本之前,可惜目前尚无法察见。不过通过对两位刊校者周文炜和周亮登的生平考察,我们能够从地域流传上为《本草原始》的图像传播提供一定的线索。

周文炜,字赤之,号如山,其所在家族是明末颇有名气的刻书世家,文炜为家族第二代刻书人。周氏家族先祖世居金陵金沙井,后徙江西抚州之金溪,定居栎下;周文炜之父庭槐游大梁(河南开封),占籍开封。周文炜曾为国子监生,并于天启三年(1623),以太学生身份任诸暨县主簿,有很好政绩,终因与县令不和,天启五年(1625)左迁王府官,复居金陵。周氏活动与交游范围极其广泛,尽管在李中立《本草原始》刊行之际,周文炜已离开开封,迁居南京,但是依旧与开封保持着密切联系,且周氏家族有为同乡刻书的传统,因此能够在金陵光霁堂刊刻此书,便也不足为奇了。

1633年重校《本草原始》的周亮登,则与刻书而闻名的周氏家族关系紧密。首先,周文炜有两子,一子周亮工②,字元亮,另一子周亮节,字元泰,而周亮登,字元龙,从姓名字号上看,与周氏两子名字颇有渊源;其次,刊行周亮登校订版本的书坊——醉耕(畊)堂,则是周家从文炜至亮工、亮节父子、兄弟互相沿用的刻书坊堂号;再者,《本草原始》中所题"金溪周亮登元龙甫校订",而周氏家族祖籍金溪,周文炜、周亮工也时常称自己为金溪人,亮工更有栎下先生(栎下为其金溪祖籍)之称;此外,周亮登除校订《本草原始》外,还校订过金溪同乡龚贤廷的《寿世保元》,而在周亮登校订之前,该书就由周文炜光霁堂刊刻过。尽管尚无资料直接提及周亮登与周氏家族之间的关系,但据以上线索,笔者推测周亮登与周氏家族关系密切,且极有可能为周亮工的从父兄弟③,为周氏家族第三代刻书人之一。

由于周亮登与周氏刻书行的密切关系,周亮登校订版本的底本来源或与周文炜版本相同,甚至也可能是周文炜校订的版本。日本东京博物馆所藏的周文炜版本题有"李中立编著并书画",这与李氏原版是一致的;但1633年周亮登校订的版本,则题为"李中立纂辑",而1638年的葛鼐版本

① 永怀堂本存在两种版本,其中一个全为葛鼐校订,另一版本卷8为周亮登校订;教素堂和四美堂本,卷2和卷8均为周亮登校订,其余各卷为葛鼐校订;经余堂卷1、2、8、9、10、11、12为周亮登校注;善成堂版本目录题有周亮登校订,正文亦有多卷为周亮登校订。

② 周亮工(1612—1672),字元亮,一字缄斋,号栎园,栎下先生等。祥符(今开封)人,后移居南京。明末清初文学家、篆刻家、收藏家。明崇祯十三年(1640)进士,曾任山东潍县知县,迁浙江道监察御史。入清后,历任盐法道、兵备道、布政使、左副都御史、户部右侍郎等。亮工能诗善文,才思敏捷,诗学少陵,文必秦汉。嗜绘画、书法、篆刻,善鉴赏,爱收藏。著有《赖古堂文集》《赖古堂诗集》《读画录》《因树屋书影》等,并传于世。

③ 周亮工《赖古堂集》卷24"祭靖公弟文"中记有"父母生我同胞兄弟姊妹六人,第三妹先没,二姊亦继亡,去岁春,老孀姊又以七十病卒矣。今弟又云亡,四妹远在汴上"。可见,周亮工仅有一弟,即周亮节。故周亮登非周亮工的亲兄弟。

中,亦为"李中立纂辑"。那么葛鼐版本与周氏版本是否存在关系呢? 葛本之后的版本中,经常会出现部分卷由葛鼐校订,部分卷由周亮登校订的情况。本着卷目所题校订人不变,校订内容不会出现大幅度变化的原则,笔者对明崇祯四美堂本版周亮登校订的卷2与永怀堂版本葛鼐校订的卷2进行对比,发现两者无明显差异。首先,均将对植物产地、形态的描述用小字体,而功能主治改为大字体;其次,两者在体例、内容上无差异,且均剔除了艾叶一条,在内容上的增订也基本一致;再次,在与李中立原本出现差异的图像上,如天花粉、天麻、香薷、高良姜、红豆蔻、红蓝花、玄胡索等,这两者图像基本一致。所以这两者仅是刊刻的校订人不同,但在内容上并无实质性差异。

关于葛鼐,《江浙藏书家史略》载"葛鼐,字端调,昆山人,太常卿锡璠之子,崇祯举人……鼐益购所未备书,所藏达三万卷"。葛鼐藏书甚多,但鲜见其与医药相关之论述。而周氏家族自第二代刻书人周文炜起,就刊刻过大量医书,而周亮登在刊刻《本草原始》之外,还刊刻过《寿世保元》《万病回春》等,皆是以治病之功效为主。笔者据此推测,葛鼐的校订工作极有可能是在周亮登的版本之上完成,并将其与《纪效新书》合刻,增补一序。在校订《本草原始》的过程中,对字体大小的更改足见校订者具备一定的医药知识,却更重视药物之功效主治,而较轻药物形态产地;此外,在校订过程中,增补的内容以功能主治条目居多,这似乎也是与周氏家族校订过大量医书的背景更相吻合的。或许也正是周氏家族的这种重功效而轻形态的理念,使得书中的图像信息在传承过程中有所损失。

三、其他著作对图像的转绘与传播

1.《本草原始》与《本草蒙筌》的图像关系　马应龙在为《本草原始》所做序言中提及,"皆手自书而手自图之"。但是王珏认为李中立剖面图等并非原创,而是受到陈嘉谟的影响才绘制出类似局部图、剖面图等,他指出,"药材图引用了《本草蒙筌》中的一些,如天花粉、草果、海带等,并受到启发"。

《本草蒙筌》成书于明嘉靖四十四年(1565),而《本草原始》完成于1612年,《本草蒙筌》共12卷,从体例内容编排上看,《本草原始》确有借鉴于前者。然而就图像研究而言,应将图、文分而视之。所查证的图像皆出自明崇祯元年(1628)建阳书坊刘孔敦增补,万卷楼周如泉刊行的《图像本草蒙筌》,在此之前所存的各个版本——明嘉靖刘氏本、明万历周氏仁寿堂本中均无图像。但令人费解的是,在1628年的崇祯本中,陈嘉谟自序却提到"其义增补,绘刊图像",而在此前的版本中,序言此处皆为"其义增前,其文减旧",并未提及图像的绘制。至于这两个版本中原作者的自序为何会出现差异,暂且不得而知。但王重民先生和那琦先生在考察崇祯元年刻本时也均提及"谓原本品物无图,此本各增一图",权可作一佐证。综上可以认为,《本草蒙筌》的图像系后来增补,而在当时书籍插图盛行的时代,为以往没有图的书籍增补插图似乎也是比较普遍的现象。

就《本草蒙筌》所录图像而言,大多出自证类本草系列,多为全株植物的绘制,仅有少数出自《本草原始》。除王珏提及的天花粉、草果、海带外,尚有贝母、附子、天雄、天南星、玄胡索、昆布、常山、猪苓、乳香、丁香、雷丸、茄子等,而大蓟、小蓟在构图上也非常相似。就图像质量而言,《本草蒙筌》的图像远不及《本草原始》。其图像中的天花粉图与李氏原刊版的三幅天花图一致,而不似葛本系统中的两幅图,因此刘孔敦版本中的图像极有可能是参考了李氏原版。王重民在《中国善本提要》中指出,"刘孔敦建阳人,疑为乔山堂刘龙田之子侄,时乃兄孔教已成进士,乔山堂或已不继续刻书业,故孔敦为周氏帮忙"。而贾晋珠更是提到刘孔敦与周氏书坊的联系,远不止于编校刻本,刘孔敦刊刻的《图像本草蒙筌》,所用之版就是周如泉在同时期印行该书的刊版,只是刊刻先后无法确定。据许振东的考证,金陵周如泉,极有可能与周文炜如山有亲缘关系,两个书行也经常互相刊刻。因此,能够看到《本草原始》便也是不足为奇了。

2.《本草汇言》与《本草原始》的图像关系　《本草汇言》是明代又一部集大成的本草学著作,该书汇集当时众多学者本草之言,故名《本草汇言》,由钱塘倪朱谟成书于天启甲子年(1624)。然而该书在19卷所有图像绘制完毕后署有"万历庚申蒲月,萧山岸士汤国华太素甫绘图,钱塘处士翁立贤恒玉甫勒象"。可见,其图像绘制完成于万历庚申年(1620),仅晚于《本草原始》成书8年。然而,仔细观其图像,车前子、红蓝花等图像的细节绘制以及天花粉图像数量,与葛本如出一辙,可以判断其至少参考过葛本系统中的某个版本。最有趣的是卷2中的香薷图和藿香图,这两幅图显然是出自葛本系统,但汤国华似乎也被葛本系统中藿香的二回羽状复叶搞糊涂了,因此将这两幅图的图注标注反了。葛本及周亮登校订的版本皆在其后,而周文炜的版本,仅有杜信孚提及天启年间,其参考来源是《西谛书目》,而查阅《西谛书目》,并未注明刊刻时间。至于汤国华是从何处看到《本草原始》图像的,便不得而知了。但《本草汇言》中的图像,至少可以证明,在1620年之前,就已经对李氏原本的图像进行了大幅度的校订改动。

《本草汇言》中的图像不同于《本草原始》的图文混排,而是将每卷中所提及的动植物图像统一刊刻于该卷的卷首,图后再开始每卷正文内容。这种图像置于卷前,图文分立的做法,从刊刻的角度讲,可能便于雕版,降低了刻工的技术难度。然而从书籍的科学性上讲,显然不比图文结合者更便于阅读。文本与图像的疏远,会给读者在阅读时造成不便,时常需要翻页才能将文字描述的植物形态与视觉直观的图像联系起来。但柯律格在论及这一问题时,引用马兰安的观点说,图文并存的版本针对的是受教育程度较低的读者,而所谓的复合版本是针对受教育程度较高的读者。然而这一观点可能是针对小说而言的,对于本草书籍而言,而图文置于同样位置,则更注重文字与图像的互动,在阅读植物形态描述时,亦可方便对照植物形状。这种图文分立的布局,反而会造成视觉隔阂,并不具有医药书籍应备的实用功能。或许,《本草汇言》的刊刻者便是将其与绣像小说中的插图等同进行编排了。

3.《本草汇》《本草纲目类纂必读》与《本草原始》的图像关系　《本草汇》由吴门(今江苏苏州)郭佩兰编纂完成,刊行于康熙五年(1666),其中附有本草汇图,每页4图,共计208幅。图前有本草图序,讲到"今兹所图,止取适用,无事繁杂,故凡用根则不及叶,用叶则不及根,并用则兼,暨果蔬、鸟兽、虫鱼之属皆然"。所表达的意思与李中立的"入药用根,故予唯画根形"如出一辙,其著作中列出了历代本草源流,但却未见提及《本草原始》《本草汇言》等涉及药材图者。观其所绘药材图像,在绘画艺术性上堪称上乘,且与《本草原始》完全相同者甚少。但是,诸如葛花、葛根、断续、蒺藜等的构图上又与《本草原始》相对一致,因此,郭佩兰极有可能是看到过《本草原始》的,而本书中在剖面图上的表现又显然不及《本草原始》。

与郭佩兰同时代的何镇,在1672年据《本草纲目》编成《本草纲目类纂必读》,本书所附的"历代本草源流"中列出了郭佩兰的《本草汇》,但没有列出《本草原始》《本草汇言》等书,可是很显然这里的图都是源自《本草原始》的,藿香、车前、知母、青蒿、狗脊、骨碎补、红蓝花、连翘、萹蓄、刘寄奴等图与葛本系统完全一致。该书图像较好的一点是,半夏、葫芦巴和蓖麻子、山慈菇等图,更注重全株图和局部图的组合,从而更便于植物的鉴定,但是在剖面图的绘制上选取也较少。

4.《本草原始》在日本的影响　《本草原始合雷公炮制》在日本尚可见到从中国传入的乾隆甲

戌年(1754)存诚堂本以及元禄十一年(1698)的和刻本。然而葛鼐系统的版本尚未看到日本存有。但是从稻生若水的著作中,我们可以看出,葛鼐系统的版本17—18世纪肯定在日本流传无疑。

稻生宣义,字彰信,号若水,日本江户中期著名本草学家。早年研修医学、儒学、本草学等,从福山德顺学本草,博学多能,后自成一家,是本草学京都学派创始人。一生著述颇丰,最重要的贡献在于校订、出版了李时珍的《本草纲目》,他在校订《本草纲目》(和刻本)的同时,并在1714年完成了《本草图翼》4卷2册,又著《结毦居别集》。他还对日本动植物和矿物进行了广泛的调查,完成了《庶物类纂》[①],奠定日本本草学的基础。此外,他还著有《炮炙全书》等。

据真柳诚整理的"日本江户时期传入的中国医书及其和刻本",可以看出,稻生若水所著的《本草图翼》《炮炙全书》以及博物学巨著《庶物类纂》所引文献中均注明参考过《本草原始》,可见其受《本草原始》影响颇大。尤其《本草图翼》一书,所用图像及图注基本都出自《本草原始》。

《本草图翼》在编排形式上比较接近于《本草纲目类纂必读》,图文混排,很注重展现药物的图示;在编排体例上,《本草图翼》分为4卷,共包括草、木、谷、菜、果、金石、兽、禽、虫9个门类,仅去掉了《本草原始》中的人部。此外,《本草图翼》对《本草原始》原本的药物顺序进行了调整,但是这种调整似乎是无意义的;并且增删了其中的个别药物,而这种增删,除了果部将龙眼、荔枝、枇杷几种日本当时并不广泛种植的植物删除外,其他的删减似乎并无缘由。另外,《本草图翼》将牡丹、卫矛、芫花三种木本植物从草部调整到木部,这可能与作者强调自己的认识有关,并和现代科学的分类方法是一致的。

从图像上来看,《本草图翼》的图像几乎全部来源于《本草原始》,仅有棕榈等个别图像出自《证类本草》系列的图像,而从萹蓄、地肤、车前、青蒿、骨碎补等图显然可以看出,这些图像的绘制与葛本系统如出一辙,而不同于李中立原版中的图像。有趣的是藿香一图(图3-7),葛鼐版本中,将李氏原本正确的单叶转绘成了二回羽状复叶,但在《本草图翼》中,可以看出其为单叶;而仔细对比其枝形,稻生若水所绘枝形又与葛鼐版本完全一致,不同于李氏原本。据此可以推测,在藿香插图的转绘过程中,可能由于底本的刊印模糊,抑或是永怀堂刻本雕版不精,而导致

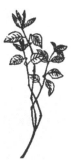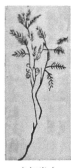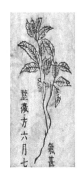

李中立本　　永怀堂本　　《本草图翼》本

图3-7　藿香图对比

永怀堂本丢失掉了叶缘信息,仅绘制了其中的叶脉,而在后世版本中皆参考此图,绘制成如此之图像。而《本草图翼》中藿香一图的绘制,有可能是稻生若水修补而成,亦有可能是参考了葛鼐版本之前的底本,尚不好做定论。然而永怀堂本"藿香"一图的问题,也正反映了当时学风的浮躁。

四、版刻图像流传中形变的普遍性及原因分析

事实上,不仅是《本草原始》的图像在流传中遭遇了这样的变化,明代周定王朱橚在永乐年间编订的《救荒本草》亦是如此。朱橚在园圃中亲自种植大量植物,仔细观察,并请画工绘制成图,

----

① 生前完成362卷,后由其门人继续著述,共764卷。

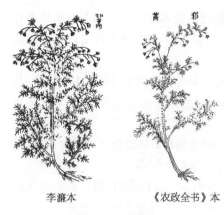

李濂本　　　　　《农政全书》本

图 3-8　邪蒿图

进而编著成书。嘉靖四年李濂刊本的《救荒本草》,图例准确度很高,大多数植物都按图索骥,鉴定到科属乃至种。然而,该书中的植物图在流传复制中也遭遇了形变。徐光启在《农政全书》中收录了该书,对其改易较多,除了卷帙及顺序的调整,图像也有很多变化。天野元之助对《救荒本草》(《农政全书》本)的图像变化进行了研究,指出 13 处图像差异,并提及图画本身就没有李濂刊本那样精美。可以看出,这些图像进行了很大的简化,比如图 3-8 中的邪蒿图。在车轮菜(车前草)中,徐光启也将弧形叶脉画成了网状叶脉,而在蚵蚾菜中却将原本错误的叶脉纠正过来。后来亦出现了许多以救荒植物为主题的书籍,包括王磐的《野菜谱》等。而后来鲍山的《野菜博录》,图像亦是直接来源于《救荒本草》和《野菜谱》,只是对其中图像进行了大量的简化、删减、增绘或者重绘,很多图例仅是将原本的阳刻改成了阴刻。

这种图像传播过程中普遍发生的形变可能有诸多原因。首先,从学风上讲,明代实行文化高压政策,在学术上空疏学风较盛,并且抄袭剽窃风气流行,这种风气不仅造成学术研究的浮泛与浅薄,同时在很大程度上还影响着社会风气。而对书籍的随意改动便是这种风气之下的产物。闵宗殿在谈及《救荒本草》的流传时,就讲到"任意改动原著,甚至乱改原著,这是明代一种极坏的学风。在这种不良的社会风气影响下,甚至连当时著名的农业科学家徐光启也不能幸免,《救荒本草》农政本的出现,便是这种不良风气影响下的产物"。尽管顾炎武等人早就对这种风气提出批评,然而这种风气的影响并非一时能够消除的。周氏家族对《本草原始》的改易一定程度上也是这种学风影响之下的产物,图像作为书籍的一部分,自然也难逃这种随意改动的命运。

其次,在明代商品经济萌芽时期,书商对利益的追求势必会影响到图像质量。王三庆对明代刻书成本与书籍售价进行了考察,刻工价格及刻工质量是影响售价的一个重要因素。而决定图像质量的,除了绘者水平,刻工的技艺同样重要,由一些廉价而技艺较差的刻工制版,可能会有效降低书籍售价,从而招徕各个阶层的读者能够支付得起书籍,然而这也在一定程度上降低了图像的质量。提高利润的另一种方法便是降低生产成本,采用一些低劣品质的便宜的原木材料以及容易刊刻、节省工时的松软枣木等用来制版,这样在很大程度上造成了书籍的粗制滥造。同样,这些劣质材料自然也会造成图像的简化、粗陋与失真。

另外,明代版刻书籍中,插图的数量远胜于以往。从书商角度讲,为书籍配以插图同样也是一种商业手段,可以加强图书在时市场上的吸引力。而这种版刻插图书籍的大量盛行以及版刻商业模式的扩张,在促进书籍传播的同时,却严重损害了出版物的质量,郎瑛曾对福建的书商进行了批评,尽管他所针对的仅是文本变质,但图像变形同样也是当时为人诟病的对象。也就是这样,这些书坊在刻书的过程中,将本草之中的插图与其他绣像小说等的插图等同视之,忽略了它们用以鉴别植物的特性,使得很多优秀的本草图像淹没在明清书籍插图的洪流之中,沦落为一种符号或装饰。

还需注意的是,事实上,完全无损的保持图像不发生形变,几乎是不可能的。因为图像质量不仅取决于绘画,还取决于制版,不同书坊大多都会重新制版;另外,即使是同一个板子用久了也会模糊,这也势必会造成图像信息的丢失。而在西方早期,这种植物图像上的"以讹传讹"在临摹中也是常出现的,甚至普林尼就一直在强调复制图像的危险性。

五、结语

明代药物炮制技术发达,使得医药分工明确,诸多医生已不具备辨识药物本原的能力,以致出现"谬执臆见,误投药饵,本始之不原而懵懵"的局面。此外,明代商品经济的发展促进了人们对利润的追求,在利润驱使之下,药材的使用中也出现了不少造假行为。这种环境下,李中立为了助于医生辨别药材,精心绘制了图像。正是在药材图的目的下,李氏绘制出了今日称之为"剖面图"和"局部图"的植物图像,在当时的本草图像中颇具新意。然而这种图像的绘制,是以实践为目的的,其辨别药材的目的一旦达到,便止于此。

在《本草原始》图像传播的过程中,周氏刻书行活跃的交游范围以及强大的刻书能力,使得这本书得以从开封流传到金陵,从而在江浙一带的刻书中心广为翻刻,可以认为,明清时期盛行的刻书坊为《本草原始》图像传播起到很大的推动作用,然而也正是这些私人刻书坊巨大的影响力,将李中立的最初版本精准的图像淹没在后来刊刻的诸多版本之中。在诸多因素影响之下,图像在流传之中发生很大形变,尽管如此,此书却能在明清两代被翻刻 35 次以上,这也从另一角度不得不让人对本草图像信息在实践中的价值表示怀疑。

在图像传承过程中,李氏在建立起药材图的绘图模式之后,后世的画者仅是对其进行仿绘,并未有所突破,这与当时只重视文本知识,缺乏对自然本身的关注的学术传统不无关系。这些图像的阅读者多属学者阶层,比如李时珍在《本草纲目》中、吴其濬在《植物名实图考》中有时会凭借前代本草图像对植物进行鉴定与判别。然而在实践阶层,真正进行药材鉴定与采药的人,几乎都是凭借其经验进行鉴别,正如本草著作中时常提及"见者自能分辨",在学习期间亦多是依靠师承关系传习鉴定知识,而鲜有依靠书本与图像者。或许这种学者层面与实践层面的隔阂,也是导致图像在形变状况下依旧能广为流传的原因之一,更是导致我国博物学发展缓慢的一个重要因素。

(张钫,《自然科学史研究》,2015 年第 34 卷第 3 期)

《太平惠民和剂局方》中方剂注释初探

《太平惠民和剂局方》(以下简称《和剂局方》)是北宋和南宋时期政府官修的一部医学方书,也是中央和地方官府药局制造成药的法定处方集。南宋末年,佚名氏对《和剂局方》进行了大量的注释,包括训词、释义、析句、注音、辨字、校勘、标明句读、呈现修辞、考校典章制度,甚至书、作者简介和评价等。方剂注释亦称方剂注文,其核心内容是解释词义,采择各家论著,附以己意,"对文本的主旨、词语、用典、具体内容等方面所作的说明",以此阐发医学义理,准确领悟经旨。

《和剂局方》中不仅为方剂名称、方剂内容、方剂来源、方剂疗效等进行注解,而且也补充了大量临床常见证候、名医医案和药物神奇疗效的内容,保存了大量珍稀医学资料。局方注释是认识、了解方剂术语、方剂来源和方剂疗效的有效途径,在局方医学发展史上具有积极意义。

关于《和剂局方》中方剂注释内容,学术界尚无专文加以探讨。本研究拟对此问题进行深入探讨,揭示局方注释的形式、体例、内容及其作用。

一、《和剂局方》中方剂注释的体例和形式

《和剂局方》中的方剂注释,着重考证方剂的名称、出处、来源和补证重要医案史料,其形式和体例主要表现为以下几方面:首先,关于方剂名称,书中以"一名""亦名""又名"加以注解;其次,关于方剂来源,书中以"出某书"加以注解;第三,关于方剂补充内容,如方剂组成、炮制、服法、禁忌和医案等,书中通常以"某人曰"或"某书曰"加以注解;第四,关于方剂中注文字体,有的和正文做了大小区分,有时以单行小字或大字作注,有时以双行小字作注。但有的注文附于方剂正文之后,字体相同,如不仔细研读,注文和正文文字不易区分。这是古代雕版、活字版古籍注释文字时,通常使用的体例和形式。现代出版的各种《和剂局方》标点本中,已明确以小字或楷体字、仿宋字等加以区分;有的著作将注文放在双括号之中,用小字,以示区别。

中医文献中的注释,汉代、魏晋南北朝、隋唐时期非常盛行,宋代依然。如陶弘景撰《神农本草经集注》、杨玄操撰《黄帝八十一难经注》、杨上善撰《黄帝内经太素注》和丁德用撰《补注难经》等,是中国医学史上有名的医籍注释著作。南宋末年《和剂局方》中方剂注释的出现,反映了宋代注经、解经的传统。此后,《和剂局方》在多次刊刻的过程中,均保留了这些注文,说明其具有很高的医学文献学价值,有助于正确理解方剂的辨证审因、配伍规律和临床运用情况。

二、《和剂局方》中方剂注释的内容和创新

1. 关于方剂名称 方剂术语的训诂和注释,主要探讨医学名词的命名问题,准确无误的解释方剂、药物的读音,一词多义等。《和剂局方》中保存了大量方剂名称注释的内容,包括宋代政府法定的方剂名称、曾用名、旧名和又名等,名词术语概念明确。

《和剂局方》卷一《治诸风附脚气》载"灵宝丹",书中注释"有三名:一名归命丹,又名返魂丹,入芒硝者名破棺丹";"虎骨散",书中注释"一名乳香趁痛散"。卷二《治伤寒附中暑》载"神仙百解散",书中注释"一名神仙截伤寒四季加减百解散"。卷三《治诸虚附骨蒸》载"嘉禾散",书中注释"亦名谷神散",指出其另一称谓。卷五《治诸虚附骨蒸》载"三仙丹",治肾经虚寒,元气损弱,神衰力怯,目暗耳聋。常服补实下经,温养脾胃,壮气搜风,驻颜活血,增筋力,乌髭须。书中注释"又名长寿丸"。卷八《治杂病》包含了1处注释内容。如"神助散",治十种水气,面目、四肢、遍身俱肿,以手按之,随手而起,咳嗽喘急,不得安卧,腹大肿胀,口苦舌干,小便赤涩,大便不利。书中注释"旧名葶苈散"。

从《和剂局方》中所用"名""一名""又名""亦名"等术语来看,方剂释名不仅记录了宋代规范的药物名称,而且也保存了大量前代方剂名称,对于研究药物名称的演化、方剂组成及其随证加减处方等具有积极的意义。由于有些药名在宋代已基本不用,因此这些注文具有极高的文献学价值,可以作为考察古今方剂称谓发展轨迹的凭证。

2. 关于方剂内容 《和剂局方》中关于方剂内容的注释,包含了方剂主治、炮制、服法和禁忌等,对理解方剂内容和词义大有裨益。如《和剂局方》卷五《治诸虚附骨蒸》载"麝香鹿茸圆",益真气,补虚羸。此方系《绍兴续添方》增补内容,书中注释"嘉定十年十二月申明改正"。嘉定为南宋理宗年号,嘉定十年即 1217 年。

《和剂局方》卷五《治诸虚附骨蒸》载"平补镇心丹",治丈夫、妇人心气不足,志意不定,神情恍惚,夜多异梦,怔悸烦郁,及肾气伤败,血少气多,四肢倦怠,足胫酸疼,睡卧不稳,梦寐遗精,时有

白浊,渐至羸瘦。书中注释:"翰林刘活庵云:平补镇心丹方有二,此方有五味子、白茯苓、车前子、肉桂、人参、酸枣仁,非唯可以治心气不足,而白浊消渴尤为切要之药。《和剂局方》无此六味,却有生地黄、苦梗、柏子仁、石菖蒲、当归,只宜治心气不足,肾气伤败,血少气多耳。"

此方系局方《宝庆新增方》中增补内容,注释所引翰林刘活庵之语,说明平补镇心丹在宋代时有2方,《和剂局方》所引仅为其中1方,在治疗丈夫、妇人心气不足方面有显著疗效。

《和剂局方》卷七《治眼目疾》载"汤泡散",治肝经不足,受客热风壅上攻,眼目赤涩,睛疼睑烂,怕日羞明,夜卧多泪,时行暴赤,两太阳穴疼,头旋昏眩,视物不明,渐生翳膜,并皆治之。书中注释:"其说云:凡眼目之病,皆以血凝滞使然,故以行血药合黄连治之。血得热即行,故乘热洗用,无不效验。"

此方系局方《续添诸局经验秘方》中新增方剂,注释介绍了汤泡散的主治和用法。

《和剂局方》卷九《治妇人诸疾附产图》载"安胎饮",治妊娠3,4—9个月恶阻病者,心中愦闷,头重目眩,四肢沉重,懈怠不欲执作,恶闻食气,欲啖咸酸,多睡少起,呕逆不食;或胎动不安,非时转动,腰腹疼痛;或时下血,及妊娠一切疾病,并皆治之。书中注释:"按《妊娠禁忌》:勿食鸡、鸭子、鲤鱼脍、兔、犬、驴、骡、山羊肉、鱼子、鳖卵、雄雀、桑椹。"又按《胎教论》云:"'令母常居静室,多听美言,听人讲论诗书,陈说礼乐。耳不听非言,目不视恶事,心不起邪念,能令生子庞厚福寿,忠孝仁义,聪明无疾'。斯乃圣人所留教论,故随方状以书。"

此方系局方《宝庆新增方》中新增内容,注释增加了《妊娠禁忌》和《胎教论》的内容,强调妊娠禁忌和胎教育儿的重要性。尤其是胎教中增加儒家经典内容和忠孝仁义,具有鲜明的时代特征,反映了宋代儒学对医学的深刻影响。

《和剂局方》卷九《治妇人诸疾附产图》载"滋血汤",治妇人血热气虚,经候涩滞不通,致使血聚,肢体麻木,肌热生疮,浑身痛倦,将成劳瘵,不可妄服他药,但宜以此滋养通利,书中注释"又治证与前滋血汤同,可互观之"。

关于方剂炮制方法,《和剂局方》卷三《治一切气附脾胃积聚》载"卢氏异方感应圆",书中注释了与局方正文不同的另外一种炮制方法:"与《和剂方》大不同,但用,修制须如法,分两最要匀停。只是暖化,不可偏胜。此药积滞不动脏腑,其功用妙处在用蜡之多,切不可减。常服健脾进食,永无寒热泻痢之疾。盖消磨积滞以渐,自然无疾,遇酒食醉饱,尤宜多服,神效不可述。"

此方系局方《续添诸局经验秘方》中增补新方。书中注释内容补充了此药用蜡的妙处及其健脾进食之效,这不仅让人对官府药方的主治和炮制有了完整认识,而且对佚名医家的学术思想和方剂见解亦有了深刻的了解。

3. 关于方剂医案及其疗效　宋代是中国古代医案出现并获得重要发展的时期,医书、文集、笔记等留下了丰富的医学病案资料。医学领域内的这种变化,深刻地影响了《和剂局方》注释学的发展。《和剂局方》中出现的医案,不仅生动地记载了宋代及宋以前医家的学术思想、病因病症解释、临床诊疗方法及其临证用药情况,而且也是认识、了解局方药物疗效最直接的资料,对"神化"《和剂局方》起到了重要的推动作用。

《和剂局方》卷一《治诸风附脚气》载"乌荆圆",治诸风缓纵,手足不遂,口眼㖞斜,言语謇涩,眉目瞤动,头昏脑闷,筋脉拘挛,不得屈伸,遍身麻痹,百节疼痛,皮肤瘙痒,抓成疮疡。又治妇人血风,浑身痛痒,头疼眼晕。又肠风脏毒,下血不止,服之尤效。久服令人颜色和悦,力强轻健,须发不白。方后注释:"有少府郭监丞,少病风挛搐,头额宽䆉不收,手承额然后能食,服此六七服即瘥。遂长服之,已五十余年,年七十余,强健,须发无白者。此药疗肠风下血尤妙,屡有人得效。予所目见,下血人服而瘥者,一岁之内已数人矣。"

乌荆圆系局方《绍兴续添方》中新增方剂。此处之注释增补了一则验案,介绍了郭姓少府监丞患病风抽搐的经过,以及服用"乌荆圆"治愈的效果。此药,"疗肠风下血尤妙,屡有人得效","下血人服而瘥者,一岁之内已数人矣"。

《和剂局方》卷一《治诸风附脚气》载"惊气圆",治惊忧积气,心受风邪,发作牙关紧急,涎潮昏塞,醒则精神若痴,大宜服之。方后注释:"此方,戊申年军中一人犯法,褫衣将受刃,得释,神失如痴,与一粒服讫而寐,及觉,疾已失。江东提辖张载阳妻避寇,失心数年,受此方,不终剂而愈。又,巡检黄彦妻狂厥逾年,授此方去附子加铁粉,不终剂而愈。铁粉,化痰、镇心、抑肝邪,若多恚怒,肝邪大盛,铁粉能制伏之。《素问》言:'阳厥狂怒,治以铁粉。'金克木之意也。"

惊气圆系局方《吴直阁增诸家名方》中新增方剂。此处之注释包含了军中犯人、张载阳妻、黄彦妻三则失心疯病案,全部来源于南宋许叔微撰《普济本事方》,系许叔微诊疗失心疯患者的医案,"此予家秘方也",说明"惊气圆"具有强烈的治疗效果。

《和剂局方》卷一《治诸风附脚气》载"经进地仙丹",治男子五劳七伤,肾气虚惫,精神耗减,行步艰辛,饮食无味,眼昏耳焦,面色黧黑,皮肤枯燥;女人血海虚冷,月经不调,脏寒少子,下部秽恶。又治诸痔瘘疮,肠风泻血,诸风诸气,并皆疗之。方后注释:此方陶隐居编入《道藏经》,云:是时有人母幼年得风气疾,后作发挛结疼痹,久不能起,百治不瘥,卧床五十余年,脂肉消尽,只有筋骨。乃于居士处得此方,依方修合,日进二服,才至五百余服,是母病顿除,发白再黑,齿落更生。至八十岁,颜色如二十岁人,筋力倍壮,耳聪目明。时有老奴,常偷服其药,严冬御稀葛,履霜雪,无寒色,负荷倍重于常时,行步如飞,疑为鬼物所凭,遂打杀埋于水傍沙中。久复为怪,而里俗且云:凡奴婢死为鬼,但折其胫,令不得动作。遂掘出,折其胫,见其骨尽实,如金黄色,折其臂亦然,其效颇异。隐居云:此奴若不打杀,成地仙矣。

经进地仙丹系局方《续添诸局经验秘方》中新增方剂。此处之注释来源于陶弘景语录,记载了一妇人和老奴服用"经进地仙丹"治愈风疾的医案,同时还指出此药具有返老还童的功效。经过这个注文的宣传,经进地仙丹被打上了道教神秘的印记,彰显了此方来源的非凡和疗效。

《和剂局方》卷七《治眼目疾》载"秘传羊肝圆",治丈夫、妇人肝经不足,风毒上攻,眼目昏暗泪出,羞明怕日,隐涩难开,或痒或痛。又治远年日近内外障眼,攀睛胬肉,针刮不能治者,此药治之。方后注释:治目方用黄连者多矣,此方最为奇异。刘禹锡云:有崔承元者,因官治一死罪囚而活出之,囚后数年以病目致死。一旦,崔忽为内障所苦,丧明逾年,后半夜叹息独坐,时闻阶除间悉窣之声,崔问:"为谁?"曰:"是昔所蒙活囚,今故报恩至此。"遂以此方告讫而没。崔以此方合服,不数月眼复明,因传此方于世。

秘传羊肝圆之系局方《续添诸局经验秘方》中新增方剂。此处之注释,主要介绍了秘传羊肝圆方的出处及其疗效。此方记载于刘禹锡《传信方》,曾治愈崔承元的内障眼疾,后被崔承元传之天下,在治疗内障复明方面有一定的疗效。

《和剂局方》卷八《治疮肿伤折》载"化毒排脓内补十宣散",治一切痈疽疮疖。未成者速散,已成者速溃,败脓自出,无用手挤,恶肉自去,不犯刀杖,服药后疼痛顿减,其效如神。方剂名下注释:"亦名托里十补散。"日本亨保十五(1730)橘亲显校正本在方剂后还附有一则注释:歙丞胡权,初得方于都下异人。时有苦背疡者,七十余头,诸药遍试不效,因出是方示之。众医极目而笑曰："是岂痈疽所用药邪？"固谓之曰："古人处方，自有意义。观其所用，药性平和，纵未能已疾，必不至坏病，服之何害？"乃治药与服，以热酒半升许，下药五六钱。少顷痛减七分，数服之后，疮大溃，脓血流进，若有物自内托之。服之经月，疮口遂合，若未尝有所苦者；又有苦腹疾者，其痛异常，医者莫晓。其意此药颇能止痛，试以饵之，当日下脓二三碗许，痛亦随止，乃肠痈也；又一老人，忽胸间发肿，根脚甚大，毒气上攻，如一瓠然，斜插项右，不能转动。服药，明日毒肿既散，余一小瘤，如粟许大。又明日，帖然如故；又一人发脑，疑此方不服，既殒于庸医之手。明年，其子复若此，与父之状不异，因惩父之失，纵酒饮药，遂至大醉，竟日滚卧地上，酒醒，病已去矣；又一妇人发乳，痈肿疼痛，不可堪忍，自谓无复生理；又二妇人股间发肿，大如杯碗，服此皆脱然如失。蒙济者不可悉数，姑叙大略，以示未知此方者，而服之不疑云。

化毒排脓内补十宣散系局方《绍兴续添方》中新增方剂。此处之注释包含了6则医案验案，全部引自南宋许叔微撰《类证普济本事方续集》卷六《治诸痈疖等患》，主要介绍了化毒排脓内补十宣散治愈痈疽疮肿诸病的神奇功效。洪迈《夷坚志》、张杲《医说》、王贶《全生指迷方》、洪遵《洪氏集验方》等也有所引用。胡权，字经仲，两浙路处州缙云县人，绍兴十八年（1148）进士，曾任歙县县丞、左宣教郎、太常寺主簿等职，著有《治痈疽脓毒方》1卷，为时人所重。

《和剂局方》注释中增补的这些医案，不仅是研究宋代有关病因病机解释的变化、处方用药的创新和医学学术思想的发展之原始档案材料，而且也为方剂的临床实践提供了鲜活的例证，是研究局方用药的宝贵资料，极大地宣传了局方的神奇疗效。同时，医案中引用的部分文献，今已散佚，因而具有极高的史料价值。

4. 关于方剂来源　方剂来源包含了《和剂局方》中某些重要方剂的产生背景、来源途径、名称演化和文化意涵，是探究局方中方剂学发展史的重要内容之一。《和剂局方》卷一《治诸风附脚气》载"伏虎丹"，来源于《续添诸局经验秘方》所引《张徽猷方》，专治左瘫右痪。书中注释：此方乃建康府乌衣巷有一老人姓钟，平生好道，朝夕瞻仰茅山。缘多酒，偶患风疾，百治无效。一日，忽有一道人至，言其困酒太过，教服此药，道人遂不见。服之果验，乃知仙方。

从方后注释可知，此方乃道家仙方，系道人传于建康府乌衣巷钟姓老人，遂传之天下。初记载于南宋江南西路抚州知州张徽猷撰《张氏家传方》，后经《续添诸局经验秘方》采进后，编入《和剂局方》之中。

《和剂局方》卷二《治伤寒附中暑》载"香苏散"，治四时瘟疫、伤寒。方后注释：尝有白发老人授此方与一富人家，其家合施，当大疫，城中病者皆愈。其后疫鬼问富人，富人以实告。鬼曰：此老教三人矣，稽颡而退。

此方系局方《绍兴续添方》中增补新方，方后注释指明了香苏散方的来源。从"其家合施，当大疫，城中病者皆愈"来看，此方在治疗瘟疫方面具有显著的疗效，但却被冠上神秘的外衣。

《和剂局方》卷二《治伤寒附中暑》载"消暑圆"，治伤暑发热头疼。半夏（醋五升煮干），甘草（生），茯苓（去皮，各半斤）。上细末，生姜汁作薄糊为圆，如梧桐子大。每服五十粒，水下。方后注释引用庆元二年（1196）王硕著《易简方》的论述：此药合时，须用好醋煎煮半夏，姜汁作糊，毋见生水，臻志修合，用之神效。中暑为患，药下即苏，伤暑发热头疼，用之尤验。夏月常服，止渴利便，虽多饮水，亦不为害，应是暑药皆不及此。若痰饮停积，并用姜汤咽下。入夏之后，不可缺此。

消暑圆系局方《绍兴续添方》中增补新方，此处之注释补充了该方的炮制方法、主治病症及其服法。

《和剂局方》卷三《治一切气附脾胃、积聚》包含了3处方剂注释的内容,指明其来源。①《宝庆新增方》载"金露圆",方后注释"依林巢先生方,天宝七年内王元览进"。②"神仙沉麝圆",方后注释"出《苏沈秘方》","松滋令万君拟宝此药,妇人产后血痛、气痛不可忍者,只一圆立愈,万君神秘之,每有人病,止肯与半圆,往往亦瘥,神效不可尽述"。③《续添诸局经验秘方》载"廿四味流气饮",方与木香流气饮方同。但无石菖蒲、藿香,有沉香、枳壳、大黄。方后注释:"沉香(六两),枳壳(去瓤,麸炒,四两),大黄(面裹,煨,去面,切,二两)。出《集验方》。"可见,此三处注释不仅增补了《和剂局方》引用《林巢先生方》《苏沈良方》《集验方》的情况,而且也指出局方中方剂和原方剂在组成、服法方面的细微差别。

《和剂局方》卷四《治痰饮附咳嗽》包含了2处方剂注释的内容:①《续添诸局经验秘方》载"杏子汤",治一切咳嗽,不问外感风寒,内伤生冷,及虚劳咯血,痰饮停积,悉皆治疗。方后注释"出《易简方》",指明其来源于南宋王硕撰《易简方》。②"四七汤",治喜、怒、悲、思、忧、恐、惊之气,结成痰涎,状如破絮,或如梅核,在咽咯不出,咽不下,此七气所为也。或中脘痞满,气不舒快,或痰涎壅盛,上气喘急,或因痰饮中结,呕逆恶心,并宜服之。方后注释"出《易简方》",也来源于南宋王硕撰《易简方》。

《和剂局方》卷五《治痼冷附消渴》包含了5处注释的内容:①《吴直阁增诸家名方》载"震灵丹",此丹不犯金石飞走有性之药,不僭不燥,夺造化冲和之功。方后注释:"紫府元君南岳魏夫人方,出《道藏》,一名紫金丹"。②"来复丹",此药配类二气,均调阴阳,夺天地冲和之气,乃水火既济之方,可冷可热,可缓可急。善治荣卫不交养,心肾不升降,上实下虚,气闭痰厥,心腹冷痛,脏腑虚滑,不问男女老幼,危急之证,但有胃气,无不获安,补损扶虚,救阴助阳,为效殊胜。方后注释:"铁瓮城八角杜先生方,一名正一丹"。③"养正丹",却邪辅正,助阳接真。方后注释:"出宝林真人谷伯阳《伤寒论》中,一名交泰丹"。④"黑锡丹",治脾元久冷,上实下虚,胸中痰饮,或上攻头目彻痛,目睛昏眩,及奔豚气上冲胸腹,连两胁膨胀,刺痛不可忍,气欲绝者。方后注释:"丹阳慈济大师受神仙桑君方"。⑤"玉华白丹",清上实下,助养根元,扶衰救弱,补益脏腑。方后注释:"唐冲虚先生三品制炼方,曾经进宣、政间,系上品丹"。

《和剂局方》卷九《治妇人诸疾附产图》包含了4处方剂注释,指出其来源:①《吴直阁增诸家名方》载"济危上丹",论产后所下过多,虚极生风者,盖皆缘妇人以荣血为主,因产血下太多,气无所主,唇青肉冷汗出,目瞑神昏,命在须臾者,不可误用风药,急宜服此。方后注释:"《保庆集》第二十一论。"此处之《保庆集》,即《妇人产育保庆集》,南宋郭稽中撰,南宋产科学方面的名著。②《续添诸局经验秘方》载"妙应丹",治妇人众病,无所不治,方后注释"一名延龄丹"。③《续添诸局经验秘方》载"增损四物汤",治妇人气血不足,四肢倦惰,乏力少气,兼治产后下血过多,荣卫损伤,阴阳不和,乍寒乍热,并皆服之,方后注释出"易简方"。④《产图》之《藏胎衣吉方》,方后注释"出《广济历》"。《广济历》作者不详,是否为唐玄宗撰《广济方》,亦或宋以后失传的又一中医著作,文献记载不详。

《和剂局方》中有关方剂来源的注释文字,引证得当,阐述精详,不仅反映了所引方剂的权威性、代表性和有效性,而且也强化了释文的说服力和影响力,对扩大局方的影响力大有助益。

三、《和剂局方》中方剂注释的特点和作用

《和剂局方》中方剂注释的特点,主要是解释方剂的称谓、来源、组成和疗效,虽没有增加新方,但却在局方医学发展史上产生了积极的意义。这些注释内容,充分反映了中医文献学考镜学

术源流之效和宋儒治经的优点，"泛滥博涉，彼此通会，故能集一代之长，能发心得"。在会通经旨的基础上，补充释名，考证药物流变；增补医案，发挥医家心得。局方流行，"自宋迄今，闾间南北，翕然而成俗，岂无其故哉"。其作用包括：一是补充了详细的药名释义，为了解中药名词术语变化提供了珍贵资料；二是补充了某些名方的来源，为了解局方中方剂的出处、加减化裁和创新等提供了依据；三是补充了某些方剂的炮制和服法，为医家和患者准确用药提供了帮助；四是补充了大量医学病案和方剂疗效内容，成为首部宋代官修方书附案的代表性著作。

宋代以后，《和剂局方》成为医家临床疾病诊疗的必备参考用书，如许叔微、陈自明、杨倓、严用和、刘完素、朱震亨等幼年时曾学习《和剂局方》。南宋周密指出："若夫《和剂局方》，乃当时精集诸家名方，凡经几名医之手，至提领以从官内臣参校，可谓精矣。"金元时期，医学家朱震亨（1281—1358）总结说："《和剂局方》之为书也，可以据证检方，即方用药，不必求医，不必修制，寻赎见成丸散，病痛便可安痊。仁民之意，可谓至矣。自宋迄今，官府守之以为法，医门传之以为业，病者恃之以立命，世人习之以成俗。"明吕梁称赞："诚保命之丹经，医门之秘笈。"朱葵称赞："此寿人有用之书，可与广陵散并绝哉！"清四库馆臣指出："自宋金以来，《太平惠民和剂局方》行于南，河间《原病式》《宣明论方》行于北。"《和剂局方》传入日本后，医官前典药头橘亲显给予了高度评价："此书之旨，巨细融通，岐贰毕彻，犹木末叶落，秋毫在目也。夫立方之意，斟酌临时，而施其确乎？对症之方，辟如鉴之照人，可谓医林方药之筌蹄乎？后进英髦，咸资准的，翕然为俗，赫尔晰世矣。"应当说，这些方剂注释和赞誉之词，无疑起到了"神化"《和剂局方》及其推广传播的作用。

四、结论

南宋末年出现的《和剂局方》注释，不仅考证了局方中方剂的名称、出处、组成、来源，而且也补充了若干重要的医学史料，荟萃了历代医论、方论、医案之精华，对于正确理解《和剂局方》中方剂名词术语演变、方剂配伍规律和方剂临床实践等具有积极意义。

（韩毅，《中国中药杂志》，2018 年第 43 卷第 6 期）

日本对青蒿的引进及鉴定
——综观中日本草学之青蒿与黄花蒿

2015 年 12 月，屠呦呦被授予诺贝尔生理学或医学奖，以表彰其在研制抗疟疾药方面做出的贡献，也使得抗疟疾药中的青蒿素（artemisinin）成为人们关注的焦点。"青蒿素"是从中文名为"黄花蒿"（*Artemisia. annua* L.，日文名"粪人参"kusoninjin）的植物中发现的，这种含青蒿素的黄花蒿实际上是《肘后方》和《本草纲目》中记载的"青蒿"，中日两国都有长久的研究历史。有研究称日本人错将"青蒿"与"黄花蒿"弄混，后又将黄花蒿的近缘种 *Artemisia apiacea* Hance（日文名"河原人参"kawaraninjin）错认为青蒿。

考虑到这一点，从 1985 年版《中华人民共和国药典》开始，药用"青蒿"即被视为黄花蒿 *A. annua* L.的一种。然而植物分类学中 *A. apiacea*、*A. annua* 仍被分别当作青蒿和黄花蒿的学名继续使用。论述时如果只说"青蒿"，不标拉丁名，便无法判断究竟是何种类。若不了解药用青蒿即植物分类学黄花蒿这一事实,很容易将药用青蒿叫作 *A. apiacea*。本文对两种植物都附上拉丁名标记,以示区别。此外,下文将要提到青蒿名的认定问题,我们认为应该使用 *A. carvifolia* Buch.-Ham. ex Roxb.,而非 *A. apiacea*。

中国国内青蒿历史研究普遍认为饭沼慾斋(Yokusai IINUMA)在《草木图说》中错将青蒿的拉丁名定为 *Artemisia apiacea* Hance。然而,英国外交官亨利·弗莱彻·汉斯(Henry Fletcher Hance)于 1852 年在香港用拉丁文发表时,首次使用 *A. apiacea* 来命名新物种。之后仅隔 3 年即日本安政三年(1856)的正月便有《草木图说》草部问世,时间间隔很短。到《草木图说》一书确认,可以发现条目名为 Kawaraninjin(河原人参),汉语名为"青蒿",拉丁名为 *Artemisia pontica*,并非 *A. apiacea*。kawaraninjin 的下一条是朝雾草,之后便是 kusoninjin(粪人参),汉语名为"黄花蒿",拉丁名处标注"种名未详"。此外还有饭沼慾斋的《草木图说》亲笔手稿留存于世,在其"草之九"类目下,kawaraninjin 的汉语名记为"青蒿",荷兰语名记为 Roomsche Alsem。很显然,从《草木图说》初版及亲笔手稿来看,青蒿与 *A. apiacea* 这一学名的对应关系并未得到确认。

如屠呦呦女士等人所说,明治时期以来的众多植物图鉴将 *Artemisia apiacea* Hance 与汉语名"青蒿"对应起来,其参考的文献实为大正二年(1913)出版的《增订草木图说》最终卷(第 4 辑),是牧野富太郎对《草木图说》再次进行校订的结果。由此可以推断,将"青蒿"与 *Artemisia apiacea* Hance 对应起来的时间应当早于 1913 年。

一、青蒿拉丁名考证的原委

要查明拉丁名 *A. apiacea* 与汉语名"青蒿"对应起来的真正时间,我们必须对日本青蒿考证及学名比定的历史进行一个梳理。饭沼慾斋向舅舅饭沼长显(Chouken IINUMA)学习医学,后被介绍至小野兰山(Ranzan ONO)处学习本草学,之后又在江户投师宇田川玄真(Genshin UDAGAWA)学习兰医。宇田川玄真曾在《远西医方名物考》中介绍,当时的药铺掺入青蒿子以增加"摄绵施那"(应为 *Artemisia cina* Berg,其花序等可用作驱虫药)的量,还记载青蒿子"呈淡黄色,如同特别轻的秤,略有苦味"的判断方法。此外,玄真与其养子宇田川榕菴(Youan UDAGAWA)合著《〈新订增补〉和兰药镜》一书,于"青蒿"处用片假名附记了"Arutemishia. aburotanumu"(即 *Artemisia abrotanum* L.),这实际是一种叫作 southernwood 的植物,于文艺复兴时期在欧洲得以大量使用。后来,它的近缘植物苦艾(*A. absinthium* L.)作为其替代品也得到广泛使用,却因含致幻物质会导致神经麻痹,于 1915 年停止用于加工生产。事实上,*A. abrotanum*、*A. absinthium* 及 *A. pontica* 这三种植物均非日本原产。大概是因为这 3 种植物叶片内表皮均非白色,且同为药用艾蒿属,暂且借用了"青蒿"的汉语名。查阅这一时期的文献,未发现将"青蒿"对应为 *Artemisia apiacea* 的记载。

明治维新后,明治政府博物局的田中芳男(Yoshio TANAKA)和小野职悫(Motoyoshi ONO)等人在法国医师保罗·萨瓦杰(Paul Amedée Ludovic Savatier)的帮助下对《草木图说》的拉丁名进行补订,于明治八年(1875)出版《新订草木图说》,书中青蒿仍记作 *Artemisia pontica* L.。然而,田中、小野二人在明治七年(1874)发行的《草木图说目录草部》中记道:

（廿四）カハラニンジン　青蒿〔菊科〕

(24) KAWARA-NINJIN.(COMPOSITAE)

ARTEMISIA APIACEA HANCE.

（廿五）アサギリソウ　白蒿一種　〔菊科〕

(25) ASAGIRISŌ.(COMPOSITAE)

ARTEMISIA SCHMIDTIANA MAX.

（廿六）クソニンジン　黄花蒿　〔菊科〕

(26) KUSO-NINJIN.(COMPOSITAE)

ARTEMISIA ANNUA L.

据笔者调查，这是将青蒿记为拉丁名 *A. apiacea* 的最早案例。此书还将黄花蒿记为 *A. annua*。时至今日，大多数植物图鉴采用这种日文名、汉语名和拉丁名的对应方式。

再进一步说，《草木图说目录草部》"博物科"名下的序文中写到当时正在编纂《草木图说》第2版，同时进行"洋名"校正，还考虑到初版读者的需要制定了目录。至此，两书同时筹备的事实也已明确，应将青蒿定名为 *Artemisia apiacea* Hance 的时间视作明治七年。这之后由矢田部良吉（Ryoukichi YATABE）校阅，田中芳男于明治十七年（1884）出版的《日本植物名汇》也沿袭了《草木图说目录草部》一书关于青蒿的定名方法。

《国译本草纲目》（1930）描述青蒿条目的眉批上写道："牧野有云，细品（《纲目》）集解，确与 kawaraninjin 相合"，将青蒿同 kawaraninjin，也就是 *A. apiacea* 对应起来。如前所述，《增订草木图说》第4辑也沿袭了这一做法。然而，牧野富太郎（Tomitarou MAKINO）在其《牧野植物图鉴》中并未将 *A. apiacea* 记为"青蒿"，而是记作"犰蒿"，也许牧野将"青蒿"视为包括 *A. apiacea* 和 *A. annua* 在内的总称。

综上所述，将"青蒿"用拉丁名 *Artemisia apiacea* Hance 表示的最早示例并非饭沼慈斋的《草木图说》初版，而是田中芳男、小野职悫等于明治七年（1874）发行的《草木图说目录草部》。

此外，笔者还进行了进一步的调查，如图3-9所示伊藤父子旧藏《草木图说前篇》中青蒿和黄花蒿的页面中均有铅笔字眉批 *A. annua*，这很可能是伊藤圭介或笃太郎对于青蒿和黄花蒿拉丁名的判断，认为两者均为 *A. annua*。

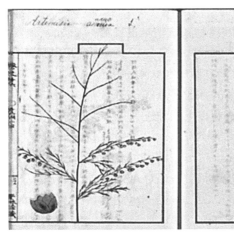

图3-9　伊藤圭介（Keisuke ITO）、笃太郎（Tokutarou）父子旧藏《草木图说前篇》

二、青蒿和黄花蒿的古今比较

如上所述,经过众多学者反复考证研究,至明治时期基本将青蒿确定为 *Artemisia apiacea* Hance。但是,有些问题仍未解决,例如青蒿究竟是 *A. apiacea* 还是 *A. annua*,以及是否有可能通过名物比定得出一个令人信服的答案。这一点上,前人研究已有不少,如将含有青蒿素作为青蒿即 *A. annua* 的根据,既然 *A. apiacea* 中不含青蒿素,对疟疾无治疗效果,那么青蒿只能是 *A. annua*。但是,有研究发现 *A. apiacea* 也含有青蒿素,更有研究论述了从 *A. carvifolia*(同 *A. apiacea*)中有效提取青蒿素的方法,国内也有从 *A. carvifolia* 中分离出青蒿素的报告。

在青蒿等艾蒿属植物的本草学考证方面,先驱研究当属冈西为人(Tameto OKANISHI)的《蒿类考》,正好发表于青蒿素分离成功的 1971 年。冈西从《诗经》和大量训诂书籍、本草书籍中广泛收集了"青蒿"等名字中带"蒿"的约 30 种植物进行相互比较和整理。文章开头,冈西如下记道:"《伤寒论》及本草古文献可用于行医治疗,查询药效,若所寻药物与书中药物对应有误,则不可尽其效用。故考究药物根源由来乃根本之问题,亦为古今本草学家争论之焦点。中国幅员辽阔,药用历史悠久,时地变动繁多,再者古时记载多简洁,见解因人而异,欲从中推导正确之论断尤为困难。因形态相似、种类相近之植物众多,故同名异物、异名同物实为常见,欲理清纷乱、还原实指颇属不易。此文所述蒿类正谓此情形,行茵陈蒿考究时众蒿名接连涌现,关系纷杂,辨别不易。为便于理解,现梳理归类艾蒿属植物。考证尚有疏漏不足,此文呈其概要,望恭听教诲。"

由上可知,从种类繁多的艾蒿属植物中判明青蒿的特性十分困难,为此必须与同属其他植物进行比较。《蒿类考》虽未专论青蒿,但试图梳理各蒿类植物的基本情况和相互关系,为青蒿考证提供了一些线索。然而,该研究未揭示不同时代本草文献对于青蒿的研究,也未能明确揭示青蒿对应的拉丁名和标准日文名。

1. 拉丁名　笔者试根据已有研究及实地考察将拉丁名(学名)进行梳理。菊科分类专家林有润(Ling Yeouruenn)在《中国植物志》上对 *A. apiacea* 标本与 *A. carvifolia* 进行比较,发现两种植物实为同一种。如果林有润的判断正确,那么最早做出这个判断使用此拉丁名的应是苏格兰医师弗朗西斯·布坎南·汉密尔顿(Francis Buchanan-Hamilton),其早在 1814 年的《孟加拉花园》(*Hortus Bengalensis*)上发表的文章即是使用 *A. carvifolia* 一名。不过,他的标本采集自尼泊尔。而在东亚地区,汉斯于 1852 年在《植物系统学年报》(*Annales Botanices Systematicae*)上将上海产标本作为新物种命名为 *A. apiacea*,大概是使用东亚地区标本的最早记载。日本产方面则有俄罗斯学者卡尔·伊万诺维奇·马克西莫维奇(Carl Johann Maximowicz)在 1862 年于横滨采集的标本(次年还在长崎采集了标本),并命名为 *Artemisia thunbergiana* Maxim.。1985 年,林有润对英国邱园所藏标本进行核实,并将以上三种统一归为 *A. carvifolia*。笔者于 2016 年 7 月前往邱园标本库进行调查,发现确无名为 *A. apiacea* 的标本,名称全部统一为 *A. carvifolia*。下文也遵从林有润的命名,统一使用 *A. carvifolia*,引文中的拉丁名除外。

2. 形态比较　根据笔者田野调查的实际情况,现对 *A. annua* 和 *A. carvifolia* 的形态特征进行归纳比较(表 3 - 4)。相较 *A. carvifolia*,*A. annua* 叶片稍大,三四回羽状深裂,叶片呈羽状排列,形态较完整,中肋明显,叶面上稍隆起(图 3 - 10);*A. carvifolia* 多为二回羽状深裂,叶片大小不一,形态不完整,无中肋(图 3 - 11)。两种植物在近乎相同的环境下也存在形态差异。叶片颜色方面两者无明显的浓淡差异。花期的差异却很明显,*A. carvifolia* 的花期比 *A. annua* 早 1 个月以上。

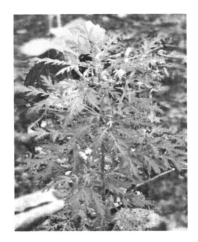 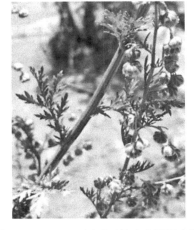

图 3-10　*A. annua*（北京市孚王府旧址，约 15 cm 高）　图 3-11　*A. carvifolia*（济南市黄河南岸，约 1 m 高）

表 3-4　*A. annua* 和 *A. carvifolia* 的形态比较

	叶子形状	花　序	花　期	生活型
A. annua 黄花蒿	约三回羽状深裂（叶片呈羽状排列，形态较完整，中肋明显，叶面上稍隆起）	直径 2～3 mm 球形	8—11 月	一年生草本
A. carvifolia 青蒿	约二回羽状深裂（叶片大小不一，形态不完整，无中肋）	直径约 5 mm 圆盘形	6—9 月	一年生、越年生草本

　　花序方面，*A. annua* 会长出穗状深黄色头状花序，花上部多穗芒（图 3-12），直径 2～3 mm，呈球形（图 3-12）。*A. carvifolia* 的头状花序也呈穗状，淡黄色，花序直径约 5 mm，圆盘形，并列长在枝干下方（图 3-13）。此外，与《中国植物志》等的记载不同，笔者调查到的 *A. carvifolia* 气味较强，并非书中记载的"微弱"，此处还需进一步调查研究。

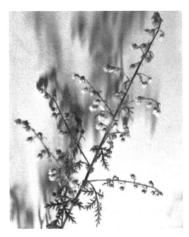 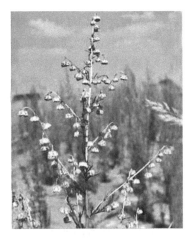

图 3-12　*A. annua* 花序（黄石市阳新县，约 1 m 高）　图 3-13　*A. carvifolia* 花序（济南市黄河南岸，约 1 m 高）

在两种植物的分布方面,林有润曾对 *A. annua* 进行了大范围的田野调查,得出"在湿润、半湿润、半干旱、干旱等不同环境其形态特征略有变异"的论断。根据《高等植物图鉴》收载的分布情况,*A. annua* 比 *A. carvifolia* 分布区域更广。然而,此处我们也要考虑到防洪护岸工程等因素对河岸植被的影响,据悉,20 世纪起各地河岸植被都遭到不同程度的破坏。此外,据日本江户时期的本草书记载和现代的植物分布调查结果,*A. carvifolia* 以前在日本应属常见,然而根据笔者 2016 年夏季在日本东京的调查,并未寻到 *A. carvifolia* 的踪迹。这方面还需进一步调查研究。

笔者于 2017 年 7 月在北京孚王府内发现 *A. annua*,高达 15 cm 左右,气味微弱。其后于济南市黄河南岸调查,发现 *A. annua* 多见于河边向阳处,与葎草、藜等草本植物混生,部分植株高至 2 m 以上,均未长出花蕾。林荫道中也有散生分布,都不高于 50 cm。而 *A. carvifolia* 是河边淹水区域的优势种,距河仅几米,是最靠近河水的群生植物种类之一。本次调查结果显示,两种植物生长环境呈现显著差异。2016 年 6 月也曾前往中国科学院武汉植物园调查,园中 *A. annua* 共有 4 株,其中 3 株高约 1.5 m,已有花蕾,另 1 株高至 2 m,并无花芽,这体现出同样环境条件下的 *A. annua* 所处的生长阶段以及开花时间都有很大差异。

从田野调查可知,即使生长环境近乎相同,植物个体所处的成长阶段也存在显著差异,除此之外个体间还存在差异,毋论生长环境完全不同的植株了。更有与 *A. carvifolia* 形态相似的物种,因而极难判断清楚。事实上,名目繁多的图鉴记载也存在差异,很难判断其是否正确。比如,很多图鉴将 *A. carvifolia* 视作越年生草本(二年生草本),但近期中国出版的《中国高等植物》又称其为"一年生草本"。

三、《本草纲目》中的青蒿与黄花蒿

要想对日本研究"青蒿"和"黄花蒿"的历史有一个更为深刻的了解,必须提到《本草纲目》引进日本后产生的影响。据考证,《本草纲目》在江户时代的 1640 年前引进日本,"青蒿"才随之传入,因而日本本草学对于"青蒿""黄花蒿"等的认识和鉴定都以《本草纲目》为参照,在其基础上开展研究。"青蒿"这个药材名虽然早就在西汉马王堆《五十二病方》、六朝葛洪的《肘后方》等方剂书上出现,但在本草书《本经》上却以"草蒿"为正名,"青蒿"仅被作为别名。《本草纲目》中废除了《神农本草经》以来使用的正名"草蒿",将其分为"青蒿"和"黄花蒿"两条,并对青蒿作如下说明:"青蒿(《本经》下品)。释名草蒿(《本经》)……香蒿(《衍义》)……集解……青蒿,二月生苗,茎粗如指而肥软,茎叶色并深青。其叶微似茵陈,而面背俱青。其根白硬。七八月开细黄花颇香。结实大如麻子,中有细子。"

一般认为李时珍首次设立"黄花蒿"的条目,但李时珍实际上采用了《日华子本草》的分类方法。他废除《本经》以来的正名"草蒿",按照《日华子本草》的说法将其改为"青蒿",同时将《日华子本草》中的"臭蒿(子)"改为"黄花蒿",另立条目。尽管称作"黄花蒿",但李时珍并未展示其与"青蒿"的明显差别。从他的描述中我们无法得知黄花蒿的颜色,也无法得知两种蒿的花朵颜色差异,因为他只写道"此蒿色绿带淡黄",描述对象不明。这种描述上的含糊导致了多种猜测,如胡世林认为"'黄花蒿'是'青蒿'的别名,李时珍错将'黄花蒿'独立出来了"。此外也有研究认为,由于在李时珍的家乡蕲州,*A. annua* 十分常见,加之其个体间存在很大差异,很容易让人误解为存在多个种类,或与其他种类弄混,这也可能影响李时珍做出清晰明确的判断。

李时珍认为青蒿可食用,黄花蒿气味强烈不宜食用。然而,正如刘冰等人所说,虽然鱼腥草的根部有强烈臭味,但贵州一些地方也大量食用,由此可见个人对于气味的喜恶不能一概而论。不过气味的强烈程度确实可以当作进行客观判断的依据。

关于《本草纲目》中的青蒿和黄花蒿,林有润这样评述,"其记载的性味功能与青蒿相仿,该书阐述了两者相似,而青蒿又名香蒿但有狐味,黄花蒿又名臭蒿,气辛臭不可食,该书记载的二种性味实是交叉论述……纵观上述经典记述,结合野外考察,并从现代植物分类学、生态学、药理学及临床报导综合考证,作者认为:古本草书上记述的药用'草蒿'及'青蒿'的绝大部分内容(除记述花'色淡青'或'淡黄'者外)与《本草纲目》称'黄花篙'同,即植物学上亦称为黄花篙、学名为 *A. annua* Linn.者"。

《遵生八笺》(1951)饮馔服食笺的刊行时间比《本草纲目》稍早,其中记道:"野蔌品……茵陈蒿即青蒿儿,春时采之,和面作饼炊食。"作者高濂将青蒿当作茵陈蒿的幼苗。这反映了当时植物判别的混乱情况。此外,《植物名实图考》的青蒿配图疑似画有虫瘿(图 3-14)。吴其濬将其误认为果实,做了"结实,如芡实大小"的记录。吴其濬虽按照《本草纲目》的分类将青蒿与黄花蒿分立条目,却将其视为同种,记道"青蒿,本经下品,无异黄花蒿"。

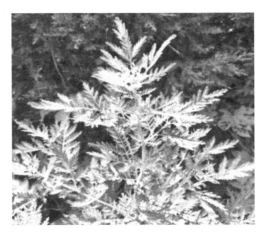

图 3-14 *A. carvifolia* 虫瘿(济南市黄河南岸,约 1 m 高)

四、日本对青蒿、黄花蒿的认识

接下来有必要简要介绍,深受《本草纲目》影响,日本国内对青蒿和黄花蒿的研究究竟经历了一个怎样的认识过程。上文提到《本草纲目》传入日本,其时间是在德川家康建立江户幕府不久,传入后随即受到儒学者的热切关注。青蒿被认为是《诗经》中提到的蒿草,也是训诂学重要的研究对象。宽永十五、十六年(1638—1639),幕府在江户、京都等地先后开设药草园,并开始对外来药用植物进行栽培试验。根据田代和生总结的《移植用药种之求请、发送》,宽永十八年(1641)便开始尝试引入青蒿,但因很难获取青蒿植株而作罢;最终在宽永二十年(1643)经对马岛成功获取朝鲜产青蒿,此青蒿究竟是 *A. annua* 亦或 *A. carvifolia*,或是其他种类则不得而知。若是 *A. annua* 或 *A. carvifolia*,栽培应该较为容易。

宝永七年(1709),贝原益轩(Ekken Kaibara)出版《大和本草》,此书清楚区分了青蒿和黄花蒿,分别对其进行论述。据书中记载,益轩似乎将青蒿与 *A. annua* 对应,将黄花蒿与 *A. carvifolia* 对应。关于青蒿,益轩还写道:"播种栽培"和"可种于家园"。这是由于当时青蒿尚未野生化,故采用播种栽培的方式进行种植。此外,益轩未举出其日文名。稻生若水(Jakusui Inou)等人在《庶物类纂》中将青蒿的日文名定为 kusoninjin,是最早将中文学名与日文学名对应起来的案例。kusoninjin 现已成为 *A. annua* 的标准日文名。之所以名字里有 ninjin(人参),是因为其叶子与胡萝卜(日语叫作"人参")叶相似的缘故。胡萝卜于 17 世纪前半期才开始在日本栽培,由此可见日文名粪人参不可能是古时流传下来的词汇,似乎从侧面佐证了前面的说法。而在贝原益轩出版《大和本草》的30多年之后,民用的草药急救手册开始出现,如林良适(Ryouteki Hayashi)、丹羽正伯(Shouhaku Niwa)所著《普救类方》(1733)等,均将青蒿作为急救药物加以记载,此外根据小野兰山对青蒿、黄花蒿生长情况的记载可知,此时青蒿已快速实现野生化。

天明五年(1785)萨摩藩主持的药物调查成果《本草质问》第3册中配有很像 A. annua 的图片,并附有调查提问:"中山呼之菁蒿……亦有呼之黄花蒿者,孰是孰非,敢请示教。其穗别封呈上。"由此可知编纂者尚在探寻图片植物的真实身份,并配上花序标本图片供参考。对于这点,中国南北4个不同地方的人给出了不同的答案。浙江的徐淮(子灵)等人以及福建的孙琰等人给出了"黄花蒿"的回答,北京同仁堂周之良等人回答"黄蒿",广州戴文煜(道光)等人回答"青蒿"。观察答案可以发现,地域不同,称呼也存在差异,称 A. annua 为"黄花蒿"的人都在江南地区。身为蕲春县人的李时珍也有受到地域影响的可能,认为黄花蒿与青蒿是不同植物,为"黄花蒿"设立条目。无论古时的具体情况究竟如何,后代人普遍同意李时珍的观点,遵从《本草纲目》的说法,将青蒿和黄花蒿视作不同植物。

在小野兰山口传、门人整理的《重订本草纲目启蒙》(1805)一书中,kawaraninjin 被用作青蒿日文名,kusoninjin 被用作黄花蒿日文名。事实上,根据书中对两种植物特征的描述我们也可以得到拉丁名方面的启示。书中记录青蒿夏季开花,开花时间早于黄花蒿,花朵大小较黄花蒿大,香气比黄花蒿弱,还指出"(青蒿)冬不枯死,至春抽薹"。这里所说的青蒿根越冬不死是多年草(越年草)特征,于是我们可以推断其不可能是具有一年草特征的 A. annua。而 A. carvifolia 普遍被认为是越年草;这体现出小野兰山所述青蒿与黄花蒿不同之处,实际上与 A. annua 和 A. carvifolia 的差异相符。书中,小野兰山还称青蒿"有轻微臭味"、黄花蒿"臭味强烈",而贝原益轩在约100年前的《大和本草》(1709)中称青蒿"香气烈"、黄花蒿"微香",两人对气味强烈程度的描述完全相反,从《大和本草》开始后的100年内,对于青蒿和黄花蒿的认识也发生了变化,直到小野兰山得出较为接近现代定义的结论。他的描述比《本草纲目》更为详细周全,虽未明确指出对应拉丁名,但大致上将青蒿同 A. carvifolia、黄花蒿同 A. annua 相对应了。

在19世纪的日本,小野兰山等的看法为饭沼慾斋等本草研究者接受。同时,针对青蒿、黄花蒿的实地调查也进入一个新的阶段。20世纪初,日本生药学者开始在朝鲜、中国等地进行药物调查,石户谷勉(Tsutomu Ishidoya)调查了北京的药局,并在1930年写道:"北京药局内可见青蒿与黄蒿,北平品青蒿为 Artemisia capillaris,天津品青蒿为 Artemisia annua,满洲品青蒿为 Artemisia japonica ……于北平寻得被称作'黄蒿'之药材实为 Artemisia capillaris"。可以看到,当时人们对青蒿的判别十分混乱,没有统一认识。

此外,日本与中国在对青蒿等药物的研究方面也有合作与交流。中国生药学家赵燏黄在1936年于《国立北平研究院生理学研究所中文报告汇刊》上发表了题为《青蒿(=〈纲目〉的黄花蒿、臭蒿)Herba Artemisiae annuae》的报告书,称北平乐寿堂售卖的药材"青蒿"其实为河北产的 A. annua,药店里的青蒿实际上就是《本草纲目》的黄花蒿,都是 A. annua。赵燏黄曾于1905年秋去往日本留学,在东京药学专门学校(现明治药科大学)学习后进入东京帝国大学,师从日本药学泰斗下山顺一郎和麻黄素发现者长井长义等人进行学习,1911年回国加入辛亥革命,从1934年起担任北平研究院生理学研究所的研究员,并于1943年秋加入刚刚创立的北京大学药学部担任教授。他与石户谷勉在生药学等方面进行合作研究,诸多成果可见于《北京大学医学杂志》等。

五、总结与展望

《神农本草经》始将"草蒿"作为正名，"青蒿"仅被视作别名得以记载。明代李时珍取消"草蒿"一名，将青蒿与黄花蒿区分开来，并分别当作正名加以记载。综观《遵生八笺》《植物名实图考》《本草质问》以及石户谷勉的调查，很难得出一个统一的结论。古代典籍中出现的"青蒿"究竟是 *A. carvifolia*（Syn.：*A. apiacea*）还是 *A. annua*，实难判断。历史上这种混乱难辨的状态长期存在，还有将两种以上艾蒿属植物都称作青蒿的情况。虽然，明确何种植物为青蒿自有其意义，但这种一味追求标准答案的做法自有其局限性。作为随处可见的杂草，*A. annua* 分布范围极广，因地域不同极易产生名称上的差异，将 *A. annua* 称作青蒿或黄花蒿都有其特殊性，不能一言以蔽之视作错误。

林奈于 1753 年第一次使用 *A. annua* 的名称，从产生时间来看，比李时珍的《本草纲目》和贝原益轩的《大和本草》要晚。这一时期，西洋用于学术研究的植物记载逐步走向规范化，植物标本的收集保管工作也日趋成熟，如此便可避免之前异物同名等问题的发生。这一时期，中日两国都在利用本草学知识对动植物进行细致准确的识别，与欧洲最大的不同在于识别标准并非标本，而是《本草纲目》的记载。由于汉语名方面没有可供参考的标本，在拉丁名同日文名及汉语名进行对应的过程中，出现不少缺乏严密考证，仅为图方便的做法，造成了混乱难辨的局面。按理说来后继学者会对植物命名进行调查验证，然而明治后期开始，日本人多通过直接去德国留学的方式学习植物学，只需正确理解国际通行的拉丁名即可，标准日文名怎样确定，现行汉语名是否适当等问题很难引起人们的研究兴趣。

然而拉丁名和汉语名不一致的情况确实存在，饱受其扰的生药学者开始进行实地调查，力图改善这一状况。只是这种实地考察往往只是记下当时的调查情况，并未深入结合古代典籍的记载进行根本上的重新比定。目前，中日两国都在开展细致全面的植物分布调查，并将调查结果同古代典籍记载进行比较，来验证典籍中的汉语名和拉丁名对应是否恰当，经年气候变化的影响也考虑在内，以得出具备参考价值的结果。

本文详细介绍了日本引进青蒿并对其进行植物本体及其分类、外形、名称等多方面的鉴定，笔者结合古典文献与实地考察对这些鉴定结果进行了验证、查实和重新审视，力图通过详实的史料和田野调查结果为相关研究者提供参考。这不得不使我们进一步思考古今对于青蒿、黄花蒿名称、种类之争的意义。众所周知，青蒿素的发现推动了医学的发展，在给临床医学方面带来突破的同时也给我们带来无穷的启示。也许更为重要的并非青蒿对应怎样的拉丁名，而是在受到古代典籍的启发对某种药物加以应用时，先不直接应用现代定义（现代拉丁名和药用部位名称等）加以解读，而要保持开放的眼光和思路，将一种植物的近缘种通通考虑在内，综合判断，逐一排查，也许就会有新的发现。

（久保辉幸、刘文俊，《自然辩证法通讯》，2018 年第 40 卷第 8 期）

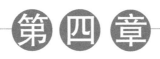

第四章

疾病史研究

关于中国古代的脚气病及其历史的研究

据说"脚气病"曾广泛流行于包括中国在内的东方米食诸国；每年死亡人数，动以数万计。其原因在于精制的大米缺乏维生素 B_1，由此导致下肢麻木疼痛、水肿，严重时侵犯心脏、突然死亡。然而每当笔者在医史著作中读到诸如此类的叙说，就不能不引起对一段往日生活的回忆，并由此引出种种的困惑。

一、亲身经历所引出的困惑

1969 年，成千上万的北京"知识青年"来到了云南西双版纳的密林中。按照医学书中所述脚气发病的原因与条件，他们的生活环境完全具备了该病流行的条件：

（1）主食完全是大米。只有在过年时，才会从很远的地方运来一点面粉（每人 0.5 kg）。

按：根据近代营养学知识，完全脱壳大米的维生素 B_1 含量较低，此乃脚气病流行于东方米食之国的重要原因。

（2）由于副食极度匮乏以及劳动强度大，每人每月平均食米 15～20 kg。

按：当碳水化合物的代谢增大时，肌体对于维生素 B_1 的需求也随之增加。这是造成脚气发病的又一重要因素。

（3）虽然没有检测过当地大米的维生素 B_1 含量，但相信机械脱糠的纯净度绝不会逊色于古代的手工操作。

按：营养学家早已指出"由于机器的精碾，致大米中含维生素的胚芽及外部的糠皮均被碾去"；1890 年荷兰政府派到南洋群岛的医学研究员 Eijkman 观察到以碾白米喂鸡会产生"脚气病"，并经实验证实。

（4）副食极度匮乏①。雨季通常是米饭和咸菜，甚至盐水；旱季也经常只能吃到水煮的南瓜、洋白菜、酸菜。肉食大约 2 个月 1 次。

按：并非以米为主食就一定会患脚气病。因为维生素 B_1 广泛存在于各类食物当中，故只要副食丰富即可从其他途径获得补充。

（5）高劳动强度。由于完全是依靠肩挑手挖修建水库，且受工程时限的制约，故劳动时间一般在 12 小时。且亚热带的气候高温多雨，其甚达到连床脚都会长出枝叶的程度。

按：在这种环境下从事强体力劳动，肌体新陈代谢的加快可想而知。而西医学研究证明，当新陈代谢加快时，机体对维生素 B_1 的需求也随之增加，这也是导致脚气发生的重要因素之一。

然而就是在这种饮食构成、季节气候、劳动强度、年龄特征等各方面条件都能满足脚气发病要因——"维生素 B_1 摄入不足、需要增加"的情况下，成千上万来自北方的知识青年苦干数年，同

---

① 其原因在于：① 水利施工单位，没有自给自足的生产基地。② 虽有少量菜地，但半年多雨，蔬菜生长困难。③ 雨季道路毁坏，交通阻断。④ 伙食标准的制约，除购买大米外，所剩无几。⑤ 因抗美援越，周围农村的农副产品首先要满足援外的需要。

时建成水库五座,却始终没有出现过一例脚气患者①。倒是营养不良性水肿极为普遍,并因此造成众多的下肢溃烂,长期不愈。

所谓"亲身的感受"还不仅于此。如果在中国民众中做一个小小的调查,问问他们是否知道脚气病,几乎所有的人都会毫不迟疑地回答:"知道。"但他们的理解又几乎毫无例外地是就"脚癣"(俗称"香港脚")而言。这种情况并非仅仅存在于一般民众之间,日本医史学家真柳诚曾授笔者一在中国药店购得的"脚气水",其上竟赫然写着"beriberi"(脚气的英文名)。足见医务工作者亦对此病不甚了解。即便是年迈的医史专家,如果没有刻意研究过脚气的历史,亦难免会有同样的误解。例如有人释敦煌卷子中的"疗脚气方"为:"二药合用治疗脚气,脚上生风毒疮肿,共收消肿解毒,杀虫止痒之效。"②

然而无论如何,"脚气"概念的混淆与本义的迷失,似乎不应出现于老年人当中。因为有关著作普遍谈到:脚气病曾广泛流行于 20 世纪三四十年代的中国社会,此后因生活水平提高,脚气病亦随之消亡③。但实际上,当代的中国百姓不论其年纪有多大,却基本都不知脚气为何病。此与日本老人对于脚气病的了解程度形成了鲜明的对照④。此外,如果设定前述 20 世纪三四十年代的脚气流行为真,并相信此后的消亡是由于生活水平提高,那么在 20 世纪 60 年代初,中国大陆连续多年严重的自然灾害流行时,此病理应再度出现。因为众所周知,此间民众的生活水平已然降至极低,不仅蛋白、脂肪匮乏,就连碳水化合物亦得不到满足。因而从理论上讲,在这种情况下至少南方米食诸省应能见到此病流行,但实际上只有大量的浮肿、肝硬化等疾病出现,始终没有见到脚气病的踪影。

如果再将目光延伸到整个中国历史,围绕着"米食"与"脚气"密切关联的解说,还会有更多的困惑。例如,作为水稻的主要栽培国,中国南方种植稻米已有几千年的历史,何以会在晋代突然出现这种疾病?"江南"与"岭南"的稻作史,并无明显的先后之分,何以最先记载此病的葛洪会说"先起岭南,稍来江东"?宋代以后,水稻种植发展空前,何以此病鲜见,以致概念混淆?

看来要使上述种种困惑得到比较合理的解释,首先需要弄清真正的脚气病,即维生素 B_1 缺乏症的流行状况。如此才能进一步看清"脚气"这个历史病名的自身历史。

二、关于近代的脚气病

自 19 世纪末至 20 世纪初,在经历了一个科学发现的"必要渐进过程"后,人类始对维生素及营养缺乏性疾病有了基本正确的认识。因而选择近代国人在此方面的研究与记载作为深入了解脚气病史的切入点,应该说是一种较好的方法。在侯祥川所著《营养缺乏病纲要及图谱》中,给出

---

① 需要说明的是,此间笔者作为水利四团团部卫生所的医务人员,负责各营连每月的疾病统计,而且经常为周围的民众看病,但从未见到或听说过此病。

② 马继兴,《敦煌古医籍考释》,江西科学技术出版社,1988 年,第 218 页。当然,这里存在着另一种可能。即作者以为该处所言"脚气"并非 beriberi,而是今日所言脚癣。

③ 例如张鸿钧、孙岩森在翻译 L.J. Harriss 所著《维生素的理论与实用》一书时,对于书中所言"脚气病尝流行于米食区域,例如日本……及中国的一部分地方",即特别加了"译者注"(上海科学技术出版社,1959 年,第 37 页),云:"指解放前;解放后由于政府的关怀及提倡营养,此病已极少见。"《简明不列颠百科全书》(中国大百科全书出版社,1985 年中译本,第 4 册,第 346 页)亦将脚气消亡的部分原因归之于生活水平提高。

④ 据板仓圣宣《模倣的时代》(仮说社,1988 年,上册,第 7 页)介绍,日本人在谈到"脚气"这种历史的疾病时,"稍上年纪者会想起,'医生要用木锤敲击患者的膝盖';年纪再大一些的人会说,'脚肿得很大,很快就变得不能走路';而老年人则视其为可怕的疾病,'一旦脚气攻心,数日即亡';还会有人告诉你,'日俄战争时,数十万的士兵患脚气,数万人因此而亡'等"。

了一些 20 世纪三四十年代一般民众食物营养成分（表 4-1）及脚气病之发病情况（表 4-2）的统计资料，对于准确把握脚气流行的状况极有帮助。

表 4-1 不同阶层民众每日维生素 B_1 输入量*

等　别	调查时期	维生素 B_1 输入量（μg）	热力输入量（平均 kcal）	维生素 B_1（μg） kcal
上海工厂工人	1935 年 5 月	539	2 724	0.198
上海精巧工匠	1935 年 5 月	865	2 679	0.319
上海某医院职员	1935 年 4 月	1 059	3 200	0.331
南京殷富家庭	1934 年 11 至 12 月	1 084	3 184	0.300
南京小康家庭	1934 年 11 至 12 月	1 056	2 870	0.368
南京中等家庭	1934 年 11 至 12 月	804	2 829	0.284
南京中等以下及贫苦家庭	1934 年 11 至 12 月	1 138	2 322	0.490
北京中等家庭	夏季	1 343	2 901	0.463
北京西郊农户家庭	夏季	1 433	3 139	0.457
北京大学学生	冬季	1 421	3 044	0.467
北京中学学生	春季	1 118	2 746	0.407
北京工厂工人甲	冬季	1 179	3 134	0.375
北京工厂工人乙	春季	1 509	2 889	0.522
北京某中等饭店顾客	秋季	1 605	3 000	0.535
河南商丘农林学校学生	1936 年 5 至 7 月	1 312	3 135	0.419
河南商丘农林学校学生	1935 年 11 至 12 月	1 507	3 420	0.441
华北某 30 个家庭	1922 年夏季	1 333	2 471	0.539
华中长沙劳动工人	1924 年 5 月	612	2 998	0.204
华北 67 区农户总平均	全年（1929—1932 年）	2 075	3 186	0.651
华中 22 区农户总平均	全年（1929—1932 年）	1 215	3 486	0.349
华南 46 区农户总平均	全年（1929—1932 年）	812	3 364	0.241

注：* 此表引自侯祥川著《营养缺乏病纲要及图谱》（人民卫生出版社，1957 年）。

表 4-1 反映出两方面的情况。其一是维生素 B_1 的摄入量。其中最低者为南方城市工人（上海、长沙），次则南京中等家庭和华南农户。而"南京小康家庭""殷富之家"，以及上海的"精巧工匠""医院职员"等皆无摄入不足的问题。其二是维生素 B_1 与热能的比率问题，按照 Cowgill 氏的理论[1]来看表 4-1 的资料，脚气易发人群仍然主要是南方城市工人。

上述资料进一步加强了本文第一节中，那种源于切身感受产生的、对于古代脚气史料诠释的怀疑。例如，唐代医家孙思邈在论述此病源流时所说"自永嘉南度（渡），衣缨士人，多有遭者"，"近来中国士大夫虽不涉江表，亦有居然而患之者"，历来都是被作为经典之说广加征引。相信米食即会导致脚气的史家对此的解释大多为"南渡后改食米，故多患脚气；此后运河开通、南粮北运，则北方亦见此病"；谨慎者于此还会加以特别说明"脚气病并不是吃了稻米就会发生，而大多是吃了缺乏维生素 B_1 的精米所致"。然而上述资料恰恰可以说明，尽管精白米的维生素 B_1 含量确实贫乏，但只要不是限定以此为唯一摄入食品，则并不会导致脚气发生。正如表 4-1 所示，生活水平稍好的"上海精巧工匠""医院职员"已无脚气之忧，更不用说南京的"小康""殷富"之家。

[1] 侯氏在该书中指出："根据 Cowgill 氏的理论，维生素 B_1 与热量的比率在 0.3 以下就要发生脚气病。表 4-1 的结果说明，比率在 0.3 以下者脚气病的病发数较多，完全符合这种理论。"

永嘉衣缨士人南渡后,或确变为以精米为主食,但却没有任何证据能够说明他们不再饮酒食肉,或贫困潦倒到食无菜蔬的地步。又如在表4-2中可以看到,属于"水稻、小麦区"的庐州、芜湖、武穴等地,其1934年的脚气发病率竟然低于属于"小麦、高粱区"的济南。看来吃米确实未必发脚气。致于以"南粮北运"作为北方亦现此病的原因,就更显得牵强。首先,如同无法说明南渡之人的饮食结构会单一到唯以精米为食一样,北人开始食米同样不足以构成脚气流行的充分条件;其次,南粮北运究竟在多大程度上改变了北方的饮食结构,更是甚可怀疑之事。就笔者的经验而言,乐于食米,不过是近一二十年发生在北方年轻一代身上的事。对于父辈年龄的北方人来说,"米饭吃不饱"(不习惯)乃是司空见惯的耳熟之语。而表4-1的资料亦完全可以证实,事实上北方各地、各阶层民众的饮食皆不存在维生素B_1缺乏的问题。凡此种种,皆说明脚气病在中国的流行,并没有想象得那么严重。而表4-2的资料似乎亦可证实这一点。

表4-2 脚气病病发数与维生素B_1输入的关系[*]

地　区	脚气病病发数(入院百分率)		维生素B_1(μg)
	1933 年	1934 年	kcal
小麦、高粱区			
济南	0	0.11	
怀庆	0.04	0	0.813
归德	0	0	0.801
保定		0.03	
天津		0.01	
33 地区 平均			0.665
水稻、小麦区			
庐州		0.07	
芜湖	0.18	0.05	0.167
南京	0.20	0.22	
上海	0.59	0.26	
武穴		0	
22 地区 平均			0.349
水稻、茶区			
南昌	0.60	0.40	0.136
杭州	0.18	0.23	
德安		0.14	0.280
长沙	0.71	0.23	
19 地区 平均			0.218
西南水稻区			
昆明	0.68	0.31	
11 地区 平均			0.217
水稻两获区			
汕头	0.14	0.30	
广州	1.22	1.42	
鼓浪屿	0.77	0.77	
福州		1.59	
11 地区 平均			0.239

注: * 此表引自侯祥川著《营养缺乏病纲要及图谱》(人民卫生出版社,1957年)。

粗略一看表4-2所载脚气的发病区域,确有"脚气大国"之感。但仔细观察"病发数"一项,却可发现除属于"水稻两获区"的广州、福州两地外,其他各地的"入院百分率"皆低于1％,甚至不到1‰!如此的"发病率",实在只能称得上是"偶见"。即便是广州、福州,其入院率亦只不过在1.5％左右。以如此之低的发病数来说明一种疾病与饮食习惯之间的密切关系,似乎有些困难。因为还有其他原因,例如慢性酒精中毒、肝肾病变等,亦可导致与缺乏维生素 B_1 相同的病变结果——辅羧酶生成减少,甚至完全没有。

实际上,由于"白米维生素含量低→致使摄入不足→脚气发生"这一因果关系的实现,需要以"没有其他摄取源"为必要条件,因此脚气流行大多是出现在一些特殊的生活环境中。例如,明治初期仅吃米饭和咸菜的日本海军,在远程航行过半后,总会有大量的脚气患者出现;即便是在"维生素 B_1 缺乏症几乎只见于慢性酒精中毒患者"的西方国家,脚气也同样会出现在某些船员和囚犯之中——如果只吃白面包而不是全麦面包[①],但每日食用白面包的一般民众却从不患此病。此外一些有关脚气病的统计数字与实验亦大多来源于监狱、精神病院或军队[②],因为除了动物,只有在这类特殊环境下,才有可能实现对饮食的有效控制。

具体到中国,近代的脚气流行,实际上主要是发生在二战前后这样一个特殊时期,而且主要是在难民这样的特殊人群中。侯氏之书的记述如下:"1937年日本侵犯上海,很多受难人民每天食陈久的白米饭及少量咸菜,在2个月左右就发生了很多脚气病患者。当膳食改良后(如增加了黄豆和赤豆),患者就渐减少。这可在附图8(略)看出:在9、10、11和12四个月内,在一个难民医院、一个难民收容所、一个难童教养院内脚气病病发数很高;当膳食改良后,病发数就逐渐降低。同时,在某普通医院就诊的一般市民,因没有受到战争的影响,所以在一年之中脚气病病发数与以前相同。"

书中所示其他反映出脚气问题严重的统计数字,其时间坐标也大多是集中在这一"非常时期"。例如,据上海前工部局卫生处统计:1936年脚气病例179人,1937年为278人,1938年突增至1100人。又如某医院1934年的门诊脚气患者为97人,1938年却激增到1288人,另有273名住院病例。

科学的发展不仅认识到维生素与某些疾病的关系,不仅可以利用检测手段与给药实验来判定根据症状表现所做出的临床诊断是否准确,还通过纯粹的科学实验——对健康者的维生素排泄量进行检测而了解到:许多毫无疾病表现的"健康者",也存在着严重的维生素缺乏问题。换言之,在维生素 B_1 的缺乏没有达到相当严重的情况下,并不会造成脚气病的普遍流行。这样一来,本文开始所言"种种困惑"中的一个方面——具备脚气发病条件却未发病的问题,大致得到了一个最肤浅的解释。

同时,当代的"脚气"概念混淆与本义迷失,也就不再是一个难释其由的孤立现象。因为如果真正的脚气病在相距不远的过去,确实广泛存在于中国社会,那么在国人当中,就理应对其具有

① L.J. Harris 著,张鸿钧、孙岩森译,《维生素的理论与实用》(上海科学技术出版社,1959年,第36页)中介绍:1930年,丹麦捕鲸队的一般船上有51人患脚气,原因是未食用全麦面包;美国某监狱以白面包为主要食物,亦使犯人中出现了脚气病。又,在"beriberi"病名由来的多种解释中,有一种说法为:源于阿拉伯语的 buhr(苦闷、喘息)和 bahri(船员),即因红海的阿拉伯水手常患脚气而得名(山下政三,《脚気の歴史》,东京大学出版会,1983:24)。

② 例如,1905年,W. Fletcher 在一精神病院进行食物实验,仅摄白米者有25％患此病;H. Fraser 与 A.T. Stanton 在一铁路工人劳动收容设施中进行了同样的实验,获得同样的结果,论文发表于1909年(C. Singer E.A. Underwood,《医学の歴史》,酒井静、深濑泰旦译,朝仓书店,1986:612)。

一定的认识；而不致在语言中出现将脚癣称为脚气的问题（例如日本就各有名称，绝无混淆）。反之，从概念混淆、本义迷失、视脚癣为脚气这一现象，亦可证明真正的脚气并不多见于近代社会的一般民众之中。然而如果这一解释充分成立，则又必然会导致上述"困惑"之另一侧面的进一步加剧。即当脚气发生对于饮食条件的要求达到如此"苛刻"的程度时，我们是否还能相信古代文献中那些有关"脚气"的记载？或者说，顾名思义地将脚癣等与脚有关的疾病当成"脚气"的历史，是否仅限于近代？

三、关于中国古代的脚气记载

虽然营养不足、维生素缺乏曾在极大程度上影响了国人的健康与发育，但通过上述有关资料的介绍与分析可知，除生活于二战前后这一"非常时期"中的若干"特殊人群"外，因维生素 B_1 缺乏而引发的脚气病并非十分严重。那么，古代的情况又如何呢？尽管历代医学著作中多有关于脚气的记述，但已有的研究却足以说明：这一结论同样适用于此前的时代。为避免资料胪列导致文章变得冗长，甚至是干扰思路，在此只选一两位曾对这些记述做过详细考察之学者的研究结论，以示其要。

首先，具有临床经验的日本学者山下政三在其所著《脚气的历史》中，对中国古代的脚气病概貌，做出了如下归纳：

（1）脚气病始见于晋代。晋初或稍前，起源于岭南地区的脚气，逐渐向长江下游的南部地区蔓延。但为数稀少。

（2）西晋永嘉年末，迁都南京后，始见脚气多发。然直到南北朝时期结束，江北仍全然不见。

（3）隋至唐初，始越过长江、蔓延北方；唐代广泛流行于中国全境。这一扩展方向，与米食的普及相一致。

（4）北宋初期，虽可见脚气流行，但多属轻症。此后日见减少，因而出现了不解其义的医家，脚气病的概念随之混乱。北宋后期的所谓"脚气"，乃是各种腰腿痛、关节疾患。

（5）南宋元代基本无脚气。当时被诊断为脚气者，大部分是腰脚痛、关节疾患之类疾病。

（6）明代呈地区性散发，因而在某一局部可见对于脚气认知的提高。但总体上还是或将腰脚痛、关节疾患视为脚气，或将其与真脚气混为一等，概念极为混乱。

（7）清代基本无脚气。相关医学知识近乎缺如。但据说清末在沿海地区有若干轻症出现。

在另一位对东亚脚气病做过专门研究的医史学家廖温仁所著书中，除强调"古无此病。周汉古籍所言脚之种种疾病，如厥、痿厥、缓风、湿痹、䯒……流肿、痿躄等，仅是脚之麻痹、肿痛、软弱或风湿性关节炎。中日诸家强释为脚气，不当"之外，对于由晋至清之间，脚气出现时间、盛衰曲线、概念混淆状况的论说，可谓与山下氏所见略同。

要之，山下与廖温仁两氏的研究，不但如同其他学者一样指出了"在古代医学著作的脚气项下，混杂有种种其他疾病"的问题，而且均注意到：尽管宋、元、明、清的医学著作中不乏脚气之说，但实质却是概念的混淆，真正的"脚气病"基本不存在。如将此与前述民国时期的情况联系起来，岂非前后一贯，更可相互发明。

如此一来，前述困惑又得到了部分解决——宋代以后的问题基本可以释怀。但随着外围屏障的步步攻破，核心问题也就更加毫无遮拦地凸显出来——这个核心问题就是晋唐的"脚气之疾"。的确，就症状描述而言，晋唐医书的记载确实与脚气病应有的表现极为相近。因而不仅是一般望文敷衍者,就连毫不轻信"脚气"之名、敢于对宋代以来之脚气记载做出近乎全面否定的山下与廖温仁两氏,也都承认晋唐的脚气记载是名实相符。并以"永嘉南渡之后衣缨之士以米易面"和"南粮北运"作为脚气这一新鲜疾病出现,并越过长江向北蔓延的原因。但是他们似乎没有考虑到宋代以来米食日渐普及,何以反无此病? 以致出现概念混淆、医家不识的问题。因而按照严谨的逻辑推理,我们只能承认:

（1）晋代在岭南与江南地区,出现了一种被当时医家称为"脚弱"的疾病;唐代蔓延北方,并定名为"脚气"。

（2）其症状特征一如《肘后》《千金》《外台》等所述,与过去习见之足部疾患有所不同。

（3）从临床症状的描述看,其病理改变为近代医学所言"多发性神经炎"。

至于这种名称、临床症状,乃至病理改变皆与近代医学所言"脚气"相同的新疾病,是否因维生素 B_1 缺乏而引起,则完全是另一个问题。"因为很多（营养）缺乏病的症状与非营养性疾病的症状相类似……所以在发现有某些症状时,仅能大体地说:可能是由于某种营养素缺乏所致。实际上,除了很少数的缺乏症状有特异性外,其他都是非特异性的,即是可以由其他因素而发生的,要单独地凭症状来诊断往往有困难。两侧对称的多发性神经炎是脚气病的症状,但是患严重糖尿病、传染性神经炎或重金属中毒等,都可以引起同样的症状。"医史学家在论述晋唐医学时,虽然总要谈到"炼丹术"与"脚气病"两个问题,但似乎无人注意到重金属中毒的症状会与脚气相同,并由此想到两者间可能会有所牵连。

四、关于矿物药中毒的问题

尽管神仙不死、服食炼丹之术的历史,可以追溯到战国甚或更早,但着眼于借助金石不朽之性、以求肉身永驻之观念的产生,却相对而言要晚得多;虽然丹砂、水银的利用[①]早已见于原始人类与始皇的墓葬,但饵食之风的兴起与隆盛,也需另当别论。在陈国符所撰《中国外丹黄白术考论略稿》中,给出了许多有助于了解这段历史的重要提示,摘录如下:

（1）丹即丹砂,即红色之硫化汞。金丹者,丹砂而可制黄金者。金丹至唐代通称外丹。

（2）我国之金丹术与黄白术,可溯源至战国时代燕齐方士之神仙传说与求神仙仙药;盖战国时代先有神仙传说与求神仙奇药,及西汉始有金丹术与黄白术之发端也。

（3）西汉以丹砂制黄金（《史记·封禅书》言李少君"事化丹沙诸药齐为黄金";《汉书·淮南王安传》云方术之士所做《中篇》,"言黄白之术";《汉书·刘向传》载"吏劾更生铸伪黄金"）,但是否用以服食,史未明言,不可考。然刘向《神仙传》载"任光,善饵丹""主柱,饵丹砂""赤斧,炼丹,与消石服之",是西汉或西汉以前,已有饵食丹砂者。

（4）《抱朴子·金丹》述小饵丹方多种,皆用丹砂。故虽从葛洪所言"余问诸道士以神丹金液之事……了无一人知之者……或得杂碎丹方,便谓丹方尽于此也"可知:至晋代为止,金丹尚少传布。但从饵食丹砂的角度观之,却并无本质区别。其主要成分皆为汞、砷和铅。

（5）南北朝时,金丹术较晋代为流行。及唐代,外丹术乃臻极盛。唐梅彪《石药尔雅》列"有法可造"之丹名 70 种,"有名无法"者 28 种。盖是时飞炼外丹,全国已成风气。

---

① 卢嘉锡、路甬祥主编《中国古代科学史纲》（河北科学技术出版社,1998 年,第 307 页）云:中国"至迟在公元前 7 世纪春秋时代就开始利用水银了,至迟自战国时代就开始人工炼制水银"。"古代的炼汞法有低温焙炼法、下火上凝法、上火下凝法以及蒸馏法四种";"最初的炼汞法可能是低温焙炼法,操作者易遭受汞中毒"。

（6）宋人之于外丹，多已不复置信；斥外丹黄白为邪术，专讲内丹。故自宋代起外丹乃衰降。及元明，外丹术衰微。

（7）葛洪24岁时往广州，遂停南土，尝由日南（越南之顺化）往扶南（柬埔寨与越南南部）。其后因所闻见，记晋代南洋产砂之国，附于《太清金液神丹经》之后。咸和初，洪欲求丹砂，又至广州，止罗浮山而卒。

（8）伴随着饵食金丹，中毒身亡的记载亦时有所见。此乃唐代之后，外丹衰微的重要原因之一。

结合以上陈国符所述外丹兴衰的梗概，对矿物药中毒与脚气病之间可能存在的牵涉，产生出以下几点看法：

其一，就第7条葛洪南行求丹观之，岭南无疑是产丹砂、水银之地。故在当地存在因饵食丹砂，或因制炼、生产水银所致慢性中毒的现象，当属自然。葛洪至此，始见此等以肢体软弱无力为主要表现的多发性神经炎患者，于是乃有"脚弱之疾，先起岭南"之说[①]。尔后江南金丹渐兴，服食中毒，乃必然因果。故若推测衣缨之士南渡后必染此风，而有此等病症，似乎要比推测他们过着食无鱼肉、菜蔬，唯以精白米果腹而患脚气，更为合理一些。

其二，古代的信息交通，不比当代如此迅速畅通。因而虽饵食丹砂、制炼水银所致中毒，必存在于葛洪之前，但囿于闻见所限，故记说之事往往多系身历。间接经验的综合，在早期极为有限。

其三，除汞之外，铅、砷中毒也是极需注意的问题。这是因为在外丹术中，视赤色的丹砂为"阳"，黑色的铅为"阴"——阴阳相济，才能"合得至宝"。"铅与汞是金丹术中的双翼，几千年的研究都以铅汞为主要对象。铅的发现更早于汞。"同样，砷的使用也很普遍。现代医学著作在谈到脚气病的鉴别时，特别强调了与铅、砷中毒的鉴别。就铅中毒而言主要有以下三种情况，鉴别要点在于：

（1）绞痛型：疼痛在腹部的脐下区，属阵发性，喜按，呕吐，便秘。

（2）瘫痪型：肌肉疼痛痉挛，随后呈瘫痪。以常用肌肉为显著，如腕指、腓肠，成垂腕、足垂。

（3）脑病：头痛、记忆减退、失眠、耳鸣、幻听、谵妄、激昂或忧郁。

而砷中毒时，与铅中毒多相似。显著的感觉障碍为与肌萎缩性脊髓侧索硬化症及铅中毒的区别点。

就此观之，恐怕首先不得不承认矿物药中毒与脚气的症状表现，实在是相同甚多——即便是"鉴别要点"，也谈不上泾渭分明。盖因两者的实质性病理改变皆是多发性神经炎。其次，毋宁说古代医学文献中描述的脚气症状，有很多与矿物药中毒的症状更为相似。例如，《千金方》论脚气见症时所说"有脚未觉异，而头项臂膊已有所苦；有诸处皆悉未知，而心腹五内已有所困"；"或见食呕吐，憎闻食臭，或有腹痛下痢，或大小便秘涩不通"；"或精神昏聩，或喜迷忘、语言错乱"；"或觉转筋，或百节挛急"；"或小腹不仁"等，或较之"先见下肢痿软无力、腓肠肌疼痛"为主要症状的脚气病，更接近于上述矿物药中毒的某些特征。

其四，唐代金丹风行全国之前，北方虽早有服石之风，但流行的主要是五石散。其主要成分

---

① 据卢嘉锡、路甬祥主编《中国古代科学史纲》（河北科学技术出版社，1998年，第311页）介绍，时至今日，贵州、云南、湘西等地仍采用土法炼汞。由此可见，"岭南"确属产丹之地。所不同者在于，如果出现中毒所致多发性神经炎，不会有人再将其称之为"脚弱"。

为钟乳石、白石英、紫石英、赤石脂与硫磺,不含最易引起多发性神经炎的汞、铅等重金属[1]。从医学著作的记载中可以看到,服用五石散后最主要的症状表现是燥热难耐,需寒食、寒饮、冷水洗浴,故五石散又称"寒食散";此外则是因各种疮痈之症,夺人性命。因而是否可以考虑:恰是随着含汞、铅之剂的外丹北越长江、风行全国,以汞、铅为代表之重金属中毒的多发性神经炎病症,也才殃及中原的士大夫。

其五,史书中虽不乏对于中毒现象的认识,但毕竟是以急性中毒(短期内死亡)和显而易见的体表征象(疮痈发作)为主。例如,《宋书》载刘亮服丹后,"心动如刺,中间便绝";《华阳陶隐居内传》记衡山道士邓郁之"饵之而死";《魏书·释老志》云魏太祖令"死罪者试服之,多死无验",但却将原因归于服丹"非其本心";常被引用的赵翼《廿二史札记》所述唐太宗、宪宗、穆宗、敬宗、武宗、宣宗,及臣下杜伏威、李道古、李抱真的服丹之害,皆是中毒致死;诸书所载某人服丹,"白日升天",亦是急性中毒所致迅速身亡。此外则是服丹后"眉发立坠头背生疮""患疽致死"的描述[2]。而对于慢性中毒,则少见论述。换言之,由于认知水平的制约,尚未能在慢性中毒之"果"与服丹之"因"间,建立起认识上的联系。致使将慢性中毒的表现,视为与丹药无关的独立疾病。

总之,上述外丹兴起于晋代,历南北朝而大盛于唐,宋元之后内丹走俏而外丹衰微,逐渐演变成外用药的"时间坐标",与脚气兴衰的曲线可谓大致吻合。如果摘掉"米食必致脚气多发"这副有色眼镜,则恐怕很难认为这种吻合纯属偶然。

此外,由于在有关脚气病的较早全面性记述,即唐代医家孙思邈之《千金要方》的论述中,谈到此病出现后,岭表江东有释门中人支法存、仰道人等"偏善斯术";"又宋齐之间,有释门深师,师道人述法存等诸家旧方,为三十卷。其脚弱一方,近百余首";《外台秘要》"硇砂牛膝三物散"下记:苏恭《脚气方》云是"婆罗门法",因而使人考虑到:脚弱(或脚气)这一新病名的出现,是否会与佛教传入的时代背景有关? 即是否存在西域医术影响的问题[3]。沿着这条思路,又发现"在西方文献中,最早记载此病的是 Jacob De Bondt (Bontius)之《印度医学》(*De Medicina Indorum*,1642)"。但当笔者以为会在古代印度医学文献与专讲佛教医学的著作中,找到类似的病名或记述时,却竟然一无所获。这说明,尽管晋唐时期确实存在西域医学知识的传入,而且我们对其诸多影响至今仍可谓"知之甚少",但僧医对"脚弱"之疾的认识与治疗方法,却未必简单到直接源于西域医学知识。因为大多数僧医生长在中国,虽其社会身份为"僧",但所掌握与使用的医学知识、治疗技术却源于"汉"。因而笔者现在对僧医善治"脚弱"的问题,另有一解:据《隋书·经籍志》载,魏晋以来有释道洪撰《寒食散对疗》一卷、释智斌撰《解寒食散方》二卷、释慧义《寒食散杂论》七卷。虽不可言多,但在书志所载数量极为有限的释家医方中,仍可谓十分醒目。佛教徒行医术,本兼有弘教之目的,故与中国传统的神仙方术自然要形成抵触与较量。"灵帝崩后,天下扰乱,独交州差安,北方异人咸来在焉,多为神仙辟谷长生之术,时人多有学者,牟子常以五经难之,道家术士莫敢对焉。"可见佛教徒是站在神仙方术的对立面上,因而一些僧人撰"解散"方书、从事

---

① 但也有人推测五石散含礜石(一种含砷矿物),理由是上述"五石"并无剧毒。详见王奎克《"五石散"新考》,收于赵匡华主编《中国古代化学史研究》,北京大学出版社,1985 年,第 80 页。

② 对于魏晋以降,外科疮痈著作的迅速发展,史家多以为与服石中毒具有密切关系。详见赵璞珊论《服石与外科发展——兼论〈刘涓子鬼遗方〉》(赵璞珊,中国古代医学,中华书局,1983;77 - 80)。

③ 例如范家伟《东晋至宋代脚气病之探讨》[《新史学》,1995,6(1);155]即根据这两条资料谈到"西域医术影响"的问题。而笔者在《江户时代の脚気について》(《日本研究》第 14 集,1996 年,第 103 页)一文中亦对此表述了完全赞同的意见。

服石之疾的治疗,或许含有超出一般医疗行为的用意,应进一步从佛道两家对立的角度深入思考。

五、关于脚气病史的研究

综上所述不难看出,在脚气病史研究中存在着两个重要的问题。其一是如果我们放弃了已成"定论"的"白米病因说";并承认仅仅依据症状描述,实难判断历代文献记载于"脚气"病名项下之疾病的性质,那么真正的"脚气病"的流行状况究竟如何? 其二则是当这一病名成立时,其性质是否为"真脚气",抑或是在某一历史时期才出现了概念的混淆与本义的迷失? 这些显然都是医史研究,特别是疾病史专题研究所应回答的问题。然而迄今的中国脚气病史,在这两个关键问题上展现的实在是一幅令人疑窦丛生的图画。问题的产生,显然与"绘图方法"具有密切的关系。因而笔者愿在就这些问题做进一步探讨的同时,顺便"借题发挥"地谈谈医史研究中的一些问题。

首先是"真脚气"流行史的问题。众所周知,绝对忠实地再现过去,对于史学的任何一个领域来说都是不可能的。历史的真实面貌永远都不会像史书中所记述得那样简单。而这一点在疾病史中的严重程度,大概可以说名列前茅。其原因在于生命现象(疾病也是一种生命现象)的复杂程度,在自然界中位居榜首。具体到脚气病来说,由于具有相同病理改变与临床表现的疾病有多种(如梅毒、白喉等各种感染,酒精中毒、妊娠、糖尿病、肝肾疾患、矿物药,都能引发"多发性神经炎";此外还存在着家族性与原因不明的"慢性进行性多发性神经炎"),因而即便是对于西医学来说,其鉴别诊断也是一件非常困难的事情;而对于古人来说,易于混淆的疾病就更多了,例如风湿病——不仅与脚气病同样具有肌肉、关节病变,而且还有脚气病中所强调的"冲心"之症(心脏病变)。因此在探讨"真脚气"的历史时,我们只能客观地说:以近代的实证资料为依据,中国历史上确实存在着真正的脚气病;但其存在的历史并非简单到古今一脉,但见脚气之名,即有脚气之实的地步。

然而这种实事求是的结论定然不会令"以记述科技成就及其发展变化为己任"的科学史家感到满意。其原因在于:科学史研究,出于这一学科自身概念与定义的需要,总是在有意无意地挑选那些符合"近代科学"、具有"科学价值"的历史事件加以描述,借以说明历史上的发明与发现以及相关的人物如何伟大。若仅止于此,问题倒也不大,要命的是以近代科学知识强释古人。例如在脚气问题上,坚持将《千金翼方》中的"穀白皮"说成是"谷白皮——即较细糠秕",用以说明古人对病因早有正确认识,并有完全符合近代营养学的治疗方法,即是一例[①]。虽然科学史也是一种历史学,但较一般史学更多地具有科学哲学的味道,总是在试图解释科学认识发展的连贯过程。因而往往会不自觉地出现不适当地"构建历史"的倾向——即通过淡化不利因素,把原本十分复杂的问题,简化为一个单纯的问题;有时还需在断裂的史料记载间增入一些链接成分,从而完成一个系统的解释。与此同时,由于一般史学家难免缺乏对于自然科学专业知识的足够了解,所以通常总是借助专科史的研究成果来进行自己的社会史研究(例如在"南北移民"的研究中,引用有关脚气之疾的论说)。在这种情况下,如果基础出了问题——专科史的所谓研究成果并不正确,那么建立在此基础之上的"大厦"将会如何,自然可想而知。

---

① 范行准氏早已指出:"此予友李君失检致一再误传也。穀,非穀也,穀亦称构,古多与楮为一物……乃高二三丈之落叶乔木。"(栒堂,《医史卮言·脚气》,《医史杂志》,1948,(3～4):37)。

　　其次则是脚气病名成立时的性质问题。于此我们既可看到近代中国假日本之径学习西方医学的历史，亦能看到其对中国医史的影响。

　　本文第一节曾经使用"脚气概念的混淆与本义迷失"的说法，其实是将"脚气"作为维生素 B_1 缺乏症的病名来使用的。然而在经过二、三、四节的论说后，如果还要使用这一说法，那么就只能更加严格地将脚气的"本义"释为"具有晋唐医书所述症状的那种疾病"；而所谓"概念的混淆与本义的迷失"，也只能是针对宋代以降，医家不识脚气为何、望文生训的现象而言。因为"脚气"与"beriberi"的对译，释其病因与饮食结构相关，进而阐明本质是"维生素 B_1 缺乏症"，乃是在日本海军军医高木兼宽及西方学者，分别对流行于近代日本海军中和南亚诸国的"真脚气"进行独立研究之后才逐渐形成与明确的[①]。实际上，直到 20 世纪 20 年代中期，"脚气＝beriberi＝维生素 B_1 缺乏症"这一脚气"概念"都未在当时的中国医界占据主导地位。例如，1924 年内务部为派代表参加涉及脚气等地区性流行疾病的国际医学会议，致函中华民国医药学会，云："查脚气病，为吾国南方数省，时有发生，北省次之。究因为何发生，有何防止方案，亟需互相讨论。"说明既不知病因，也不知治法。至于病名，显然不过是在接到邀请函后，照本宣科。又如 1925 年的医学论文，还将脊髓灰质炎（小儿麻痹后遗症）称为脚气："肠'梯扶斯'及巴拉'梯扶斯'等经过之中，所谓并发症脚气者，致其预后不良或既治愈之后，亦使遗有下肢运动及知觉麻痹，永不得自由步行诸憾事，颇为多见。复披览外国文献，多发性神经炎之并发于肠'梯扶斯'者，亦多有记载。""梯扶斯"即チフス（伤寒）；"巴拉"乃バラ（蔷薇），"巴拉梯扶斯"即斑疹伤寒。值得注意的是，古代医书言"伤寒后发脚气"，即发热数日后见下肢麻痹，与此相似。再看一个称铅中毒为脚气的例子："患儿，四个月，人乳营养。既往症：一月前精神不爽，时呈呕吐无热，绿色黏液样下痢，来院求治。现在症：下腿浮肿，膝及阿细雷斯腱反射（－），胸壁连珠著明，当即就乳儿脚气之诊而加疗焉。不数日浮肿尽消，及一星期后则见嘎声，由耳鼻咽喉科之检查，又证明左侧回归神经麻痹，故乳儿脚气诊益确，但至入院后十八日，四肢渐呈痉挛……患儿母体检查：皮肤铅反应（＋＋）。诊断：脑膜炎，乳儿脚气及佝偻病。此病之原因实由于铅中毒，来源：母体之化妆品。"有意思的是，此例的报告者为日本医生，但他却将自己明言"病因实为铅中毒"、只是临床症状为多发性神经炎的这个病例诊断为"脚气"。结合上述脊髓灰质炎之例观之，看来直到此时"依据肢体症状的脚气诊断"仍旧不衰。这位日本医生还讲述过另外一例"脑型乳儿脚气"，但两例均未言明是在中国，抑或是旧日在日本的经验。1940 年，有余惠民氏以维生素 B 剂治疗一例脚气的"实验报告"。以上就是笔者查阅手边可得之这一时期的民国医学杂志，所获有关脚气的记载。虽然没有时间去详查所有的杂志，但从相关文章的数量及这些报告皆属"一例"，即可推知其发病频度。更何况这难得的几篇报告还不都是"真脚气"。

　　恰因此时医学领域中出现了"脚气＝beriberi＝维生素 B_1 缺乏症"的新知识，所以在史学性论述中也就自然而然地出现了相关文章[②]。于是这一伴随着医学发展才出现的病名"新义"，便被

[①] 在此之前，尽管"真脚气"在日本十分猖獗，但"脚气"同样是一个"历史的病名"、一个完全依据临床症状而不问病因为何的病名。概言之，凡见"冲心"之症（或肢体症状），即名之曰"脚气"，而不管引起上述症状的原因是真脚气，还是梅毒性心脏病、胆道蛔虫或其他。详见拙著（《江户时代の脚气について》，日本研究.国际日本文化研究センター纪要，1996：103）。

[②] 据中国中医研究院编《医学史论文资料索引 1903—1978》，此间可见陈邦贤《中国脚气病流行史》(1927)，廖温仁《脚气病疗法之历史的研究》《东洋脚气病理之历史的研究》(1929)，汪淑子《脚气病与名人》(1931)，汤慕殷《脚气病考》(1940)，傅刚《脚气病概论》(1941)等文章。

说成了是晋唐脚气之名的"本义"。科学史研究领域中"成就派"的看家本领——发明权之争,于此亦有表现。例如耿鉴庭云唐代元稹(779—831)诗中"短脚知缘旧施春"一语,与霉米致脚气说类似,译作:"我知道你的脚病? 是因为吃了旧日人家布施的陈米。"又就教其师丁福保老先生,得复示:"这样解释,一点不错。"故谓:中国人言"霉米致脚气之说,较铃木梅太郎之发明,尚早一千余年"。然范行准以为其解诗有悖本义。同时另据唐初孟诜言黍米"不得与小儿食之,令不行。若与小猫食之,其脚便踢曲不正;缓人筋骨,绝血脉"而将"食白米而致脚气"的认知时间又提前了数百年;并说"苟铃木诸人先能参此文献,或能早悟其因,而维他命发现权自可拔纛先登矣"。其后,侯祥川更是盛赞"我国先人对脚气病的发现远早于其他国家。在比较可靠的记载里,《左传》与《诗·小雅》在公元前 544 年即已记载此病";"并有很多经验符合于现代脚气病的科学理论"。直到今日,言及中国的"世界第一"时,亦多要谈到此事。

但从另一方面讲,也并非所有的人都如此看待中医的脚气病名。例如俞尔科为《中国大百科全书》所撰写的"脚气"词条,就采取了比较慎重的态度:首先,没有将脚气等同于 beriberi,而是译作"weak foot";其次,在症状描述后,虽言"此病即西医的脚气病"。但又说:"包括维生素 B_1 缺乏,以及营养不良、多发性神经炎等疾病";再者,在病因和治则上,采用了传统的外感、内伤说,及利湿、调和气血法,只是在最后提到:"应多食粗粮、瓜果蔬菜,不宜单食精制的大米和面粉。"值得注意的是,这种观点作为《中国大百科全书》的词条,是要经过编委会审定的,因而与一般论文不同——所代表的并非一己之见。然而遗憾的是,很难看到有人注意、接受这样的观点。就像人们乐于相信"华佗可行剖腹手术",而从不理睬对此的怀疑与考证;乐于接受"对于药物的认识都是来源于生活经验"的说教,而无意深究巫术式思维方式的重要作用一样。这种现象的普遍化,除了前述研究者自身的原因外,还在于就一般民众与社会宣传媒体而言,对于历史问题的解说,只有与当代一般科学知识、思维方式相吻合时,才能被理解、被接受。就像高深的佛理只有被"世俗化"为:念一句"阿弥陀佛"即可往西方净土时,才能获得广大的信徒。

尽管上述有关脚气问题的研究,已然显得十分复杂、头绪万端了,其实还远远不够。例如,我们尚未涉及脚气发病率的高低,是否与人种、民族有关的问题;既然脚气的基本病理改变是多发性神经炎,自然就与神经系统具有密切的关系,那么所谓"非常时期"的脚气多发,除饮食条件外,是否与精神因素有关? 城市与乡村,在饮食结构基本相同的情况下,城市多发,这与空气等种种其他因素是否有关?

(廖育群,《自然科学史研究》,2000 年第 19 卷第 3 期)

18 世纪至 20 世纪早期中医文献中
有关病痛的插图

《黄帝内经·素问》可能是现存的有关中医在第 3 和第 4 世纪的汉代发展动态的最有参考价值的文献。中医理论在其形成初期所显示的对疾病的态度,在欧洲医学史上也可以找到。中国的医师们在接受新的医学范例时,感到有一种压力,促使他们去用新获得的有关人体生理器官的知识及其与其他科学间的关系来重新解释古老的疾病分类学中的疾病。

疟疾——在中国古代以及稍后一段时间内都称为虐。它和咳嗽都被列入疾病分类学中的疾病。在人类历史中,各种文化背景的人都受到过这类疾病的威胁,因此人们一直在寻找救治的方法。《素问》可以充分证明当时的医师们为了迎合当时的新科学而将疟疾、咳嗽以及其他疾病收成病例。从《素问·疟论》我们得知,疟疾是一种影响整个身体功能的疾病。在《素问·刺疟论》中我们又读到其他著者认为每一个内脏器官都有其不同类型的疟疾。

最有意思的是用来解释咳嗽的疾病模式。中国古代生理学家面对着两大事实:第一,咳嗽的病因与肺有关;第二,虽然几个人都同等接触了导致咳嗽的病源,但是最后并不是每个人都会患咳嗽。由此用来解释产生的疾病的模式是极具独创性的。它把五个器官看成一个整体,但把肺作为导致咳嗽的主体。另外它还指出导致咳嗽是由于几种不同因素在一起的作用,这样它就对不是所有接触病源的人都患咳嗽做出了解释。

这种用现代科学方法来解决古代的健康问题,使人们回想起欧洲 19 世纪早期,医生们曾试图用对人体生物化学以及生物物理学的新知识来解释疾病。《素问》中所讨论的其他疾病也在欧洲医学史有例可循。在《素问》中,我们会找到一些跨文化的疾病分类学的病例,同时我们也可以找到许多有特殊文化背景的疾病分类学的概念。痹和厥就是这样的例子。它们被看成是相关的,因此被组合在一起并赋予特定的文化背景,也就是说在其他文化中是没有这样的例子的。

"痹"的形成来源于那些认为当管状组织被阻滞,将导致人体某种功能丧失的观点。最初是小便的失调被认为是尿道受阻而产生的。这种观点到后来被借鉴来解释人体的其他功能和组织,如肾、脾、皮肤等,都可能受"痹"而导致不同疾病。

"厥"的定义来自对将人体某种生理功能的"军事化"。也就是说阴和阳气应该在身体内占据了特定的区域。如果人体虚弱或筋疲力尽时,它们就会退缩,而与之相对的势力就会立即侵入并占领这片荒芜的区域,继而导致某种疾病。

这就是说,这里我们有了一个完整的"疾病"和"病兆"的概念,或者叫作疾病的症状,我们喜欢称后者为中医学的观点。"痹"无非是一个理论,我们无法用肉眼观察,也无法用其他的感官去感知它。我们所观察到的仅仅是那些被认为是由"痹"而产生的病状。与之类似,"厥"也只不过是一个理论而已,它也不能为肉眼所见。我们观察到的只是那些被认为是由厥而导致的疾病后果,如双足冰冷或昏迷。疾病分类学的病例也是如此。研究者是无法看到那些被认为是导致疟疾或咳嗽的生物有机体的活动变化的。因此,他们只有将身体表面的一些现象,如身体的忽冷忽热或呼吸急促,作为解释人体内的病理学的变化过程的证据。

中医文献与欧洲医学文献同样没有提供有关患疟疾和咳嗽的患者的图示。伦敦 Wellcome 研究所图书馆所收藏的第 72 册中国文献是一个例外。它包括的图像中有疟疾患者,各种各样类型的咳嗽患者,由受风寒而生痰的患者,以及各种淋病患者。然而,Wellcome 图书馆第 72 册文献中的绝大多数图只限于那些外科疾病,例如皮肤病,因此图的复制是非常容易的。Wellcome 文献中的图是千百年来中国传统外科的一部分,提供了大量关于肿胀、疥痈、溃疡等疾病的图例。同样,眼科文献也提供了有关眼科疾病的图,并且描述耳、鼻、喉的文字都配有相关疾病的病理学变化的图示。

在这篇论文中,笔者将以现在收藏于柏林民俗博物馆那些中医文献为基础来进一步讨论"18 世纪至 20 世纪早期中医文献中有关病痛的插图"。这里有几点值得注意:第一,其中包括了几种疾病? 第二,这些图示在多大程度上说明了疾病与症状在概念上的差别? 第三,阅读了

Catherine Despeux 最近关于《从宋代到清代中医和道家文献中对身体的图画表现》的文章后,笔者想了解这些图在多大程度上反映了特定的文化背景,或者更简单地说,对于一个文化背景不同的非中国学者来说,这些图在多大程度上让人感到陌生或是熟悉? 文中所谈到的例子有皮肤病(包括疹)、受惊的表现、各种类型的瘤、腹部绞痛、舌和喉咙的疾病、内科疾病以及魔疾(图4-1～图4-10)。

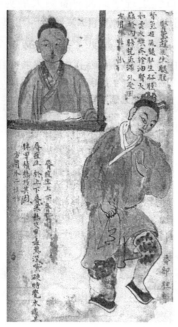

图 4-1　肾气游风与唇疽

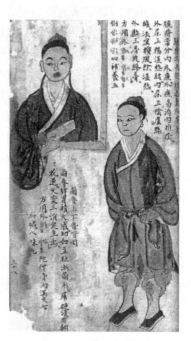

图 4-2　臁疮与茧唇

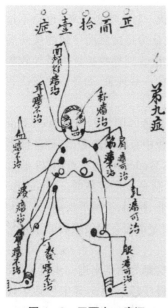

图 4-3　正面十一瘟证

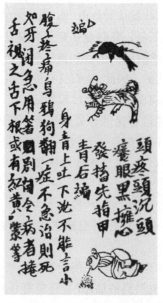

图 4-4　翻证示意图

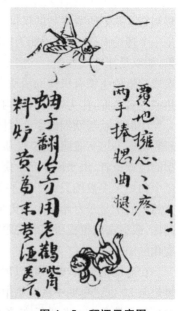

图 4-5　翻证示意图

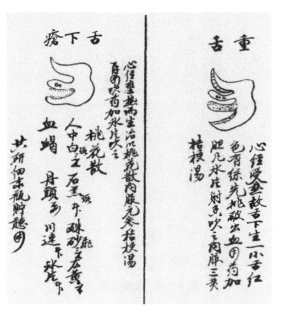

图4-6　重舌与舌下疮

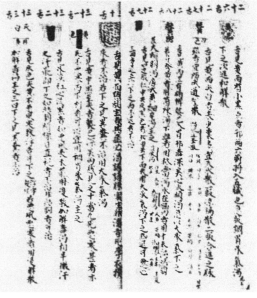

图4-7　舌像图文

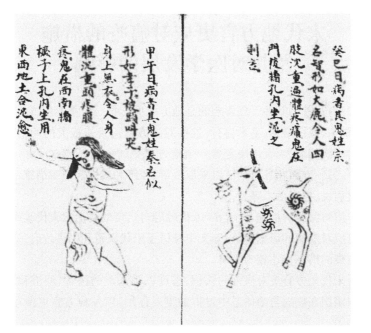

图4-8　魔疾

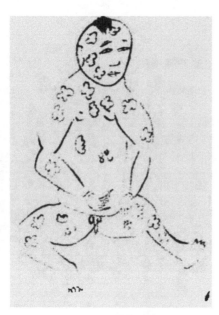
图 4-9　茱萸斑图

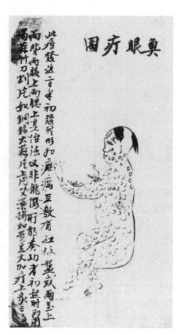
图 4-10　鱼眼疔图

（文树德，《形象中医——中医历史图像研究》，人民卫生出版社，2007 年）

宋代地方官吏应对瘟疫的措施
及其对医学发展的影响

瘟疫的发生和流行，首当其冲受到影响的是地方政府。每一次重大疫情的发生，均会引起大批民众死亡、土地荒芜、流民增加、巫术盛行，这些对地方统治带来极大的冲击和挑战。因此，地方政府处理和应对疫病的能力，直接决定着一个地方官吏的命运。地方官吏一方面积极贯彻朝廷应对疫病的诏令，另一方面在各自辖区内采取医学、经济和政治等应对措施，发放药物、散发粮食、建立病坊、安置病民、控制巫术等。

关于宋代政府应对瘟疫的措施，笔者在《宋代政府对疾疫的防治》《宋代政府应对疫病的态度与措施》《宋代政府应对疫病的历史借鉴》等文中探讨了宋代皇帝和中央政府采取的防疫措施，有关地方官吏应对瘟疫的措施论述较为简略。

本文重点探讨宋代地方官吏对瘟疫的认识、态度以及采取的医学、经济和政治等应对措施，分析国家地方政权组织在疫病防治体系中发挥的重要作用，以及地方官吏撰写的医书对宋代医学发展产生的影响等。

一、宋代地方官吏对瘟疫成因及传染性、危害性的认识

在宋代政府的重视下，一些派到地方的行政官吏，对疫病发生的病因病症等多有观察和记

载,如认识到水源污染、气候反常和天行疠气等是瘟疫形成的一些主要原因。某些地方官吏在长期防治疫病的过程中,精研医理,探求疗法,不仅积累了大量宝贵的临床秘方、验方和效方,而且撰写了许多有名的医药方书著作,记载了大量对后世产生深远影响的医药方剂。

北宋时期,长期担任地方官的沈括(1031—1095)撰有《沈存中良方》《灵苑方》和《别次伤寒》。其名著《梦溪笔谈》列有专门的医药篇,记载了40余种药物的形态、配伍、炮制及其主治功用等,书中记载福建路漳州界,"有一水,号乌脚溪,涉者足皆如墨,数十里间水皆不可饮,饮皆病瘴,行人皆载水自随"。

苏轼(1036—1101)在地方州府多年为官,撰有《东坡集要方》《圣散子方》《医药杂说》和《苏学士方》等,记载了宋代医学家和地方官吏治疗各种疾病所用的本草、方剂、灸法、养生、炼丹以及医案等内容。后人将苏轼和沈括医书合编为《苏沈良方》和《苏沈良方拾遗》,所收方剂中包含了大量治疗瘟疫的秘方、验方和奇方等,附有丰富的医案。绍圣元年(1094)六月,苏轼在《与王敏仲书》中记载广州罗浮山道士邓守安的亲身观察:"广州一城人,好饮咸苦水,春夏疾疫时,所损多矣。唯官员及有力者得饮刘王山井水,贫丁何由得?"

方勺(1066—?)撰有《泊宅编》,记载了江南西路虔州(今江西赣州)的瘴疾系由饮水所致,并告诉人们鉴别毒水的方法:"予管勾常平,季点到邑,皆留数日,亦无他苦。大抵此地唯水最毒,常以铜盆贮水,须臾铜色微黑。予每以大锡瓶挈佳泉以自随,捐二夫之力,足了数日之食。"此即为毒水,饮用后将引发瘴疾。

关于南方地区的瘴疫,一些地方官吏进行了积极的观察和记载。李璆,字西美,开封人,政和年间进士,绍兴四年(1134)以集英殿修撰知吉州(今江西吉安),累迁徽猷阁直学士和四川安抚制置使,著《瘴疟论》。李璆经过仔细的观察,认为南方地区瘴疠的发生是地理气候条件所致,"炎方土薄,故阳燠之气常泄,濒海地卑,故阳湿之气常盛。而二者相薄,此寒热之疾,所由以作也"。又说:"余观岭南瘴疾证候,虽或不一,大抵阴阳各不升降,上热下寒者十盖八九。"在瘴疾的治疗上,他反对用发表药为和下剂,主张用温法,常用药有生姜附子汤、治瘴七枣汤、附子汤和小柴胡汤等,并灸中脘、三里、大椎或第五椎,强调用"常山","欲除根本,非常山不可"。因此,常山、黑漆等药材在宋代常常用来治疗瘴疾。

张致远(1090—1147),福建路南剑州沙县(今福建沙县)人,宣和三年(1121)进士,任两浙路转运判官、广南东路转运判官,绍兴五年(1135)以显谟阁待制知台州,著《瘴疟论》。他认为,"岭南地偏而土薄,无寒暑正气。阳常泄,故冬多暖。阴常盛,故春多寒。阳外而阴内,阳浮而阴闭。故人多病,多内寒而外热,下寒而上热",是瘴疫形成的主要原因。他赞同李璆治疗瘴疫的方法,主张用正气散、姜附汤、五苓散、理中汤、七枣汤等,与瘴药相配合,善后用黄芪建中汤、大养脾丸等调服。

王棐,生卒年不详,京西北路河南府新安(今河南新安)人,生活于北宋后期,著《指迷方》一篇。他认为南方瘴疫形成的主要原因是:"南方天气温暑,地气郁蒸,阴多闭固,阳多发泄,草木水泉,皆禀恶气,人生其间,元气不固,感而为病,是为之瘴。"他将南方瘴疫分为三种类型:冷瘴、热瘴和哑瘴,并指出北人和南人之间存在差异,"凡往来岭南之人,无不病且危殆"。

北宋末期至南宋初期,历任襄阳尉、原州通判、建昌军通判、知鄂州、筠州的庄绰,建炎初年(1127)患疟疾,久治不效,医学家陈了翁通过灸其膏肓俞穴而愈。于是,庄绰搜集大量有关膏肓俞穴的资料,撰成《灸膏肓俞穴法》一书,又撰《脉法要略》《庄氏家传方》和《本草节要》等医书,详细地阐释了膏肓俞穴的主治功效以及取膏肓俞穴的数十种方法,成为宋代首部论述单一腧穴的针灸学著作。

南宋时期,周去非(1135—1189)任广南西路钦州教授、静江府通判,认为广南西路瘴疫流行的病因、病症和中原伤寒病类似,主张按不同证候施治。《岭外代答》卷四《风土门》载:"南方凡病,皆谓之瘴,其实似中州伤寒。盖天气郁蒸,阳多宣泄,冬不闭藏,草木水泉,皆禀恶气。人生其间,日受其毒,元气不固,发为瘴疾。轻者寒热往来,正类痁疟,谓之冷瘴。重者纯热无寒,更重者蕴热沉沉,无昼无夜,如卧灰火,谓之热瘴。最重者,一病则失音,莫知所以然,谓之痖瘴。冷瘴未必死,热瘴久必死,痖瘴治得其道,间亦可生。冷瘴以疟治,热瘴以伤寒治,痖瘴以失音伤寒治,虽未可收十全之功,往往愈者过半。"主张三瘴因症候不同,应施以不同的治法。此外,范成大《桂海虞衡志》、汪南容《治冷热瘴疟脉证方论》、章杰《岭表十说》等,亦认为南方地区的瘴疫与当地气候、水土有关。

乾道元年(1165)二月二十六日,监察御史程叔逵奏:"臣闻凡人平居无事,饥饱一失其节,且犹疾病随至,况于因饥之民,相比而集于城郭,春深候暖,其不生疾疫者几希,故自古饥荒之余,必继之以疫疠。熙宁中,浙西荒旱,取民于城而饘粥之,死者至五十余万。比尝奏乞,更于郊野设粥赈散。今饥民聚于城外,而就粥者不下数万人,颇闻渐有病者,有(弊)[毙]者。臣略问之,城内给棺(敛)[殓]者,已至七十余人,窃虑驳驳不已。日者,常诏有司择空闲屋宇,以安养之,又命医挟剂以疗治之,可谓德意周至矣。然臣窃以为众之所聚,疾势易成,转相渐染,难以复治。谓宜亟敕府县,亲行科择,多出文榜,凡有家可归、有乡可依者,许其自陈,给以粮米,使之各复归业。仍官给文引,俾就归业之处,请粥或米以存恤之。至于无所依归之人,乃令就病坊安养。"可见,"众之所聚,疾势易成,转相渐染,难以复治"是疫病形成和传播的重要原因。

嘉定元年(1208)五月二十九日,正奉大夫、右丞相、兼枢密院使、兼太子少傅钱象祖(1145—1211)等奏:"臣等即具知禀回奏外,窃唯比岁以来,飞蝗为灾,遍及江浙,陛下每睹变异,忧形词色。盖自权臣首祸,轻起兵端,南北生灵肝脑涂地,冤愤之气充塞穹壤,其散为疬疫,化为蝗蝻,理或有之。"说明宋代已认识到戾气是疫病形成的重要原因之一。

二、宋代地方官吏应对重大疫情的措施

1. 亲临疫区指挥,调动各种力量,积极加以救治 淳化四年(993),两浙路三吴地区岁饥,随即疫病流行,民多病死。据税安礼《历代地理指掌图》记载,三吴指的是两浙路苏州、湖州和常州一带。三吴地区发生疫病后,宋政府"择长吏养治之,命(宋)珰知苏州"。宋珰(933—993)积极采取措施加以救治,不久也感染了恶疾,卒于苏州,年六十一。宋太宗闻之嗟悼,录其子宋明远为蒲城主簿,"俾护其丧归葬"。

明道二年(1033),陕西路关中地区干旱和蝗灾流行,发生"饥疫"。户部侍郎、陕州知州范雍(979—1046),"自减廪食,以为民先,富人皆争出财助官贷,活数万人"。范仲淹《资政殿大学士礼部尚书赠太子太师谥忠献范公墓志铭》载:"明道二年,以户部侍郎知陕州,逾月移京兆府。其年,诸道旱蝗,人复疾疫,于关中为甚,百姓转于沟壑。"在范雍的积极救治下,京兆府(今陕西西安)一带疫病流行的趋势得到控制。范雍政绩上报朝廷后,深得宋廷的赞赏。宋政府升其为河阳知府,进吏部侍郎,徙应天府,又改河南府,知资政殿学士。

嘉祐(1056—1063)中期,韩纬以司门郎中出知京西路颍州(今安徽阜阳)。时京西大饥,韩纬

积极加以振济，救活民众甚多。于是，韩纬发布榜文，告知邻近州县民众，"谕以救恤之意，使来就食"。邻竟之民，"襁负而至者，不可胜数"，然而，"仓廪既竭，又乏宽闲之居以处之"，引发瘟疫流行，造成大批难民染疫而亡，"死者相枕藉"，韩纬"亦以疾亡"。

治平二年（1065）三月，京西路许州（今河南许昌），"值岁大旱，民饥疫作，州缺守而无见粮，君（曾炳）归而饥者聚州下，无虑数万人"。许州观察推官曾炳（1022—1065），"日复周视之，均其廪食病者，则躬致其医药，虽民赖以再生"。然而，在救疫的过程中，曾炳不幸"遂为疫所中，卒不能起"，治平二年三月二十五日病逝，年四十四岁。曾炳去世后，韩琦在《故许州观察推官曾君墓志铭》中给予了高度评价："有才而不得殚其蕴，有禄而不得终其养，虽力仁而济物兮，反自罹其夭丧，兹天道之难知，而世人之共悲者则余也，岂独以门人而大怆。"

熙宁初年（1068），河朔被水，河南、齐、晋旱，淮、浙飞蝗，江南疫疠。宋神宗召对便殿访时事，黄廉（1034—1092）回答说："陛下意在惠民，法非不良，而患在奉法之吏多非其人。朝廷立法之意则一，而四方奉法之意纷然不同，所以法行而民病，恐陛下不尽察也。河北郡县被水，河东、河南、京东西皆旱，淮、浙飞蝗蔽野，江南疫疠，恐陛下不尽知也。"宋神宗遂命黄廉与司农寺丞程之才一起，"体量河北、河东灾伤赈济"。黄廉，字夷仲，江南西路洪州分宁县（今江西修水）人，嘉祐六年（1061）进士，曾任利州路转运判官、提举成都府、利州路茶事等职。

大观元年（1107），两浙路姑苏（今江苏苏州）发生"春疫"，殿中侍御使沈畸"命洒扫狱具"，清理监狱囚舍卫生。沈畸，字德侔，两浙路湖州德清县（今浙江德清）人，历任尚书议礼编修官、监察御史、殿中侍御使、监信州酒税等职。

隆兴元年（1163），王信（1137—1194）添差两浙东路温州（今浙江温州）州学教授，"郡饥疫，议遣官振救之，父老愿得信任其事，守不欲以烦信，请益力"。王信闻之，"欣然为行，遍至病者家"，救活病人，不可胜记。王信，字诚之，两浙东路处州丽水（今浙江丽水）人，绍兴三十年（1160）进士，历任建康府学教授、温州教授、知绍兴府、浙东安抚使等职。

嘉定八年（1215）冬，金朝军队犯宋，"侵襄阳，围安陆，声摇湖、湘间"。嘉定九年（1216）春，金朝骑兵侵犯荆湖北路江陵府（今湖北荆州），荆湖南路潭州（今湖南长沙）"既而饥疫并作，死者相枕藉"。通直郎范机（1139—1219）积极加以救治，"惫心疲，精瘗其胔骸之暴露者，为粥以饲其饥且羸者，收育孩稚之无所归者，所活几不胜计"。范机，字纯之，号拙逸，曾任建宁府瓯宁主簿、抚池二州司法参军、潭州宁乡县知县、湖广总领所干办公事等职。

2. 派医诊治，发放药物，救治病人　宋仁宗时期，江南东路江州（今江西九江）"人大饥且疫"。江州通判陈良器（989—1056）"具馈粥医药，不足则取庐山诸佛寺余财以续之""所活以万数"。陈良器，江南西路洪州南昌县（今江西南昌）人，曾任秘书省正字、南京判官、江州通判、曹州知州等职。

熙宁九年（1076），江西发生"大疫"。江南西路洪州（今江西南昌）军州事、江南西路兵马都钤辖曾巩（1019—1083）积极加以救治，"命县镇亭传，悉储药待求，军民不能自养者，来食息官舍，资其食饮、衣衾之具，分医视诊，书其全失、多寡为殿最"。曾肇《子固先生行状》载："会岁大疫，自州至县镇亭传，皆储药以授病者民若军士不能自养者，以官舍舍之，资其食饮、衣衾之具，以库钱佐其费，责医诊视，记其全失、多寡，以为殿最，人赖以生。"韩维《曾公神道碑》也载："曾巩又徙洪州，岁大疫，公储药物饮食，在所授病者民，以不夭死。"

元丰二年（1079）十二月，苏轼被贬黄州，任黄州团练副使。元丰三年（1080），黄州民病疫，瘴疾大行。苏轼用圣散子方治疗，"所活不可胜数"。关于圣散子方的主治、组成、炮制和应用情况，《苏沈良方》卷三记载甚详："草豆蔻（去皮，面裹，炮，一个），木猪苓（去皮），石菖蒲，高良姜，独活（去芦头），附子（炮制，去皮脐），麻黄（去根），厚朴（去皮，姜汁炒），藁本（去瓤，土炒），芍药，枳壳（去瓤，麸炒），柴胡，泽泻，白术，细辛，防风（去芦头），藿香，半夏（姜汁制），茯苓（各半两），甘草（炙，一两）。上锉碎，如麻豆大。每服五钱，清水一钟半，煮取八分，去滓，热服。余滓两服合为一服，重煎，空心服下。"

苏轼所撰《圣散子方》，宋代广泛应用于治疗疫病、伤寒和瘴疫等。由于该药"所用皆中下品药""其利甚薄""凡人欲施惠，而力能自办者"，深得医家和普通民众的喜爱。宋徽宗年间官修《政和圣济总录》时，收录了此方剂。关于圣散子方的主治，苏轼指出："用圣散子者，一切不问阴阳二感，或男子女人相易，状至危笃，速饮数剂而汗出气通，饮食渐进，神宇完复，更不用诸药，连服取瘥。其余轻者，心额微汗，正尔无恙。药性小热，而阳毒发狂之类，入口便觉清凉，此药殆不以常理而诘也。若时疾流行，不问老少贵贱，平旦辄煮一釜，各饮一盏，则时气不入。平居无事，空腹一服，则饮食快美，百疾不生，真济世卫家之宝也。"关于此药的疗效，苏轼自称："谪居黄州，连岁大疫，所全活者不可胜数。"

元丰三年至七年（1080—1084），苏辙（1039—1112）"除右司谏，为时人所忌，谪知袁州。未至，降少府监，分司南京、筠州居住"。在任监筠州（今江西高安）盐酒税期间，"时大疫，乡俗禁往来动静，唯巫祝是卜"，苏辙多制"圣散子及煮糜粥，遍诣病家与之"，医活者甚众。

元祐五年（1090），淮南西路蕲州（今湖北蕲春）、黄州（今湖北黄冈）一带，自春至夏秋，"人患急喉闭，十死八九，速者半日、一日而死"。黄州推官潘昌说："亲族中亦死数口，后得黑龙膏，救活者数十人。"黑龙膏方，舒州刘郎中传，主治咽喉肿痛九种疾：急喉闭、缠喉风、结喉、烂喉、重舌、木舌、遁虫、帅蝶、飞丝入喉。宋代医学家叶大廉《叶氏录验方》卷下《治咽喉口齿》记载了此方的组成和服法。"人参末一钱，甘草末二钱，酒一合，百草霜一钱，不蛀皂角二条，以水三升浸一时辰，揉汁去滓。上件同熬成膏，次入霜梅，上白盐、硇砂、焰消各少许，再煎一两沸为度。如有患人先用水漱口，次以鹅毛点药扫喉中，有恶涎或自出，或下腹，可一两度引药方歇良久，喉中恶物出尽为度。"黑龙膏在治疗蕲州、黄州急喉闭病方面发挥了一定的作用，后世多用于治疗急性咽喉病。

绍圣元年，淮南西路庐州（今安徽合肥）发生饥荒，庐州知州朱服"守便宜振护，全活十余万口"。绍圣二年（1095），庐州继发大疫，朱服"课医持善药分拯之，赖以安者甚众"。宋徽宗即位后，"加集贤殿修撰，再为庐州。越两月，徙广州"。

建中靖国初年（1101），京东东路淮阳军（今江苏邳州）"岁大疫"，知淮阳军田昼"日挟医问病者药之，遇疾卒"。田昼，字承君，京西北路颍昌府阳翟县（今河南禹县）人，历任校书郎、磁州录事参军、知西河县、知淮阳军等职，"有善政，民甚德之"。

政和六年（1116）春，江南东路宣州（今安徽宣州）"大疫"，承议郎、权发遣宣州军州管勾学事、兼管内劝农桑事刘安节（1068—1116），"命医官治甚力，其得不死者不可计"。夏五月己亥，刘安节得疾，五月乙巳卒，年四十九岁。刘安节救疫的措施得到当地官民的称赞，"吏哭于庭，民哭于巷，虽童稚亦知感慕，而士大夫无远近识否，皆为之叹息"。宋政府恩荫其子刘诚一官，宣州民建祠祭拜。

政和六年，荆湖北路澧州（今湖南澧县）司户曹事寇宗奭，"历考《神农本草》与《图经》二书，参之事实,口折众说,推衍奥义,各得其宜",撰成《本草衍义》二十卷。寇宗奭是宋代著名的本草学家,历官于吴山县、顺安军、永州、耀州、雄州、霸州、思州武城县和澧州等地。《本草衍义》成书后,荆湖北路提举刘亚夫,"为宗奭申尚书省投纳",宋政府任命寇宗奭为通直郎添差充收买药材所辨验药材。此书后被金张存晦刻入《重修政和经史证类备用本草》之中,增补了许多防治疾病的新药,在本草学和临床上有一定的参考价值。

宣和二年(1120)五月,京师开封大疫,太学诸生多感疾。朝请大夫、国子监丞丁志夫(1066—1120),"躬督医者治疗之,日问其食饮卧起状,多士感悦"。不久,丁志夫"亦病矣,俄致其事于朝,讫不起,宣和二年五月丙午也,年五十五"。丁志夫,两浙路温州永嘉(今浙江温州)人,绍圣元年进士,历官台州宁海尉、司农寺丞、国子监丞、朝请大夫等。

绍兴十九年(1149),岭南瘴疫大作,日色昼昏。广南东路连州(今广东连州)尤为严重,"官于连者自太守而下死凡数人""郡人无不被疾,哭声连巷,乡落至有绝爨者"。时张浚(1097—1164)因上奏朝廷抗金,触怒秦桧,被贬连州居住,于是积极加以救治,"和药拯之,病者来请,日至千余人。唯公家下至仆厮,无一人告病过者"。

乾道九年(1173),江南西路"连岁大旱",右文殿修撰龚茂良(1121—1178)积极加以救治,"戒郡县免积税,上户止索逋,发廪振赡"。不久,江西"疫疠大作",龚茂良"命医治疗,全活数百万"。因救疫有功,宋政府提升他为待制敷文阁,"赏其救荒之功"。

乾道初年(1165),两浙路杭州一带大疫,转运司"以上命,遣府僚视民疾苦"。知湖州武康县薛居宝(1123—1180)"倾医家至,议疾赋药,医不敢欺,所活最多"。于是,两浙西路安抚使和转运使上奏薛居宝的业绩,被宋政府任命为直秘阁、扬州知州等职。

淳熙(1174—1189)中期,福建路南剑州尤溪县(今福建尤溪)"岁大疫",尤溪知县石子重(1128—1182)"多治药剂,分遣医者散之村落。自为诗以劝之,赖以活者甚众"。后当他调离尤溪县时,老百姓非常怀念他,"画像祠之"。

绍定元年(1228),福建路南剑州沙县(今福建沙县)"岁大疫",沙县主簿刘纯"治粥药存活之,死而无收者作大冢瘗焉"。不久,刘纯"秩满,丞分宜,复值岁旱,极力赈救,如簿沙时",继入京任太平惠民和剂局监官。

3. 发放钱粮,施散粥食,赈济病民 元丰二年(1079)十月己酉,"蜀部疾疫"。成都府路转运使李之纯"括户绝产未售者与死而未瘗者,命吏分瘗,调度出府库钱,不足,以常平钱佐之,售其产以偿,具以闻"。李之纯的措施受到宋神宗的肯定,"诏可之,著为令"。于是,"成都岁出官米六千斛,下其直以粜贫民"。但言官认为此项措施虽然对百姓有利,却损害了朝廷的利益,请求下诏讨论此事。李之纯说:"成都,蜀部根本,民待此为生百年矣,苟夺之,将转徙无所不至,愿仍旧贯。"朝廷最终批准了李之纯的做法,允许划拨官米赈济病民。

元祐四年(1089),杭州大旱,饥疫并作。十一月,杭州知州苏轼采取了以下措施加以应对。苏辙《栾城后集》卷二二《亡兄子瞻端明墓志铭》载:"及至杭,吏民习公旧政,不劳而治。岁适大旱,饥疫并作,公请于朝,免本路上供米三之一,故米不翔贵。复得赐度僧牒百,易米以救饥者。明年方春,即减价粜常平米,民遂免大旱之苦。公又多作饘粥、药剂,遣吏挟医分坊治病,活者甚众。公曰:'杭水陆之会,因疫病死比他处常多。'乃裒羡缗得二千,复发私橐得黄金五十两,以作病坊,稍蓄钱粮以待之。至于今不废。"

苏轼应对疫病的措施包括:一是向朝廷请示,诏免本路上供米1/3。复得赐度僧牒易米,以救饥者。二是元祐五年春,又减价粜常平米,多作饘粥药剂,遣使挟医分坊治病,活者甚众。三是苏轼认为杭州乃水陆交会之地,"因疫病死,比他处常多",于是筹集资金 2 000 贯,又拿出个人私钱黄金 50 两,建立病坊,安置病人,并储备专门的钱粮作为日常开销。此病坊后更名为"安乐坊",宋徽宗年间赐名为"安济坊"。据朱橚《普济方》记载,苏轼用"圣散子方"治愈此次杭州疫病,"昔在杭州、黄州,其年瘟疫流行,满城人皆患其病,危笃不救,每用圣散子方"。

绍兴四年,福建路漳州龙溪县(今福建龙海)发生"亢旱"和"岁疫",松溪、政和、建阳、浦城四邑"仰食下流客米",然而,官府却禁令舟船运米出城。龙溪主簿卓先(1146—1229)争论说:"四邑非建民耶?"主张施药救治,"多所全活",宋政府擢升其为"建宁军节度推官"。卓先,字进之,福建路兴化军莆田(今福建莆田)人,少师林光朝,年十五岁以特科任龙溪主簿。

绍兴十八年至隆兴年间(1148—1164),叶衡(1122—1183)擢知两浙西路常州(今江苏常州)。时水潦为灾,叶衡"发仓为糜以食饥者"。有人建议常平米不可轻易发放,叶衡说:"储蓄正备缓急,可视民饥而不救耶?"积极加以救治。随即,常州瘟疫大作,叶衡"单骑命医药自随,遍问疾苦,活者甚众"。叶衡,字梦锡,两浙东路婺州金华(今浙江金华)人,绍兴十八年(1148)进士,曾任宁德县主簿、常州知州、枢密都承旨、右相兼枢密院使等职。

绍兴三十年(1160),刘朔(1127—1170)调任两浙东路温州(今浙江温州)司户参军,"计口受禄,以其余救饥疫,饲弃儿"。刘朔,字复之,福建路兴化军莆田(今福建莆田)人,绍兴三十年进士,曾知福清县。

隆兴二年(1164),两浙西路湖州(今浙江湖州)"水旱之余,疾疫大作,道殣相属"。湖州知州王师心(1097—1169)积极加以救治,"既为粥以食饿者,又遣僚属劝分,多所全活"。王师心,字与道,两浙东路婺州金华(今浙江金华)人,重和元年(1118)进士,曾任海州沐阳县尉、绍兴府知府、吏部尚书兼侍读等职,谥庄敏。

开禧北伐失败后,荆湖北路江陵府(今湖北荆州)"残毁饥馑,继以疾疫",德安府安陆县(今湖北安陆)"城中疠疫大作,老且病者醢猫以侑食"。荆湖制置使李大性(1143—1219),"首议振贷,凡三十八万缗有奇。前官虚羡,凡十有四万五千缗,率蠲放不督,民流移新复业者,皆奏免征榷"。在李大性的积极救助下,江陵、安陆一带的疫病流行逐渐得到控制。宋政府擢升其为刑部尚书兼详定敕令,后又迁兵部尚书,卒后谥文惠。

嘉定十年(1217),潼川府路中江县(今四川中江)"岁大疫",中江县尉邓应午"力请于台阃,饭饥药疾,至捐俸以资之"。邓应午(?—1225),字明父,成都府路彭州蒙阳(今四川彭州)人,嘉定十年进士,曾任中江尉、华阳丞、监成都府钱引务等职。

嘉定十四年(1221),福建路福州(今福建福州)、延平(今福建南平延平区)等地,"饥疫并作"。福建转运判官兼建宁府知府谯令宪(1155—1222)"赈恤备至",受到当地百姓的称赞,"闽人咏歌之"。然谯令宪不幸染病,嘉定十五年十月八日病逝,年六十八岁。

嘉定十五年,福建路南剑州(今福建南平)"大旱,疫",南剑州知州陈宓(1171—1230)"蠲逋赋十数万,且弛新输三之一,躬率僚吏,持钱粟药饵户给之"。陈宓,字师复,号复斋,福建路兴化军莆田(今福建莆田)人,南宋丞相陈俊卿第四子,师从朱熹,历任监泉州南安盐税、知南康军、知南剑州和知漳州等职。

绍定六年(1233),袁甫任江东提刑。"岁大旱",袁甫"请于朝,得度牒、缗钱、绫纸以助赈恤"。"疫疠大作",袁甫"创药院疗之。前后持节江东五年,所活殆不可数计"。袁甫,字广微,号蒙斋,两浙东路庆元府鄞县(今浙江宁波鄞州区)人,袁燮子,嘉定七年(1214)进士第一,历任知徽州、衢州、提举江东常平兼提刑、权兵部尚书等职,卒谥正肃。

4. **建立病坊,隔离病人,以防传染**　宋代地方官吏首先认识到官府救灾聚居于一处的做法有很大的弊病,主张建立相应的医疗机构,安置病民,实施医药救治,以防止大规模的传染。如咸平四年(1001),黄州知州王禹偁建立"病囚院",专门治疗患病囚犯。

庆历八年(1048)六月丙子,黄河在河北路澶州商胡埽(今河南濮阳东)决口,改道北流,河北路、京东路发生大水,尤其是滨州、棣州、德州、博州"民多水死",继又出现大饥,甚至出现人相食的惨状。《皇朝编年纲目备要》卷一三载:"是岁,河北、京东西大水,大饥,人相食。"《东都事略》卷六五《贾昌朝传》亦载:"河决商胡,属岁饥又疫,人多流弃。"此次水灾引起朝廷的重视,宋仁宗下诏"出三司钱帛赈之"。水灾发生后,河北民众"大疫",大量流民涌入京东路,"流民入京东者,不可胜计"。与此同时,河北、京东地区暴发疫病,尤以河北大名府、京东郓州、青州一带较为严重。宋人王辟之《渑水燕谈录》载:"庆历末,富文忠公镇青州。会河决商胡,北方大水,流民坌入京东。"判大名府兼河北安抚使贾昌朝(998—1065)积极加以救治,"置病坊给养之,全活九十余万"。京东路宣抚使、青州知州富弼(1004—1083)发布《擘画屋舍安泊流民事指挥》《晓示流民许令诸般采取营运事指挥》《支散流民斛㪷画一指挥》《宣问救济流民事札子》四道命令加以积极应对,指出:"臣伏奉圣旨,取索擘画救济流民等事件,令节略编修作四策,具状缴奏去讫。"尤其是富弼建立的"公私庐舍",在救治病人方面发挥了重要的作用,"凡活五十余万人,募而为兵者又万余人"。

熙宁八年(1075)夏,两浙路吴、越一带大饥疫,死者过半。陈思《宝刻丛编》载:"熙宁中,吴大饥疫。"越州知州赵抃(1008—1084)采取措施加以应对,"尽救荒之术,疗病,埋死,而生者以全。下令修城,使得食其力"。曾巩《越州赵公救灾记》载:"明年春,大疫,为病坊,处疾病之无归者。募僧二人,属以视医药饮食,令无失所时。凡死者,使在处随收瘗之法,廪穷人尽三月当止,是岁尽五月而止。事有非便文者,公一以自任,不以累其属。有上请者,或便宜多辄行。公于此时,蚤夜惫心,力不少懈,事细巨必躬亲,给病者药食,多出私钱。民不幸罹旱疫,得免于转死,虽死得无失敛埋,皆公力也。是时旱疫被于吴越,民饥馑疾疠死者殆半,灾未有巨于此也。"

庆元年间(1195—1200),何洪知江南西路临江军新淦县(今江西新干)。"值邑大疫疠",何洪建惠民局,"延良医以治之";又建养济院,"以收无依者,民甚德焉"。

绍定四年(1231),两浙西路平江府(今江苏苏州)发生"春疫"。知平江军府事、新除浙西提刑吴渊(1190—1257)积极加以应对,一方面"亟择群医之良,分比闾而治,某人某坊,某人某里,家至户到,悉给以药。窭而无力者则予钱票,疾不可为者复予周身之具,繇二月迄七月,其得不夭者一千七百四十九人",另一方面"因念仓卒取药于市,既非其真,非唯不真,且弗可以继,乃创济民一局,为屋三十有五楹,炮泽之所,修和之地,监临之司,库廪庖湢,炉砧鼎臼,翼然井然,罔不毕具"。

5. **收集名方,撰写医书,宣传医学知识**　在防治疫病的过程中,地方官吏一方面积极宣传、推广官修医学方书《太平圣惠方》《神医普救方》《庆历善救方》《简要济众方》《太医局方》《太平惠民和剂局方》等;另一方面,又按照疾病种类和各地实际情况,亲撰实用医学方书,如工部员外郎、广南西路转运使陈尧叟撰《陈氏集验方》,虔州知州刘彝撰《虔州正俗方》,邵州邵阳县主簿刘元宾撰《神巧万全方》,信阳军知军王寔撰《伤寒证治》,忠州防御使赵士纡撰《九籥卫生方》,平江府知府李朝正撰《备急总效方》,南康军知军李观民撰《集效方》,从政郎、沣州教授王执中撰《既效方》,处州知州钱竿撰《海上名方》，南康军知军朱有章撰《卫生家宝方》，岳州平江县令吉执之撰《吉氏家传方》等。

此外，宋代任漕使、酒税、商税、盐税的地方官吏也撰写了大量的方书著作，凡性味主疗之说，方内所用药物，无不备载。如庆历七年(1047)，监杭州钱塘酒税王衮撰《博济方》五卷。淳熙中，浙漕贡士陈日行"取本草药物，删繁撷颖"，撰《本草经注节文》四卷。绍熙中，东南漕使孙绍远撰《大衍方》十二卷。庆元中，监两浙西路临安府富阳县(今浙江富阳)酒税王硕撰《易简方》一卷。嘉定中，监江南东路饶州(今江西鄱阳)商税张松撰《究原方》五卷等。

6.清理河道，保护水源，改善城市环境卫生　乾道二年(1166)，江南西路隆兴府(今江西南昌)，"会岁大札(即疫病)，巫觋乘间惑人，禁断医药，夭横者众"。徽猷阁直学士、知隆兴府充江南西路安抚使吴芾(1104—1183)，"命县赏禁绝，集群医分井治疗，贫者食之，全活不可计"。城旧有豫章沟，比久湮塞，民病涂潦。吴芾说："沟洫不通，气郁不泄，疫厉所由生也。"亟命疏浚，民得爽垲(即地势高而干燥的地方)以居。

7.打击巫术，控制巫医，推广医药　两宋时期，巫术在民间的流行与存在造成部分地区民众在疫病流行时期不敢寻医，不敢视疾，不敢服药，甚至出现遗弃亲属的行为，严重地威胁到朝廷政令的贯彻和地方政府的救治活动。因此，为了有效地防控各类疾病和重大瘟疫的流行，以及传播官方正统医学知识，地方官吏对"巫医"的非法活动采取了打击、控制和改造的措施。

天圣元年(1023)，夏竦(985—1051)任江南西路洪州(今江西南昌)知州。江西之俗，"尚鬼信巫，每有疾病，未尝亲药饵也"。时洪州大疫，夏竦一方面上奏朝廷，汇报疫情；另一方面命医制药分给居民，"下令捕为巫者杖之，其著闻者黥隶他州"。经过一年多治理，"部内共治一千九百余家，江西自此淫巫遂息"。

庆元元年(1195)，两浙西路常州(今江苏常州)发生严重的疫病。常州知州张子智积极加以救治，散发药物，但由于巫师的干预，百姓不敢领药。洪迈《夷坚志支戊》卷三《张子智毁庙》载："张子智贵谟知常州，庆元乙卯春夏间，疫气大作，民病者十室而九。张多治善药，分诸坊曲散给，而求者绝少，颇以为疑。询于郡士，皆云：'此邦东岳行宫后有一殿，士人奉祀瘟神，四巫执其柄。凡有疾者，必使来致祷，戒令不得服药，故虽府中给施而不敢请。'"从洪迈的记载可以看出，巫师在常州有很大的号召力，即使州府施药，百姓也不敢领取。张子智在充分调查了巫师的罪行后，"即拘四巫还府，而选二十健卒，饮以酒，使往击碎诸象，以供器分诸刹。时荐福寺被焚之后，未有佛殿，乃拆屋付僧，使营之。扫空其处，杖巫而出诸境。蚩蚩之民，意张且贻奇谴，然民病益瘳，习俗稍革"。不久，宋政府提升张子智为吏部郎中。

三、宋代地方官吏防治瘟疫对医学发展产生的影响

受国家的重视与引导，宋代地方官吏在为官任职和防治瘟疫的过程中，编撰医书之风盛行，成为推动医学发展的重要力量之一。有的地方官吏倾心于对某一医学理论的专门研究与实践，或对某一医书的校正与评注，或对某一疾病的长期观察与记录，或对某一药材、植物、花卉的介绍与应用，或广泛搜集与编撰民间验方等。范仲淹(989—1052)"愿为良医"的追求，陈衍(约1190—1257)"愚读书之暇，尝从事于医"的做法，代表了这一时期地方官吏对医学的普遍看法和"以仁存心""济世利人"的态度。在宋代出现的1000余部医学著作中，地方官吏撰写的著作大多结合了临床医学经验或心得体会，具有很强的实践性，为宋代医学"全面大发展"产生了积极的促进作

用。主要表现为：一是极为重视医学，认为"医乃仁政"的思想符合国家统治；二是极为重视诸科疾病的防治，在医学基础理论、伤寒金匮、临床诊法、针灸推拿、医学本草、临证诸科、延年养生、医史医案等领域撰写了大量的著作，促进了疾病诊断学、药物学、方剂学和病案学的发展。

地方官吏编撰的医学著作，较著名的有广南西路转运使陈尧叟撰《陈氏集验方》1 卷，监杭州钱塘酒税王衮撰《博济方》5 卷，杭州知州苏轼撰《圣散子方》1 卷、《灵苑方》20 卷，沈括撰《沈存中良方》10 卷，知永兴军司马光撰《医问》7 篇，判河南府文彦博撰《药准》1 卷，潭州司理参军刘元宾撰《神巧万全方》12 卷，从政郎、沣州教授王执中撰《既效方》1 卷、《针灸资生经》7 卷，知虔州刘彝撰《虔州正俗方》1 卷，黄州推官潘昌撰《黑龙膏方》1 卷，成安大夫、惠州团练使张涣撰《小儿医方妙选》3 卷，桐城县尉罗适撰《伤寒救俗方》1 卷，徽猷阁直学士、知华州郭思撰《千金宝要》6 卷，知信阳王寔撰《伤寒证治》3 卷、《伤寒治要》1 卷、《局方续添伤寒证治》1 卷，忠州防御使赵士纡撰《九籥卫生方》3 卷，太医局教授、成州团练使张锐撰《鸡峰备急方》30 卷，知平江府李朝正撰《备急总效方》40 卷，南康军知军李观民编《集效方》1 卷，知处州钱竽编《海上名方》1 卷，岳州平江县令吉执之撰《吉氏家传方》，承节郎、监饶州城南商税张松撰《究原方》5 卷，朝请大夫、知兴化军张允蹈撰《外科保安要用方》3 卷等。这些著作，"专为时疾、疟痢、吐泻、伤寒之类"，或专治瘴疟、喉痹、天花、肺痨、麻风等病，切于临床，简便实用，流传颇广。如黄州知州苏轼推广的"圣散子方"，黄州推官潘昌推广的"黑龙膏方"，就是地方官吏以医学知识防治疫病的典型案例。南宋洪适、杨倓、胡元质在江南东路太平州当涂（今安徽当涂）任职期间，先后刊刻了《洪氏集验方》《杨氏家藏方》《胡氏经效方》等方书，风靡江淮间，"今江淮间士大夫与夫医家多用此三书约证，以治疾无不取效"。

历任徽州、杭州府学教授及翰林学士的医学家许叔微，在《普济本事方序》中提出的"医之道大矣，可以养生，可以全身，可以尽年，可以利天下"的观点，为大多地方官吏所认同，而这种道德实践也完全符合儒家的规范和标准，因而得到政府的提倡。对于地方官吏来说，通过编撰医书达到"以救物为心""而不求其报"，正是他们追求的"正心、修身、齐家、治国、平天下"的个人情操和政治抱负。以至南宋陆游在《记悔》诗中发出这样的感慨："我悔不学医，早读黄帝书。名方手自缉，上药如山储。"淳熙七年（1180）七月，陆游撰成《陆氏续集验方》2 卷，刻于江西仓司民为心斋。这些医学著作一方面用于治疗各种疾病，另一方面又传播了国家正统医学知识，促进了社会前进和民俗的进化。清代石韫玉在《洪氏集验方序》中总结这一时期的变化时说："宋祖宗之朝，君相以爱民为务，官设惠济局，以医药旋舍贫人，故士大夫亦多留心方书。如世所传《苏沈良方》，许学士《本事方》之类，盖一时风尚使然。"

四、结语

宋代地方官吏对瘟疫大多采取了政治、经济和医学等措施加以应对，尤其是地方官吏上报的疫情信息，对于中央政府是否采取国家层面的干预和应对产生直接的影响。在防治疫病的过程中，涌现出了一大批令人敬仰、可歌可泣的地方官吏，如宋珌、韩纬、曾炳、刘安节、田昼、丁志夫、谯令宪等，因遭受瘟疫感染而病死在职位上。地方官吏在防治疫病中撰写的医书、收集的名方和积累的宝贵经验，促进了医药学知识的传播，对宋代社会的发展和文明进步做出了积极的贡献。

（韩毅，《中原文化研究》，2017 年第 2 期）

第五章

针灸史研究

秦汉之际针灸疗法理论的建立

一、针灸疗法的早期状况

一般认为针灸疗法起源于原始的放血与热敷手段,故可将其出现时间上溯到远古人类发明用火和打磨石器之时。然而值得注意的是,在对西周医事制度及治病方法均有较详细记载的《周礼·天官冢宰》中,丝毫看不到使用刺法或灸法治病的痕迹。这说明在西周以前,刺法与灸法如果确已存在,其实际水平也是极为有限的。另外,《周礼》不载此法亦可能是因为宫廷医生不适宜或不愿意采用这些带有损伤性的手段为达官贵人治病,故未能被当时的正统医学所接受。这种现象在其后的时代中也依然存在。

作为春秋时代使用针灸疗法而被引用的史料,一般有两条,但均不可靠。一是认为《左传·成公十年》医缓奉命为晋侯治病时所说的疾在"肓之上,膏之下,攻之不可,达之不及"是指艾灸(攻)与针刺(达),这只能说是一种猜测。另一条是《孟子·离娄》中说"七年之病,求三年之艾",此"艾"字实际上并不是植物名称,而应该训为"养"。因而仅据此就认为原始社会以来,针灸疗法是在一脉相承地不断发展,甚至认为"春秋时代,灸法在治疗疾病、预防保健等方面的临床运用已相当普遍了",显然是缺乏说服力的。研究这一时期针灸疗法应用状况较为可靠的资料当首推马王堆出土的医学著作①,其次可参考成书于汉代的《素问》与《灵枢》②。

1. **灸法**　马王堆医学古籍中的经脉学著作《足臂十一脉灸经》(以下简称《足臂经》)和《阴阳十一脉灸经》(以下简称《阴阳经》)仅记载了灸法,而无针刺疗法,故一般认为灸法早于针法。在马王堆帛书《五十二病方》中亦记载有灸法,但其特点是不以经脉学说为依据,施灸部位、方法较为杂乱,某些灸法的实际水平只是处于大面积体表加热的原始水平③。马王堆的出土医书,大部分没有书名,现所使用的名称均为考古工作者据其内容所订,但《五十二病方》前有目录,记载疾病名称52种,是西汉所见各种古医方著作记载病名的数倍④,而且内容包括药物、汤液、祝由、灸法等多种类型,显然是当时汇抄各种古医方著作而成,所以这些治疗方法的产生及使用时间自然应该早于《五十二病方》的撰写时间很多。又兼之灸法不像刺法需要一定的技术手段才能制造较细的针具,给患者带来的恐惧感与疼痛亦远小于刺法等因素,故由此推论不以经脉学说为基础之灸法的产生时间,当明显早于刺法;有可能在春秋时代已被某些医家采用,但使用范围仍很有限,所以在汇抄各种治疗方法的《五十二病方》中只占据了很少的比重,远不如药物、汤液、祝由等治疗方法应用之广泛。

2. **刺法**　在马王堆医书中已出现了砭石的记载,但从所言制砭石大小必须符合已成脓之痈

---

① 马王堆出土医学著作的撰写年代一般公认是在先秦,但不能上溯到春秋时代。
② 关于《素问》与《灵枢》的成书年代有多种说法,本文立足于两书均成书于西汉末年至东汉前期,但所收内容有远近之分。参见廖育群《今本〈黄帝内经〉研究》,《自然科学史研究》,1988年第4期,第367页。
③ 例如:"痈,燔陈刍若陈薪,令病者背火灸之,两人为靡其尻,痈已"(《五十二病方》,第180行)。
④ 《汉书·艺文志》"经方类"所载各种古医方中有"十一病方""十二病方"(两种)及"十六病方"(两种)。

肿的大小浅深①看,这时的砭石刺法只是用于外科痈肿类的疾患,可以说与《周礼》所载"疡医"(外科医)的性质是一样的。当被称为"九针"的系列金属针具出现后,医学著作虽然常将"针"与"石"一并论之,笼统地称之为"针石"②,但在具体叙述其功用时却依然是分而述之③。"九针"中包含有与砭石具有同样功用的"铍针"④,从当时有人对痈肿之疾既可使用砭石治疗,也可使用针(金属器具)治疗感到不解⑤看,这两种医疗用具必定同时存在,只是体系不同而已。砭石很可能最先在齐鲁之邦使用,而"九针"的体系却来源于南方⑥。这就是说,根据目前所掌握的资料看,尚没有任何证据能够说明在我国医学发展史上,曾有过先以石制针具刺激人体某些部位以达到治疗目的,后被金属针具所取代这样一个过程。尽管使用各种尖锐物刺破人体表层放血治病的方法在原始社会就可能被采用,但从最早的脉学著作和具有治法汇编性质的《五十二病方》对此毫未涉及看,针刺之法在当时医学中尚无一席之地。最多只是散见于民间。

　　将原始的热敷、放血之法与中医学的针灸疗法分开,是因为前者虽然在直观的施术形式上与后来发展起来的针灸疗法具有相似之处,但却不具备古代传统医学所应用的任何基础理论。热敷、放血等原始治疗手段并不是针灸疗法产生的根本动力与出发点。从时间上划分,具有理论指导的针灸疗法要到战国时期才见记载⑦,也就是说从这时起,中国传统医学中才出现了真正的针灸疗法。试想原始的热敷、按压、放血等治疗手段曾普遍存在于世界各地区、各民族的医疗行为中,为何唯独在中国能够有系统的针灸疗法出现? 其根本的原因就在于这些原始的治疗手段本身并不具备发展的潜力,并不可能发展成为系统的针灸疗法。只有当经脉学说——针灸疗法赖以成立的基本理论出现之后,才赋予这些原始治疗手段以新的活力。

二、各种学说、理论与针灸疗法的结合

　　在针灸疗法逐渐发展成一种独立治疗方法的过程中,可以看到阴阳、五行、四时、经脉等学说渗入后,形成的不同理论流派,反映出医学发展的时代特征⑧。随着时间的推移,其中某些确有指导意义的学说逐渐融合成针灸疗法的基本理论框架,而一些不切实际的牵强之说又渐被淘汰。

　　1. 经脉学说　刺灸之法向理论医学迈进的第一步,而且也是至关重要的一步是与经脉学说的结合。这一过程肇于战国,完成于汉代。现存最早的脉学专著《足臂经》与《阴阳经》在记述各脉病症方面,以循行部位的疼痛为主,各经脉的循行尚极少与内脏联系,故内脏疾患之描述亦较少。这种不足在《灵枢·经脉》中得到补充完善,各经脉分属一定的脏器,并厘定补充 70 余种证候,从而使得针灸疗法的治疗范围大幅度扩展,几乎囊括了各种内科疾患。

　　经脉学说的实质,可以说是对人体神经系统以外的一种传导现象的描述,当它成为医生赖以

---

① 《脉法》:"用砭启脉者必如式。壅肿有脓,则称其小大而□□之。"按:以下言砭石与痈肿之大小不符的几种情况。

② 《素问·五脏别论》:"恶于针石者,不可与言至巧。"又《素问·移精变气论》:"毒药治其内,针石治其外"等。

③ 《素问·异法方宜论》:"其病皆为痈疡,其治宜砭石。""其病挛痹,其治宜微针。"

④ 《灵枢·九针十二原》:"铍针者,末如剑锋,以取大脓。"《灵枢·官针》:"病为大脓者,取以铍针。"

⑤ 《素问·病能论》:"有病颈痈者,或石治之,或针灸治之,而皆已,其真安在?"

⑥ 《素问·异法方宜论》言:"砭石者,亦从东方来。""九针者,亦从南方来。"又《山海经·东山经》亦记载:"高氏之山,其下多箴石。"

⑦ 《史记·扁鹊传》所载刺法已有"取外三阳五会"之说,显然是指一定的经脉俞穴而言。另外,《足臂十一脉灸经》所言灸某脉可治某病,亦是典型的依赖经脉理论的灸法。

⑧ 不仅针灸疗法如此,其他诸如诊法、用药中亦可见这些学说的影响。参见廖育群,《汉以前脉法发展演变之源流》,《中华医史杂志》,1990 年第 4 期,第 193 页。

了解人体各部分间的相互联系并据此制订相应的治疗方案时,这种学说便具备了医学理论的性质。针灸疗法与经脉学说联系的紧密程度高于药物疗法的原因在于:对于针灸疗法来说,只要确定了某一病症归属某一经脉,即可施以治疗,而当时药物疗法的理论体系则是将身体各部分的疾患或通过经脉学说,或直接归属于五脏,进而依靠五行学说将五脏与药物的五气、五味联系起来,确定相应的用药原则及组方。

2. 阴阳学说　　如前所述,经脉学说是对人体传导系统的描述,所以当这一学说出现时,是不可能带有任何哲学性思想属性的。尽管最早的脉学著作《阴阳》和《足臂》的各经脉名称已然具备了阴阳的不同属性,但这无疑是在经脉学说产生后,又经过一段时间才完成的①。这一转变,使得针灸疗法在理论化的道路上又前进了一步。在"凡刺之理,经脉为始"的基础上,又提出了"用针之要,在于知调阴与阳"的指导性原则,以及诸如"胀取三阳,飧泄取三阴"这种在经脉学说基础上再行归纳总结的治疗原则。

由于阴阳学说的合理内核乃是对客观世界运动规律最基本,却又是最高度的概括与说明,所以在古代医学的各个领域中均有所渗透,本身并不具备什么特殊性。在针灸学方面最突出的表现是使得针刺手法②和施灸方法③均分别演变出"补"与"泄"两种方法,以适应治疗各种疾患时"调其阴阳,不足则补,有余则泄"的治疗原则。

3. "四时"理论　　在汉以前的医学理论中,将医学内容与"四时"(四季)联系起来加以发挥,亦可称得上是一个小小的流派。在诊断④、养生⑤、病因学⑥以及针灸等各方面均能看到这种理论的影响。对于四时理论的研究,似可以"长夏"一季的有无作为时间坐标:一般来说,西汉五行学说昌盛之前,多采用四季说,且与阴阳学说的关系较为密切;而当五行学说昌盛之后,为了寻求与五行的更严密配合,四季中插入"长夏"一季,以附会五行之"中央土"。

《素问》与《灵枢》中与四时理论有关的针灸内容计见于 10 篇⑦,其中既包括只言四季的早期文献,亦可见插入"长夏"的较晚作品,但这些篇节与五行的配合仍不够准确⑧。直到约成书于公元 2 世纪的《黄帝八十一难经》中,才能见到与五行配合完璧的"四时"理论⑨,但这时的四时说实际上已完全演变成了五行说,没有原来的意义了。四时与针灸疗法相结合的根本立足点在于,四时之气各有所在⑩,故"皆视其所在,为施针石"。但由于疾病的复杂性,这种理论是很难成立的。完全不同于养生学、病因学等方面应用四时理论那样,乃是抓住了自然界气候变化与人体生理变化间的客观联系。可以说四时理论在针灸学的理论发展与临床治疗中均无重要意义,只是作为

---

① 《阴阳》的"手三阳脉"分别被称为"肩脉""耳脉"和"齿脉",似可视为原始经脉名称的残留迹象。
② 补泻手法有多种,例如在《灵枢》中有"深刺为泄,浅刺为补";"泻者迎之,补者随之"("终始");"徐内而疾出"为泻,"疾内而徐出"为补("小针解"),在《素问》中有"吸则内针,呼尽乃去"为泻,"呼尽内针,候吸引针"为补("离合真邪论");"左手开针空"为泻,"左手闭针空"为补("刺志论")等多种方法。
③ 《灵枢·背腧》:"以火补者,毋吹其火,须自灭也;以火泻者,疾吹其火。"
④ 《素问·病能论》:"度者,得其病处,以四度之也。"按:"度"是指古医书《揆度》。另外,西晋王叔和《脉经》中引古医书《四时经》,亦属同类著作。
⑤ 《素问·四气调神大论》:"夫四时阴阳者,万物之根本也。所以圣人春夏养阳,秋冬养阴。"
⑥ 《素问·阴阳应象大论》:"冬伤于寒,春必温病;春伤于风,夏生飧泄;夏伤于暑,秋必痎疟;秋伤于湿,冬生咳嗽。"
⑦ 见于《素问》的《诊要经终论》《通评虚实论》《四时刺逆从论》《水热穴论》;《灵枢》的《本输》《四时气》《阴阳系日月》《寒热病》《官针》《顺气一日分为四时》。
⑧ 例如:春本应配属"筋",而在含有长夏一季的《素问·四时刺逆从论》中却配属的是属"火"的脉。
⑨ 见于《难经·七十四难》。但《七十四难》以"经言"起句,可见这段文字是引自其他医学著作,时间应早于《难经》。
⑩ 《素问·四时刺逆从论》:"春气在经脉,夏气在络脉,长夏气在肌肉,秋气在皮肤,冬气在骨髓中。"

先秦至两汉时期的一种普遍医学思想而被牵强于针灸学理论之中。

4. 五行学说   五行学说在中国传统医学基础理论中所占据的重要地位,无须在此赘述。然而在针灸疗法的理论体系中却绝少见其影响①。唯一需要讨论的问题是"五俞穴"②与五行的关系。在《素问》和《灵枢》中,计有 6 篇言及此种取穴方法,除《灵枢·本输》在介绍各经脉"五俞穴"名称时出现五脏(阴经)肢端第一穴为"井木"、六腑(阳经)肢端第一穴为"井金"的文字外,未见这些穴位与五行说有什么关系,只是与"四时"关系极为密切。而在另一部成书于东汉的重要医学典籍《难经》中,五俞穴却与五行说有极为密切的关系(表 5-1)。其中明确指出五俞穴与五行的配属关系;与四季的配属亦是按照五行说安排的,已不像《素问》《灵枢》那样杂乱;在此基础上规定了符合五行学说的各穴主病③。这种以五行说为基础的针灸学理论,并不是《难经》所初创,而是引自《十变》④。又见于约成书于公元 1 世纪的《明堂孔穴针灸治要》⑤。由此可见,本来并不需要五行学说的针灸疗法,在东汉中期也出现了附会五行说的转变。这种转变不是表面上的附会,而确确实实是以五行说为理论基础。当包含这种理论的《明堂孔穴针灸治要》被编入西晋皇甫谧所编撰的《针灸甲乙经》后,则成为针灸疗法中一条重要的理论原则传习历代,直至今日。

表 5-1   《难经》《素问》《灵枢》有关五俞穴的主要论述

文 献	井	荥	输	经	合
《难经·六十四难》	阴经:木 阳经:金	火 水	土 木	金 火	水 土
《难经·七十四难》	春刺井	夏刺荥	季夏刺俞	秋刺经	冬刺合
《难经·六十八难》	主心下满	主身热	主体重节痛	主喘咳寒热	主逆气而泄
《素问·水热穴论》	冬取井,以下阴逆	取荥以实阳气	秋取俞以泻阳邪		取合以虚阴邪
《灵枢·顺气一日分为四时》	藏主冬,冬刺井	色主春,春刺荥	时主夏,夏刺俞	音主长夏,长夏刺经	味主秋,秋刺合
《灵枢·本输》	冬取诸井诸俞	春取络脉诸荥	夏取诸俞孙络		秋取诸合
《灵枢·九针十二原》	所出为井	所溜为荥	所注为输	所行为经	所入为合

三、俞穴在针灸疗法中的地位

在马王堆出土的经脉学著作中未见有俞穴的记载,仅仅是将各种病症归属于不同经脉,并以此作为施治原则。这或许与这些著作中尚只用灸法有关,即可按各经主病在经脉循行部位上泛泛施灸,没有严格准确的定位。同时代扁鹊以针刺法治疗虢太子"尸厥"时已有使用俞穴的记载,是有关人体俞穴的最初记载。至西汉名医淳于意医案中所见刺灸方法,则既有只言经脉名称者,亦有指明具体部位者,但没有俞穴的名称。这表明俞穴大约出现在战国后期,但直到西汉前期,

---

① 马王堆医书未见与五行说有任何联系;《素问》的针灸内容只涉及五脏;《灵枢》亦只能见到"经脉十二者,别为五行""凡刺有五,以应五藏"等极少数附会之言。

② "五俞穴"是指位于膝、肘关节以下的一些重要俞穴。由肢端向心排列,分别称为井、荥、俞(输)、经、合。

③ 例如"输主体重节痛",乃是因为输在阴经中属土,在五行配属中为脾、主肌肉,故可治疗体重节痛。

④ 《难经·六十三难》:"十变言:五脏六腑荥合皆以井为始。"《六十四难》曰:"十变又言:阴井木、阳井金,阴荥火、阳荥水⋯⋯"

⑤ 因此书不避汉殇帝名讳,故被认为成于东汉延平(106)以前,但其内容又晚于《素问》《灵枢》。参见黄龙祥,《黄帝明堂经辑校》,中国医药科技出版社,1987 年,第 241 页。

其在针灸疗法中的地位仍不十分重要。这一特点在《素问》《灵枢》中依然有所体现,两书中言及刺、灸疗法的具体治则时,约有一半是只言经脉,不言俞穴。这种现象从东汉中期以后才出现根本的转变,俞穴的数量迅速增加①,并有了具体的名称及准确的定位②。而经脉学说则上升成为更高一级的理论,一般来说只是作为辨别疾病归属和确定治疗原则的指导性理论。

俞穴发展的另一规律是从肢端向躯干不断增加。例如在《素问》和《灵枢》中所使用的俞穴,主要集中在膝、肘关节以下的肢体表浅部位。后世针灸学著作记载足阳明胃经计有俞穴 45 个(《明堂孔穴针灸治要》已记载 42 个),而在《灵枢》中只使用了膝关节以下的 10 个穴位和颈部以上的 6 个穴位,未见使用躯干部及大腿的俞穴。这或许是由于当时使用的针具还较为粗糙,不适于在躯干部施以较深的刺法所决定的,只有当制针技术达到一定水平时,才有可能不断加大针刺深度,可供使用的俞穴亦随之向胸腹部发展。从早期俞穴分布的特点和当时广泛使用刺络放血的针法③看,我国针灸疗法使用“尖如蚊虻喙”“长三寸六分”的毫针,并不会太早,很可能是从西汉后期才得到普遍应用,因而在《明堂孔穴针灸治要》中不仅躯干部位的俞穴大量增加,而且出现了针刺深度的规定。而在《素问》和《灵枢》中,不仅针刺深度极少被言及,而且往往要在一处反复刺多次④。

俞穴与经脉学说的关系极为复杂。一方面,当在经脉循行部位上施以针刺疗法时,如果只是采用近乎放血疗法的刺络法,尚不需要十分明确的定位,除此之外均需要规定明确的部位。这就是经脉学说产生后,各经俞穴亦随之产生,并不断增加的必然性。但另一方面,属于经验医学的刺灸方法并未因理论医学的出现而消失,而且也是在不断地丰富与发展。例如在热病的治疗中,既有依照经脉理论确定治则的方法,也有从头至足“灸二十九处”或刺五十九处以“泻热”的方法⑤。又如《灵枢·经筋》的治疗原则更为简捷——“以痛为俞”,这就使得俞穴可以为无限多。同时,经验医学又是理论医学赖以成立的重要支柱之一,例如当人们对于背部脊神经与内脏之联系尚毫无认识时,医生却发现当内脏有病时,会在背部出现特定反应“按其处,应在中而痛解,乃其腧也”,当对于这种客观现象的了解逐渐丰富后,则总结出包括五脏、六腑及膈等,可以用于诊断与治疗这些器官疾患的一套“背腧穴”。又如当临床发现的诸多无法被经脉学说所容纳的穴位,促使医生发现与总结出新的规律时,新的理论也就诞生了,例如“耳针疗法”等局部诊断与取穴法即是如此。

总之,当人们对于俞穴的认识逐渐增加时,针灸疗法与经脉学说等医学理论的联系反而又转向松散。医生较多注意哪些穴位在治疗某种疾病上具有特殊疗效,尽管从本质上讲,这是向经验

---

① 《素问》与《灵枢》中言及俞穴数目时,多称“三百六十五”,以附会一年之天数。实际举出的穴位名称则仅有 160 个左右,而《明堂孔穴针灸治要》记载穴名为 349 个。以上统计数字引自南京中医学院主编《针灸学讲义》,上海科学技术出版社,1964 年,第 12 页。

② 《素问》及《灵枢》中许多俞穴只有部位而无名称,例如三节之旁、喉中、腰尻交、舌下脉、眉头等。而在《明堂孔穴针灸治要》中则全部有名称,且对俞穴部位有所说明,例如《灵枢》所言“三节之旁”已具体为:“肺俞,在第三椎下两傍各一寸五分”。

③ 《素问·血气形志》:“凡治病必先去其血。”又如《刺疟篇》有“刺太阴横脉出血,刺跗上动脉,刺十指间出血,刺舌下两脉出血,两眉间出血,郄中出血,针绝骨出血”等。

④ 《灵枢·经水》提到针刺深度,最深不超过“六分”,两臂各经脉“皆无过二分”。但常常规定针刺次数,如《素问·通评虚实论》:“刺手太阴傍三痏,与缨脉各二。”“上踝五寸刺三针。”甚至有“以月死生为数,月生一日一痏,二日二痏,十五日十五痏,十六日十四痏”(《缪刺论》)等附会术数之说,但均说明当时不重深度,而是靠在某一经或某一部位的针刺次数调节刺激量。

⑤ 《素问·水热穴论》《灵枢·热病》,但两者所取部位不同,前者取头和胸、背,后者取头和两手。

医学的倒退,但在实际应用中,这又是十分必要的。

以上概述了汉以前针灸疗法发展中的阶段性,及经验医学与理论医学错综复杂的辩证关系。然而这基本上是按照现代有关针灸学的定义进行的①。实际上在中国古代,特别是汉代以前,针和灸这两种治疗手段,并不单纯被作为调整机体功能(阴阳平衡)以治疗各种疾病的方法,而是以直接触及病灶的方式治疗从体表到内脏的各种疾病。例如,灸法可以被用于烧灼体表的赘生物"疣"和痈疽;刺法则包括用实际是手术器具的"针"治疗体表的各种痈疽、疮疡、淋巴结核造成的瘘管、阴囊水肿、关节腔积液、肠道蛔虫、腹部的脓肿、腹水②等各种疾病;并规定了腹腔内的某些疾患"不可灸刺""不可动之",动之必造成不良后果,甚至死亡,可见亦是从失败经验中总结而来。同样,由于当时人们并没有严格地将"经脉"从人体可见组织中区别出来,始终是被视为人体组织结构的一部分③,因此"经脉之病"亦只是隶属于从体表向内脏过渡的一个中间层次而已。所以才有"火齐毒药攻其中,镵石针艾治其外"④的区别,并相应地在刺法上规定了皮、肉、脉、筋、骨等浅深层次之分。由此可见,无论是从客观治疗范围,还是从医家的主观认识上看,秦汉之际针灸疗法自身体系建立之时,尚未将针灸疗法完全从外治法中区别出来作为一种通过物理刺激(包括针刺与艾灸)、调节经脉气血、治疗全身疾患的独立治疗方法。由于没有像现代中医学所认识到的经脉属不可见之传导系统这样的基本概念,所以形态学方面的认识在医家头脑中占据着极为重要的地位,甚至是居主导地位的作用。如果忽视了这一点,则无法看清针灸疗法在秦汉医学中所处的地位。又须看到由于以《灵枢·经》为代表的经脉学说体系在汉代已经全面建立,故以经脉学说为基础的针灸疗法实质上已然不属外治法的范畴。

(廖育群,《自然科学史研究》,1991 年第 10 卷第 3 期)

针刺治疗及针刺止痛,生理学的评估

最后,终于到了我们以现代科学知识的观点探讨整个针灸的体系的时候。虽然在几十年前这可能是一件非常冒险的事情,但是到了今日,又有某些结果可以讨论。这个主题和我们以前所探讨过的《中国科技史》在许多方面有极大的不同——以地理学及机械工程为例,中国传统的观念及技术基本上都与世界上其他的文化大致相同,但是针灸却是相当特殊而且不同,需要以生理学和病理学观点的特殊解释。针灸也是一门备受争议的技术,而且正迅速地发展远超过我们以前的主题。关于这方面有太多的文献,我们只能从中挑选一些具有代表性或特别具启发性的书籍和论文。不具有生理学知识背景的读者可能需要参考相关的参考书籍才能得到适度的了解,

---

① 现代为针灸学所下的定义是:"应用针刺艾灸的方法,通过经络输穴,以调整脏腑气血的功能,从而达到治疗疾病的目的。"引自南京中医学院主编《针灸学讲义·绪言》。

② 依次见于《灵枢》中的《痈疽》《四时气》《寒热》《刺节真邪》《九针十二原》《厥病》《上膈》《四时气》各篇。

③ 廖育群,《古代解剖知识在中医理论建立中的地位与作用》,《自然科学史研究》,1987 年第 3 期,第 244 页。

④ 《素问·汤液醪醴论》,按:"火"字在《素问》中写作"必",于义不通,故有人认为应是"火"字之误,极为有理。参见李伯聪,《扁鹊和扁鹊学派研究》,陕西科学技术出版社,1990 年,第 199 页。"火齐"一词屡见于《史记·扁鹊仓公列传》,其性质及与"毒药"的区别可参见廖育群,《汉以前内服药剂型的演变及"汤液"研究》,《自然科学史研究》,1990 年第 2 期,第 178 页。

可能包括神经生理学里历史的一般性介绍,对于中枢神经和周围神经解剖的基本知识,以及它们的功能对身体和心智关系的介绍性说明。

当然,我们可能发现世界上仍然有许多人反对以现代科学的观点解释针灸——或是以这种方式解释中国医学技术的其他分支的任何尝试。某些旧式的传统中医浸润于我们所曾考察的古老文献,就可能持有这种反对的论调。事实上,1964 年及 1972 年两度造访中国大陆很多的医院及医学院期间,我们有相当多的机会观察到传统的中医很难偏离传统的思考方式,即使他们具有最强烈的意愿和受过现代西式训练的内外科医师合作。然而,很明显的整个中国医学哲学本身形成一个完整的整体,形成一个网架上面挂满了 2 000 多年所累积的临床经验。对于这个困难,并没有简单的解答。

另外,值得注意的一点是以现在科学的眼光来解释"中国医学实际的意义"是一回事,而以同样的方法来解释"中国的医生认为他们正在做什么"则是另一回事。后者又比前者令人困扰。在科学的哲学领域里可能根本没办法使用后来的观念来合并先期的观念典范。虽然人类实用主义的知识不断进步,我们又怎能在"黑胆汁"(black bile),或者 anathumiasis,或是 modus violentus 和"胆酸"(cholic acid),或是"喷气孔"(fumaroles)或是"气体动力"(aerodynamics)的观念之间画上一个等号呢? 所以有些人不敢接受 Porkert 以能量(energy)观念解释古代医学哲学中各种不同的"气"的系统化尝试。Khoubesserian 是法国一组针灸学家的代表人物,就极度强调将我们现代的能量观点应用到传统"气"的循环的危险性,特别是轻易地把它比喻成生物电流或电阻,等等;而且他认为中国的系统即使尚未完全成为明日黄花,也是属于古代或中古时代的,基本上极为学究。他认为他们用来解释任何事情的阴和阳,在本质上是文艺复兴时代以前的观念(PreRenaissance ideas),而五行正如亚里士多德的四气论一般,在今天是无法被接受的——除此之外,许多使用针灸的西方医师表现出针灸是一种不需要实验诊断或是现代诊断步骤的"真理"(illuminisme)。他如此记载:"假如要别人正视我们,不把我们与接骨师或宗教疗法相提并论,我们就必须或多或少放弃整个哲学性、宇宙发源性(cosmogony)和神话性的中国式架构,过去 40 年来我们曾在其中纠缠不清。让我们将之彻底清除,摒除从前的观念来正视我们的问题。皮肤以及中枢和交感神经系统的生理学和解剖学的研究,体内生化及酶反应的探讨,这些应该能够提供我们足够的方法来解答'针灸到底是什么? 能够做什么?'这个问题。"虽然这种说法颇为极端,然而出自一位西方的针灸医生也是一件有趣的事,而且很多中国的同好也同意他的说法。对于这点我们则持保留的态度? 但是在这一章中所必须专心注意的正是这个判断的工作。

因此我们首先要讨论的问题是:是否有任何组织学构造相当于中国医师在人体表面所描绘出来的经络穴道。假如没有,那是否有其他方法认定它们? 之后,讨论将明显地分为两部分,一则根据数千年经验的针刺治疗用途,其次利用针灸麻醉进行大手术,则是近 20 年来的发展。提到治疗观点之后,将会提到这个系统在古代的洞察力和正确的观察之下的可能起源,并进而讨论就现代免疫学和内分泌学而言,针刺治疗可能的运作模式。第二部分的讨论将引导我们进入疼痛的神经生理这个迷人的主题当中,虽然现代对这个主题的理解距完整尚很遥远,但是基于针刺止痛这种无可怀疑的现象,却有极高的可信度,比起我们对针灸治疗的其他假说,立足更为稳固。最后我们将探讨中国系统的穴道和东方武术或法医学上所谓的特别敏感部位或危险点之间的关系。

近年来有不少人尝试各种方法以显示经络系统的巨观生理,或是找出其解剖学上的构造。

1963 年韩国人金凤汉及他的助手发表论文声明在经络穴道附近的表浅部或深部都有一些小体（corpuscle），而且不论在血管内外，它们之间都有细管相通。这些微观的发现，受到谨慎的欢迎，在其后的几年内不同国家的组织学家加以反复研究，却无法得到同样的结果。Kellner 提出证据显示穴道底下的皮下组织较其他部位有更多的神经末梢，但找不到金凤汉所描述的构造。毛囊受到病理性的伤害时，十分类似金凤汉所描述的构造。皮肤的小血管常常受到伤害并失去作用，因而充满纤维块或疏松的结缔组织，使人错以为它们是血管内的小纤维。而 Vater-Pacini 小体（感觉神经末梢）也可能被误认。现在我们对皮肤及皮下组织的组织学构造所知甚详，如果有任何和经络系统相关的构造存在，不可能至今未被发现。那么有没有比这更精细的特征呢？

也有很多的研究尝试利用电的原理来确定穴道，最常见的是测量皮肤电阻，或电流强度。东西方都有各式各样测定仪的发明，例如 Niboyet、Brunet 及 Grenier 或日本的 Manaka，中国也有这种发明。很多论文断言穴道有较低的电阻，但是怀疑的论调亦相续不断，至今尚未达成任何肯定的结论。事实上，很多严谨的论文都显示无法确定这些报告上所谓的电阻差异，表示出任何人都可以借着适当的操作得到任何数据，自我欺骗更是轻而易举的事情。尽管如此，中国大陆仍然借着电子探针来寻找耳壳或外耳上的敏感诊断点（耳穴诊断）。

前面章节加以保留的诸点仍待进一步的证明，但是既然提到这里，我们之中有个人（J.N.）亲身经验过一个令人信服的示范，表示以电子仪器寻找穴道极有可能。在多伦多综合医院（Toronto General Hospital）的疼痛门诊中心，Raymond Evans 医生已经花了很多时间去尝试使用一种日制仪器来测量皮肤的电阻。受试者手握一个电极，而测验者以另一个钝头的电极在皮肤上一个部位又一个部位地轻触—发现穴道时，机器会像盖格计数器一样发出嗡嗡声，而在穴道以外的地方则只会发出滴答声。同时电极下方的组织会感觉到深部但是无痛的针刺感有如轻微电击一般。合谷穴和足三里穴是很容易确认的穴位，但是将这个试验在全身已知的穴道上重复进行，并且使用双盲系统，则不仅是受试者连实验者都无法指出穴道的位置。相同的状况下背俞穴却很容易的测定。虽然没有任何组织学的证据，却有人认为穴道可能与皮肤及皮下组织的电解质的分布有关，因此汗腺可能扮演了某些角色，穴道的汗腺并不比别的地方多，但有较高的效率。但是 Evans 医师指出人死后 5 小时以后这些效果仍然存在，与上述的假设无法一致。而且疑惑仍然存在：“2 000 年前的中国医生是如何发现穴道的呢？”

和这些辨别方面的努力极为不同的是电针治疗却愈来愈普遍，也就是将插在传统穴位上或是经络之间皮肤其他部位的针上通以电流。最早使用电针的人是 1825 年欧洲的 Chevalier Sarlandière 虽然这种观念在欧洲并不流行，却在中国重新发扬光大产生传统医学的现代复兴，至今成为多种治疗的基础。1958 年我们有幸拜访西安神经医院的电针门诊中心，并看到它的整个治疗过程（图 5-1、图 5-2），从那时起电针治疗就广为流传。电针电极的电流是 1 mA，0.004 V，足以造成皮下肌肉的抽动，并且刺激许多传导到不同脊髓及交感神经径路的神经末梢。现在大家已接受电针对很多疾病都有良好疗效的事实：高血压、妇科疾病、轻微或初期的癫痫、神经痛、迷路神经炎、半身不遂，甚至神经质，某些妄想性精神疾病和许多皮肤疾病。西安的工作小组有时使用传统的穴道，但是有时则依据神经系统及皮肌节（dermatome）的现代知识选择远离经络的下针部分；直到最近中国大陆的电针治疗仍然非常流行。而西安的工作小组也做了很多有趣的动物实验。

这次访问的记录中我们曾记下"电针治疗似乎能够减轻术后疼痛"。这句话至今依然意义非凡，因为 1958 年中国大陆的医生及麻醉医生才将针刺用于大手术的麻醉（针刺麻醉）。正如我们即将看到的，发现电刺激对许多病例而言比手工或机器操作要来得方便又有效之后不久，电针麻醉在今日已广为盛行。在这个阶段，电气生理学与针刺有三点是值得注意的：第一，皮肤的电阻及其他特性的可疑领域。第二，治疗上将针作为电极以刺激神经末梢或神经的作法。第三，将这个方法应用于麻醉，尤其是外科手术。但是现在我们必须回到与传统穴道或经络有关的可能对象这个思考主题上面。

当然不用把刺激周围感受体的机转局限于电气性或机械性，因为化学性的结构或功能也可能参与作用。皮肤及皮下组织富含酸性的黏液多醣体（muco-polysaccharides）、琉璃糖碳基酸（hyaluronic acid），以及纤维原（collagen），有人指出声波的压力在耳朵内波动时，这些长型分子就会变形在听神经内部产生电流传递。同样地，视紫素（rhodopsin）是眼睛视网膜主要的接受体，它的变化产生神经输入讯号。组织学家提到皮下的结缔组织中有一种黏液多醣体蛋白质 muco-polysaccharide-protein 的"水绵状物质"，在我们假设传统的穴道没有物理化学性的实体之前，这种物质的性质有待更进一步的研究。组织化学也可能在此扮演了某些重要的角色。Inglis 也提醒我们以细针穿刺两栖类及棘皮动物的卵以造成人工授精的传统技术也造成影响深远的细胞效应。

事实上到目前为止，整个对解释经络和穴道的研讨都不够精细。期待发现以前从未发现的显微组织未免太过天真；它的本质可能是超显微的（ultra microscopic），或者只有靠电子显微镜才能发现的意料之外的知识。如果任何这类的相关都成为不可能，也有可能经络本身只是一连串相等的生理作用的连线。在这方面尚有漫漫长路要走，而我们也不必太过武断，以免像以前的星象家说"太空旅行简直是胡说"，但是过了几年人类就在月球上漫步了。也有可能我们必须回过头来寻找穴道上或沿着经络的细胞的生化特征及超显微形态特性也说不定。目前为止我们一无所知。

当然，也可能有人将传统理论视为无可取代的有用架构加以辩护，比如孙金清即作如是观。再没有比 Sugihara Noriyuki 以下的这段结论更简明了："针灸本就应该使用阴阳理论和经络与脉象的关系以构成理论一贯的体系……经脉就意味着先天及后天的阴阳之气运输到体内特殊部位的路径……相反的，当人体无法进行这个功能时，脉象就会显示某条经络出了问题。针灸能够加以治疗。"但是现代科学的思考方式十分厌恶以纯粹抽象的观念来思考事情，因此一般趋于相信皮肤及皮下的各种神经末梢及感受体是针灸产生作用时作为媒介的解剖学实体。

另一个探讨穴道本质的途径是针对针刺时患者的主观感觉所做的研究。很久以前中医学就注意到患者在针刺时会有特殊的感觉，并且一致认为如果没有这种感觉的话，针刺就不会有效果。这种特殊的感觉称为"得气"或"针感"。典型的反应具有四种感觉：酸、麻、胀、重。后面三种较容易解释。麻是麻木的感觉，胀是一种撑张、延展、充满的感觉，就像那个部位呈水肿或胀大一样。重是重量的感觉，酸的感觉最难以描述，可以想象成一种酸痛，就像走路，爬山或运动过量之后，肌肉疲劳或乏力的感觉。根据推测，像肌肉扭伤这种常发生的状况，大约会有几千个肌肉细胞受到破坏或损伤。我们必须在立即发生的快速初级反应和稍后发生的次级反应，或延长反应之间做一区分。因此酸可能在麻的感觉之后产生，而重则在麻胀之后产生。

典型的针感不仅在针刺点的附位产生，有时还会缓慢地沿着四肢及躯干上下循行。无数的患者有过这种感觉。1315 年的《济生拔萃》对它有极佳的叙述。提到头痛的治疗时,此书说:"针刺两手合谷穴时,先要求患者咳嗽一声然后下针五分,往内捻针,然后要求患者吸气三次,再向外捻针,令患者呼气三次,再向内捻针,然后吸五口气,直到患者觉得针下有一股酸感像线一般往上传到头部时要求患者深吸一口气,然后拔针。"

这段文字强烈的暗示经络的观念至少有一部分是来自接受针刺的患者的主观感觉。有了这样的经验之后,很自然地就会想象出线一般的传导路径,还有什么比假设有种几乎无法定义的"气"在这些路径中流动更为合理呢? 这个现象,再加上转移痛(referred pain)的很多表现,多少能够解释整个经络系统是如何产生的。

穴道与感觉之间是否存有任何特殊的关系呢? 也不尽然! 这种主观的感觉实际上很难预测,但是胀的感觉在躯体的部位比较强烈,而在手脚各种针感能维持较久。在四肢,有时麻的感觉之后才是胀重,也可能胀在麻之先。所有的感觉,特别是麻道,往往就像是沿着一条线或几条线般地扩散,特别是针刺背部穴道时更是如此,虽然针感的循行往往和经络走向一致,但并非绝对。以泻的手法下针时针感向上,以补的手法下针时针感向下。

除了患者所报告的感觉外,医师也能察觉某些现象。他可能会注意到某些阻力的感觉,或针的跳动,就好像针被组织抓住或吸入一般,事实上有一种类似括约肌般的肌肉收缩使得拔针有点困难。这种现象称为"滞重感"或"手下感",这种肌肉的收缩吸引了生理学家的注意力,他们比较 EMG(肌电图)与患者的主观感觉。利用合谷、曲池、足三里等穴道,他们得到如下的显著相关(表 5-2)。

表 5-2　肌电图下的穴道感觉

	强　烈	中　度	轻微或无
手下感 EMG,% of max	79	41	20
针感 EMG,% of max	85	41	23

施行脊髓麻醉时,这些效应会完全消失,而且静脉注射 pentothal 时亦是如此,于是有人归结它们的机转有赖于简单的脊椎反射,显示神经的径路参与这个功能。检查神经系统病变的状况十分有趣,另一个实验就是进行这方面的研究。某些肌肉或脊椎运动神经原有某种程度退化的状况下(如肌肉萎缩性侧索硬化 amyotrophic lateral sclerosis、重症肌无力、小儿麻痹后遗症)。患者能够有得气的感觉,并表现出四肢感觉功能无损的肌电图变化。脊椎空洞症(syringomyelia)以及梅毒痨(tabes dorsalis)的患者对疼痛及温度的感觉受到损害,也就没有得气感或肌电图的变化。只有在肌肉营养不良症(myodystrophy)的患者才没有这些相关,他们仍有针感但不会有EMG 的变化。这样的结果可以假设针感在脊髓的传导路径与疼痛及温度感觉的传导路线极有关联。

一、针灸的治疗范围

现在来看看传统上使用针灸治疗的疾病种类。传统的中医学认为针灸可以治疗百病,未免过于夸张,但是针灸确实可以治疗许多由于病原体侵犯,或是身体各部位功能失调所引起的疾病。我们最好将中古时代以前的传统中医,与现代东亚、欧洲和西方的针灸师对针灸的用法做个

区别;不幸的是大家并没有一致的结论,所以无法加以确实比较。假如先将疾病依下列方式分类,或许会较方便讨论:

(1) 由病原体(细菌、病毒、原虫、霉菌)所引起的疾病。传染性(infectious)或是接触传染(contagious)。

(2) 由食物或是毒性物质所引起的疾病——饮食缺乏,重金属中毒,可能还包括冠状动脉栓塞。

(3) 过敏性疾病。

(4) 内分泌或外伤,生化或生理等因素所引起的功能失调,有时是先天性因素。

(5) 老年病,如风湿症、多关节炎(poly-arthritis)、脑出血,或钱币湿疹。

表5-3详细列出许多仍然使用针灸治疗的疾病,依照不同的分类排列。由这个表可以看出大多数疾病归属于功能失调——不论是内因性或外因性。某些疾病,例如伤寒、斑疹伤寒、脑脊髓膜炎、各种形式的脑炎、疟疾,或是血吸虫病,在古代确曾使用针灸治疗;但是我们必须了解中古时代的中医手边也有很多药物可以应用,他们很少单独使用针灸来治病。古代可能使用针灸治疗白内障、肿瘤,以及恶性肿瘤的顽固疼痛,今日已经很难看到这些治疗,这些可能是因为历代以来,缺乏确实的统计资料以评估针灸的临床经验的结果。某些由经验累积而成或是习以为常的观念,更须特别注意。例如,有人认为任何在生理上属于可逆性(physiological reversible)的疾病都可以使用针灸治疗,这种观念与把疾病二分为功能性病变、器质性病变的想法并不完全一致。虽然这种疾病分类方式的适用性仍备受争论,却常常被用来划定针灸的适用范围。另外,也有人认为针灸对各种疾病所产生的剧烈疼痛最为有效,或者对慢性病的功效比急性病来得好。无疑的,某些病例对针灸治疗的效果极为神奇。就疾病的身心观点(psycho-somatic aspects of illness)而言,我们也不可以忘记,过去几千年来中国医学的一大原则就是必须考虑患者精神和生理的各种状况,将患者视为一个整体来加以治疗。虽然只是作为群体治疗和社会适应的辅助治疗而非用于精神治疗(psychotherapy),今日的中国大陆仍然使用针灸来治疗精神疾病。顺便一提的是,也有人报告针灸对于药物上瘾的治疗也有明显的效果。

针灸最为现代医学所诟病的就是缺乏统计学的证据,以致无法脱离民俗医疗以及暗示作用的范畴。缺乏适当的临床对照实验,"安慰剂效果"的存在,定量缓解和追踪数据的缺乏,即使是当代的中国大陆也存在这些问题,这些确实构成正视针灸治疗的严重隐忧。只要这些问题继续存在,西方人无论对它采取支持或是怀疑、否定的看法,都无法得到足够的立论基础。但是没有人可以说中国人不知道自然痊愈及自然缓解的可能性。《周礼》有一段文字值得在此一提:医师负责国家的医政,他们搜集各种药物(毒药)以治疗各种疾病,凡有人受到外来邪气的侵袭,不论是头部或躯干,都由适当的专家分别给予治疗。政府在年终根据每个医生的记录作为升等和年俸的依据。治疗率高达百分之百的翳师列为甲等,90%的为乙等,80%的为丙等,70%的为丁等,而治疗率低于60%的则列为最低等。下面有一段注解的文字:为什么要把治疗率低于60%的列为最低等? 因为有一半的患者不论用什么方法治疗都会痊愈甚至不治而愈。

这段公元前2世纪的文字很明白地告知我们病历记录的保存,而公元2世纪郑康成的注解更是古代中国学者具有怀疑精神、态度严谨的例证。这就是几世纪以来中国医师累积他们针灸和其他临床治疗经验的背景。我们必须提到另一种医学文献——医案(病例报告书),从汉初(公元前2世纪)的淳于意起到晚清为止都有这种文献,在许叔微(1132)之后更达到高峰,然而,却极少有人去研究这种精密而客观的文献。

表 5 - 3　习惯上使用针刺治疗的疾病和病理状况的分类

I (病原体)	II (食物或毒物)	III (过敏)	IV (功能失调)	V (老年病)
杆菌痢疾	脚气病	气喘	胃及十二指肠溃疡	风湿症
霍乱		干草热	肾炎	关节炎
鼻窦炎		其他过敏性疾病	肝炎	偏瘫
慢性结肠炎			腰痛	前列腺炎
肝炎			纤维组织炎	脑出血
阑尾炎			坐骨神经痛	
疱疹后神经痛			偏头痛	
小儿麻痹			三叉神经痛	
牛皮癣			痔疮	
结核病			静脉曲张	
聋哑(由于听神经退化)			痛风	
其他听觉疾病			高血压	
扁桃腺炎			脊椎外伤	
支气管炎			贝氏面神经麻痹	
结膜炎			尿路结石	
喉炎			胆囊炎	
痤疮			青光眼	
湿疹			痛经	
			脊椎炎性崩解	
			椎间盘脱出	
			帕金森病	
			甲状腺肿大	
			流鼻血	
			咳血	
			吐血	
			血尿	
			血便	
			失眠	
			心跳过速	
			心跳过慢	
			肾绞痛	
			黄疸	

　　虽然说缺乏精细的统计分析阻碍了对针灸疗效真正价值评估的尝试,但也不能说完全没有统计资料。举例来说,伦敦一个由 10 位合格医师组成的研究小组曾报告过 1 000 例针刺治疗的病例,患者年龄由 3 周大到 92 岁。治疗和效果卓著的占 439 例,另外 290 例有中等程度的改善或是明显的缓解,所以可以说 72.9% 的病例对治疗有显著的反应。这些病例都是经过极为保守筛选的疼痛性功能失调患者,并以针刺为主要治疗方式。苏联有一个更大的研究系列,包括 1962 年以前 5 年之间所搜集的 10 721 个病例。其结果由 Vogralik 报告如下(表 5 - 4)。

表 5 - 4　针灸治疗效果

	病例数	百分比(%)
治愈或显著而持久的缓解	3 505	32.7
显著缓解,但缓解时间较短	3 986	37.1
轻度缓解	2 045	19.1
无效	1 185	11.1

前两者的总和占了 69.8％，和伦敦小组的结果十分接近。这个研究系列的病例也是以功能性失调为主，例如胃溃疡、高血压、心绞痛及初期青光眼，或是支气管性气喘之类的过敏性疾病。最后，巴黎的 Canas 也同时报告了 122 个他私人的病例，前两项的总和为 85.7％，第一项本身为 68％。他的病例包括腰痛、坐骨神经痛、斜颈、扭伤、关节积水、鼻窦炎、急性喉炎、流鼻血以及溃疡性静脉曲张。如果将以上的结果放在一起，就可以得到表 5-5。

表 5-5　各国治疗结果

地点	作　者	病例的约数	各级的百分比					
			Ⅰ治愈或明显缓解	Ⅱ明显缓解	Ⅰ+Ⅱ	Ⅲ轻度缓解	Ⅳ无效	Ⅲ+Ⅳ
英国	Mann，Whitaker 等人	1 000	43.9	29.0	72.9	—	—	27.1
苏联	Vogralik	10 700	32.7	37.1	69.8	19.1	11.1	30.2
法国	Canas	120	68.0	17.7	85.7	—	—	14.3
美国	Anon	660	55.7	16.4	72.1	13.8	14.1	27.9
	平均		50.7	25.05	75.05	—	—	2.49
	平均（扣除法国的小系列）		44.1	27.5	71.6	—	—	28.4

稍后比较针刺治疗和针刺麻醉时，我们会再提到这些资料。

一个由中国医师组成的研究小组报告了一种十分不同的疾病——63 例的杆菌痢疾。令人意外的是，针灸的效果比 sulpha-guanidine 药物、phage，以及传统中药的效果要好（表 5-6）。

表 5-6　中国治疗结果

	针　灸	sulpha-guanidine	phage	中药
症状消失所需的天数	3.2	3.6	4.6	9.5
粪便回复正常所需的天数	4.6	6.2	6.0	9.3

所有的患者都痊愈了（如《周礼》所说，可能大半是自然痊愈），其后 2 年之内都没有复发的现象，所以这种疗法便被采用为标准疗法。

当然，我们对针刺治疗只能提供极少数的统计资料，但是上海、广东、桂林等医院对阑尾炎的治疗却值得在此一提。一般而言，92％没有并发症的病例都可以用针灸治疗达到痊愈或缓解，但是其中 42％会复发因而必须接受阑尾切除手术。每天下针 2～3 次，每次留针半小时，可以使疼痛很快地消除，体温会下降，大多数患者的症状会在 6 天后消失。不太严重的复发能够再度以针刺治疗。最令人感兴趣的是上海的研究还包括了狗的实验性阑尾炎。将盲肠的末端扎住，注入葡萄球菌和链球菌的培养物；再以针刺治疗，于第 4 天将治疗组和控制组的阑尾切除，进行组织学检查。控制组的发炎状况十分严重，而治疗组只有轻微到中等程度的发炎。更有趣的是如果将两侧第五到第十二节的背部交感神经节、神经主干连同神经分枝一起切掉，则针灸的效应会完全受到抑制。同时，治疗组的白细胞吞噬系数（phagocytosis index）虽然只增加 11.5％，可体松（hydrocortisone）的血液浓度却增加 99％（表 5-7）。我们随后将讨论这个问题。

表 5-7　上海医院对阑尾炎之针灸治疗

	病例数	痊愈	改善	无效	追踪 1~5 年			
					病例数	无复发	慢性症状	复发
单纯无并发症	500	323(64.6%)	139(27.8%)	38(7.6%)	391	118(30.2%)	108(27.6%)	165(42.2%)
有局部腹膜炎	78	28(35.9%)	17(21.8%)	33(42.3%)	40	17(42.5%)	9(28.5%)	14(35.0%)
有阑尾化脓	12	5	6	1	11	5	1	5
追踪 4 年 1 530 例						20.3%	38.4%	41.3%

再举几个针刺治疗的实例。首先看中国大陆这一方面,1949 年以前因为无知的针灸师并没有接受过适当的医学训练,只对少数的偶发病例感兴趣,因此极少出现科学性的文献。直到传统医学再度受到重视之后,才有很多的研究报告被发表。以肺结核为例,针刺对其神经功能失调的症状(夜汗、胸痛、恶心,轻度咳血以及失眠)十分有效,对咳嗽的平息效果稍差,对发烧则完全无效。当然肺结核并不会因此而根治,但是 75％患者的症状得到明显的改善,61％患者的症状甚至完全消失。一个包括有 48 个病例的研究发现针刺配合传统汤剂乌梅汤可以完全治好胆道蛔虫症(biliary ascariasis),针刺可以解除疼痛,汤剂则可以促使虫体排出。针刺甚至能使血吸虫症的临床症状消失,并使粪便中的虫卵数稳定地减少。解释这种结果的最佳途径就是血液中皮质类固醇浓度的增加以及抗体制造的增强。

很多“闲话”认为 1950 年以后欧洲针灸文献的缺点是偏向于零星病例的报告。但是 Krack 则肯定针刺对阑尾炎以及对气喘、疱疹、结节性红斑、结肠炎,以及慢性皮肤病等传统适应证的疗效。此外,对溃疡性静脉曲张,Paget 氏病(osteitis deformans)以及帕金森病的震颤也很有帮助。一般的观念认为针刺止痛不适用于小孩和婴儿,有趣的是某些婴儿疾病如痉挛和下痢对针刺治疗的反应都良好。Alberti 曾经叙述过一个十分神奇的病例,一个患有角弓反张(opisthotonus)、下肢痉挛、瞳孔放大、背部痉挛以及全身僵硬的 3 个月大的婴儿,在接受治疗几个月后就完全恢复正常了。这些特殊病例的共同问题在于我们并不知道这些病症是不是会自然好转,但是由各种文献所得到的印象认为针刺能使身体本身的抵抗力和复原力明显地增加,对于神经病患者也能直接对神经系统产生作用。正如 Albeti 所指出,如果对婴儿也有正面效果的话,应该可以排除暗示作用的可能性。

腰痛(表 5-3)一直是对针刺治疗反应良好的疾病之一。以下这段出自当代名医的文字虽然不能取代统计分析,读来却是相当有趣。William Osler 在他所著的《医学原理与应用》(*Principles and Practice of Medicine*)中提到:“针刺对急性腰痛是最有效的治疗。使用长达 3~4 英寸的针插入腰部疼痛的部位,5~10 分钟后才将针拔出。大多数情况下疼痛会迅速解除,我也能证实 Ringer 所说的针刺对很多病痛有着非凡而迅速的效果,因为我就是跟他学习针刺的。有时看似平凡的技巧,却有非常的效果。”这些都是 19 世纪初期针灸学家的遗产。

1972 年我们有幸在上海南化医院的门诊中心研究半身不遂及类似疾病的治疗。一位因为脊椎受伤致使四肢完全瘫痪的患者现在已能不靠任何扶助行走。医师在患者背部的 8 个穴位下针,通上 6 V 的直流电加以刺激,患者本身可以将电流的强度和频率调高到不会引起不适的最大强度;另外一位脊椎骨折开刀后的患者也接受同样的治疗。起初他的下肢既没有感觉又完全瘫痪,现在却可以用拐杖走路。另外两位患者则在颈后的 4~5 支针上加以烧灸,其中一位是脑中风之后产生轻微全身性瘫痪以及失语的患者,她现在已经恢复说话的能力了;第二位则是颈椎肥大压迫到神经根的患者。仍然有人使用拔罐或是用滚筒针放血来治疗这些疾病。也有人在皮肤上燃烧艾绒来治疗氧喘和慢性支气管炎,这种疗法会在皮肤上留下永久性的瘢痕,可以贴上膏药加以改善。针刺也用来治疗孩童的近视、视网膜炎,以及高烧后的视神经退化,而且效果不错。这些都是这个大医院中有趣的治疗病例,它一天大约有 2 000 名针灸门诊患者。

二、头区,皮肌节和转移痛

现在我们来看看如何以现代神经生理学的眼光来解释经络和针刺系统的起源,这将使我们有更大的收获,甚至能够明白针刺对周围神经的刺激如何启动神经冲动的可能作用模式。首先,我们必须考虑一群难以互相区别的现象——转移痛,头区、皮节(不同脊节的脊椎神经所支配的皮肤区域),以及内脏的功能失调或患有疾病时在体表所表现出来的压痛点或是压痛区。我们可以由这里思考经络和内脏之间的关联。这个规律是中国古代医学家的伟大发现,虽然全凭经验而来,却无损于它的价值。大部分人都有过如下的经验:当一段肠子充满气体时,身体的某个部位会突然剧痛起来,一旦胀气消除了,疼痛也会立刻缓解。古人累积了多年的经验后,才断言特定的皮肤区域与特定的内脏有着密切的关联。

事实上也是如此,功能失调或感染所引起的内脏疼痛范围往往较为广泛而且无法定位,并且会放射(转移)到表皮的某些部位。某一器官转移区的体感觉神经与器官本身的感觉神经进入同一阶层的脊髓内。例如,狭心症的疼痛会转移到右胸以及左臂的内侧,因为心脏的感觉神经和这些体表的感觉神经进入同一节胸椎;同样的,胆囊或胆管的疼痛表现在右上腹及右背肩胛骨下方;肾脏和输尿管的疼痛反应在腰部和鼠蹊部;阑尾炎的疼痛由肚脐附近开始,随着发炎蔓延到邻近的腹膜时,疼痛的部位会往下转移到右下腹部的 McBurney 点,这一点在诊断上十分重要。这些体表的病征十分一致而有价值,因此疼痛形态的图解仍被广泛采用。

但是,转移痛的现象尚未被全盘了解,最早人们以为某些神经细胞具有分支的轴突(axon)同时支配到皮肤上面和特定的内脏,因而传导混合的讯号使得大脑无法定位受伤的部位。另外一种解释是,认为内脏感觉神经的冲动讯号进入某一节脊椎,经由脊椎反射弧引发周边性血管收缩或是其他会刺激皮下痛觉神经的机转,这些讯号进入大脑后,大脑将之误为体表的疼痛。第三种说法认为脊髓灰质内含有共同径路细胞(common tract cells),源于内脏的神经冲动会使这些细胞变得兴奋,所以在正常情况下为下意识的皮肤刺激(normally subliminal cutaneous stimuli)也会使这些细胞产生反应。最有可能的解释是位于间脑的视丘对输入的神经冲动判断错误,因而导致大脑皮质的误解;对人类而言,表皮的疼痛经验比内脏疼痛来得普遍。

现代生理学知识在很多方面和针刺系统都有关联。以心绞痛为例,大多数患有心脏疾病的患者往往在肩部以及胸部可以找到一个"触发点(trigger point)"或是触发区。用力压迫这些触发点可能会引起持续好几个小时的剧烈疼痛。但也有些状况超出病理学所能解释的范围,对正常人在这些触发点上施加压力也能引发长达数分钟、强烈的不适感,甚至在放松压力之后,疼痛反而更加厉害。大部分转移痛的区域之内,也会有一个或数个较小的触发区,压迫这些点会加剧内脏和体表的疼痛;在这些点注射 novocaine 这类的麻醉药品,不但能解除皮下的疼痛,内脏的疼痛也会消失。一次的注射就能使疼痛的频率大为减少,甚至永远消失。以上所描述的,只不过是有关肌肉,纤维性筋膜和疼痛触发区之间联系的一小部分知识,随后我们会再回过头来讨论这个问题。因此我们可以确信传统的中国穴位和内脏之间的关联,并不是凭空想象而已。相反的,对转移痛的临床观察可能是我们了解针刺系统如何发展的起步。

有关皮肤——内脏联系(cutaneous-visceral connections)的知识在 19 世纪末期有很大的进展。McKenzie 在 1892 年就着手探寻表皮疼痛与内脏疾病的关联,几年后 Henry Head 所发表的名著因其详尽而有启发性的内容成为经典之作。他不仅研究皮肤的压痛区,带状疱疹的分布,还研究中枢神经系统特殊的器质性病变造成痛觉消失的区域范围。其结果正如图 5 - 1 所示的"头区"图谱。现代则将之称为"皮节",近代的研究更将这些区域加以重新订正,图 5 - 2 是 Keegan 和 Garrett 的修正图。神经在躯干呈环节状分布——使我们联想到昆虫的幼虫——并且纵向延伸到四肢。这意味着手脚的针灸经络在同一皮节区内延伸一段不算短的距离。奇经八脉中的带脉位于最后一节胸椎和第一节腰椎的皮节上。膀胱经背俞穴所在的皮节和它们同名器官所接受的脊神经属于同一节段。这些现象对位于中线的任、督二脉上的穴道,也有同样的重要性。近代的中医学和针灸学对于头区和皮节当然也有全盘的了解。这些知识对针刺的现象无疑也具有十分重大的意义,但是要对它全盘了解,则仍待更多神经生理的研究;不同穴道可能在同一皮节之内产生不同的作用,也可能影留邻近的皮节,或者跳过一两个皮节产生作用,长段脊间的 Sherrington 反射(long inter-segmental Sherrington reflex)可能也扮演了重要的角色。

无疑的,传统的中国医学十分重视复杂的内脏——皮节关联。关于这方面至今已有许多的生理学研究。20 世纪 40 年代就已发现刺激老鼠背部皮肤不同的皮节可以造成肠道立即而显著的血管收缩或血管扩张的变化;刺激上腹部的皮肤则会对胃部的肌肉和幽门括约肌产生很大的作用,并使结肠呈现充血的状态。针刺足三里和上巨虚能对狗的小肠蠕动产生强烈的作用,如果小肠的蠕动太慢,针刺后就会加速蠕动,反之则否。针刺也能影响狗的心脏活动,可能是因为迷走神经紧张度减少的缘故。心脏周期和 P-R 间隔会缩短,R 波强度减少,T 波也会发生减弱,消失或是倒置的现象。这个反射弧的作用可以使用腰椎麻醉,吗啡、阿托品或是迷走神经切断术加以阻断。同样地,针灸狗督脉上的水沟穴可以使狗的心输出量及搏出量明显地增加并持续 2 个小时,周边血管的阻力则大为减少。去头的鱼也是实验的好材料,因为皮肤上黑素细胞(melanophore)的收缩或扩张反应十分明显。不论是电刺激或化学刺激鱼的直肠、小肠、胆囊或是脾脏,都能经由交感神经链的作用,造成黑素细胞的强烈收缩。相反的,使用硝酸银刺激皮肤会造成相对肠道的血管收缩,使用电刺激则会造成胃及肠道的缺血。假如脊椎完整的话,反射弧的作用会显现出来,反而产生血管扩张的现象。这些可以简单重复操作的实验显示出内脏和皮肤之间有着密切的神经联系。这些古代中国所发现的联系关系当然和希坡克拉底的医学(Hippocratic medicine)以及亚历山大时代的生理学一般伟大。

《黄帝内经》对这些现象也有很多看法。以背部的背俞穴为例,《灵枢》记载:"要确定穴道的位置,就应该用手指在背上一点一点地用力压,如果压到正确的位置,患者就会感到疼痛减轻。"这一段文字随后建议应该使用艾灸的放射热来治疗,如果使用针刺,则下针不宜太深。这些点我们又称为压痛点或是反应点。除了这些止痛的作用外,患者对身上某些部位特殊压痛的报告,也可以获得相同的结论。"内脏有病时,体表的某些穴位对压痛就特别敏感。"

1947 年的头几个月,李约瑟住在 Charles Singer 位于 Cornwall 的家中,因而获知 Charles Singer 正以局部注射麻醉药的方法来治疗腰痛和纤维组织炎(fibrositis)。另外也有人发现只注

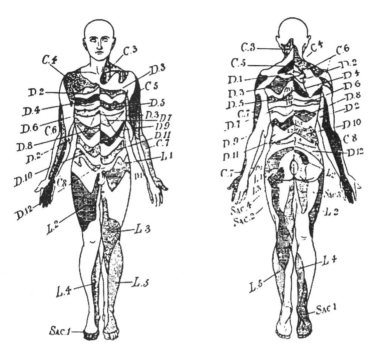

图 5-1 头区,或是脊神经主要节段(principle segmental spinal nerves)在体表分布区域的图表。Henry Head 在 1893 年后阐明这些概念,显示出皮肤—内脏的联系

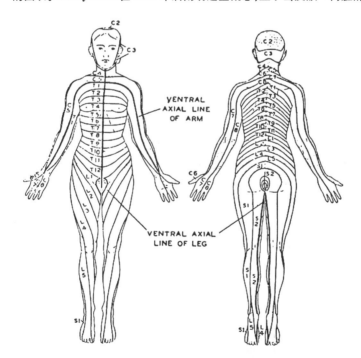

图 5-2 头区,现在称为皮节,最近的研究加以重新界定后的界线(Keegan 和 Garrett 之后)。四肢的皮节由脊椎并列纵行,我们可以由这个图了解四肢的经络可以在同一皮节内循行一段很长的距离。针刺麻醉的表现更为明显,麻醉所采用的穴道与手术区要在同一皮节之内

射蒸馏水甚至只在皮下扎针而不注射任何物质的效果也一样好。因此笔者写信给 Singer 的顾问 Gilbert Causey 说如果情况确是如此的话,那么就有点像是中国人的针刺了;笔者并请求他给更进一步的资料。Causey 回信说他的技术是由一位名叫 J.J. Forestier 的法国人那儿学来的,他曾在 1929 年听过 Forestier 的演讲。Causey 本身的习惯是注射各种液体——novocaine,水,osteocalcin,camphrosalyl——每种液体的效果都很好。当然,他自己也无法肯定这中间究竟具有多少生理学意义,但是治疗的效果的确超过安慰剂的效果。Causey 认为出现可以触摸得到的纤维化硬结时,治疗的效果可能是局部麻醉剂能够恢复肌肉的自由运动,这些运动可以移除或是排除渗出液,并能促进变质结缔组织纤维的再吸收。这些方法在 20 世纪 20 年代就已被广泛使用。

这又将我们带回到关于肌肉、肌膜以及皮肤的疼痛触发区的研究。病毒感染或是其他发热的疾病、发炎的过程,或是肌肉的扭伤及挫伤,都可以产生纤维化硬结。它们很容易表现出某些局部性的变化,例如,血流量增加,出汗增加,以及温度上升。不管它们发生的原因是什么,都会源源不断地向脊髓发出神经冲动,然后以加成(summation)或插入性抑制(jamming inhibition)的方式与异常的内脏神经冲动互动。加成(summation)的结果会将内脏的疼痛转移到触发区周围较大面积的皮肤上。皮肤麻醉可以阻断两者的作用,而刺激非痛觉神经末梢(nonpain nerve-ending)或深部皮下组织的接受体(比如针刺)可以防止任何通向大脑皮质的痛觉讯号经过。有很多的证据显示"短暂、微痛的刺激能使较为严重的病理性疼痛得到缓解,缓解的时间也比刺激的时间长"。强烈刺激触发点无疑地可以消除转移痛。Travell 和 Rinzler 研究和 Causey 等人所见的类似现象,发现不仅注射局部麻醉剂可以阻断肌膜疼痛(myofascial pain),即使是不注射药物的"干针"(dry needling)也有同样的效果。他们也发现强烈的局部冷刺激也很有效,可能是疼痛冲动的抑制作用,或者是因为冷热感觉路径(cold-heat pathways)过度活化而产生门阀效应(gating)。使用相同的技巧来处理顽固疼痛——例如,截肢后的幻肢痛(phantom pain)、灼痛(枪伤或其他原因造成神经严重变形所引起的灼痛感),以及神经痛——这个大难题也获得极大的成功。在残肢或是背部注射高张性溶液会产生短暂的剧痛,然后就会得到长期的缓解;很多报告认为针刺也有同样的效果。虽然中国或西方的针灸学家都没有把握能够克服癌症的疼痛,但是有人发现将高张盐液注射到脑脊髓液所产生的物理——化学刺激能够使这种疼痛得到长期的缓解。

过去 50 年来在这方面的临床或生理学观察,使得能够发展出多种治疗方法。Huneke 发展出神经疗法(neuraltherapie)或者称为"根治止痛法(curative anaesthesia)",他将局部麻醉剂注射在触发点,疼痛敏感点或是肌痛点之上,有时也注射在扁桃腺周围、牙龈,或是身体已愈合的瘢痕上面。有时它的效果十分迅速而神奇。Huneke 偶尔也采用针刺,Stiefvater 的书上则更鼓励使用针刺。英国 Moss 的影响也同样深远,他极度强调对疼痛敏感触发点的重要性,他既使用传统针灸也作针灸教学;他的主张在欧洲各地都有不少的拥护者。

也许有人会认为在疼痛点下针并非真正的针刺,古典的中国针灸系统中,下针的部位与疼痛点"总是"有一段距离。现代法国的针灸文献与固有的针刺和"针砭疗法(aiguillo-therapie)"之间就有这种差异。但是"总是"这个字眼用得十分含糊,最晚在 7 世纪孙思邈提出了"阿是穴"的观念以后,中国人就已普遍采用在疼痛点下针的方法。阿是穴既不属于正经,也不属于奇经。在这里我们又发现一些西医学所引进的新技术,事实上中国人早在几世纪以前就开始使用了。如果阿是穴的起源可以追溯到《黄帝内经》时代,那么就是 20 世纪以前的事了。

　　在这里我们要提到 A. Weihe（1840—1888）[①]的研究，他是一位顺势疗法学家（homoeopathic physician）而且被认为独力重新发现了中国针刺穴位。他深信每一种疾病在潜伏期都会先有病兆，然后才渐渐表现出来，在体表产生压痛点。他发现了 195 个这种压痛点，并且认为每一个压痛点都可以用一种顺势药物（homoeopathic drug）加以调和，这些药物只要给予极微量即可。Schoeler 曾写过一本书介绍 Weihe 系统，他将 Weihe 的观念和 Huneke 的经验结合，在适当的点注射顺势药物。1929 年 Ferreyrolles 和 de Morant 注意到 Weihe 所提出来的点有 16 个和传统的穴位一致，随后 de la Fuye 发现两者有更深的一致性。

　　我们再讨论一点关于对皮肤皱褶实施指压或是捏拿的问题。这些影响神经冲输入的方法是一种特殊技巧，称为"指压"，越南的民俗医疗则在身上捏成瘀血称为 bat-gio；波兰和俄罗斯的民俗医疗有一种在脊椎骨旁边强烈按摩以治疗内脏功能失调的方法，称为 Kregarstwo，这使我们联想到背俞穴。中国人也发现强烈按摩动物的跟腱和针刺一样能够作用于脊椎的神经冲动以提高痛阈。Ryan 和 Bowers 在 1921 年提出治疗牙痛的"环带疗法"（zone therapy），可能也属于此类早被遗忘的方法。这个方法使用螺旋状的钢铁弹簧称为"治疗环"（therapy zones）或是粗橡皮筋在手指关节产生强大的压力。他发现按压拇指可以减轻门牙的疼痛，按压示指可以减轻犬齿的疼痛，中指则对前臼齿、无名指则对臼齿有效。使用同样的压力也能使颜面神经痛减轻。这些方法可能只是刺激手部深部感受体神经末梢而已，但是可别忘了手指上至少有 16 个以上的经穴和 4 个以上的经外奇穴，整只手则有 26 个经穴和 22 个经外奇穴。如果我们联想到"手区"在大脑皮质感觉区所占有的显著地位，对于手的感觉体所产生的抑制作用就不会太惊讶了。

三、皮质类固醇和抗体

　　目前为止，我们主要以中枢神经和自主神经传导的观点来讨论针刺的作用，这显然是不够的，因为神经体液效应（neurohumoral effect）必定也参与作用。虽然这个效应对针刺的止痛效果有其作用，但我们相信它对针刺治疗效果的角色更为重要。基本上，这意味着以下两个作用的加强：① 肾上腺皮质细胞产生可体松和其他类固醇的能力，以及 ② 网状内皮系统（主要是脾脏）制造细胞株的能力，它们能产生抗体以对抗外来的蛋白质分子。20 世纪 50 年代初期已有一些细心的针灸医师意识到身体必定是经由这两个主要途径来增强其"自然复原的力量"（natural healing power of the body）。两者的作用都可以直接经由传到肾上腺和生殖间质细胞的自主神经刺激或是间接经由下视丘和脑下垂体的神经活化作用产生荷尔蒙刺激来达到其效果。至目前为止，有许多针对这个主题的研究正在进行，大部分在中国大陆和日本，不幸的是我们很难取得相关的论文，所以无法加以证实。

　　前文我们曾提到上海复旦大学附属中山医院的研究发现针刺足三里和其他穴道后，血中烃化可体松（hydrocortisone）的含量会增加 1 倍以上。张香桐等人也发现针刺之后，17 -酮-类固醇（17 - keto-steroid）的分泌会增加。日本的 Omura Yoshiaki 也有类似的报告，而且效果更大。罗马的某些研究报告发现针刺之后嗜酸性粒细胞的数量会下降，也支持以上的结果；Bratu、Stoicescu 及 Prodescu 发现注射肾上腺皮质激素（ACTH）之后嗜酸性粒细胞平均减少 57%。另外有些研究比较同一批患者分别接受针刺和注射 ACTH 的结果，前者嗜酸性粒细胞平均减少

[①] 顺势疗法，如果给健康人使用某种药物可以产生和某病类似的症状，则给予该病患者少量该药的一种疗法。

45%，后者减少 40.2%。中国、日本以及西方的学者都发现针刺之后白细胞总数会明显增加。不论是不是针刺在传统穴道上，白细胞的总数都会暂时增加 40%～60%，而且电的效果比手操作好。如果能进一步肯定这种现象，则应该和两个主要途径的后者——产生抗体并增强吞噬作用——较为有关；Bratu 等人发现增加最多的单核白细胞，这种白细胞和网状内皮系统特别有关联。

我们曾提到西安神经医院的研究发现兔子在针刺之后，其伤寒和副伤寒的抗体会增加 4 倍以上，电针之后则增加 6 倍。Li Cho-Lu 曾报告 Chou Kuan-Hua 在 1972 年所发表的官方声明，综合中国大陆许多实验室的研究结果发现不管是人类患者或是实验动物，针刺都能使血中的抗体长期增加。Chhen Kho-Chhin 所发表的论文最能令人信服，他使用百日咳抗原显示电针之后能使抗体大量增加。和控制组相较之下，血清补体也有显著增加。Chu Yang-Ming 和 Affronti 也提出类似的直接证据，他们发现兔子注射绵羊红细胞之后，针刺某些部位会加长血中细胞凝集素制造的时间。某些状况下，针刺对天竺鼠的实验性过敏性脑膜炎的进行也有抑制作用。

最后，显然必须将整个事情和蒙特利的 Hans Selye 在学校对"压力"——他在 1936 年就将之称为"全面适应症候群"（general adaptation syndrome）——所进行的有趣实验相互关联。他将这个研究的重心放在对生理压力——也就是说心身性有机体（psycho-somatic organism）对加于其上的不寻常压力所产生的非特异性压力——做完整的概括性的观察。Selye 及其同事很早以前就建立一套说法：任何压力状态，譬如病原体的侵入，或是心理生理系统的功能异常，首先会引起一个"警告反应"，随后是抵抗力增强的时期，最后是一个耗尽期（图 5-3）。

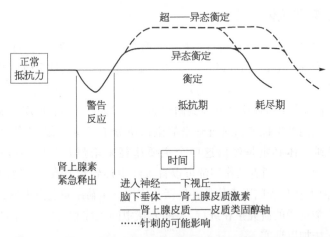

图 5-3 解释 Selye"全面适应症候群"理论的图解。针刺能提高抵抗期异态衡定的层次，或延迟耗尽期的到来

1915 年 W.B. Cannon 首次描述受到压力者这种初期而快速的警告反应："疼痛、饥饿、害怕，以及狂怒时身体的变化"；肾上腺髓质的肾上腺素注入循环，使血压上升、周边循环收缩、心跳加速、支气管扩张、动员肝中的肝醣，并且会活化整个交感（adrenergic）神经系统。同时，身体的抵抗力会暂时减弱。然后就是全面适应的过程。受压力者经由一个至今仍不清楚的神经通路活化下视丘，产生某些物质刺激脑下垂体释放出 ACTH，ACTH 转而促使肾上腺皮质释放出 Cortisone 和 Cortisol 这一类的类固醇。皮质类固醇有很多作用，能使胸腺萎缩，淋巴腺退化，抑制炎性反应,持续肝脏内部肝醣的动员,降低血中嗜酸性粒细胞的数目,引起胃壁和肠壁痉挛而导致胃溃疡和十二指肠溃疡。这些作用的结果就是抵抗力增加的时期,"体温衡定重新设定"(re-setting of the thermostat)在一个较高的程度(异态衡定,heterostasis);一旦"适应能量(adaptation energy)"用完,就进入耗尽期。这些变化和针刺的关系是可以加强到达下视丘的神经讯号以增强脑下垂体—肾上腺皮质激素—肾上腺皮质轴(pituitary-ACTH-adrenocorticoid axis)的作用,使身体达到更高的异态衡定状态以增强抵抗力,或是延长抵抗力增强的时期,或是兼有两者的作用。这个作用也可能利用内脏神经由腹腔及肾脏自主神经节直接作用于肾上腺皮质。

Selye 后来对"共毒性"(syntoxic)和"抗毒性"(catatoxic)做一区分。这个想法可能是由以下看似矛盾的事实所引发:皮质类固醇(以及其合成衍生物)是抗炎性的,而发炎本身能使结缔组织形成蔽障以阻止病原体的侵入。因此,它们的功能是共毒性的,也就是说姑息、容忍和安抚病原体以取得和平共存,直至病原体自然死亡为止。因此,它们抑制抵抗外来物质的免疫反应。相反的,抗毒性反应是一种准备应战的反应,包括加强抗体的合成,合成破坏性酵素,利用炎性反应将刺激物局部化。某些荷尔蒙具有这种作用,尤其是性腺间质组织所分泌的雄性素(androgens),但有些合成物质(尤其是 pregnenolone‐16α‐carbonitrile)的效果更为强大。针刺能以一个相当类似的方式作用,它可以增加脑下垂体的性腺激素(GSH)分泌量,也可能经过适当的自主神经节经由骨盆内的神经供应直接作用于睾丸和卵巢。

因为 Selye 认为事实上大多数的细菌学家早已明了在这场战争中,另一战场也占有同样重要的地位,所以很多人认为 Selye 使巴斯德及其他细菌学先趋免于被视为固执地自限于侵入性病源之上。他说:"异态平衡依靠一些并无直接疗效的人工药物来进行治疗,这些药物可以教导身体自己产生异常大量的天然抗毒性或是共毒性物质使内在环境达到衡定,虽然它的需要量可能相当高而且必须有外来的帮助。"异态衡定能加强身体天然的非特异性抵抗力。Selye 在另一个地方如此记载:"假如我们遵行以下的理论,那么对于压力的研究将会更加有成果,那就是我们必须学着去模仿甚至修正或补充人体对抗疾病的压力时所自我产生的药理作用。"这句话常被用来作为针刺治疗学上的警句。

如果要显示针刺在极端压力下的作用时,可以参考近来对手术性休克的猫所做的研究。严重的实验性失血时,针刺人中穴可以使血压降到 50 mmHg 的时间延后一半。表 5‐8 综合了针刺对血压的影响及其他作用。

表 5‐8　针刺对血压的影响

	针刺组	控制组
血压降至 50 mmHg 所需时间	15.2 分钟	6.9 分钟
造成休克的失血量	21.8 mL/kg	15.8 mL/kg
所需输血量	12.7 mL/kg	32.7 mL/kg
3 小时内的死亡率	25%	100%

由此可见出血性休克的时间会延后,而且实验组动物较控制组动物能够忍受更多的血液丧失。使用 phenobarbital 能够完全阻断这些作用,因此其变化必定是经由神经系统作用,但是真正的转机仍属未明而且十分复杂。

现在我们将"压力"定义为"心理生理系统的功能失调",而不只是病原体的侵入或是有毒化学物质的作用,同样地,以前我们也曾提到中国和希腊古老医学中 krasis 的观念,也就是说身体内在的主要力量和运作过程最适当的组合,平衡或是谐和的状态。在很多古老或是传统的生理学家眼中,阴和阳的动态平衡就是健康。因此很多现代的医学家已认知到一种失衡的状态,虽然很难加以定义,我们称之为自律性失衡(autonomic imbalance)。所有的内脏和身体很多其他部位都同时有交感和副交感神经的分布,前者主要是胸腰分布(thoraco-lumbar distribution),并且经由 adrenergic 神经末梢作用,后者基本上为头荐分布(cranial and sacral)经由 cholinergic 神经末梢作用。正常的情况下,两个系统合协作用,有如伸肌和屈肌般各自作用却又维持功能上的平衡,但在某些时候却会产生各种形式的失衡及病理性的失调。有时某一系统的作用突出,或两个系统的作用同时增强或减弱。自律平衡的观念最早是 Eppinger 和 Hess 在 1909 年所提出,至今仍是一个很普遍的医学原理。每个正常人的交感或副交感神经经常会有一方较占优势,并以统计上的平衡点为中心自动进行交替性或周期性的调整。有许多人想将这个观念和传统中医所说的阴阳平衡互相配合;而且这个观念也和中国外科和麻醉科医师所常提到的一个现象互相符合:也就是说使用针刺麻醉进行重大外科手术的过程中,高血压患者的血压有趋向正常的现象,而低血压患者的血压也会趋向正常,除非手术过程彻底改变患者的生理状况,否则麻醉过后患者的血压会恢复到手术前的异常状态。

四、针刺麻醉和重大手术

1972 年 7 月我们到达广东中山医学院的第二综合医院的外科,准备跟其他很多西方的外科医生、内科医生、科学家一样,亲眼看见在针刺麻醉下进行大手术。第 1 个病例是一个 59 岁的裁缝师,是输尿管上方结石的病例。共用了 4 针,切口背侧的上方和腹侧的下方各下了 1 针,这 2 支针在整个引导期及手术期间都以 9 V,0.5 μA 的直流电加以刺激;我们可以明显地看到皮下肌肉抽动的情形。此外在合谷穴也下了一针,这是用于止痛的典型穴位;最后 1 针在太冲穴。整个手术过程中,麻醉师不断地捻动合谷穴的一针,无疑是为了不断对深度神经接受体给予适当的刺激。患者在整个手术过程中一直保持清醒状态并且相当冷静,能够跟现场的人讲话,能够依外科医生的指示移动;划下第一刀以后,整个过程患者都没有退缩的现象,也没有痛苦或者不适的证候。不久之后一个 2.5 cm 大的石头被取出来,埋入引流管后就将伤口缝合。

第 2 个手术是对一个 24 岁妇女所进行的剖腹产。患者是初产妇,因为胎位不正、双子宫、骨盆狭窄而生产延后。她在整个手术中都躺着,相当冷静,甚至在取出婴儿时也没有退缩或痛苦的现象。患者本身的麻醉一点也没有影响男婴的状态,在第一次呼吸后他就开始哭叫。这个病例所用的穴道有所不同,是采用奇经八脉中带脉的穴道,也就是胆经上的带脉、五枢、维道,其中以第一个穴道最为重要;并在左脚采用三阴交,右脚采用足三里,在手术即将结束时又采用了两个耳穴,也就是肺穴及脾穴。之后我们遇到一个走路的患者,在 2 周前,他才在针刺麻醉下进行肺叶切除术,他不但不觉得痛苦并且食欲良好。

广东的医疗小组强调说患者在事先几乎没有心理上的准备,医生只是解释手术中的每一件事并要求患者的合作。在针刺麻醉前只用了轻微的药物镇定剂以作为诱导之用。医生们追溯针刺麻醉的发展是在 1958 年的上海,基于它对治疗偏头痛、关节炎有所帮助以及对某些牙痛的神奇效果的基础下,首先用于解除换新外科敷料的疼痛,而后用于扁桃腺切除术,最后很神奇地用于全身的大手术。

现在可能是评论古代文献中有关解除疼痛证据的适当时机了。《素问》曾多次提到针刺的麻醉用途,而在《灵枢》中这种资料更是俯拾皆是。它们提到了牙痛、腰痛、风湿病,各种形式的腹痛以及心痛。它们采用了特殊形式的针,例如燔针(不在著名的"九针"之列),但明显的是一种采用加热过的针的技术,事实上就相当于"火针","大针"针刺止痛也使用阿是穴。

笔者个人进一步的经验来自四川医学院的教学医院及牙医学院中的口腔颜面颌部外科;其校园位于成都原西南联大的校址。我们在那里看到了兔唇、甲状腺囊肿的手术,下颌骨腺瘤的切除。兔唇的手术共花费了 45 分钟,所用的穴道是鼻子两边的四白穴以及两侧耳朵的新穴"皮质下"。采用 9 V,50 μA,每分钟 1 000 周波的直流电。花了大约半小时才达到最大的麻醉效果,而后患者完全松弛下来,进行切割的时候,他一动也不动,自己描述说好像铅笔在皮肤上划动一样。先天性的甲状腺囊肿的手术中所采用的穴道是两侧的下关及扶突穴,而电流刺激与前者相同。手术中患者相当舒适,没有移动、不适、不安的现象;但令人印象最深刻的是一个 40 岁长骨瘤的患者,手术是切除左边第 2 只前白齿到右边下颌骨,看一个患者清醒着、放松心情、静止不动、没有疼痛或不舒服的接受用线锯切除那段骨头的经过,是相当具有震撼性的。所采用的穴道与上一位患者一样,但是电刺激的周期增加到 1 500 次/分钟,3 个病例在事前都没接受镇静剂或肌肉松弛剂。

针刺麻醉对于头部的手术(包括开脑和牙科手术),颈部和胸部手术(包括肺叶切除术和开心手术)最为有效。对于剖腹产及会阴部的手术效果也不错,对腹部手术的效果较差,主要是因为腹壁的肌肉无法完全放松,而且针刺也无法消除牵引内脏和腹膜所造成的疼痛及不适。虽然针刺对截肢或四肢其他的手术效果未必很好,却也用于不少的骨科手术。在大部分的手术中,针刺本身似乎无法造成足够的麻醉深度,因此普通在手术前还要借重镇静剂,手术前一天晚上要给予小剂量的 phenobarbital,手术前半小时给予静脉注射或肌肉注射 pethidine。可能还要局部追加procaine,然而参观过针刺麻醉的西方医师几乎一致同意这些手术前给药的剂量都不足以进行手术。

针刺麻醉的效果被分为 4 级(表 5 - 9),第 1 级表示卓越的止痛效果,患者保持安静只在手术的某些步骤感觉疼痛,血压、脉搏、呼吸次数都维持正常;在第 2 级表示良好的止痛效果,患者可能因为钝痛偶尔呻吟几声,上述的生理现象有稍微的变化,可能需要小剂量的局部麻醉剂。第 3级表示止痛效果尚可,患者稍有疼痛的感觉,虽然在某些点上需要更多的局部麻醉药,却不致影响手术的进行也不需要更多的 pethidine。第 4 级止痛效果很差,生理功能有显著的改变,因此必须求助于药物麻醉。表 5 - 9 列出 1973 年 5 月之前上海医院 80 000 例手术的成功率,由这个表就可看出针刺麻醉是一件千真万确的事情。

表 5 - 9　针刺麻醉的效果(上海 1973 年 5 月以前的 80 000 个外科手术病例)

	百分比(%)			
	第 1 级	第 1 和第 2 级	第 1、2、3 级	第 4 级
开脑手术	35	71	97	3
网膜剥离	32	73	80	20
甲状腺切除	54	85	95	5
喉部切除	54	84	93	7
肺切除	18	44	97	3

（续表）

	百分比（%）			
	第1级	第1和第2级	第1，2，3级	第4级
二尖瓣拓宽术 使用体外心肺循环的开心手术	32	73	94	6
次全胃切除术	12	77	87	13
经腹部子宫切除	34	74	85	15
骨内钢钉固定	52	90	96	4
剖腹产	—	—	97	3
拔牙	70	97	—	3
兽医手术(马、牛、猪、猿)(包括头、颈、腹部、四肢)	30	70	95	5

似乎还没有人指出表5-9针刺麻醉的成功与失败率和我们以前所提过的针刺治疗的结果相当类似，假如我们将两者的数字做个比较，就得到下列的结果（表5-10）。

表5-10　比较结果

	级　　数					
	Ⅰ	Ⅱ	Ⅰ+Ⅱ	Ⅲ	Ⅳ	Ⅲ+Ⅳ
针刺麻醉	37.3	38.15	75.45	17.0	7.8	24.8
针刺治疗	44.1	27.5	71.6	16.4	12.6	28.4

到底这两种技术的机转之间有着什么程度的相关，则有待进一步的研究，或者中枢及交感神经系统就像电化学资讯交换系统般的有效呢？

我们已提到过小剂量的术前麻醉剂，但无疑这其中尚有心理因素存在。普遍的经验对紧张、焦虑恐慌的患者实施针刺麻醉较为困难，但可以用镇静剂来改善效果。对针刺能否提高正常人痛阈的研究显示，各人之间有着很大的差异。例如20%的瑞典志愿者就无法反应。这里面牵涉很多因素，在中国大陆手术前测定患者针感的强度已成惯例，因为有强烈针感的患者对针刺的反应特别好。在手术过程中追踪患者因疼痛而引起的生理反应是非常普遍的，尤其是galvanic skin response（GSR）、脉搏强度、呼吸状态等，依照这些变化麻醉医师能够追加刺激量或药物。到目前为止，本书尚有一个要点未讨论，那就是早在汉代的文献就已提到，不相信针灸会对他有帮助的患者，就不会得到针灸的疗效。我们会在下文讨论这方面的问题，但是否就能够说患者对医生或针灸的信心和被催眠者对催眠者的态度本质上是一样的呢？这是人们经常争辩的话题，我们也将在稍后讨论！我们并不知道东西方是否有人尝试对外科手术的患者或正常的志愿者进行实验心理学暗示作用的测试。可以确定的是在针刺麻醉下，患者不会有类似催眠状态的昏睡或梦游现象，患者的神智非常清醒，能够主动配合手术者，或与麻醉师交谈，能够进食液体或药物，能够吞食，告诉周围的人他的感受，手术结束时很多患者甚至能够自己离开手术台，走回病床。

选择针刺麻醉的患者需要考虑很多因素，例如年龄，针刺并不像西方人所常以为的对小孩无效，而是因为小孩子常常不能合作，所以才不使用针刺麻醉。至于老年人，有些病例不适宜用药物麻醉，因此外科医师才采用针刺麻醉。手术的种类也是一项重要的考虑因素，假如需要深度的麻醉或良好的肌肉松弛，则最好使用药物麻醉，四肢的手术也是一样。虽然针刺麻醉最长的纪录是 6 小时,但超过 3 小时的手术很少有人采用针刺麻醉。实施的情况也依患者的体能状况而改变,例如针刺麻醉在休克或出血过多的患者最好避免,然而也有人报告在各种出血性、中毒性以及大创伤的休克患者的成功病例。最后患者的心理也是一项重要的考虑,事实上很多患者宁愿选择针刺麻醉而不愿考虑他们是否适合用这个方法麻醉。

针刺麻醉的优点不胜枚举,简列如下:第一,它相当安全,因为比起药物麻醉来还没有死亡或严重并发症的报告。第二,它对生理功能几乎没有影响,例如循环、呼吸及消化,或液体和电解质的平衡,手术后很少有恶心的感觉,也不会发生肋膜炎或是稍后的呼吸道感染(如肺炎、支气管炎)、尿滞留、便秘、腹胀甚至心智异常的症状。任何一个熟悉药物麻醉副作用的患者,都会对针刺麻醉的安全性印象深刻。很明显这个技术特别适用于虚弱的患者,尤其是心脏病、肝病、肾脏病或肺病的患者。我们也必须记住药物麻醉偶尔也会有过敏的情形,而在手术后止痛效果可达 2～3 小时,甚至 24 小时,所以可减轻手术后的疼痛,减少医护照顾的麻烦。其次患者相当清醒,所以能够依照手术医生的要求移动身体或报告他的反应;而这对斜视的矫正或神经干的手术、切喉术、甲状腺手术及剖腹产等手术特别重要。最后,这种麻醉极为简单、方便、便宜,例如在中国大陆的偏远地区,赤脚医生可以用它来做一些小手术。

那么,哪些穴道是针刺麻醉的主要穴道呢?起初,一般都采用很多的穴道,例如一个肺切除的病例可能使用 40 多个穴道。但稍后就明白使用的穴道数目是可以减少的,目前这种手术只需下 3 针就可以了,4 针是相当普遍,而超过 5 针的情形就很少见。起初是依据传统的经络来选择适用的穴道,但是依据脊椎及脑神经的分布来选择穴道的情形愈来愈普遍,而不必太考虑它们与经络的关系。

表 5-11 列出常用的穴道,我们可以利用它了解选择穴道的情形;虽然有关痛阈的实验显示全身的痛阈都会增加,但不同部位增加的程度也不同,因此还是有相当的特异性存在。当刺激手上的合谷穴(由第 6、7 对颈神经所支配)时,三叉神经及颈部痛阈增加的情形比胸腹部更大,普遍的结果显示止痛的效果虽然十分广泛,刺激的同一皮肌节内与邻近的皮肌节的效果最为完全。由于皮肌节在四肢的延伸分布,所以很多针刺麻醉点看来离手术部位很远,事实上它们位于同一皮肌节。除了躯干的穴道以外,现在也采用耳针的穴道,不是单独使用就是两者并用。

表 5-11　针刺麻醉常用的穴道与它们所在的皮肌节之间的关系

身体的部位	名　字	代表符号	皮肌节
手臂及腋下内侧	大陵	HC7	C7
	神门	HC4	C5
	周荣	LP20	T2
手臂外侧	三阳络	SC8	C7
	支沟	SC6	C7
	合谷	IG4	C617
	臂臑	IG14	C6
脚部正面	足三里	V36	L4
	上巨虚	V37	L4
	三阴交	LP6	L4
	陷谷	V43	L5

(续表)

身体的部位	名　字	代表符号	皮肌节
头颈	颧髎	IT18	Vii★
	下关	V2	Viii★
	天容	IT17	C213
	大迎	V8	C213
	扶突	IG18	C213
	肩井	VF21	C4
外耳	交感神经	—	—
	神门	—	—

注：★表三叉神经的分支，（Ⅰ）眼神经，（Ⅱ）上颚神经，（Ⅲ）下颚神经。

最近，针灸学上一个非常重要的发展，就是发现身上每一个部位在耳朵上都有一代表的位置。它们之中的一些穴道，特别是"交感神经"和"神门"，这两个穴道对全身的镇静和止痛效果非常显著，因此常被用在手术上。它们对腹部肌肉的松弛特别有效；鼻子上的一些新穴道也具有这种效果。动物实验也显示刺激鼻子及外耳耳壳，能对躯干及四肢肌肉的自发性冲动，呼吸运动和脉搏产生立即而广泛的抑制作用。

最后讨论刺激的方式，传统上采用手操作，在迅速和无痛的下针 0.5～1 cm 之后，一秒钟捻针 2～3 次，并且不断地提插；有些手术这种程序要一直持续，有些手术在得气后就只留针而不捻针。有一段时间某种用电发动的操作机器非常盛行，但现在已被完全放弃，而采用将脉动式刺激和针结合的电针。普通采用电池供给 3～9 V 的直流电，波长 0.3～1 m/s，共输出 80～100 V，电流强度为数毫安培，频率从每 2 秒一次到每秒数百次都有。电流强度一直增加到皮下肌肉抽动，而且达到患者最大的忍受程度为止，有时候较慢的频率每秒一次比每秒 35 次还有效。不管是用手操作或是使用电刺激都必须在手术前 20～30 分钟就开始刺激。有时候也采用不插入肌肉的电极，但一样的有效。另外一种中国大陆所采用的技术也偶尔被使用，那就是皮下针；在穴道的位置注射入 3～10 mL 的液体而不下针，但在耳针则很少使用这种方法。可能皮下组织的撑胀对深部的神经接受体也与针刺具有同样的效果。最后，强烈的指压也有止痛的效果，可以用于小手术，比如合谷穴，或昆仑穴和照海穴之间的跟腱（achillis tendon）。

五、针刺止痛的神经生理

如果不考虑疼痛的生理与相关的临床和心理现象，就无法了解针刺止痛的原理。首先要了解的是人的身体（以及所有高级动物的身体）是由中枢（centres）和周边（circumference）所组成。"中枢"表示大脑最高中枢的区域，也就是大脑皮质；"周边"表示身体的表面，周围神经末梢和体感觉接收器由这里不断向内向上输出讯号，并报告局部的防卫及活动状况。因此，随时都会有一个上行性或是输入性的神经讯号向上传导，也随时会有一个下行性或是输出性的下行修正指令。我们可以用潮汐影响及于上游，尤其是有间歇性涨潮的河流来比喻这种状况：有时潮水澎湃而至，汹涌地将河水挟入内陆，退潮时，河流却能远达海岸之外。相同地，有时感觉冲动能够刺激中枢，而中枢也能在正确的状况下修正，或是抑制，甚至"忽视"（pay no attention to）来自周边的紧急讯息。疼痛的感觉经过很多不同方向的影响共同作用之后才能到达意识的层面；这些影响包括：周围痛觉神经末梢信号的产生，同时也受到文化背景、过去的经验、事情本身所代表的意义、精神的集中，以及其他认知因素的影响。因此，疼痛的生理掀开了许多困难而且复杂的问题。就生理上而言，疼痛毫无疑问是身体某些组织受到伤害所产生的信号，但是在某些状况下即使不用化学性或药学性的麻醉物质来抑制意识也会对疼痛完全没有感觉。有时在组织复原或是受到破坏的神经完全再生之后，甚至将引起疼痛的身体部分使用截肢术切除之后，疼痛仍会持续数年之久。到底是什么东西进入中枢神经系统而对体感觉输入信号产生如此强烈的认知控制，并且启动这个所谓的认知评估机转（cognitive-evaluative mechanism）呢？

　　"门阀理论"（the theory of gating）对这个问题提供了较合理的解说，根据许多实验证据显示，感觉神经元和其他神经纤维在中枢神经系统的各个阶层——不论是各个脊髓节段或是中脑——都有许多联络中枢。如果一个感觉冲动能够在这样的门阀抑制另一个冲动，则应该可以阻止疼痛的冲动到达大脑皮质细胞，我们称之为上行性抑制（ascending inhibition）或输入性抑制（efferent inhibition）。同样地，来自上方的讯号也能关闭门阀，称之为下行性抑制或是输出性抑制。最适切的比喻是电话交换机中被一种输入的信息所占线，以致另一种信息无法输入；相反的，指令也能由上往下传递以抹去正在输入的信号，使得控制室无法接收到这个信号。我们将之分为五部分加以说明，首先叙述疼痛冲动传导的生理意义，其次大略介绍门阀控制理论，第三是门阀输出性抑制（efferent inhibition to the gate）形态的研究，第四是模拟或重复输出性抑制的一些实验报告，最后是门阀输入性抑制形态的研究。

　　烧伤、切割伤、拉伤，或是局部的发炎，都会自身体周围的疼痛神经末梢产生一组电流冲动信号。这些感受体在皮肤中有许多分支，形成密密麻麻的纤维网路。神经冲动以不同的速率移动，并以不同的频率进入某一段脊髓的背根，经过一个称为"凝胶质"（substantia gelatinosa）的部位，在这个部位上有着十分密集而且彼此相互联结的神经元。从此开始，神经冲动沿着三条主要路径在脊髓中上升（图5-4）。某些神经冲动跨过脊髓到达脊髓前侧（腹侧），沿着脊髓——视丘干往上进入视丘或是大脑的视丘核，再由此转接到更上方的大脑皮质。另外一些神经冲动则沿着脊髓后侧的背——侧干（dorso-lateral tract）继续上行，在较高的部位（颈部或胸部）才横跨到脊髓腹侧。其他的神经冲动则沿着更后方的路径一路上行到延脑下部才穿过位于中脑的内侧蹄系（medial lemniscus）和视丘的其他各部位相联络。网状结构是一丛纠缠不清，拥有无数联结的短神经元集合而成，恰好位于两侧蹄系上方的大脑部位，形成这一个部位的核心。这个地方发出许多神经路径，将输进来的感觉刺激转送到大脑皮质内部或是大脑皮质下的许多地方。至今仍无法明白的是大脑皮质究竟是不是疼痛感觉最终的司令塔（conning tower）或目的地？有证据显示大

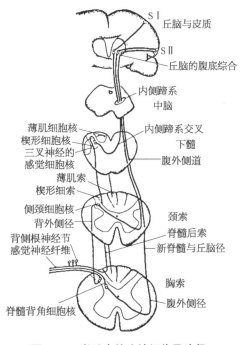

图5-4　脊髓内的痛神经传导路径，三个主要的传导路径

脑皮质将其所接收到的信号处理过后，又转送到更深层的中枢，这个中枢的部位和性质仍属未知。无论如何，皮质和意识的关系十分密切，而网状构造曾被称为脑中心区域（centrencephalic area），更是"意识"不可或缺的部位。

疼痛的门阀控制理论在 1965 年由 Melzack 及 Wall 所提出，现已被普遍接受。要明了这个理论，首先要了解神经纤维有很多不同的直径，有如粗细不同的电缆，有的外面包有髓鞘（myelin）这种绝缘体，有的则无，所以神经冲动的传导速率也各不相同。有鞘纤维的传导速率较快，无鞘纤维则较慢。最大的有鞘纤维称为 A 纤维，并依大小分为 α、β、γ 和 δ。它们为身体提供了许多输入性路径（afferent routes）和所有的输出途径。比 Aδ 纤维更细的是 B 纤维，B 纤维仍有髓鞘但是传导速度较慢；内脏的输入性纤维及内脏的节前（pre-ganglionic）输出性纤维皆属于 B 纤维。最细、最小和最慢的是 C 纤维，它没有绝缘的髓鞘层；它们的用途是作为身体疼痛、轻触以及温度信号的输入途径，以及传导十分缓慢的节后内脏输出短径（post-ganglionic visceral efferent line）。我们只要知道最粗最快的 Aα 纤维约有 $20\,\mu$ 粗，传导速率约每秒 120 m——真是快如闪电，而较慢的 Aδ 纤维比 $2\,\mu$ 还细，速率小于每秒 5 m，就能对这些纤维的直径和速度有个概念。Aβ 纤维也十分重要，它的特性居于两者之间，粗 $15\,\mu$，传导速率每秒 100 m。最后，C-纤维比 $1\,\mu$ 还细，传导速率不到每秒 1 m，即使偶尔快一些，也不会超过每秒 2 m。

利用这种线路和电缆种种组合的方式来加以说明，可以很容易了解到各种相互竞争、强化和抑制的作用。举例来说：较细较慢的 Aδ 和 C 型纤维携带了疼痛冲动，而较粗的纤维，尤其是快速的 Aβ 型纤维，则携带了其他的感觉信号。这些事实可以帮我们解释我们久已熟知却无法了解的有关敏感性不同的问题。由这些纤维快慢不同的相异，我们便可以明了 Head 对于精微感觉（epicritic sensation）和大体感觉（protopathic）的传统分法乃是基于对被切断的神经的再生现象所做的观察结果。传导速率的不同最早由 Zotterman 的确认；这种状况和发展过程的关联则为 Bishop 所建立，快速的有鞘纤维系统和精微感觉有关，在发展学上而言是属于新发展的纤维，大的无鞘纤维系统和大体感觉有关，在发展学上而言，则属于老旧的系统。

在理性的观点上，我们完全同意 Melzack 和 Wall 由大量实验数据所得到的结论：传导较慢的纤维系统携带了疼痛讯号，传导较快的纤维则会抑制其突触的传递。在病态的状况下，古老而缓慢的系统会以较新的快速系统占有优势，因而产生慢性或是弥漫性的灼痛或疼痛过敏（hyperalgesia），事实上就是所谓的大体复合（protopathic complex）。相反地，在生理状况下快速输入系统可能比慢速系统占优势，能够关闭门阀并抑制疼痛冲动更进一步的传导。这个有效的抑制作用来自巨大的 Aβ 纤维，Aβ 纤维并非来自疼痛感受器而是来自与压力及紧张认知（stretch recognition）有关的神经末梢，或者可能是来自能够告知身体所在部位的本体感受器（proprioceptive sensors）。大致上可以如此说：细小而慢速的疼痛纤维内部的信号倾向于打开门阀并传递信息到达更高的中枢，而来自巨大快速的输入纤维的信号则趋向于关闭门阀。由这些事实，马上可以明白针灸止痛很明显的是对非痛觉感受器（non-pain receptors）产生反向刺激（counter stimulation），然后对疼痛冲动产生阻断性的变化并防止疼痛信号由脊髓进入大脑皮质。同时我们也要记住其他某些脊髓内的下行性输出讯号也能关闭门阀，防止疼痛的信号到达意识层面。

我们要更进一步知道门阀机转确实的发生位置，Melzack 和 Wall 认为它主要位于脊髓的背角（dorsal horn）中，就在所谓的凝胶质中。抑制的作用可以在突触前，也可以在突触后产生。前者是在末梢突触(terminal synapse)阻断冲动讯号,或是减少它的轴突所分泌的传递物质。后者到底是增加或减少神经链中下一个神经元对刺激的兴奋程度,仍属未知。最初人们讨论的重点几乎全放在突触前抑制,现在则几乎可以确定两者都扮演着同等的角色。

六、输出性抑制

我们先来讨论来自上方的下行性控制,也可以称为对门阀作用的输出性抑制。这一个作用对针灸止痛的评估特别重要,但是西方学者未加以细分就将之归类于“催眠”(hypnosis)。高级中枢的认知过程无疑对疼痛的知觉有极为重大的影响。注意力、焦虑、期待以及过去的经验,似乎都能利用大脑和脊髓的下行性输出性纤维,来影响输入信号路径最低突触点(lowest synaptic points)上面的输入性传导;并且因此修饰疼痛的知觉。我们由许多可称为“文化”的因素作为开始。进一步来说,不同的民族对疼痛也有不同的感受和忍耐程度。许多实验显示对疼痛的反应中包含有明显的文化成分,美洲原住民、北欧人、犹太人、中国人和地中海民族之间有着显著的差异。

高级中枢控制门阀的时候,过去的经验也扮演了部分角色。单独隔离而无法接收到正常环境刺激的狗,对于正常所谓“疼痛”的刺激有着不正常的反应。由狗对火烧和针刺的反射动作可以看出它的神经系统可以感受到某些东西,却不会使它产生太大的情绪困扰,好奇心会促使它再去尝试,它的知觉并无法意会到组织所受的伤害。知觉乃是心智对神经经验的判断,由这个实验可以看出知觉的语义成分(semantic element)。许多证据指出与产生痛觉当时状况所附带的意义,会强烈地影响到知觉所体会到的疼痛种类和强度。Beecher 所做的观察是最有名的一个例子。他观察第二次世界大战 Anzio 滩头堡战役中受到重伤的士兵,发现他们对于自己终于要离开火线感到十分高兴,所以就不太觉得疼痛。在救护站中只有 30% 需要用到吗啡,而正常生活中受到同样伤害的平民却有 80% 需要使用吗啡。这些士兵并没有休克的现象,因为他们和其他人一样抱怨药换得不好或针打得不好,但是他们的精神状态已足以启动来自上方的门阀控制。Pavlov 的实验是另一个有名的例子,他发现如果对狗施予电击、重压,或是高热这类有害的刺激,都能引起强烈的反应。但是,如果在每次的刺激后都立刻拿食物给狗,狗就能安安静静的接受刺激。这些疼痛的信号被狗视为愉快的先兆了。很明显的,一个周边性的刺激在产生知觉反应和对应的动作之前,会先被定位(localised)、辨认,以及评估。我们可能都有以下相同的经验,踏进牙科诊所的候诊室时,厉害的牙疼立即消失了。

另外有一大群可以定义的因素包括:注意力、焦虑、期待、烦躁,以及暗示。激烈的球赛当中往往不会察觉到运动伤害,直到走出球场后才开始觉得疼痛。我们不应该称这种现象为“催眠”,但是注意力的集中加上强烈的暗示是达到催眠状态的重要因素。虽然催眠有时看来像是睡着了,却不是一种睡眠状态。我们常用“昏睡”(trance)这个名词,事实上并不恰当。但是催眠确实能够达到止痛的效果,受试者在适当的暗示下能够完全不感到针刺、刀割或是火烧的痛苦。所以利用催眠麻醉来进行大手术不仅是可能,而且是一个事实。20 世纪中期 Esdaile 的报告是最典型的例子,他在那个时候是东印度公司驻印度的全科医师,他曾经在印度的公立医院中使用催眠完成了数百个大手术。但是催眠状态和睡眠差不多,所以患者无法在清醒的状态下和医师合作。而且催眠麻醉顶多只有 15%～20% 称得上是成功的;更有趣的是当 Esdaile 回到他的出生地苏格兰时,其成功的比例却少得出奇。相对地,中国人利用针刺麻醉完成外科手术的成功率相当高,即使在欧洲和西方国家,也有相同的结果,这种事实表示针刺的确可以提高疼痛的阈值。更进一步来说,催眠麻醉需要很长的训练时间,针刺麻醉则不需要。当然,这也是因为催眠麻醉必须要先有某些心理和生理的准备。

这里出现了一些有趣的现象,我们知道,如果一个人不愿意,他就无法被催眠;必须被催眠者和催眠者充分合作并完全接受他的暗示,才能进入催眠的状态。即使运用意志力也无法阻止注射巴比妥盐所产生的麻醉效果。就此而论,我们对针刺麻醉相当不了解,没有任何已知的心理——生理学实验能告诉我们是否能够运用强烈的意志力来阻断或是延缓针刺的麻醉效果。唯一有关的观察来自一位澳大利亚麻醉师 Woodley 先生,他在中国大陆和中国香港学习使用电针麻醉来拔除白齿。一般使用 novocaine 的牙龈注射拔牙时,嘴巴会有点麻木的感觉,但是使用电针则不会。这个范围十分值得做进一步的探讨,因为我们将绝大部分的注意力摆在针刺麻醉工作和其所必需的身心准备,却很少去弄清楚它所可能遇到的阻力和限制。

那些争论催眠和针刺止痛有关,甚至催眠是针刺麻醉最基本因素的人,常常以小孩和动物的例子作为证明。我们在前面所提到的论点和西方这种流行的观念正好相反,针刺止痛对孩童和婴儿都很有效,而且已在治疗用途上使用了数百年。动物针灸(尤其是家畜)至少可以追溯到元代伟大的兽医手册(《马牛医方》,14 世纪);近年发现针刺止痛以来,在这些资料的帮助下,利用针刺进行了大量的外科手术。Kaada 小组报告说 95% 的手术都可以使用针刺麻醉完成,其中 80% 是腹腔手术。其成功率可用表 5 - 12 来加以分类。

表 5 - 12　针刺麻醉成功率

等　级	I	I + II	I + II + III	IV
百分比(%)	30	70	95	5

虽然不像某些人类手术的效果那么好,却仍然十分惊人。但是,催眠的问题再度被提出来。1646 年以后,争论的重点又围绕着"动物催眠"这个很有争议的名词打转。很多动物在危险出现时会"装死",进入一种静止不动并对外界刺激减少反应的状态,但是这种"静止反应"(still reaction)和人类的催眠是否有任何相同的地方,至今仍然大有争论。虽然看来有些类似,但是目前最能被接受的看法是两者之间并没有任何关联。

另一点相当重要的是关于"安慰剂效应"这个早已被承认的事实。这一个古老的医学名词可以回溯到 14 世纪英国诗人 Chaucer 用来描述能使患者产生良性心理状态的"非药品"(non medicine)。根据所有的临床实验,发现给予欧美的患者安慰剂——例如使用有颜色的盐水或糖水来代替吗啡或其他止痛药——可以改善 35% 患者的剧烈疼痛(尤其是术后疼痛)。如果使用吗啡来止痛,即使用到相当的剂量也只能使 75% 患者的剧痛得到缓解,因此常常需要再使用他种止痛剂。我们可以得到一个惊人的结论,那就是吗啡的止痛效果约有一半并非是真正的药理作用。不论是讨论针刺,或是其他各种治疗和止痛技术时,我们都必须将这一点牢记在心。

就这点而言,"听觉止痛"(audio-analgesia)倒是很有趣的例子。1959 年 Gardner 和 Licklider 发现有很多案例可以使用强烈的听觉刺激来抑制钻牙或拔牙的疼痛。这种使用耳机输入的声音称为"白色噪声"(white noise)。但是这种技术常会失败,而且很难利用实验来证明噪声对疼痛阈值有任何影响。Melzack、Weisz 和 Sprague 在一篇有趣的论文中说明这种情形,这篇论文显示听觉刺激加上暗示可以做到单独使用听觉刺激或是暗示所无法做到的事情。其结果如表 5 - 13。

表 5 - 13　听觉刺激加暗示的作用

控制组	方　　法	疼痛忍受时间基准线的建立
第一组	听觉刺激,事先不给予任何暗示或资料	无增加
第二组	听觉刺激加上事先的强烈暗示	明显增加
第三组	嗡嗡声加上事先的强烈暗示	无增加

由这个表可以看出暗示加上对中枢神经的干扰能够真正对正常的受试者产生相当程度的止痛作用,无论是听觉干扰或是暗示都无法单独做到这一点。根据 Melzack 的说法,这一套设备并没有失败(虽然今日已很少使用),因为它是"改变疼痛忍受程度的一种战略"(a stratagem to modulate pain tolerance)。这个例子对针刺止痛特别有意义,因为它显示出门阀机转如何同时由上方和下方有效地联合运作。焦虑是最重要的因素之一。只要有一丝丝对疼痛的预期心理就足以提升焦虑的程度,随之感觉到疼痛的加强。Hill、Kornetsky 等人表示如果能从心理上消除紧张,则对于同一程度有害刺激所感受到的疼痛会远比处于强烈焦虑状况下轻微许多。中国大陆上所有研究针刺止痛的学者都坚信这个想法,所以他们常事先就很仔细地告知患者可能会发生的状况,以使患者产生信心,这样做还有如下的优点:使焦虑平静下来,产生信心,并在情绪上产生对抗伤害的心理(anti-traumatic mentality),这就是所谓双重动态(dual dynamic forces)(两个积极性)的基本原则,一方面是暗示作用的输出性抑制,另一方面是反刺激作用的输入性抑制。

可能很少人能够了解中国医学史上发现针灸要讲究心理信心的情形(在神经学上称为输出性因素)能追溯到多远。我们在前面曾引用黄帝时代的文献。《素问》曾提到:一个好的医生选择治疗的方法时,应该考虑到患者的背景。例如:当一个患者相信鬼神之道时,对他讲医药的效用只是徒然,如果一个人对针灸根本没有信心,你对针灸的奇效说得天花乱坠也只是白费唇舌;一个患者拒绝某种治疗方式时,即使勉强进行,也是徒劳无功。我们可以将这种患者对医师所采用疗法的信心称之为"暗示",或是"自我暗示"的因素。中医学在萌芽时期就已充分了解到这一点,对针刺止痛而言,尤其重要。

现在简单地说明输出性抑制的实验重要性。解剖学相当支持大脑皮质能够输出指令到整个脊髓背角门阀的想法。来自大脑皮质——尤其是额部的纤维和网状构造互相连接处,然后经过网状——脊髓系统往下传递;而且椎体经(pyramidal tract)有巨大的快速神经元链——即所谓的皮质脊髓纤维(corticospinal fibers)——连接大脑皮质到每一个脊节。因此注意力、过去的经验,以及各种认知状况能够影响往下传递的信号。从很多神经生理上的经验可以证明其重要性。举例来说,如果一条进入脊髓的输入性神经受到刺激,信号会向上进入大脑,而且可以由记录器上看到其电位变化;但是如果有某一较高级的中枢(例如小脑或是大脑皮质的部位也同时受到刺激,则这个上升的输入性信号会几乎被完全抑制——就如同神经系统在其内心深处已被其他东西所占据一般)。因此 Melzack 和 Wall 提出"中枢控制开关"(central control trigger)的概念,这个开关会活化大脑的选择功能以控制感觉信号的输入。也就是说来自身体周边的信号在身体系统对疼痛的知觉反应并产生进一步的动作之前,会先经过以往的经验加以辨认、评估、定位,甚至可能加以抑制。就某一角度而言,疼痛是一种经过学习而来的经验。这种信号处理的方式可用一个简单的例子加以说明,当一个人拿到一杯滚热的茶水时,如果那个杯子相当精致或是名贵,他可能不会将杯子掉到地上,而会将杯子很快地放到桌子上,再查看自己的手烫伤了没有。

大脑皮质并不一定要参与这个抑制的作用,脑干中有很多群细胞能对疼痛讯号产生最强而有力的抑制作用或是辅助性的影响。举例来说,猫的中央被盖径从(central tegmental tract)若有损伤,就会产生明显的疼痛敏感(hyperalgesia),和人类的 Déjèrine-Roussy 症候群极为相似。相反的,若是中央被盖径附近的一些部位受到电刺激,反而会使猫产生强力的止痛现象。如果将脊髓在脑干的部位切断,则吗啡对脊髓输入信号传导的影响也会消失,因此吗啡至少能部分兴奋这些对体感觉输入性信号具有强力抑制作用的区域。而且,刺激网状构造和被盖径能使皮质产生大量的 γ-amino-butyric acid(GABA),GABA 是一种由抑制性神经元所分泌的化学性神经传递物质。最后,似乎能够肯定疼痛信号的传递牵涉神经体液因素(neuro-humoral factor)和神经因素。中国大陆上最近的研究可以证实这两者。一方面,上海的生理学家已经记录到针刺合谷穴(IG4)和足三里穴(V36)后在兔子的尾核(caudate nucleus)所产生的电位。电刺激尾核相同的部位可以和针刺一样提高疼痛阈值,并增强针刺的止痛效果,相反地,若是破坏这些部位,则针刺的效果会消失或是减少。另一方面,血清素很可能也有关联。Reserpine 能够加强并且延长兔子针刺止痛的效果,而 reserpine 最重要的一个作用就是使下行性单胺径(mono-aminergic tracts)的突触前末梢释放出血清素来。只要能够抑制血清素的合成,就能阻断前述刺激老鼠脑干网状构造所产生的止痛作用。因此看来,血清素是随着脑脊髓液沿脊髓缝(raphe)的中央管而下,然后扩散到每一阶层中的门阀,可能也会对上行性疼痛冲动产生阻断作用。当然这种作用的速度一定比直接的神经传导缓慢很多。但是针刺止痛在停止刺激后仍然能持续作用一段很长的时间,可能和这一点有关。

Thang Pei-Chin 的研究提出更进一步的证据。给予去大脑化(decerebrate)或是轻度麻醉的动物有害的刺激后所表现的反射动作(包括体反射和自主反射),和经过大脑认知的疼痛(cortically-registered pain)的表现相同。这就是 Sherrington 所谓的"虚情反射"(pseudo-affective reflexes)。将狗用 chloralose 麻醉,再注射 bradykinin 作为有害刺激,则可用电针抑制发声反射并减少呼吸反射。但是必须等到电针刺激停止 50 分钟后,发声反射才会恢复。除了化学性传递物质缓慢的扩散外,很难用其他的方法来说明这一点。

止痛中枢和疼痛敏感中枢紧紧靠在一起散布在中脑网状结构的各处,我们现在正努力地想要找出它们的解剖位置。举例来说,猫的止痛中枢作用十分戏剧化,它能很快地消除各种平时觉得很痛的刺激而不产生任何反应;同时能和大多数化学性麻醉药物的作用一般,使自主的呼吸频率降低到正常量的一半。这个中枢无法很快地开放和关闭;它们所产生的止痛作用会在 5 分钟内逐渐发生,停止刺激后止痛作用仍会持续 2 或 3 分钟。这些中枢和 Olds 及 Milner 1953 年在前脑中央束(median forebrain bundle),视丘下部和中脑所发现的"喜悦中枢"(pleasure centres)及"厌恶中枢"(aversive centres)完全不同。

七、输入性抑制

最后,我们来讨论作用于门阀的输入性(或称为上升性)抑制,这是直接来自身体周边的生理性作用,而非任何来自上级中枢的影响。我们可以用"反刺激"(counter-irritation)的要领,将针刺的输入性抑制作用加以分类。无论是东方或是西方的医学,"反刺激"这个观念都是相当古老的。在欧洲的历史上,这个观念可以追溯到 Brockbank,他列举了许多传统所用的方法。我们所熟知的芥子膏只是其中之一,另外还有发炎性的植物,起泡性的药物、斑蝥、吸器放血等,这些方法的使用,可以追溯到 2 世纪的 Aretaeus。引流或是烧痂的观念可以追溯到 7 世纪 Aegina Paul。这些民俗疗法十分流行,而且对于疼痛的解除十分有效,可以将之称为"强刺激止痛"(hyperstimulation analgesia)。Elliott 最近的研究对这些技术——例如使皮肤发红的药膏,甲基尼古丁酸、辣椒,以及香草壬酰胺(nonylic acid vanillylamide)——提出更为复杂的现代看法,他认为它们作用的机转是汗腺产生的缓激肽(bradykinin)随着微血管血流的增加扩散,强烈地刺激局部输入性神经末梢。反刺激是十分确实的一件事。纵然短暂地连续使用冷热刺激也能显著地减少疼痛。类似的方法是中国的灸法,我们在别的地方已讨论过。正如现代中国人所认为的,大脑对抗着一种矛盾(confronts an antithesis),而且,在刺激的竞争中,有两种感觉相互斗争,正是"反刺激"最好的写照。

许多现代的技术和这些现象有关。举例来说,将浓食盐水注射到断肢的残干虽然会引起暂时性的疼痛,却能使幻肢痛得到长时间的缓解。针刺也有同样的效果。足以引起疼痛的低温可以使疼痛阈值提高 30%。使用低强度的电击刺激周围神经可以使神经痛停止一段很长的时间,加上止痛药物后效果更佳。可以将电极埋放在伤害性或病理性疼痛患者脊髓靠近背柱(dorsal columns)的部位,并教导患者如何调整刺激速率;这样可以产生无痛的针刺感,并且有效地改善大多数患者的疼痛。

针刺的状况又如何呢? 首先,在一个有趣的实验中已找出它基本的神经介质。上肢的血管阻塞并不会使针刺丧失它的止痛效果。Chiang Chen-Yü 及 Chiang Chhing-Tshai 等人找了一群志愿者,在分属四个不同皮节的皮肤上找六个不同的点,(a)组: 休息,(b)组: 徒手针刺左臂的两个点,(c)组: 用止血带使血管完全阻塞,(d)组: 使用血带情况下针刺,经过 15 分钟以后再测量各组的疼痛阈值。在不同的部位针刺都能明显而普遍地提高疼痛阈值,而且这种止痛作用完全不受循环的影响。同样地他们也发现在皮下组织深部注射普鲁卡因(procaine)或是诺沃卡因(novocaine)能够阻断这种作用。在皮肤表面作轻度的麻醉则没有影响。这样的观察已经足以证明针刺能够刺激深部的感受器,基本上,它们经由周边的感觉神经系统产生作用。

目前为止已经有相当多的实验工作用来观察针刺对疼痛阈值改变的影响,其结果虽然有所出入,但多数为阳性。举例来说,对志愿者连续针刺合谷穴以后利用钾离子透入痛觉器(potassium iontophoresis algometer)法测量他们的反应,可以看到疼痛阈值的上升。Sweden 所做的类似实验,将电流通到牙齿表面,看要用多大的电流才能产生疼痛。相反的,Toronto 的实验就没这么精彩了。他使用 Wolff-Hardy-Goodell 聚焦性电热流测量痛阈,针刺在非穴点的效果很小,几乎和注射安慰性止痛剂的效果差不多,若是针刺在穴道上,效果虽然不是很大也较前者为大。相反地,注射吗啡可以得到 4 倍的效果,但是并非对全身的每一个地方都会产生作用。Dalhausie 大学也用同样的仪器对志愿的医学生精确地测量他们对疼痛刺激停止反应所需的时间,结果针刺穴位和针刺非穴位的两组都有较好的效果,前者的效果是后者的 2 倍,即使是后者的效果也比控制组为佳。加拿大的某些学者甚至有更佳的实验结果。Winnipeg 发现针刺志愿者腿上 L_3 到 L_5 皮节的位置 5 分钟以后,92.5%的患者会感到疼痛明显地改善。其止痛效果可以持续 20 分钟,大约 1 刻钟以后就会恢复正常的痛觉。某些根据感觉判断理论(sensory decision theory)的技术所进行的实验发现针刺可以明显地降低刺激牙齿所引起的疼痛,它的止痛效果相当于使用 33％的笑气。这种程度的止痛效果如果不使用认知因素或是治疗前的镇静药物加强,根本不足以进行手术。最后,Stewart、Thomson 和 Oswald 曾经进行了一项很仔细的研究。他们发现针刺对于整个身体疼痛阈值和疼痛耐力的增强作用,比以前所认为的更为有效;只要针刺在同一皮节,即使不针刺在经脉上,它对疼痛耐力的提升效果,仍和传统的针刺相同。更甚者,他们发现传统针刺点对上腹部的良好止痛效果,是因为患者对疼痛耐受力的增加,而不是疼痛阈值的增加,这种作用和吗啡的作用类似。他们的结论是,传统针刺能对远离针刺点的部位产生高度局部化止痛作用(highly localised analgesic action)的说法是十分可信的。

也有很多的实验是针对疼痛阈值而设计的。针刺兔子的足三里穴(V36)后使用辐射热疼痛器(radiant heat dolorimeter)可以发现兔子的疼痛阈值增加了 128％。这个结果十分稳定而且有重现性。用手指捏拿跟腱上的昆仑穴(VU60)也能使疼痛阈值提高 133％。

我们曾在前文提到,针刺治疗可能和自主神经系统及肾上腺皮质有关。Chiang Chen-Yü 和 Chu Tê-Hsing 却认为这两个系统都和针刺止痛无关,因为将兔子两侧肾上腺及头部自主神经切除以后,针刺仍然能够使疼痛阈值增加(150％)。

目前为止,对针刺止痛进行大量统计的研究并不多,但是来自 Toronto General Hospital 的 Smythe 疼痛门诊资料却十分有趣。针刺对原发性功能性疾病的患者几乎百分之百立刻产生效果,但是 1 周以后只剩下 80％有效,1 个月后剩 40％。相反地,对器质性疾病患者的疗效依序是 40％、25％和 20％。这表示针刺对原发性功能性疾病的治疗效果比使用安慰剂为佳,对后者的效果(器质性疾病)则和使用安慰剂相近。这个发现多少支持我们在前文所提到的:功能性病变相对于器质性病变的观点。另一份论文则报告了一组受各种慢性疼痛之苦(椎间板切除、神经痛、幻肢痛、疱疹、骨关节炎等)的男性美国退伍军人。大约有 60％的患者认为疼痛至少减轻了 50％。但是这些学者的观察似乎犯了一个逻辑上的错误,那就是他们"十分惊讶于针刺的作用比其他安慰剂的治疗具有 2 倍的疗效"。如果说我们发现某一族群具有 30％～35％的安慰剂效果,它的含义明显地暗示应该有一种以上的其他方法(例如吗啡或其他类似的止痛剂)对族群中所有的人或近乎所有的人都会产生效果作为"安慰剂"定义的标准。但是在这一个例子中,因为"患者对一般的西药治疗都无法得到缓解",所以并没有一样东西具有能够作为药效比较的特性。因此,必然有一半以上"安慰剂"的定义十分模糊。

利用信号测知原理(signal detection theory)来评估针刺止痛效果的报告,存在有许多语言学上的困难。虽然疼痛阈值明显的增加,但是受试者对不同强度的极微小刺激的分辨能力并没有改变。结论是患者对针刺的效果有着预期的心理,因而提高了他们对疼痛的忍耐能力。就一点而言,针刺并不降低受试者的辨别能力,和化学性止痛药剂有所不同。因此,这个作用应该是属于输出性而不是输入性的,皮质或是中脑的作用比接收针刺信号的脊髓来得重要。根据 Clark 和 Yang 的说法,受试者的"手臂接收到等量的'生理'疼痛,但是接受针刺治疗的手臂较不会有疼痛的感觉"。因此,针刺并不是真正有"止痛"的作用。但这是否真的和我们对"止痛"的定义完全无关?虽然我们想尽办法要对输入性成分及输出性成分做一个区分,但是当一个人说他完全没有疼痛时,如果我们坚持患者有疼痛的感觉只是拒绝承认而已,是不是很没有道理?

这些都是 SDT(sensory decision, or signal detection, theory;感觉判断或是信号推断理论)的心身学上有趣而尚未解决的问题。批评 Clark 和 Yang 的人发现疼痛敏感度(pain sensitivity)降低的程度远比他们所报告的大,但是也同意针刺会使"反应斜线"(response bias)有正向的增加,也就是说受试者对有害刺激(例如疼痛)的耐性会增加。这种现象并不表示利用意志克制疼痛的知觉或是皮质拒绝接受疼痛的知觉。大部分人在很多状况下所经历的强烈感觉并不完全是疼痛,例如使用 novocaine 拔牙时会流泪并且感到伤心。使用针刺止痛开刀时,内脏牵扯的感觉会令人感到很不愉快,但是严格来说这种感觉往往不是疼痛。我们应不应该将这种可以忍耐的类似疼痛(bearable quasi-pain)的特殊感觉当作一种知觉行为止痛作用(conscious behavioural analgesia)的特性?

无论如何,针刺所直接产生的输入性抑制已被证实。1973 年挪威学者发现,可以使用电生理学的方法显示出针刺能够抑制背侧—外侧径(dorso-lateral tracts)中单一神经纤维的神经冲动。针刺任何一只手都可以达到抑制的效果,尤其是针刺点和疼痛部位位于同一只手时止痛的效果特别好。若是将猫的脊髓由高处横断,无疑地能够除去一切来自大脑皮质、大脑其他中枢,或是脑干中枢的输出性抑制作用。随后吴等人进行了这个研究。他们选用脊颈径(spinocervical tract)中低于 L_4 的纤维,使用电击刺激,再用示波器来显示神经纤维受到抑制的情形。他们发现有害刺激和针刺部位位于同一神经干的神经分布时,止痛效果最好。吴、Melzack 和 Wall 都认为门阀可能位于脊髓背角的某处,而且最重要的是这样的实验能够除去下行性输出信号的作用。

这些结果和 Wagman 及 Price 早期用去大脑的猴子所做的实验结果相同。他们发现无论是脊髓细胞内自发性的活动,或是被一条腿某些部位(即使是很大部位)传入的信号所引发的活动,都能被另一条腿上强力的刺激所抑制。他们更进一步发现,这个作用如此快速,所以它不可能经过两个以上的脊节;而且这个抑制作用属于输入性抑制,因为它不可能来自起源于大脑或脑干的任何输出性信号。对手部进行强烈的刺激也能达到相同的抑制效果,虽然这个抑制信号属于下行性抑制,但它们的速度很快而且不可能是由任何大脑中枢所发出的。虽然这些抑制作用的潜伏期(latency)很短,但是刺激停止后抑制作用仍会持续 1 秒钟以上,可能是脊髓门阀关闭的速度远比开放的速度快。

有很多研究者支持"输入性水闸"(afferent barrage)的观念。举例来说,Linzer 和 van Atta 发现针刺猫的周边性伤害感受器(peripheral nociceptor)所产生的刺激,只能影响对疼痛刺激有所反应的视丘神经元。

这个研究再度引发研究者对门阀位置的讨论。目前为止我们相信门阀位于脊髓内,但是张香桐在他一篇有名的论文中提出足以使我们相信门阀位于前脑较低部位(尤其是视丘)的电生理学证据。他更明确指出门阀位于楔状旁核(nucleus parafascicularis)和中心外侧核(nucleus centralis lateralis)。身体受到伤害的时候,被害的刺激会使这两个神经核内的细胞产生周期性的激发状态。吗啡、电针和紧捏跟腱都能使这些神经细胞的放电现象停止。既然对视丘或是网状构造的任何干扰都会造成疼痛过敏或是疼痛减少的现象,Chang 相信在正常的情况下,视丘的疼痛中枢是在输入性感觉冲动持续的抑制性控制之下——这是一种正常有效的阻断作用——但这个作用失效,就有可能产生疼痛过敏,引起自发的、顽固的中枢性疼痛。实验时,疼痛信号在脊髓背索(dorsal cord columns)切断之后仍会持续一段时间,但是刺激截断部位上方的细胞并不会再产生疼痛讯号。Chang 也相信进入某一脊节的神经兴奋,能够抑制身体任何部位的疼痛;如果刺激和疼痛属于同一脊节或是相近的脊节时,则抑制的效果会更大。这观点和针刺止痛的临床经验互相符合。

Shen Ê、Tshai Thi-Tao 和 Lan Chhing 的研究也支持主要门阀机转位于脑干的想法。对猫的内脏神经做单次放电刺激(single-pulse stimuli)所引起的内脏——体节反射放电可以在较低的肋间神经记录到。在后肢穴位使用电针刺激可以抑制这些反射信号。如果在颈部或是上胸部的位置将脊髓完全横切,抑制信号被切断,针刺的效果就会消失或是减少。破坏上胸部两侧背角(dorsal horn)附近的部位,或是在同一高度将两侧的腹侧外侧束(ventro-lateral funiculi)切断,也会产生同样的情形。相反的由丘阜间(intercollicular level)的高度进行去大脑手术并不会对针刺效果产生负面的影响,因此大脑皮质并非抑制作用的来源。可见门阀机转必定位于脑干(中脑、脑桥或是延脑)的某一部位。

Tu Huan-Chi 和 Chao Yen-Fang 也用相同的电生理学技术进行类似的实验。他将猫切除大脑以后,只要停止疼痛刺激就不会再产生疼痛信号(切断脊髓背索时信号仍会持续),但是仍然保存了电针刺激后肢对内脏—体节反射放电的抑制作用。相反的,若将延脑下部或是颈部脊髓完全切断,则针刺的抑制效果会消失。要是在延脑的中央,包括大缝核(nucleus raphe magnus)的部位发生伤害,则针刺的抑制作用会明显地降低。在这两种情况下,刺激停止后的持续抑制作用(the long after-inhibition)都会丧失。切除小脑对针刺的抑制作用或是针刺后的抑制作用都没有影响。根据以上的结果,我们可以推定延脑内部的大缝核对针刺止痛作用一定扮演了重要的角色,尤其是我们讨论到超脊髓(supra-spinal)结构对内脏—体节反射活动(例如脏器的牵引疼痛所引起的反射)的输出性抑制时。

已经有实验证实使用电针刺激猫的巨髎(V3)、合谷(IG4)、足三里(V36)和耳穴的神门,可以抑制电刺激下齿槽神经和齿髓在延脑内部的脊三叉神经核疼痛敏感神经元所产生的放电。电针所用的电流量愈大则抑制作用能够持续得愈久(以毫秒计算)。苦防己毒素(picrotoxin)会缩短抑制作用的时间,马钱子碱(strychnine)不影响作用的时间,淀粉酸钠(sodium amytal)则会增加作用的时间,所以我们认为这个止痛作用的位置位于突触前。

相反的,也有些脊髓反射的实验认为门阀位于凝胶质(substantia gelatinosa)而非视丘。Hoffmann's 反射是由巨大快速的 Aα 纤维所传递。脊椎麻醉能够完全阻断 Hoffmann's 反射,但是针刺止痛会活化 Hoffmann's 反射而非阻断。由此看来针刺似乎会加强粗纤维的信号。其他的实验也支持这个结果。在人类膝窝上插两根针通上脉动式的电流可以刺激胫神经,利用示波器上的显示,可将电流强度调到恰能使小腿肌产生 H-反射但不出现 M 波,这表示只有巨大的本体感觉纤维被兴奋。然后用钾离子透入法测试脚,腹部及胸部上面六个点的疼痛阈值。胫神经上的刺激可使疼痛阈值提高到控制组的 150%,刺激 25 分钟后可以达到这个效果,刺激停止 20 分钟后作用才消失。如果在大腿上加一个充气的止血带使 H-反射消失并产生缺血现象,则止痛效果也会随着消失。江苏某医院的专家说:"直接刺激这些粗大的输入性纤维所产生的全身性止痛作用和传统使用的穴位相似,所以我们认为针刺所激发的输入性冲动,主要是经由周围神经巨大快速纤维传导的想法相当合理。"当然长久以来,人们就明白,针刺止痛对非由脊神经支配的头部和脸部区域也很有效。我们只能做出这样的结论:针刺对疼痛冲动的抑制效果可以在神经轴的很多地方——脊髓、中脑和视丘——记录到。一般来说,这些部位也正是中国神经生理学者和麻醉学者所认同的。

在这里我们应注意到 Melzack 的建议,他认为对身体周边部位加以针刺并不一定要经由来自下方的输入途径作用于门阀上。如果深部的感受器被针所刺激,信号经由一个直接的线路到达中脑的中枢交叉机转（central biasing mechanism），便可能会有一个非心理性，非大脑皮质性的输出作用（non-psychological，non-cortical efference）。可能有很多种超刺激止痛（supra-stimulation inhibition），这是中枢抑制作用的一种经验性活化，但是，它是在低于认知和大脑皮质的阶层运作。网状构造的细胞有着广大的感受区域，和身体很多部位都有神经联络。前文曾经提到，电刺激被盖干（tegmental tract）可使整个身体一半或 1/4 的区域产生止痛作用。因此我们可以产生一个想法，前述针刺的位置有时和皮节的关系相当混乱；但是如果有一个直接的通路由针刺点到达中脑，则门阀抑制也可以是输出性的。是不是在某些情况下止痛的作用完全来自和神经分布一致的输入性抑制；而在另外的情况下，输出性抑制的机转则扮演了部分角色？

八、神经化学因素

正如前文所提，有时我们会怀疑针刺止痛除了神经的作用外是否还有体液作用的成分。Kung Chhi-Hua 等人的报告似乎也证实了这个想法。他们对针刺肓门穴（VU51）的天竺鼠做交叉循环实验（cross-circulation experiments）并使用痛觉器（dolorimeter）测量。一只天竺鼠接受针刺，一只没有。连续记录 90 分钟痛阈升降的曲线后，发现那只与接受针刺的老鼠连接在一起但未接受针刺的老鼠对疼痛的忍受能力恰好介于针刺组和控制组之间。唯一的解释是某些具有止痛的神经体液经由血液输送流通的结果。

如果是这样，则这些神经体流也应该出现在脑脊髓液（CSF）才对，有许多实验证实这一点。将人造的 CSF 灌流到接受针刺止痛的兔子的侧脑室后再将这些灌流液注射到另一只兔子的大脑。由痛觉器的读数可以看出第二只兔子的止痛作用是第一只兔子的 82%。因此，大脑必定能制造某些止痛物质并分泌到 CSF 中。静脉注射利血平（reserpine，可以阻断吗啡的止痛作用）可以加强并延长针刺止痛的效果，但是如果将去甲肾上腺素、多巴胺（dihydroxy-phenyl-ethylamine），或是血清素（5-hydroxy-tryptamine）注射到脑室，则止痛的效果会降低到原来的程度。利血平的作用是将大脑内的单胺排空。相反的，在脑室内打入阿托品（atropine，可以阻断大脑内乙酰胆碱的作用），虽然可以使针灸止痛作用大幅降低，却不影响吗啡止痛作用。这个结论，除了很清楚地显示出神经体液的作用外，还可以看出针刺止痛的机转和吗啡止痛的机转稍有不同，前者靠乙酰胆碱作为中枢神经传递物质（central neurotransmitter），所以将大脑的单胺排空后，它的效果会更为加强；后者在乙酰胆碱的蕈菌素作用（muscarinic effect）被阻断后，仍然能够保持作用，但是当单胺的浓度很低或完全没有时，就无法维持它的作用了。

另一个研究利用针刺兔子后腿的丰隆穴（V40）和阳辅穴（VF38）进行大脑内单胺的研究。视丘的谷氨酸的浓度下降，但是延脑和视丘的血清素浓度却会上升；去甲肾上腺素或 γ-氨基丁酸（γ-amino-butyric acid，GABA）的浓度则没有变化。这个结果无法用"痛阈明显增加时大脑的代谢会增加"这样的说法来解释。余、卢、吴和萧等人则进一步测量不同的情况下用氚原子标记的血清素释放到 CSF 的情形。针刺足三里穴（V36）或是使用吗啡（效果较好）都可以提高兔子的痛阈，但是前者能使大量有标记的血清素释放到 CSF 灌流液中，后者则没有这个作用。他们的结论是针刺会活化大脑中血清素属的神经元（serotonergic neurons），吗啡则不会。其他的研究发现抑制血清素的合成能够加强电刺激中央缝核（median raphe nuclei）及其附近部位所产生的止痛效果。但是血清素活性和止痛之间的确实关系，以及针刺止痛和吗啡止痛之间的真正差异，仍令我们困惑。

大脑内部的单胺(例如血清素、去甲肾上腺素,以及多巴胺)都极可能和吗啡的止痛作用有关,但它们似乎都不是吗啡所直接作用的化学性受质(substrate)。这一篇论文写作之前,有很多的研究工作想要找出一种"鸦片接收器"(opiate receptor)物质的存在,这是一种可能存在于胼胝体(corpus striatum)或是大脑其他部位的细胞膜蛋白质或是多胜类。针刺止痛的输入性讯号是不是也能够直接作用于吗啡所作用的神经解剖部位,尤其是导水管四周的灰质(the peri-aqueductal grey matter)?这是一个很困难的问题。下文会提到另一个较为可能的假说。

大自然是否有先见之明知道人类会发现罂粟的性质,所以辛苦地为人类制造了鸦片接收器?这是一个很值得探讨的问题。于是人们便开始寻找生理状况下所产生或正常情形下便已存在的"类吗啡因素"(morphine-like factor)。这个名词是 Terenius 所提出,事实上他也是首先证实这类物质确实存在的学者之一。随后在 1975 年更有突破性的发展,Hughes、Smith、Kosterlitz 等人分离,证实并合成了两种内生性的吗啡同类物——脑啡肽类物质。两种都是不安定的多胜肽,作用较强的一种含有蛋氨酸(methionine),另一种则含有亮氨酸(leucine)。某些情况下,间脑啡肽(M-enkephaline)的作用是吗啡的 20 倍,对抗纳洛酮(naloxons)这种拮抗物的作用是吗啡的 3 倍。脑啡肽已经几乎可确定是一种神经传递物质,它们的接收器位于大脑内部和疼痛生理有关的部位,例如网状构造,不论是自发性或是被动性的,它们可以减少神经元的放电。长久以来它们没有被发现的原因可能是在正常情况下它们很快就被酶素破坏了。它们和吗啡有交叉耐受性(cross-tolerance),也就是说,要逐渐增加需求量才能得到同样的效果,而且它们的性质和分子都可以和吗啡互相取代,所以两者必定有共同的接收器。

随后的发现更令人惊讶,组成这些脑啡肽的氨基酸顺序也出现在脑下垂体荷尔蒙 β-lipotropin 由 91 氨基酸组成的氨基酸链中。因此,β-lipotropin 的片段结构能够和这些脑啡肽一样作用,而且作用更强。最强的脑啡肽,其止痛作用是吗啡的 20 倍,而最强的内啡(endorphins)则是吗啡的 50 倍。虽然这种 β-内啡注射到血液中以后仍然能够保持某种程度的作用,但是它必须在脑脊髓液和脑组织中才能发挥正常的作用。Snyder 和 Simantov 对鸦片感受器的问题和类鸦片的胜肽曾做了详细的回顾。

纳洛酮能够完全抑制针刺的止痛作用,如同纳洛酮对吗啡止痛和间脑啡肽止痛的抑制作用一般,所以可以肯定,脑啡肽和内啡必定在针刺止痛的历史上占有一席之地。同时,纳洛酮这个拮抗剂完全无法抑制催眠止痛的作用——很多学者以这一点作为证据,证明催眠和针刺的作用方式大不相同。切除脑下垂体(内啡的可能来源)可以使针刺的止痛作用消失。同样地,慢性颜面疼痛和三叉神经痛患者的脑脊髓液中内啡的成分有减少的现象,但是使用针刺和电针治疗这些神经疼痛症状的效果都很好。这些治疗效果仍然可以使用纳洛酮加以阻断。由 Madden 的实验可以清楚地看出内生性类鸦片物质对于疼痛调节所扮演的角色,他发现对实验动物施以急性而无法避免的压力会使脑脊髓液中的这些脑啡肽——内啡肽增加,同时动物的疼痛的反应也会减少。但是反复地暴露在压力下会使情况有所逆转,类鸦片胜肽的浓度也会跟着调整。有很多的根据认为脑啡肽和内啡肽足以解释前文所提到的交叉循环实验。

早在 1979 年就有人发现用内生性吗啡的同类物就可以解释安慰剂的效果。Levine、Gordon 和 Fields 发现纳洛酮可以阻断安慰剂对手术后牙痛的效果,表示受试者有能力动员自己体内的内啡。长久以来安慰剂的效果一直是一个谜,所以这是个惊人的发现。这个实验也能解释很多古老的观察结果,例如,反复使用安慰剂会使效果降低,随着时间需要增加安慰剂的剂量(耐受性），忽然停用安慰剂会引起戒断症候群，安慰剂可以部分改善毒瘾患者的戒断症候群等。当然，对任何族群而言，评估针刺这类治疗的止痛效果时，安慰剂的效果都是一个必然的基准线。

总而言之，体液成分参与针刺止痛的现象是毋庸置疑的事实。Pappenheimer 是第一个假设针刺止痛可能牵涉自然形成的吗啡同类物质的人，他对脑脊髓液中睡眠所诱发的 S-因素（sleep-inducing factor-S）的研究十分有名。很多实验观察到针刺止痛有很长的潜伏期（可达半小时），而且停止周边性刺激后，止痛效果仍然可以持续很长一段时间（长达 1 小时），如果考虑到化学性体液因素也参与作用，而不只是神经传导的作用，就很容易说明这种现象。所谓脑啡肽—内啡肽系统并不完全和前面所提到的门阀学说相符合，可能是传递输出性门阀关闭信号的鸦片感受体存在中脑和延脑的阶层而不一定存在于脊髓之中。输入信号可能先作用于产生内啡的细胞，然后这些多胜肽会发出输出性讯号将连接于疼痛神经末梢和大脑皮质之间的疼痛通路加以阻断。

目前仍然无法确定作用强大的神经传递胜肽是否作用于脑干较高的阶层。46 年前，Von Euler 和 Gaddum 在大脑和脊髓中发现一种能够降血压并使子宫收缩的物质，称之为 P 物质（substance-P），随后又发现它集中在脊髓的背根（dorsal roots）而非腹根（ventral roots）。20 年后 Lembeck 假设 P 物质可能是背根感觉纤维和疼痛传递纤维的一种神经传递物质；但是自此以后就再也没有任何进展，直到 1971 年 M.M. Chang 及其同事才分离出 P 物质并证实它是一种由 11 个氨基酸组成的胜肽（undeca-peptides）。脊髓背角（dorsal horn）后外侧（dorsolateral part）的 P 物质含量确实比腹（运动）角（ventral horn）多了几千倍，Otsuka 和 Konishi 的实验很清楚地指出，应该将 P 物质视为主要输入性感觉神经元的兴奋性传递物质。举例来说，巴氯芬（lioresal）这种拮抗剂能够阻断背根的传导，也能够完全抑制 P 物质的作用。仍然还有很多胜肽和疼痛的信号有关，并且存在于针刺作用的全身性系统中。控制这些物质的释放，能够形成进一步的抑制或是门阀现象。

（李约瑟、鲁桂珍著，周辉政、洪荣贵译，《针灸：历史与理论》，联经出版公司，1995 年）

经脉学说的早期历史：气、阴阳与数字

经络学说的起源不仅仅是中医学史上的一个问题，同时也与现实有着密切的关系。在今天，中医古典的学习仍是人们步入中医学的重要途径，史学研究将增进人们对这些古老时代所产生学说的理解，真正实现与当代学术的对话。这种时代要求也表现在中医现代化研究方面。20 世纪 50 年代以来展开的经络实质研究，在陷入一系列的困境之后，一些敏锐的学者开始呼吁，要回到历史中去理解中医。

在 20 世纪中期，中医学界开始关注经络理论的起源问题。随后开展的一些研究大多是从现代的一些中医概念出发去猜想经络学说的起源，这种非历史主义的研究路径注定是不能取得任何实质性结果的。它暗含着承认古代医家思考的恰恰是现代中医学所关注的问题，这本身就是件荒唐的事情。实际上，在这种研究思路下产生的一些经络起源假说，是缺乏解释性的，除了在学术界引起一阵兴奋外，并没有带来古代医学史研究任何实质性的进展。

1973 年和 1983 年出土的古脉书，让人们看到了一种比传世文献中记载的更为原始的经脉学说,一时引起中医学界的震惊,有关经络起源的讨论也变得热闹起来。不过这场讨论并没有取得什么实质性的结论,真正的进展出现在20世纪90年代。特别是黄龙祥有关脉诊与经脉学说起源关系的研究,在很大程度上复原了经脉学说产生过程中最为关键性的环节。但是,有关经脉学说起源研究也存在薄弱的地方。虽然一些学者注意到自然哲学观念对经脉学说形成的影响,但大都未能深入研究下去。本文致力于从医学内部问题的演进和自然哲学的影响两方面来捕捉经脉学说诞生的历史。

一、脉的观念的诞生

中国古人在西周时代已经具有了脉的观念,认为脉是人体内血液流布的管道,像江河一样,支流纵横。《说文解字》是公元100年前后完成的作品,他的作者许慎在提供小篆作为基本字体的同时,还收录了一些异体字,其中有被称为籀文的字体,据传是西周时期的汉字。一些文字学家也发现,它的字体结构与西周中晚期的金文颇多相合,而把它看成是早于春秋时代的字体。在《说文解字》收录的籀文中,发现有"脉"字,按其结构,可以隶定为"𧖓"。左边的字符代表血液,右边的字符象征着支干交错的江河,它们的合体反映了早期脉在人们头脑中的形象。

中国古人早期的这种脉的观念,很可能源自人们对体表静脉所做的联想。这样的解释非常符合我们日常的生活经验:我们最容易看到的身体组织之一就是体表突起的静脉。同时,现存文献上的证据也支持我们的解释。在反映春秋时代历史的文献《左传》中,存在我们所能看到的最早的一条有关脉的文献。虽然它谈论的是马身上的脉,但我们可以认为它反映了一种普通的脉的观念。公元前645年,秦晋交战。晋国打算使用郑国上贡的战马,大臣庆郑对此很为担忧。他认为,作战时应使用本地养育的战马,它们熟知主人的指挥。而由他国进贡来的战马,在战场上容易受惊,不听号令。它们"乱气狡愤,阴血周作,张脉偾兴,外强中干。""张脉"即涨起的血脉,给人以外强的感觉,表明人们从外面能明显看到。由此可以看出,这里所说的脉是体表可见的突起的静脉。"阴血"很可能表明古人已经观察到了静脉中的血是黑红色的。

中国古人早期的脉的观念虽然来源于对体表可观察到的静脉所做的联想,但这并不意味着他们有了现代医学意义上的静脉观念,如静脉的回流等。对他们来说,这些体表凸起的静脉,只不过是一些显而易见的局部的枝桠纵横的管子而已,里面流淌着黑红色的血液。他们只是从这些管状物出发,猜想它们就是人体中的血脉,从而构建了最初的脉的观念。这种脉的观念是粗浅的,在很长一段时间里它可能仅仅是在日常生活中的一个含混的观念而已,没有文献显示它具有医学上的深刻的意义。但是,在战国时代,脉的观念本身发生了颠覆性变化,开始成为医学中非常重要的观念。催生这种变化的思想上的重要因素,是春秋时期开始流行的气的身体观。

二、气的身体观的流行

大体从西周晚期开始,对于天灾人祸,一些思想家已经放弃了那种认为是鬼神作祟的观念,转而持一种自然主义的解释。气是这一时期出现的一种重要的观念,在后来的历史中,它几乎影响了中国人知识和审美活动中的诸多方面,其中包括医学。

气的观念很可能产生于古代学者对大气所做的联想,后来渗透进医家对身体的看法中。春秋时代晚期,气的身体观已经开始流行。气被看成是在身体内流动的东西,当这种流动受阻时,身体就会生病。《左传》记载,公元前541年,郑伯派宰相子产作为使者访问晋国,探视晋侯的病情。在晋国滞留期间,他曾对晋国的大臣叔向讲述了一段养生的道理。"君子有四时:朝以听政,昼以访问,夕以修令,夜以安身。于是乎节宣其气,勿使有所壅闭湫底以露其体,兹心不爽,而昏乱百度。今无乃嘻之,而生疾矣。"君子在不同的时段要做与之相应的事情,如早晨要听政,夜晚要使身体得到安息等,以此来节制和畅通身体里的气,不要使气有所阻滞以使身体虚弱,罹患疾病。稍晚时代的孔子有一段讨论人生修养的话,记载在汇编其言论的《论语》中。孔子说:"君子有三戒:少之时血气未定,戒之在色;及其壮也,血气方刚,戒之在斗;及其老也,血气既衰,戒之在得。"在人的一生中,少年、壮年和老年时期的血气是有变化的。这种变化决定了那个时期人的身心特征。针对这些特征,孔子提出要戒色、戒斗、戒得。

上面两段材料虽然让我们看到的仅仅是春秋时代气的身体观的一些片段,但从中我们可以发现一些重要的观念。生命从诞生到死亡,它的变化是由气或气血来推动和决定的。身体疾患的发生,从最深层的原因来看,是由体内气的亏损与异常的阻滞造成的。

这种气的身体观带给医学上的一个重要变化,是医家开始认为,气才是根本反映身体状况的东西,并在临床诊断中引入对气的观察。《左传》记载,公元前552年,楚康王让薳子冯做令尹,掌管楚国的军政大权。薳子冯称疾不仕,饿着睡在床上。楚王派医生去探视他。医生回来禀复楚王,说他"瘠则甚矣,而血气未动"。意思是说他非常瘦,但血气没有异常的变化,断定他没有病。这是目前我们所能看到的最早的有关临床诊断的记述,它没有交代医家是如何来观察血气的。但它反映了一种现象,即在这个时代,气已经变成医学诊断上最具本质意义的东西。

三、"动脉"的发现

当医家们认为气才反映着身体的本质状况时,他们开始致力于发明一些能够诊断身体内气的状况的方法,脉诊正是在这种背景下诞生的。在日常生活中,我们会注意到一些行走到体表的动脉的搏动,手腕桡侧的脉搏是我们最为熟知的。实际上,在身体的许多部位我们都可以指触到脉动。古代医家认为这些脉动,是体内气动的表现,通过对它们的触查,可以把握身体的健康状况。

这种最为原始的脉诊方法,我们还能在后来的文献中看到它的蛛丝马迹。《素问》是一部汉代成书的著作,但在该书《三部九候论》篇中保留有早期脉诊身体气的状况的内容。该篇提到指触"两额之动脉"以观察"头角之气",指触"两颊之动脉"以观察"口齿之气",指触"耳前之动脉"以观察"耳目之气",反映了脉诊的诞生与气的身体观有着密切的关系。

脉诊在后来的发展过程中有了许多变化,涌现出了一些不同的流派。一些医家团体关注动脉搏动的异常与疾病的关系,在叙述上形成一套固定的格式,即所谓的"是动则病",意指某某脉动则病。还有一些医家关注触察动脉搏动时指下所感受的虚实、滑涩、浮沉等,发展出了一套脉象学说。虽然这些变化使脉诊与气的关系变得隐晦起来,但是,它在另一方面也显示了人们对动脉观察的多样化发展。

灸刺疗法的实践成为在脉诊之外的另外一条观察动脉的重要途径。它与动脉发生关系,很可能和气的身体观及脉诊的流行有关。在马王堆和张家山出土的古脉书中,已经出现了灸刺相关动脉部位的内容。在《素问》和另外一部成书于汉代的著作《灵枢》中,我们能够看到更为典型的材料。《素问·骨空论》记载的灸寒热之法中,提到灸毛际动脉和跗上动脉。《灵枢·杂病》提到,气逆上时,刺胸下动脉;腹痛时,刺脐左右动脉等。对一些大动脉的针刺是危险的,《素问·刺禁论》提到，刺跗上，中大脉，血出不止死；刺阴股中大脉，血出不止死等。这里的大脉分别是足跗上动脉和股动脉。

脉诊和灸刺动脉，带来了古人对动脉的大发现，它们后来演进成一些穴位。其中一些以"溪""谷""渊""泽""冲"等命名，如上肢的少冲、中冲、关冲、太渊、合谷、尺泽、曲泽，下肢的太溪、太冲、冲阳、解溪，头部的率谷等，表明古人将这些部位看成是气血涌动的地方。动脉也被看成是脉气在体表的出入之处，故医家又多称这些部位为脉口或气口。出于同样的考虑，医家也将一些动脉部位命名为"门"，如上肢的神门、郄门，下肢的冲门、箕门等。一些动脉部位还被看成是储藏气的地方，如胸部的气舍、上肢部的天府等。

在早期脉学中，也有体表静脉被误作为动脉。这里特别要提到的是贯通足下肢内侧的大隐静脉。在出土古脉书中，记载了一种脉诊方法，以一手于踝上触按这条脉，以另一手当踝前叩击，触按的手就会感到此脉的波动。显然，医家把这种因叩击而产生的血流的波动误为气动，从而把这条静脉也纳入脉的体系内。该脉后来被称为"足太阴脉"。

这里同样需要指出的是，古代医家所谓的"动脉"，虽然在部位上相当于现代医学意义上的、走行到体表的一小段动脉，但这并不表明古代医家具有了现代医学意义上的动脉概念，知道了动脉与静脉的区分等。在古代医家那里，所谓"动脉"，指称的就是在体表可指触到的跳动的脉，它是隐藏在身体里的更长的脉在体表的露头。它的跳动，是由脉内的气的活动造成的，与现代医学上的动脉概念有着天壤之别。

对动脉的兴趣，也带来脉的观念的很大变化。原初脉的观念来源于对体表可见静脉所做的联想。当人们发现动脉之后，气成为在脉内流注的东西。体表可见的静脉，因为指触不到气动，而陷入一种尴尬的境地，游离于脉的观念的边缘，以至于后来在民间人们称这些体表的静脉为"青筋"。有关脉的观念，开始以动脉为模式进行构建了。

四、太少阴阳四脉

伴随着动脉的大发现，古代医家知道了更多的脉动部位。这些散见在体表的、不规则的脉动点究竟意味着什么，显然引起了一些医家的兴趣和猜想。其中，一种在足部构建的太少阴阳四脉学说，在经脉理论的形成过程中扮演着重要的角色。它的出现，则又受到当时流行的宇宙论的影响。

在战国时代，人们已经开始认为，四季的变化是由阴阳二气的推移造成的，即"春秋冬夏，阴阳之推移也"。为了更为精致地说明在不同季节阴阳的强弱变化，他们提出了太阳、少阳、太阴、少阴的观念。由少阳到太阳，阳气转为极盛，为春到夏。物极必反，阴气开始萌生，复由少阴转化为太阴，为秋到冬。如此循环不已，形成四季的变化。它们与四季的配属见表5-14。

表5-14　四季与阴阳配属表

四季	春	夏	秋	冬
阴阳	少阳	太阳	少阴	太阴

天人合一是中国古人思考问题的一个重要方式，医家们会感兴趣将身体中的一些事物与这种太少阴阳的宇宙框架联系起来。在足部建立脉的太少阴阳学说，显然又与足部的形态和医学实践有关。足部很容易诱发人们将其与太少阴阳的宇宙框架联系起来。它天然地分为足外踝侧和足内踝侧，每侧的踝骨又将该侧二分，形成四个对称的部位。在阴阳观念中，内为阴，外为阳；

前为阴,后为阳。依据这些原则,则足外踝侧为阳,足内踝侧为阴。内踝前侧又为阴中之阴,为太阴;内踝后侧又为阴中之阳,为少阴。足外踝侧可依次类推。由此,足踝部位完美地体现了太少阴阳这种宇宙框架。早期的灸刺疗法主要集中在足部附近,足踝部还是脉诊的重要部位,医家们对这些部位的动脉投入了更多的关注。另外,足踝部发现的若干处动脉,也助长了人们将它们的分布与这种宇宙论联系起来。人们在足踝部发现的若干处动脉分别是:足内踝后侧太溪部位(少阴)动脉、足内踝前侧(太阴)伪动脉——足大隐静脉、足外踝前侧丘墟部位(少阳)动脉。

在人类的知性活动中,观念的力量往往让经验观察变成它的婢女,如一些古代医家确信,一年有 365 天,人体就应有 365 穴、365 络、365 节等。在足部脉的阴阳学说构建中,我们同样可以看到这种知性的活动。当医家们确信足踝部脉的分布是合乎太少阴阳的宇宙框架时,是否存在一一对应的身体现象似乎就不太重要了。在足外踝后侧(太阳),古人很难指触到脉动[1],但从太少阴阳的宇宙框架出发,他们确信这里存在脉。由此,脉的太少阴阳学说形成了。它们的名称与部位见表 5 - 15。

表 5 - 15　足部形态与太少阴阳四脉

部位	足内踝后侧	足内踝前侧	足外踝前侧	足外踝后侧
阴阳	阴中之阳	阴中之阴	阳中之阴	阳中之阳
脉	少阴脉	太阴脉	少阳脉	太阳脉

在足部建构的脉的阴阳学说,后来又被复制到臂部,产生了臂太阳脉、臂少阳脉、臂太阴脉和臂少阴脉这些观念。为了以示区别,在足部的太少阴阳四脉上又加上了"足"字。不过,在出土古脉书中,还残留有这些未加"足"字的脉。

五、阴阳观念与脉的循行

对古代医家来说,脉一直是体内血液流布的通道,具有相当的长度。当脉在医学中变得日趋重要后,医家们会更为急切地希望了解脉在体内的循行。脉诊虽然带来了"动脉"的大发现,但这些体表上散乱的动脉点并不能告诉我们脉在体内的真实路径。那么,古人是如何描画出体内脉的循行的?出土古脉书为我们解决这一问题提供了线索。

与后世的经脉学说比较起来,古脉书的内容要原始和简略得多。正因为如此,它更能让我们看清早期经脉循行的特征,即它们的分布有着极其规则的一面。出土脉书中经脉循行的大体特征如下:在四肢,阳脉循行于足臂的外侧,阴脉循行于内侧。在躯干,阳脉循行于体外部,阴脉循行于体腔内部。阳脉尚要循行到头部,而阴脉则大都止于体腔内。各脉之间基本上没有交叉,呈平行的分布。上面这些特征是就其大体情况来说,也有极少地方与这些规则不合。在后面的论述中大家将会看到,这种与规则的差违,是由一些具体的情况造成的对规则的修正。

科学史研究表明,观念在人们的探索活动中扮演着极其重要的角色。古希腊时代的自然哲学家毕达哥拉斯,教导人们大地是球形的,并不是出于一种经验主义的原因,如日月食时影子出现圆形轮廓,而是在理论上他认为所有固体中最完美的是球形。古脉书中经脉的规则分布,也令人怀疑它是基于一种观念的安排。当我们怀着这样的问题意识来考察经脉循行的路线问题时,再次看

---

[1] 解剖医学表明,足外踝后侧有外踝支动脉走行,不过它被筋膜等所包裹,不易被指触到。

到经脉学说背后隐藏的阴阳观念的影子，从而对经脉循行路线的确定可以提出一种新的解释。

当医家们在足踝部提出了一个太少阴阳四脉的学说时，这四条脉也就获得了相应的阴阳属性。在中国古人的观念中，物以类聚是事物之间产生关系的一个路径。这一原则规定了阳脉只能走行到身体的阳性部位，而阴脉则只能走行到身体的阴性部位了。实际上，十一经脉走行的特征恰恰遵循了这一原则，这暗示着古代医家正是按阴阳的观念来确定脉的走行的。四肢部位外侧属阳，内侧属阴，故阳脉走行外侧，阴脉走行内侧。在进入躯干部位时，体腔内属阴，体腔外属阳，故阴脉开始向体腔内循行，阳脉则走行于体腔外部。如臂太阴脉和臂少阴脉之心，足太阴脉与胃相联，足少阴脉之肝。而阳脉则不见与内脏有关。在身体观念中，头部一直是属阳的，故阳脉走行到了头部。太少阴阳四脉存在阴阳上的强弱差异，因此，它们也要在相应的、在阴阳上或强或弱的部位循行。这使得它们呈现一种平行的分布，而不互相交错。这种情况在四肢部位表现得尤为明显。

在身体的阴阳划分上，往往因视角的不同而出现差异。在一些医家的学说中，又认为背为阳，腹为阴。与上面提到的体腔内为阴，体腔外为阳的观念明显属于异质的观念。中国古代医家在构建学说时具有折衷倾向，在确定脉的走行时，他们将两种观念进行了调和。如足太阳脉在走行体腔外部的同时，也遵循了背为阳的观念。足太阳脉按其性质，属于阳中之阳。该脉在从足外踝后侧上行到躯干部位后，开始弯向脊柱方向，然后挟脊上行。因为作为背的中央的脊柱附近，属于阳中之阳。

阴阳诸脉按各自的属性在身体的相应部位延伸的同时，也与脉诊在这些部位发现的一些动脉发生了关系。这些进行脉诊的动脉被整合进经脉中，成为经脉的一个部分，如臂内侧的尺泽和天府就被整合进臂太阴脉中。在这种整合过程中，一方面经脉的路线得到修正，另一方面，身体各处发现的、不规则的动脉，因被整合进经脉这种身体系统中，而获得了新的意义。

六、数字与脉学的综合：十一脉

在战国到东汉这数百年间，经脉学说先后有过 4 次大的综合，它们的成果分别形成十一脉学说、十二经脉学说、奇经八脉学说和二十八脉学说。其中，十二经脉学说后来成为主导的经络理论。出土古脉书中的十一脉内容，是经脉学说的第一次综合，十二经脉学说是在它的基础上发展而来的。

十一脉学说包含 5 条阴脉和 6 条阳脉。关于这一点，早在 20 世纪 90 年代初，廖育群就指出，这不是一种经脉学说尚不完善的结果，恰恰相反，它是按照天六地五这种阴奇阳偶的数术观念决定的。这是一种非常重要的观点，它揭示了十一脉学说的构建与一种数字神秘主义有关，遗憾的是，这种观点没有得到进一步的发展。

"天六地五"，是春秋时期就已经出现了的一对神秘数字。《左传》记载，公元前 541 年，在晋侯罹患那场大病时，秦国派医和去给晋侯诊病。医和分析病因时提到了一种宇宙论，认为"天有六气，降生五味，发为五色，征为五声"。《国语》更将其概括为"天六地五，数之常也"。所谓"数之常"，意味着宇宙是按五、六的数目生成的。

这种神秘的数字观念，很可能在战国晚期的一些地方得到了复兴。信奉这种观念的医家团体首先用它对一些经脉学说进行了综合。对他们来说，身体里的经脉也应该是五条阴脉六条阳脉。最终，他们以太少阴阳四条经脉为基础，再加入阳明脉和厥阴脉，凑足了一个五阴六阳的经脉体系。

五阴脉：足厥阴脉、足少阴脉、足太阴脉、臂太阴脉、臂少阴脉。

六阳脉：足少阳脉、足太阳脉、足阳明脉、臂少阳脉、臂太阳脉、臂阳明脉。

在这种新学说的创建过程中，他们分别将可能起于颈部的阳明脉和腹股沟的厥阴脉，延长到了足部，形成足阳明脉和足厥阴脉。仿照足阳明脉，在臂部的相应位置，确定了臂阳明脉的路线。在这种新学说中，足臂三阳脉大体呈平行分布，空间分布上的顺序依次为太阳脉、少阳脉、阳明脉。足臂三阴脉也呈平行分布，在空间上的分布，依次为少阴脉、厥阴脉和太阴脉。只是在足内踝上5寸(一说8寸)处，足厥阴脉与足少阴脉发生了交叉，走行到脚面。这种例外情况，与其具体的走行位置有关。厥阴脉在腹股部位处于足太阴脉和足少阴脉之间，下行到足内踝上侧。由于内踝前侧和后侧分别为足太阴脉和足少阴脉，已没有它走行的余地，因此，它只能在踝上改变下行方向，与足太阴脉相交，然后走行到脚背内侧。

阳明脉和厥阴脉是在太少阴阳四脉之外独立发展起来的经脉学说。一些医家为了构建合乎"天六地五"的经脉体系，而将它们与太少阴阳四脉学说折衷在了一起。由此形成了中医学中独特的三阴三阳观念，并在后来的中医学的发展中，产生了不小的影响。

经脉循行学说主要是一种基于阴阳观念构建的理论，不能看作是一种客观的知识。把经脉作为一种真实的存在去接受，难免不引起困难。中医现代化研究中寻找经脉实质的研究最终陷于困境，主要原因正在于此。

(韩健平，《自然科学史研究》，2004年第23卷第4期)

中日对传统经穴部位的争论及其当代意义

针灸疗法诞生后，于2000多年的流传过程中，产生了大量著述并积累了丰富的临床经验。与此同时，不论在其诞生地中国还是世界其他国家，经穴部位和名称都出现了不少的差异。20世纪90年代以来，以针灸为首的中医作为补充与替代疗法被世界各国所关注。广泛使用针灸的东亚各国，特别是中日两国对针灸定位的不统一，不管是对亚洲各国之间的沟通，还是针灸向世界各国的传播，都会产生一定的阻力。2008年WHO经穴定位国际标准的出台，对针灸腧穴理论的当代发展影响很大，并在世界范围内引起了广泛的关注与讨论。

从2003年10月WHO在马尼拉召开了第一次非正式国际经穴部位标准化咨询会议，确定了标准化工作的内容和进度，一直到2006年11月，与会专家终于在355个经穴部位上达成统一意见，还有6个经穴部位在标准中以备注的形式记录了两种意见。其间，各国代表在近百个经穴上发生了分歧，尤其是中日之间在67个经穴定位上意见不一致。日本此前的教科书及相关学理、标准等都要根据此标准进行修改。

第二届日本经穴委员会对中日之间的各类分歧进行了归纳与总结，并逐一列出两国对361个经穴的定位及依据。王勇、黄龙祥根据各国在经穴定位上的分歧，进行了原因追溯，主要有骨度、文本传抄理解有误、概念演变等。"日本医道の日本社"在其期刊《医道の日本》上连续开辟专栏，刊载与会专家的相关研究。这些研究虽然都或多或少地遗漏了中日之间存在分歧的经穴，原因分析上存在逻辑的交叉和重叠，但是其详实的会议资料和专业的研究方法都很值得借鉴。目前，对中日之间在经穴定位上的争论所进行的原因分析仍仅限于对历代针灸文献的研究，从社会、政治、经济等经穴定位以外的因素进行的研究还比较少。而社会背景恰恰最能对这一场争论的原因及当代意义进行合理阐述。中日两国在针灸传承发展过程中为什么会逐渐产生分歧,两国是如何看待 WHO 经穴定位国际标准的,两国在经穴部位标准化过程中为什么会出现强烈的争执等,这些问题对中日两国未来之针灸发展及其各自掌握当代针灸领域的话语权都具有重要意义。为了回答这些问题,本文在已有的文献研究基础上,将更加注重社会背景的考察。

一、WHO 会议上中日的分歧意见

此次 WHO 经穴部位标准化会议中,中日之间存在的分歧比较多,韩国除在个别经穴上和日本意见一致之外,基本和中国一致,未见韩国持独立意见的情况。中日之间在经穴数量、个别经穴的命名以及最重要的经穴部位上均有分歧。

1. 经穴数量　虽然早在 1989 年的 WHO 日内瓦针灸用语标准化会议中,就决定了经穴总数为 361 个。但该决定并未引起日本针灸业界及教育界的关注,日本教科书记载的经穴总数仍为354 个。这与在日本流传甚广的《十四经发挥》所载经穴数量一致,日本在此次会议的提案也大多依据该书。2008 年 WHO 经穴定位国际标准出台后,日本方面需要将眉冲、督俞、气海俞、关元俞、风市、急脉、中枢共 7 个腧穴由原来的经外奇穴变为经穴,经穴总数增为 361 个。

2. 经穴名称　经穴流传过程中,历朝历代的针灸典籍对经穴的命名不尽相同。WHO 经穴定位国际标准出台后,日本将其原来的飞阳、客主人、足阳 3 个经穴名称按照中国命名变为飞扬、上关、膝阳关。

另外,日本按本国习惯仍保留了几个经穴的命名。如在中国"禾髎"和"和髎"发音一样,为了相互区别,经常在"禾髎"前面加一个"口",称为口禾髎。日语中两者发音不同,没有混淆的问题,所以该标准日文版和教科书仍然只记为"禾髎"。以及中国的"列缺",该标准日文版中将"缺"改为本国常用字"欠",称该穴为"列欠",同样的将"缺盆"称为"欠盆"。

3. 经穴部位　除了上述分歧以外,最重要的是中日两国对经穴定位的分歧。日本原教科书、通说及理论共计有 67 个经穴部位与中国不同[①],具体这 67 个不同又可以分为以下几种类型(表 5-16)。

(1) 经络走行不同:日本历来不重视经络,经络经穴学说还曾一度被废止。此次标准化中日在肺经、心包经、脾经的局部位置走行上存在分歧。标准化后,日本肺经在上臂的走行由原来的上腕二头肌的肌沟中,变成了外侧缘。又因为肺经向上臂肱二头肌外缘移动后,心包经就移向了上臂肱二头肌的长、短头之间。脾经在腹部的走行向外移动了 0.5 寸,由原来的前正中线外方3.5 寸变为 4 寸[②]。相应的天府、侠白、天泉、大横、府舍、腹结、腹哀的位置发生了变化。

"宁失其穴,勿失其经"是中国针灸界广为流传的说法,可见对"经"与"穴",中国更重视经的功能。大多数初学者取穴难以做到准确无误,在过渡时期取穴进针要遵循"在不偏离其所选取的经络上"这一原则进行,通过调整针刺的方向、角度及手法的运用以达"气到病所"之目的,这即是传统意义上的循经取穴。所以,对经络走行的纠正在经络学意义上更为重要。

(2) 骨度不同:骨度法是利用身体各部位的长和宽作为体表指标决定经穴部位的方法。古

---

① 王勇、黄龙祥的研究起点为 2003 年 11 月经穴定位国际标准项目启动时。当时,中、日、韩三国专家在 92 个经穴定位上存在分歧。《WHO 経穴部位国際標準化の経緯と今後》一文总结的中日的定位差异经穴数为 64 个,遗漏了地机、和髎、肘髎、浮郄,多出了箕门。实际上,中日对箕门的定位一致,但均比 WHO 定位低 4 寸,未见相关依据的研究及报道。

② 《WHO 経穴部位国際標準化の経緯と今後》一文只提到了心包经和脾经的变化,遗漏了肺经的变化。

代骨度取穴存在不同的体系,如《黄帝明堂经》中的一寸是身长的七十六点四分之一,与《灵枢·骨度》的七十五分之一不同。后世医家在总结不同时代的腧穴定位时,如果不进行各骨度体系之间的转换,腧穴位置必然会出现分歧。此次 WHO 经穴定位国际标准采纳中国的意见,将日本原来小臂的骨度由 10 寸变为 12 寸,受此影响,孔最、列缺等 21 个经穴的位置发生了改变。将臀沟到膝窝横纹的距离由 12 寸变为 14 寸,受此影响殷门和浮郄的位置发生了改变。

(3)其他:除了受经络走行和骨度不同的影响之外,另外一些意见不一致的经穴部位很难进行归类。经穴取位主要以针灸古籍为基础,经过长年实践经验的积累,来确定具体的位置。除了文献原因外,还有出于安全考虑和便于取穴的考虑等。

表 5－16　差异经穴分类表

内　容			经　穴	个数
奇穴变正穴			眉冲、督俞、气海俞、关元俞、风市、急脉、中枢	7
名称(日本—中国)			飞阳—飞扬、客主人—上关、足阳关—膝阳关	3
经穴部位(67)	经络走行不同	肺经	天府、侠白	7
		心包经	天泉	
		脾经	大横、府舍、腹结、腹哀	
	骨度不同	小臂	孔最、列缺、经渠、偏历、温溜、下廉、上廉、手三里、支正、养老、郄门、间使、内关、外关、支沟、会宗、三阳络、四渎、阴郄、通里、灵道	23
		臀沟到膝窝横纹	殷门、浮郄	
	其他		鱼际、合谷、扶突、承泣、颊车、下关、头维、犊鼻、丰隆、解溪、冲阳、天宗、天窗、精明、秩边、合阳、金门、京骨、颔厌、悬颅、悬厘、曲鬓、日月、膝关、期门、廉泉、地机、和髎、肘髎、阳交、外丘、禾髎、水沟、迎香、劳宫、中冲、环跳	37

二、造成中日经穴定位分歧的主要是文献原因

如上文所述,中日两国在骨度、经络走行部位以及取穴上的不同意见均会影响两国对经穴的定位。那这些分歧意见的依据又是什么呢?通过逐一分析中日关于差异经穴提案的具体依据,可将其原因进行如下分类:对文献的理解不同;文献记载不一致,其中包括文献自身的发展变化;文献记载不明,有时也可能导致不同的理解;为安全便利在取穴过程中积累的经验等。当然,造成今天各种差异的原因是非常复杂的,这些原因之间也会彼此交叉,互相影响,其原因和结果又都会反映在文献中流传于世。这里为便于研究,将可能的原因简化、抽象为这样几个方面。具体的内容及相互关系如图 5－5 所示。

在此基础上,通过对这些原因进行统计与进一步地分析,试图解答造成经穴定位差异的主要原因及其影响的问题。如表 5－17 所示,可以将这些原因进一步分为文献的原因和人的原因。文献记载不一致或者流传过程中发生了变化,以及文献本身的记载不明确等可以认为是文献自身的原因。而对记载相同的文献理解不同和实践中的取位不同则是使用针灸经穴的人的原因。当然文献记载不明和理解不同这两个原因之间会有相互影响和交叉的问题,为便于统计,这里暂忽略不计。

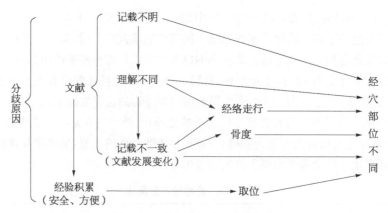

图 5-5　中日经穴定位分歧原因

表 5-17　差异经穴部位的原因及数量统计

可能原因		分　歧	穴位数
文献原因 73.1%	文献不一致	前腕骨度(21)、臀沟到腘横纹的距离(2)、合谷、迎香、地机、府舍、腹结、大横、腹哀、秩边、期门、头维、劳宫、中冲、日月、天窗、合阳	38
	文献变化	颊车、金门、水沟、口禾髎	4
	文献记载不明	丰隆、解溪、冲阳、环跳、阳交、外丘、廉泉	7
人的原因 26.9%	对文献理解不同	天府、侠白、天泉、鱼际、肘髎、下关、天宗、耳和髎、京骨、颔厌、悬颅、悬厘	12
	取位不同	扶突、承泣、犊鼻、睛明、曲鬓、膝关	6

　　通过统计不难看出,中日之间对经穴部位存在分歧的最主要原因是文献本身的原因。中日之间 67 个定位存在分歧的经穴中,其原因可以归为文献原因的多达 49 个,占总数的 70% 以上。其中最重要的原因是文献记载不一致,造成定位分歧的经穴多达 38 个。也就是说,中日之间经穴定位存在分歧的首要原因就是其各自依据的针灸文献不同。其实这并不仅仅是中日之间意见分歧的原因,也是中国国内经穴定位存在差异的主要原因。黄龙祥认为,一些早期针灸古籍经历代传抄脱误或为后人妄改所致的文献记载不一致是腧穴文献中存在的主要问题。文献记载的不一致必然导致依据不同文献的人对经穴定位的不一致。师徒之间的口传身教传播范围毕竟有限,历代针灸文献仍然是经穴定位最为重要的依据,即便是历代医家在实践中对一些经穴刻意进行的更方便、安全或有效的定位,基本上也是以文献记载为基础的。

　　此次 WHO 经穴部位标准化的主要依据也是文献分析,而中国作为针灸的发源地,其保存的文献无论是数量上还是可靠性上,以及医家对文献的理解程度上,都是任何一个国家所无法比拟的。所以绝大多数存在分歧的经穴,最后都采纳了中国的意见。

三、中日对待 WHO 经穴定位国际标准的态度

　　日本对各类针灸文献的记载往往会全盘接受,不同时代文献内容的更替也不明显。这体现在日本国内对一个穴位的定位通常会有多种意见,其国内的教科书、理论和标准常常不一致。统计发现,仅本文研究的这 67 个经穴中,日本国内有多种意见的就有 20 多个,日本的教科书中也会同时记载这些不同的意见。这在某种程度上反映了日本人精神生活中独特的折衷主义的思考

态度。日本人往往会同时承认那些完全矛盾或者对立的现象、事物，不怀疑、不拒绝，在日本的日常生活中这种态度也随处可见。有学者认为这种模棱两可的态度，很难引起理论上的争论，因此也很难获得普遍真理，使日本人陷入无理论或反理论的境地。但是从另外一个角度来看，这种兼容并包的态度，在接受外来文化方面，似乎也并不是全无益处。这可能也是日本在中国国内积极进行经穴部位的统一工作时，却并没有对此表现出太大兴趣和关心的原因之一。

正如前文所述，针灸在其发源地中国的流传过程中，也产生了诸多分歧。与日本不同的是，中国历朝历代的学者特别是政府都会有意识地总结、分析腧穴理论学说、概念以及定位的差异，进行不同层次的针灸腧穴标准化工作。例如宋代《铜人针灸腧穴图经》，就是作为国家标准颁布的。而目前的中国国家标准也是几经修改，1990 年国家技术监督局颁布了中国也是世界第一部经穴定位国家标准 GB 12346—1990《经穴部位》。1991 年依据 WHO《针灸穴名国际标准》（90/8579‑Atar8000 A Proposed Standard International Acupuncture Nomenclature），修订为《腧穴名称与定位》。2006 年又颁布 GB/T 12346—2006《腧穴名称与定位》，代替 GB 12346—1990。可以毫不夸张地说，针灸在中国的发展史是充满了差异、不断修正与标准化的历史。

2005 年，在 WHO 经穴部位标准化工作开展之初，中、日、韩三国之间存在分歧的经穴部位曾多达 92 个，会议气氛也相当不友好。经媒体报道之后，引起日本国内轩然大波，短短数月内产生了大量相关报道。因为日本媒体大多将经穴部位宣传成绝对的固定点，造成很多患者对此前进行针灸治疗的经穴的有效性和安全性产生了怀疑和不安。但是，针灸师对这些报道却并不是很在意。患者的怀疑和不安带来了医患之间的直接对话和沟通，进而讨论针灸如何产生治疗效果的也不在少数。而在这之前，患者大多不关心针灸师所用穴位，只要能治好病就行。中日两国的患者对腧穴的认识及重视程度是基本一致的，但日本的针灸师对腧穴定位的关注明显不如中国方面。

腧穴的概念、涵义、日本独特的腧穴观以及 WHO 经穴定位国际标准自身的制定依据、目的和意义都影响了中日两国对该标准的态度。首先，针灸治疗中所用经穴的位置与标准位置略有偏差，对针灸治疗的有效性及安全性的影响究竟有多大呢？因为腧穴并不是几何意义上无体积、无面积的点，而是一个小的区域，而且腧穴的功效位置比其坐标尺寸更为重要。所以临床中，只要在腧穴区域实施治疗就会产生功效。虽然越接近腧穴位置效果越好，但是再好的针灸医师也不能保证每一针都准确地扎在同一位置上。

日本的针灸师在取穴时非常注重手指末端的感觉。他们善用指端感受腧穴所在区域皮肤表面温度、湿度、硬度的变化，并通过按压不同区域时患者的反应来选取治疗点。他们认为腧穴会随着患者及病情的不同而发生各种变化，包括位置的变化。这就是中医在日本上千年的发展过程中所形成的独特的诊断方法——触诊，在腧穴疗法中的具体体现。在日本针灸师心里，理论和实践是两件应该分别予以考虑的事情。极端地说，相比理论上的经穴标准部位，用手指感受到的部位才是最重要的，几厘米几毫米的事情不应该是临床医生所考虑的。所以，在日本的医疗实践中，更多的是依靠临床经验在标准部位周围探寻最恰当的治疗点，并不是非常介意所选取的治疗点在不在 WHO 制定的经穴标准部位上。中国也存在类似的情况，只是在实践中相对于经穴部位，更看重经络走行。

另外，此次 WHO 经穴定位国际标准的制定，重点是"文献学的研究"，即通过比较各针灸典籍记载的经穴位置，确认、修订中、日、韩之间的差异。除了文献分析以外，还提出要结合临床实际应用及实测比量的方式。在古代文献定位描述不明确时，根据体表解剖标志、经穴之间的关系、穴名、取穴法、穴位图及模型等其他原则判定。相对于临床实践，这些原则基本上更偏重于理论。与会学者也指出，此次标准化虽然尽量以解剖学术语描述经穴部位，但所确定的标准部位并没有包括解剖学和形态学的学术确认，仅是文献方面的统一。今后还要通过经穴的形态学、功能性、临床研究等，探讨标准与非标准经穴部位之间的差异和共通点，也就是要加强实证研究。这是因为目前对经络、腧穴的现代科学研究仍然没有取得突破性的进展，对其实体的探寻还在摸索中，因无法提供解剖学和形态学方面的支持，只能依靠文献资料。

因此，WHO 经穴部位国际标准以及中国国内制定的相关标准，实际上大多只是以文献为基础的、理论上的标准，并非要求针灸师在治疗实践中完全遵守，实践中也不可能达到完全一致。该标准更多的是要为临床实践提供一种指导性和提示性的作用，同时便于今后国际合作研究的沟通与对话。这也是中国不断推进标准化工作的初衷和意义所在。而日本由于折衷主义的思考态度、变化的腧穴观和临床取穴的技术特点，无论是理论界、针灸师还是患者都不是很看重经穴部位的标准化工作。

四、日本积极参与国际标准的制定源于对中医普及的恐慌

如前文所述，日本原本无论在理论还是实践中都不是很介意经穴部位不统一。在中韩积极进行标准化工作的同时，日本却解散了参与 1989 年日内瓦会议的（第一届）经穴委员会。日内瓦会议决定的内容也并没有反映在 1996 年的针灸教材改革中，自然也没有在日本得到普及。当然，这不意味着日本的传统医疗和腧穴疗法不受重视，相反近年来在科研和临床治疗上都取得了很大进展，只是在推进标准化的工作方面不如中韩积极。与中韩积极制定国内标准、加强传统医疗管理与教育相比，日本学者都不禁感慨自己落后了很多。但是，此次经穴部位标准化会议上日本的态度却非常积极，这不仅体现在参与讨论的过程中，还体现在积极争取会议承办权方面。在该标准出台以后，日本临床针灸师虽然在实践中仍继续沿用原来的经穴部位，但教育界已经于 2009 年春季学期在教科书中普及该标准，2012 年春季该标准也纳入了国家考试内容。曾经并不是非常看重经穴标准部位的日本，此次为什么如此重视仅在理论上具有指导意义的 WHO 经穴定位国际标准呢？这种转变很大一部分原因恐怕在于日本对中国积极向世界推广中国传统医疗的恐慌。

中国于 20 世纪 90 年代出台针灸经穴国家标准后，该标准成为世界多个国家针灸教育的教材和资格考试大纲。近年来，在该标准的基础上，中国又在积极促成中国传统医学（Traditional Chinese Medicine）ISO 及 WHO 国际标准的制定①，并将国际标准化工作作为在世界范围内推广中医学的国家战略的一部分。

同 ISO 一样，WHO 也是一个各国竞相表达各自观点，引起国际社会广泛关注的重要场合，近年来屡屡成为国际利益冲突的舞台，因国际规格或标准的制定也成为国际经济的战场。此次 WHO 经穴定位国际标准出台后，韩国就首先表示"该标准 99％采纳了韩国的观点，从事实上证明韩医学成为国际标准"。对此，中方与会代表黄龙祥立即通过新华社发表"该标准的制定 100％以中国为基础，359 个和中国经穴位置完全相同"的声明。日本虽然没有卷入这次论战，但

---

① 2009 年 2 月中国向 ISO 申请设立以制定中医学规格为目的的专门委员会，2010 年 6 月召开了第一次全体会议。

在标准制定过程中积极发表意见、争夺话语权的心情和目的是一样的。至于以中国为主导力量的国际标准的制定，日本的恐慌主要源于以下几个方面。

首先，随着近年来中国积极在全球范围内宣传、推广中医学，世界各国逐渐对中医学及中国传统文化产生浓厚的兴趣。在看到这一转变之后，日本也意识到应该在传统医疗方面取得世界上更多的关注，而不是始终作为中医学的亚流存在。此前，日本曾对于由中国主导的世界针灸联合会(WFAS)将针灸认为是"中国传统医学"(TCM)[①]而感到不快。他们认为日本的针灸和中国的针灸并不完全一样，即使不要求"日本针灸"的完全独立，也不希望仅仅只是被囊括在中国针灸之中。日本学者认为包含日本精神与特质的日本针灸在21世纪应该以独立的传统医学的姿态，补充其他医疗形式，向世界发出自己的声音。所以尽管其在标准化方面的工作并不是很完善，却仍然非常积极地表达自己的观点，甚至不惜与中国进行争辩。其目的就在于取得更多的关注，在世界上树立独立的日本传统医疗形象。

其次是"东京宣言"中提到的要"将针灸作为日本的文化遗产"，予以保存与发展。日本学者认为中医学传入日本后，经过1 500年的独立发展，已经形成了含有日本思维方式，适合于日本气候和国民体质的、日本特有的传统医疗。如果国际标准完全依照中医标准制定，日本独有的诊疗技术会被排斥在标准之外，久而久之就会淡出人们的视线，即使在日本国内也将无法继续保存，随之一起消失的还有其中包含的传统文化。日本方面认为即使将传统医学标准化也应该更多地考虑"承认并保持多样性"的问题。单针灸方面，从诊断方式到治疗手法，再到针灸用具，日本都已经和中国有了很大的差异。比如日本独有的"管针法"所用的针管恐怕就不会纳入标准之内。前文所述的触诊等技术也会逐渐消失。而这些都是随着时代的变迁，在日本人独有的积极吸收异文化的精神引领下，不断吸收、创造、进化而来的适用于日本国民的技法，也正是日本汉方医学区别于中医学的特色所在。

另外，就是担心中国的中药和针具存在品质问题。日本一向以高品质的产品和服务自居，认为如果以中国标准作为世界标准，将有损于日本国内现有的较高的医疗安全水平。例如在汉方药方面，担心品质较低或有副作用的中药会以私人形式，在没有日本医生处方的情况下流入日本境内，带来安全隐患。在针具方面，除了对中国针具消毒技术和质量水平的担忧之外，日本人对疼痛比较敏感，在针灸时更看重身体的享受和舒适性，所以多用较细的针，可能会不适应中国的较粗或切面粗糙的针具。

不管是为了引起更多的关注，还是要求保持独立性，或者对安全的担忧，其实隐藏在背后更深层的原因还有经济问题。从世界范围来看，随着传统医疗对多种疾病的疗效不断凸显，尤其是中医学被越来越多地承认和使用，欧美对中医药的需求量不断增加。日本学者认为这对中国而言无疑是一个巨大的商机。当然无论哪个国家的标准被作为世界标准，其在国际传统医疗市场上都将获得巨大的利益。例如，日本学者认为中国针具品质和消毒水平低下，生产成本和销售价格必然不高，那么在其成为世界标准之后，日本的针具市场将很快被占领，生产厂家也会失去竞争力。近年来，日本经济发展缓慢，一直没有摆脱泡沫经济崩溃带来的不景气。同时随着人口老龄化问题的加剧，日本政府在国民健康方面的负担日益加重，所以一直在试图通过鼓励和推广传统医疗，来减轻国家和国民在医疗上的经济负担。于是，日本现在开始担忧一旦该市场被中国垄

---

① WHO采用"传统医疗"(TRM：Traditional Medicine)的说法。

断,其生药或医疗用具的引进和生产都将会受制于中国。因此我们可以认为,各国对经穴部位的激烈争论并不仅仅是在争论经穴部位本身,而是在争夺其在国际传统医疗领域的主导地位和由此带来的经济利益。

(武彦,《自然辩证法通讯》,2014 年第 36 卷第 6 期)

海外古典针灸流派述略

20 世纪 50 年代以来,中国大陆的针灸临床以"辨证论治"体系最为主流。然而,即便是在中国大陆,对待这一"正统"的临床方法也有不同的理解,更何况不同地域,不同时期的人们,他们所理解与实施的针灸技术必然有着时代与地域的烙印。笔者考察了中国针灸海外传播的历史,并略述日本、法国和英国的主要传统针灸流派。

一、日本的针灸临床流派

1. 从腹诊发展出的"打针术"　在日本,有许多不同的辨证诊断方法,其中腹诊最具特色。腹诊早在《难经·十六难》即有所描述:"假令得肝脉……其内证脐左有动气,按之牢若痛……假令得心脉……其内证脐上有动气,按之牢若痛……假令得脾脉……其内证当脐上有动气,按之牢若痛……假令得肺脉……其内证脐右有动气,按之牢若痛……假令得肾脉……其内证脐下有动气,按之牢若痛。"《难经》该章讨论脉法,值得注意的是对脐周切诊的描述。该诊断方法并未被后世临床医家所重视与发挥。日本安土挑山时期(1573—1603),京都大德寺禅僧梦分斋发展了《难经》的腹诊法,名之为"梦分流",其理论是不强调问诊,根据腹部不同部位对应的脏腑,通过腹部触诊,查知邪气所在。

江户时期(1603—1867)名医御薗意齐(1557—1616)习得该诊法后,发明了旨在消除腹部紧张与局部结节的"打针术"。"打针术"操作时用 1 个木槌敲打大针进入腹部以消除结节,是盛行于江户时期的三大针法之一。"打针术"的操作要点是:① 注重双手操作,用"押手"(一般为左手)持针置于腹部,用"刺手"(一般为右手)持木槌敲打针具。② 分"阴打"与"阳打",阴打轻,阳打重。③ 以祛邪为主要旨归,兼顾补益。"梦分流"对疾病的认识主要基于腹部触诊,查知局部结节,以打针法疏散郁结,对于虚证,则要求患者意守丹田,医者用"火曳之针"的刺法以补虚。④ 不强调问诊,更不注重经脉与穴位。打针法在江户时期很流行,虽然在管针法出现之后有所没落,但其传承一直未断,近年来有打针法的传入在广州做学术讲演,并引起中国针灸界的部分关注。

2. 杉山流的管针法　江户时期盛行的另外 2 种针法为"捻针术"与"管针法"。捻针法是由中国传入,是中国传统的针刺方法;管针法是有"针圣"之称的杉山和一(1610—1694)发明,该方法更为便利安全,其特点是针刺时以针管作为辅助工具,通过细管将针体打入皮下。该发明将针刺操作变得简单,也极大地减少了患者的痛苦。杉山和一在创制管针的同时,还发明了"十四管术""十八法""杉山流押手"等新式针法。杉山氏门人众多,而且开设了日本历史上第 1 所针灸专门学校——"针治学问所",其技术被称为"杉山流",是日本针灸史上的影响最大的流派之一。管针法因其进针便利,操作安全,一直受到医者的喜爱,如今该操作方法在世界范围内被广泛接受并不断改进。

3. 其他流派　江户中期日本古方派流行,他们尊崇《伤寒论》,提倡实验,代表人物如香川修庵、山胁东洋、吉益东洞等,在针灸领域表现是重视实验,反对阴阳理论。菅沼周圭是其中独树一帜的人物。菅沼氏在其1766年编著的代表作《针灸则》[①]中写道:"旧本十二经、十五络、前生、是动、井荥俞经合、八会,或刺中心一日死,其动为噫,刺中肝五日死,其动为语之类,或刺哑门成哑之说,一切不取。"他将腧穴的数量减少到70个,并用解剖描述取代"阴阳"的表述来定位腧穴。此类具备革新精神的改变都体现了古方派针灸家务实求变的思想。

此后,日本针灸又一度有回归传统的迹象。18世纪后期,针灸医生広濑白鳞主张使用《难经》作为学习针灸技术的主要文本。时至20世纪三四十年代,柳谷素灵(1906—1959)主张回归腹诊这一古典传统,将腹部根据五行及其对应器官划分"反射区",以《难经·五十四难》的"五脏积"理论、《难经·六十九难》的补母泻子理论为指导,开创了一种新的针灸模式:医者在患者双手腕部同时诊脉,然后进行腹部触诊以寻找痛敏区,判断脉象与五脏的虚实,根据"虚者补其母,实则泻其子"的原则,施以五行子母理论配穴法针刺后,再次诊脉以确认患者状态的即时改善情况。

由上可以看到,日本的针灸治疗方法源起于中国医学经典,但是却发展出了有着完全不同于中国医生的多种方法。20世纪上半叶,由于中医医家翻译日本医籍的热情非常高,其中日本针灸医籍亦被译介到中国,对中国针灸理论产生了较大的影响,腹部触诊、管针法等临床技法至今仍然在临床上有较广泛的应用。

二、法国的"正宗中国针灸"

针灸传入法国的时间很早,早在17世纪,即有在华耶稣会传教士将针灸介绍到法国。第1位在法国应用针灸治病的医生是路易斯·柏辽兹(Luis Berlioz,1776—1848),他运用针灸治疗神经性疾患,并且在他的努力下,针刺疗法被试验性地用于医院与大学中。不过,彼时的针灸只是作为有异国情调的新奇技术被法国人所认知,而且针刺疗法仅凭经验,不依据中医理论,常常带有盲目性。真正将中国针灸在法国较为广泛传播的关键人物是苏理(George Soulié de Morant,1878—1955),被称作"欧洲针灸之父"。

苏理是20世纪法国驻中国外交官,在中国居住与旅行20年之久。他曾目睹1位中国医生以针刺天枢、足三里、手三里、神阙等穴位成功治愈了1例霍乱患者,从而开始对针灸感兴趣,并利用法国领事的工作机会,跟随北京、上海、云南甚至越南的针灸师学习。他于1918年返回法国后,依然在外交部工作。1927年,开始在一家亚洲人开办的诊所工作,许多法国医生开始对针灸感兴趣并跟随他学习针灸术,他在法国实践与传播中国针灸开始于此。1934年,苏理出版了重要著作《正宗中国针灸介绍》,该书真正向西方社会介绍了中国针灸,促使了西方社会对针灸的认知。苏理的针灸理论主要来源于明代《针灸大成》和《医学入门》,自称为"正宗中国针灸",不过他的针灸理论却与中国医生大相径庭。他认为治疗的目的是让所有的脉象平衡,医生在诊治前、

---

① 菅沼周圭的《针灸则》在中国出版时,作者与书名写作"摄都管周桂《针灸学纲要》",但学术界一般认同"菅沼周圭《针灸则》"的说法,所以正文与参考文献的表述有所差异。

中、后都要诊脉以把握患者的能量。他的针灸技术特点有：① 脉诊，如果确认某条经络为虚，则针刺该经的"补穴"，如果需要，针刺该经原穴；如果脉诊某经为实，则针刺该经"泻穴"，实施手法，放出邪气，如果经络的邪气充盛，需要留针 2 小时。② 如果单纯针刺十二经腧穴难以取得脉象的平衡，加针任脉、督脉的穴位。③ 如果在治疗过程中外感邪气，先泻后补，以俞穴，泻邪气。

苏理认为针刺方法有 3 个层次，最简单的就是直接在痛处下针，穴位没有固定的定位，即所谓的"阿是穴"，完全不知道中医理论对此针法的论述；第 2 个层次为经脉针法，需要先熟悉切脉与补泻针法，但不一定要掌握阴阳与气的循环过程；第 3 个阶段即是"正宗针灸"，医生要精通穴位、经络、诊脉，而且明了虚实、运气与脏腑的关系。

苏理认为使用不同材质的针具，补泻效果不同，石针、铜针、钢针都可以通过手法实验补泻，但是金针与银针不同，金针天然具有补的特性，银针天然具有泻的特性，所以在使用金针和银针时手法不是很重要。

苏理的"正宗中国针灸"在法国很有影响，至今，其弟子还活跃在世界各地，并且在法国建立了针灸专业团体——法国针灸协会与法国针灸医学科学会。他的再传弟子仁表（Jacques Pialoux）1996 年在瑞士成立了"瑞士无国界针灸协会"，其宗旨是免费培训针灸技能，并将志愿者派往发展中国家，包括中国。

三、英国的五行针灸流派

在英国，19 世纪 20 年代就陆续有针灸学的论著出版，可以说是针灸在英国的启蒙时期，中国针灸真正得到广泛传播，是 20 世纪中叶之后，其中"五行针灸"是其中影响最大的针灸流派。

"五行针灸"体系由英国针灸师华思礼（J.R. Worsley, 1923—2003）构建。华思礼原为理疗师，20 世纪四五十年代在中国台湾和新加坡、韩国等地学习针灸。他的针灸亦受到法国苏理针灸学派与日本针灸流派的影响。1960 年，华思礼创立了英国最早的针灸学校——莱明顿针灸学校（Leamington School of Acupuncture）以传授针灸。同时，他还在法国与美国办班授课，培养了数千名五行针灸师。

"五行针灸"理论源于《素问·灵兰秘典论》。该篇论述的是十二脏腑的生理功能。华思礼由该篇出发，并结合《难经》关于五行的论述，演绎出了一套诊断十二脏腑虚实的脉法，在诊脉时关注脏腑的虚实状态多于脉象本身。脏腑配属五行，当某一脏腑功能有了病变，便将这一脏腑联系到某一"行"，然后通过五行子母补泻法以治疗。

他的"五行针灸"体系最具特色的发明是"素体因素"（causative factor，亦译为"护持一行"）学说。其核心是每个人与五行中的"一行"有特殊关系，该"行"也成为人体的特殊护持，同时影响人的一生，大多数疾病的病因是源于此，故称"素体因素"。任何一种身心疾病，都是该"行"不平衡造成的。诊断"素体因素"的状态，主要依靠脉诊，另外亦需关注患者的气色、语声、气味、情绪等因素。诊断完成之后，即可施以针刺。"素体因素"虚弱，需施以针刺补法，施针时针身与皮肤呈 15°夹角，与经脉循行方向一致进针，得气后，旋转针身 180°出针。患者不一定非要有得气的感觉，得气与否主要靠医生手下判断。

此外，"五行针灸"尚有以下发明：① 阻滞出入针法。针刺经脉的起始穴与终止穴，以打通流注相连接的经脉之气。例如，如果在足太阴脾经与手少阴心经之间有气的阻滞，可以补脾经的止穴大包，然后针刺心经的起始穴极泉。如果阻滞被打通，脉象将变得平衡。② 发明"灵气"穴。

在五行针灸体系中,每个穴都有一个涉及精神的名字,用以治疗患者的精神疾患。③ 发明"主管"穴。与"素体一行"相联系的经脉上的原穴、络穴与郄穴被称为主管穴,可以调整患者的体质。"五行针灸"目前在美国、英国的中医学校中很流行,而且,近年来中国亦有部分医生开始学习该理论系统。

四、小结

经过简要地回顾不同地域的针灸诊疗方法,发现因于他们选择的经典文本的来源不同,从而发展出了不同的针灸临床辨证思路与治疗方法,然而他们却都将自己标榜为"真正的"针灸。日本的针灸医生认为他们继承的是汉代的针灸正脉,并且发展出了腹部打针法与管针法等独具特点的针灸方法;法国的苏理学派的针灸理论主要基于明代针刺手法,注重针刺调整气机与阴阳的平衡;英国华思礼的"五行针灸"体系则以"素体因素"为主要诊查对象,其理论来源于《黄帝内经》。可见,全球范围内,古典针灸理论与技法都源于中医学的传统,但是分别走向不同的临床方向。

更值得注意的是,中国针灸在欧洲、日本经历了数百年的传播与变迁,形成了各自不同的流派,如今又以所谓"正宗""传统"的中国针灸回到中国。形成反差的是,此类被称为"正宗"中国针灸的技术,对于中国医生而言却较为陌生,更多的像是外来的技术,这是一种有趣的现象。海外的"中国针灸"还属于中国吗? 还是属于各地地域的技术? 无论如何,针灸作为越来越国际化的学问与技术,交流与互融是一个不变的方向。

(吴章著,张树剑译,《中华医史杂志》,2017 年第 47 卷第 3 期)

中/医/科/技/史/研/究

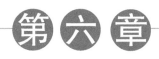

第六章

中外医学比较与交流

关于李时珍《本草纲目》外文译本的几个问题

研究《本草纲目》的外文译本,有助于了解此书在国外的传播,也是中外科学交流史中的一个有意义的题材。20世纪50年代时,陈存仁、王吉民在这方面曾有研究,他们认为《本草纲目》有拉丁文(1656)、法文(1735)、日文(1783及1934)、德文(1928)及英文(1928—1941)等外文译本。为验证这些结论,笔者近20年来查阅了与此有关的各种外文原始文献,并附加一系列考证后,得出了不少与他们不同的结论,现特发表在这里,以就正于广大读者。

一、拉丁文译本问题

王吉民认为波兰人卜弥格"写过一本小册子,将《本草纲目》内几十种药物,译成拉丁文,于1656年在维也纳印行,这书并有梯文诺氏(Thevenot)的法文译本,于1696年出版"。这里指的是《中国植物志》(*Flora Sinensis*)。按:波兰人迈克尔·卜依姆(Michel Boym,1612—1659)精通医药学及汉语,1643年来华后取汉名为卜弥格,字致远。他用拉丁文于1656年在维也纳出版的《中国植物志》原著,我们一直没有见到,但见到法国人狄文诺(M. Thévenot,1620—1692)所编的《旅行志》(*Relations des voyages*)中转载的《中国植物志》的法文全译本,此书于1696年出版于巴黎。

卜弥格的《中国植物志》的法文全名是:《中国植物志,或中国特产花果、植物与动物论述》(*Flora Sinensis. ou Traité des fleurs*[①]*, des fruits*,*des plantes*,*et des animaux particuliers à la Chine*)。细检原著一看,内中除载有植物外,也有少量动物,都是卜弥格在华南(尤其两广)一带所见闻的一些他认为属于中国的特产品,其中包括:椰子、槟榔树、荔枝、龙眼、凤梨、枇杷、大黄、芭蕉、土利攘、桂皮树等22种植物和野鸡、绿毛龟、凤凰等动物,附有插图及各物之汉字名称。

还有一部署名为安德烈·柯莱尔(Andreas Cleyer)用拉丁文写的题为《中医范本》(*Specimen Medicinae Sinicae*)的书,值得注意。此书于1682年出版于法兰克福,其中有从中国原著中摘出的关于脉学和本草方面的内容,列举了289种中药及药性。据法国汉学家勒牡萨(Abel Rémusat,1788—1832)的考证,该书实为卜弥格的作品。他的书稿在寄往欧洲途经巴达维亚(即今之雅加达)时,被射利之徒所剽窃,遂由安德烈·柯莱尔署名发表。卜弥格无疑通晓中医中药,并且是把它介绍到欧洲去的早期人物之一。我们不否认《本草纲目》对他可能产生的影响,但无论是他的《中国植物志》,或者是《中医范本》,都不能认为是《本草纲目》的拉丁文译本。

二、日文译本问题

《本草纲目》问世后不久,日本学者林罗山(名信胜,1583—1657)或名林道春就已于庆长十二年(1607)从商埠长崎得到一套明刊本,献给幕府首脑德川家康(1542—1616),被后者置之座右,以示珍重。这是《本草纲目》传入日本的最早记录。这部书传到日本后,很快引起医药家们的重视,把它当作重要参考书和教科书。宽永十四年(1637)日本首次出现了《本草纲目》的翻刻本,由

---

① 此词法文原著作 flerus,当是排误,今更正为 fleurs——引者注。

京都书店野田弥次右卫门刊行,并注以假名和标点。此后翻刻本多次出现。关于日文译本,陈存仁、王吉民举出两种:一为小野兰山的《本草纲目译说》20 册,据说"于天明三年(1783)刊行";其二为 1934 年由白井光太郎(1863—1932)等集体完成的《头注国译本草纲目》。

按:小野兰山(名职博,1729—1810)早年从松冈恕庵(号玄达,1668—1746)就学《本草纲目》,后于京都及江户以"众芳轩"为讲坛,自行用日本语讲授《本草纲目》。他的讲课由其门人加以整理,形成不同名称的讲稿。据日本博物学史家上野益三博士的考证,小野兰山的讲课由源九龙在宽政三年(1791)整理成《本草纲目记闻》,文政二年(1819)木内成章把同样讲稿整理成《本草纲目纪闻》。同样内容的讲稿还由石田熙、冈田麟整理成《本草纲目译说》,此外还有《本草纲目约说》《本草纲目释说》和《本草会志》等,但都不曾刊行,只有抄本传世。

小野兰山的讲稿中唯一刊行的,是小野职孝(号蕙亩,卒于 1853)据其祖父兰山翁口授的《本草纲目》讲义而整理成的讲稿。此稿由小野兰山亲自审订,从享和三年(1803)起以《本草纲目启蒙》为名开始刻印,至文化三年(1806)全书 48 卷刊毕。此书按《本草纲目》的体例、分类及内容,用平易流畅的日语做了讲解,并参考 235 种中、日、朝文献,加上个人见解而写的,反映出小野兰山的辛勤劳作,是一部优秀作品。但它也同样不能说是《本草纲目》的单纯日文译本。至于《本草纲目译说》,其内容也应与《本草纲目启蒙》大同小异,而且不曾出版,说它"于天明三年刊行",是缺乏证据的。

然而,在元录十二年(1699)冈本为竹(号一抱)发表了《图画和语本草纲目》又名《广益本草大全》共 27 卷 7 册,京都小佐治半右卫门梓行。书内将《本草纲目》各品物释义为和语(日本语),载药 1 834 种,或许这是翻译《本草纲目》的早期作品之一。但是严格意义下的日文译本,我们认为是 1934 年东京春阳堂出版的 15 册《头注国译本草纲目》。该本为精装铅印本,以金陵本为底本,将原文全部译成现代日本语,附有校注及索引。参加翻译、校注的有白井光太郎、牧野富太郎、铃木真海等专家。此本多年来一直是最为完善的《本草纲目》的外文译本。我们对日本学者的这一业绩表示赞佩。此本于 1974 年起刊出第二版,名为《新注校定国译本草纲目》,同样由春阳堂刊行。

三、法文译本问题

王文谈到法文译本时说:"最早翻译《本草纲目》的是法国都哈尔德(Du Halde)氏。"笔者查阅了法文原著后,认为这种说法也是与实际情况有出入的。

按:杜赫德(Jean Baptiste du Halde,1674—1743)曾编了一部《中华帝国全志》(*Description de l'Empire de la Chine*)共 4 册,于 1735 年在巴黎出版。他在《前言》中讲得很清楚,他这部书是根据卫匡国(M. Martini)、南怀仁(F. Verbist)、洪若望(J. de Fountaney)、白进(J. Bouvet)、张诚(J.F. Gerbillon)、李明(L. le Gomte)、刘应(G. Visdelou)、雷孝思(J.B. Regis)、马若瑟(H. de Frémare)、殷弘绪(F.X. d'Entrecolles)、巴多明(P. Parrenin)和杜德美(P. Jartoux)等 27 名在华传教士的稿件编辑成的。因此杜赫德只是书的编者。

在《中华帝国全志》卷 3 第 437 页起,曾将《本草纲目》卷首的一部分摘译成法文,标题是《节录〈本草纲目〉,即中国本草学或中国医用博物学》(*Extrait du Pen-tsao-cang-mouc'e-st-à-dire, de l'herbier Chinois, ou histoire naturelle de la Chine, pour l'usage de la médicine*)。其中特意用法文拼出"本草纲目"四字的汉字发音,此外,还介绍了一些中药,如人参、茶、冬虫夏草、三七、当归、海马等。这是第一次用法文出版的《本草纲目》节译本。此书在 1736 年曾再版。可见，《本草纲目》的节译者不是杜赫德，而是上述 27 名在华传教士之一。

应当说，在这以前已有人将《本草纲目》节译成法文。据英国科学史家李约瑟（Joseph Needham）博士的考证，1732 年当在华的范德蒙德（J.F. Vandermonde）返回法国时，曾把他在中国本草学家帮助下从《本草纲目》金石部摘译出的手稿，连同该书中描述的一些矿物标本带了回去。后经巴黎科学院院士儒瑟（B. de Jussieu，1699—1777）之手，把来自中国的 80 种矿石及《本草纲目》金石部译稿转交巴黎自然史博物馆保存，但没有及时发表这类材料。直到 19 世纪前半期，法国汉学家毕瓯（E.C. Biot，1803—1850）才注意到这些材料。后来通过德梅里（F. de Mély）的著作，《本草纲目》金石部的这份译稿才全文于 1896 年刊行于世。至于法国人介绍《本草纲目》的著作，那就更多了，因不是译本，兹不赘述。

四、德文译本问题

前述转载《本草纲目》卷首法文节译本的《中华帝国全志》一书，曾于 1747—1749 年全文译成德文于罗斯托克出版。因而这也是《本草纲目》之部分节译成德文的开始。我们看到一些此后出版的研究《本草纲目》的德文文献，而没有见到译本。但王吉民据陈存仁在 1951 年从瑞士旧书店购得的一部由达里奇（Max Dalitzsch）和罗斯（Ross）合编的德文书，没有研究书的内容便下结论说："至《本草纲目》（德文）译本则有医学博士兼大学教授 Dalitzsch 氏及其助手 Ross 氏合译本，书共 14 巨册，并有精美插图，1928 年葛亭根及明兴城 T.F. Schreiber 书店出版。查此书并非全译，金石部等都已删去，只由草木部译。"此书的收藏者陈存仁也有同样说法。王文内还附有两张德文《本草纲目》图谱照片，在另一文中更给出了德文书的原文："Dalitzsch & Ross, Pflanzenbuch, T.F. Schreiber, 1928."而且此书还曾在上海医史博物馆作为《本草纲目》德文译本陈列展出。

可是当笔者查对这部德文原著后，发现这完全是一种误解。查此书是用德文老式哥特体花体字排印的，兹将书的扉页全文翻译如下："彩图本植物志。供用作院校植物学教科书。达里奇教授、博士与罗斯博士合著。附 210 幅墨线图及 428 幅彩色插图。第六版。埃斯林根及慕尼黑施雷贝出版社。"此本现北京图书馆亦藏有一部。此书扉页背面注明第六版刊于 1928 年，而在书首作者《初版前言》后题款为："1897 年 9 月于巴登-巴登。达里奇教授、博士。"

笔者更将王文中所提供的两张书影照片与北京图书馆藏本第 168、189 页相对比，发现两者在页数、文字、插图及版式方面完全相同，可以断定陈存仁藏本与北京图书馆藏本完全是同一著作。问题在于：王、陈二位误将第六版（1928）当成首版（1897），误将出版地埃斯林根（Esslingen）当作葛廷根（Göttingen），尤其误将一本近代植物学教科书当成《本草纲目》译本。

五、英文译本问题

在谈到《本草纲目》英文译本时，王吉民只提到伊博恩（Bernard Emms Read，1887—1949）及其合作者的作品。其实，《本草纲目》的英文节译本早在 18 世纪 30 年代便已出现。前述杜赫德编辑的《中华帝国全志》法文本于 1735 年刚一出版，英国人便着手全文翻译，1736 年英文本以《中国通史》（*The General History of China*）为名在伦敦出版，同样是对开本 4 册，西方版本学家将它称为"瓦茨版"（Ed. John Watts）。1737—1741 年又有"凯夫版"（Ed. E. Cave）的出现。到 1741 年瓦茨版又发行了再版。19 世纪时，也有些英国人在研究《本草纲目》，并对它做了较全面的介绍,但没有一个人想尝试把它翻译出来。

但 20 世纪以来,由于伊博恩等人的努力,迈开了把《本草纲目》全面介绍成英文的可贵的一步。他 1909 年来华后,曾在北京协和医学院及上海雷士德医学研究院任职。他在美国人米尔斯(R. Mills)工作的基础上,与刘汝强、朴柱秉等人合作,经多年劳动,终于在 1923—1941 年间分阶段地把《本草纲目》的卷 8～37、39～52,总共 44 卷(占全书总卷数的 86%)的内容做了较全面的介绍和研究,涉及原书的草部、谷部、果部和木部、兽部与人部、禽部、鳞部、介部、虫部及金石部。

在伊博恩的著作中,首先从《本草纲目》中列出各种药,再鉴定名称,述明有效成分并参考中外著述予以解释,附以中外药名索引。严格说来,这还不是《本草纲目》的英文译本,倒是类似小野兰山的《本草纲目启蒙》那样的研究《本草纲目》的入门工具书。

根据以上所述,我们可以看到,《本草纲目》从 18 世纪起曾被部分节译成法文、英文和德文,而在 20 世纪上半叶被全部译成日文。由于中国与欧美语言、文化不同,把像《本草纲目》这样一部百科全书式的巨著译成欧洲语言,确是极其艰难的事情。这就是欧文译本迟迟不能出现的原因。

我们实事求是地指出这些事实,并不贬低《本草纲目》在国外的影响。实际上,从 18 世纪以来,国外已经有不少人埋头于钻研《本草纲目》,他们结合个人心得体会,用自己的语言写出较全面介绍《本草纲目》的著作,也同样促进了此书在国外的传播。

(潘吉星,《中医杂志》,1980 年第 3 期)

丁福保与近代中日医学交流

在近代中日医学交流史上,丁福保是一位十分突出的人物。他编译了大量的日本近代医书,全面、系统地引进了日式西医知识与体系,对西方医药学在中国的发展起到重要的促进作用。尽管丁氏在中日医学交流方面的工作很早就受到医史专家的关注,但是以往的有关介绍或者十分简略,或者偏重于其在中日传统医学交流方面的工作。下面根据有关史料对丁福保在中日医学交往和引进日本近代西医学方面的事迹和贡献做较全面的介绍。

一、考察日本近代医学

丁福保(1874—1952),字仲祜,号梅轩,别号畴隐居士,又号济阳破衲,江苏无锡人,幼年入私塾就读,1888 年入江阴南菁书院,1895 年毕业,次年考取秀才。1897 年再入南菁书院,随著名数学家华蘅芳、华世芳兄弟学习数学。1898 年经华蘅芳推荐,担任无锡竢实学堂算学教习。丁福保自幼体弱,任教习后又患肺病,华蘅芳介绍表弟赵元益为其诊治。1901 年,丁福保辞去竢实学堂算学教习的职务,前往上海养病,并潜心于医学,师从赵元益。其时正当西医传入中国并日益兴盛,赵氏为当时名医,曾译述过西方近代医学著作,可谓博通中西医学。这使他对中西医学都有较深的了解。丁福保认为通过日译医书学习西医,更易奏效,遂于同年考入盛宣怀在上海虹口创设的东文学堂,学习日语及医学,成绩名列前茅。当时担任教习的是日本学者藤田丰八。在东文学堂,丁福保较系统地学习了日语知识,课余曾编《日本文典译释》等书,这为他日后编译日文医书打下良好的基础。

1900年，丁福保刊行西医通俗读物《卫生学问答》，这是他译介西医学书籍的开始。1903年，应张之洞之聘，丁福保任京师大学堂译学馆算学兼生理学教习。1904年，中国医学会成立，他任副会长。丁氏在该会发行的《医学报》上多次撰文介绍解剖学、生理学等西医知识。丁福保还翻译了日本学者斋田功太郎撰的《高等小学生理卫生教科书》。该书在1904年由文明书局出版，1905年便再版，说明很受欢迎。当时丁福保还编写了数种数学教科书。他在京师大学堂执教2年有半，1905年暑假，辞去译学馆教职，回到上海。之后他与友人共同组织译书公会，至1907年末，已出版由日文翻译的西医著作多种。1908年春，他任上海自新医院监院，同年秋开始为人治病。1909年6月，赴南京参加两江总督端方举办之"南洋医科考试"，获最优等内科医士证书。同年，奉端方和盛宣怀之命赴日本考察医学及医疗机构。据丁福保本人的记述，当时"应两江总督端制军医科考试，得最优等行医证书，旋奉端制军檄，特派为考察日本医学专员。又奉盛宫殿保檄，特派为调查日本东京养育院、冈山孤儿院专员"。

丁福保赴日考察的事项很多。端方派给他的任务是"凡日本之各科医学及明治初年改革医学之阶级与日人所用录用之中药，以及一切医学堂、医院之规则课程，均应一一调查"①。盛宣怀刚刚在苏州集资捐建了养育院，并了解到"东京养育院、冈山孤儿院规模条理最为精美完备"，希望能够借鉴日本的经验。获悉丁氏将"赴东考察医学"，盛遂又特派他"至东京养育院、冈山孤儿院，并应前往查明，绘图立说，明晰禀复，是为至要"。此外盛氏也拟在上海试办医学堂、医院，要他搜集相关信息并购买有关医药的图书资料。

丁福保于宣统元年(1909)五月二十日乘山口丸号轮船从上海出发，二十七日到达横滨。一同赴日考察的还有与他同时参加医科考试并获优等医士证书的俞伯铭。丁福保在日本的朋友陶念钧、薛剑峰和杨高百前往码头迎接。安排妥当后，他们前往中国驻日公使馆，递交了两位大臣分别签署的两份给公使的公函及盛宣怀致胡公使的信。信中对丁福保多有赞赏，称他"中西兼贯，算术医学，尤其专长，著述各书，风行海内，其施治确有见地，迥非空言学理者可比"，希望胡公使为丁氏的访问提供方便和帮助。此后两三天参观了千叶医学专门校等处。

东京养育院是此次重点考察的机构之一。六月一日一早，丁福保等便到了位于小石川品大冢辻町十八番地的养育院，一位叫杉山基的干事员在院长室接待了他们。在丁福保递交了中国公使的介绍信并说明了来意后，杉山基详细介绍了该院的沿革和基本情况："本院创于明治五年，敷地一万三千六百九坪，建屋三千八百十六坪，今院中之财产，于明治四十一年调查有三十万七千余金，皆系宫廷内之赐赏与慈善会之寄附，笃志者之赠遗，以及各经费之余等是也。至现在收容人数，有客民三百一人，行旅病人七百七人，弃儿四百五人，遗儿百四人，迷儿四十九人，感化生百十七人。其老者、发病者、身无所依不能自活者、行旅之人而罹疾病者，概属于客民行旅病人等之类，皆收于本院。其他弃儿、遗儿、迷儿须待人乳哺或当入校者，乃收入于巢鸭分院。至于患肺痨病及一切慢性传染病之不能治愈者，则别设一区而收养之。如有死亡者，则以院费埋葬之。倘年在八岁至十六岁，以无父兄与他族之教养，致有恶化之虞，经警察署长或区长之介绍，直收入于井之头学校。又有同此年岁，虽有父兄亲族而不能矫正其恶习者，其父兄亲族自愿送至本院，亦

---

① 丁福保，《畴隐居士学术史》，上海诂林精舍出版社，1949年，第167-168页。该书为丁氏自印本。以下介绍丁福保赴日考察医学的有关内容主要依据该书第十章"往游日本记"，引文如不加注明均出自该章(167-189页)。

收入此校。此校之毕业生，现有在帝国大学为极有名誉之人者。其感化力，不可谓不至矣。"然后，丁氏一行参观了整个养育院，先到药剂室，接着去诊病室，之后到了镜检室。在那里，适遇医长在研究细菌，让他们在显微镜下观察"癞病、百斯笃、肺结核各种细菌"，因此停留了较长的时间。他们又参观了各病室、男女健康工作室，了解了收治患者以及收容客民工作的情况，被告知收容人员的手工制品所得之利益，一半作为养育院经费，一半归个人所有。

他们还参观了食堂、浴室、药汤场、洗面场、被服库、避病室、癞病患者浴室、尸室、洗濯场、消毒所、家庭教室。总的印象是，各种设施和规章"莫不井然备具，使一切无告之穷民，皆有所托足，其立法可谓善矣"。最后他们回到院长室，询问了养育院经费开支、人员编制和管理情况。杉山基一一回答了询问，并用电话与该院的巢鸭分院取得了联系，介绍丁氏前往分院参观。分院位于东京府巢鸭九百八十番地，系宏文书院旧址，实际上为一座孤儿院。

参观完分院，日已西落，丁氏告别管理人员返回寓所，之后赴驻日公使胡馨吾招待宴。晚宴来宾共8人，除丁氏2人外，还有"罗君叔蕴（罗振玉）、范君伯仁，来考察农学者；章君雪飘、王君铭远，来考察工学者；谢君石钦、孙君澍南，来考察财政者"。宴席上，他们讨论了汉字的简化和字母化等问题，席散后又参观了公使馆豪华大书房及藏书楼。

第二天，丁福保又偕俞伯铭前往本乡富士町，访问了与盛宣怀相识的医学博士青山胤通。丁氏递交了公使介绍书及盛宣怀的信后，双方在友好的气氛中进行了交谈。丁福保就其关心的汉药研究和传染病医治问题请教了青山博士："余因问：现在贵国研究西医既取法于德国，未识亦尝研究汉药否？博士云：今帝国大学亦有此种学说，但研究之汉药，皆散见于各报，实无专门之书也。又问：肺结核病，贵国近有新发明之治法否？博士云：此病全在卫生上注意，并无新法可治。又问：虎列拉、百斯笃等病，有特效之新法否？博士亦云无有也。"在谈话结束后，青山博士给丁福保写了介绍信，介绍他们去东京帝大的医科大学访问。

在医科大学向事务所递交了介绍信，有干事员将他们引至病理学教室，与医学博士二村领次郎教授相见。二村教授毕业于德国医科大学，归国后在此就职。在二村陪同下，他们参观了标本室，在那里见到玻璃橱中陈列有各种骨学标本，包括"日本成人全身骨骼百五十余具，小儿骨骼四十余具，暇夷种人头骨及全身骨骼百六十余具，还有德国、印度虾夷种人头骨及全身骨骼百五十余具。别有敷置于各处之头骨百余具，骨盘三十余具，每具悬一牌以表其名"。二村教授告诉他们："标本室之骨骼，此为最多，不仅供试验医学之用，即人种问题亦可借资参考耳。"他们观察了各种胎儿及初生儿标本、胎生学模型、解剖学模型、比较解剖学标本、蜡制人体模型、韧带学标本、内脏标本、五官标本、脉管学标本、神经学标本和局部解剖学标本等医学研究与教学用标本及模型。丁福保认为，其种类之丰富，"可谓博大宏富，令人叹观止矣"。此外还见到各种病理标本，如循环器官病理标本、呼吸器官病理标本、消化器官病理标本、泌尿器官病理标本、肿疡标本、脑脊髓病理标本各一二百种，均分门别类，贮于瓶中，以供观察参考。

他们又到了尸体室，此室放置初死未经解剖之尸体。他们见到室中有闭锁着的尸柜三具，其旁有各种应用药物及自来水管等，尸体需首先进行消毒，然后才能解剖。二村教授告诉他们："二柜已贮酒精，浸尸身于其中，今日下午一时解剖。"他们还入显微镜实验室参观，见桌上陈列有以备动物试验用的玻璃瓶装药物及各种小动物。二村称："现因酷暑，不能实验多尸，故显微镜与各器械皆藏于他所焉。"

下午1点钟，丁福保二人准时到达病理解剖室，现场观看了尸体解剖的全过程。丁氏对当时的场面和医生对两具尸体实施解剖的过程有详细的描述："下午一时,至病理解剖室。室甚广,旁列阶级,层叠而上,阶前隔以木屏,高约三尺许,系解剖时任学生等凭倚参观者。屋顶铺以玻璃,以透光线。下有二尺余高、六尺余长之平案二张。中间为洗涤水槽,通以自来水管。其一案之上已有男尸一具,年约五十,系鼻咽头肿疡病。少顷,又异一女尸至,别置于一案上,年约十五六,系水肿病。室内先有医士数人,共观病时诊断书,书皆德文。旋见二医士各执小刀,先剖男尸,即于胸前割一正中线,然后用箝箝开肋骨,将心、肺、肝、胃、横膈膜、大小肠、肾脏、睾丸等,悉数取出。各医士互相观察,均执笔记述甚详。亦有各带玻璃瓶,割取脏腑小片,以便携归研究者。其后解剖女尸,其次第亦与男尸相同,唯所见心脏,其大几加三倍,肾脏之中,碎如蜂窝,组织内蓄水甚多,腹中蓄水亦不少。解剖迄,将尸装入木箱,闻即异往火葬场焚化云。"丁福保还参观了医科大学附属医院,认真考察了解剖室、X 射线室、外科及内科诊察室以及镜检室,了解了医院工作的各个环节。

六月十二日,丁福保等访问了位于赤阪区青山南町五丁目的青山病院和帝国脑病院,副院长田泽秀田郎接待了他们。青山病院为医学博士斋藤纪一创立的私立医院,帝国脑病院则是斋藤负责创建的公立医院,两院院长均由斋藤博士担任。青山病院为专收容精神病患者的精神病医院,脑病院为脑病、神经系病、脊髓病等患者的专科医院。青山病院和帝国脑病院所在,空气清新,树木繁茂,景色宜人,环境幽静,实为精神病和脑病患者疗养之最佳地。当时两院收容患者共 300 余人,工作人员也在 300 人以上,医员、药剂师、会计、事务员、看护人等,各司其职,院内秩序井然。他们参观了诊察室、电气治疗室、病理研究室、监督室、医局、病房、浴室、盥洗室、运动场等不同场所和设施。他认真了解医院工作的各个环节,连运动器械、饮水设备、电器设备、避雷防火设施,乃至盥洗室、厕所,都成为考察的对象。他们调查的结果是:"青山病院对于精神病患者之设备,尚可谓其不完全乎哉!"而"帝国脑病院确为医学上之模范的建筑,非他种之病院所可比。"

当天,丁福保等还参观了胃肠病院,长与称吉院长接待了他们。长与称吉博士早年留学欧洲,专治胃肠学,回国后创立该病院及消化学会。在这里丁氏观察了医院诊治患者的情况,还见到了各种胃癌标本。回国后,丁氏将长与博士的著作译成中文出版,即《胃肠养生法》。

六月十三日,为获取医学信息,丁福保至上野公园帝国图书馆,广泛收集各种医学资料,还特别搜集了中医和日本汉医的资料。

六月十四日,他访问了世界著名的细菌学与传染病学家北里柴三郎主持的传染病研究所。该所创建于明治二十五年(1892),初在芝区爱宕町,后于明治三十八年迁白金台町。丁福保前往参观时,正值北里柴三郎赴德国访问未回,所以由事务员接待。该所有研究人员 30 余人,研究的项目包括"预防法及治法与预防消毒,治疗材料之检查,血清与细菌学品之制造,痘苗之制造等"。该所是在世界上第二个建立的传染病研究所,在细菌学、免疫学和传染病方面保持着世界领先水平。北里柴三郎是破伤风血清疗法的发明者和鼠疫杆菌的发现者之一,而痢疾杆菌则是志贺洁在 1897 年于该所首次发现的。

丁福保参观了该所的各个部门与主要设施,包括标本室、培养基制造室、控血室、机关室、讲习室、冷藏室、消毒室、医务室、病房、食堂等,看到了一些先进的仪器、设备,了解到许多最新的研究成果。在标本室,他见到玻璃瓶中有酒渍黄蛇、绿蛇数种。事务员称:"此为饭匙蛇,性甚毒,人被咬者,无药可救。后经北里柴三郎取蛇身中一种毒质,射入人身,可保无恙。"他见到各种血清,如"破伤风血清、赤痢血清、虎列拉血清、饭匙蛇血清、连锁状球菌血清等",也见到了"丹毒治疗液、肠窒扶斯预防液、虎列拉预防液等"新药物。在这里丁福保还得到了志贺洁所著《传染病论》一书，见书中论赤痢颇详，回国后译成《赤痢新论》。

此后几天，丁福保购置了大量医学图书资料。六月十九日他们离开东京乘车前往神户。六月二十一日又乘汽车赴此次考察的最后一处目的地——冈山，对冈山的孤儿院做了详细调查。当天参观、考查工作完成后，他给盛宣怀写信汇报考察结果。该信主要内容如下："日前肃上一书，述东京养育院大略，想已入览矣。昨早自东京乘汽车，凡一日夜而达冈山，约行一千三百余里。冈山有孤儿院三处，曰冈山孤儿院，曰菩萨会孤儿院，曰备作惠济会（会内有感化院，有育儿院，有保护院）。其规模虽不及东京养育院，而其建筑之朴素，颇可取法。其修理之细密，办事之认真，教诲者对于被教者，循循然和蔼可亲，如父兄之对于子弟，皆不亚于东京也。以上三处之详细章程，俟回国后呈上，以备选择。又日本图书馆……其规则颇详密，故于调查医学、养育院之外，亦尝留意及之，其馆章拟缓日译呈。"

六月二十四日丁福保抵长崎，结束了他在日本的访问活动，下午4时乘船返上海。

访日期间，丁福保不辞辛苦，紧张工作，在众多朋友的热情帮助下，圆满完成了考察任务。对此，他本人深有感触地说："余之调查医院、养育院、孤儿院、图书馆，或奔驰数十里至千叶，或奔驰数百里而赴冈山，或朝入上野，暮出日比谷，溽暑逼人，流汗湿衣，而同行为余翻译者，未有倦色也。此外如购买药品、书籍以及种种杂物，凡千余金。暴烈日中者约二周，同行者又尽力为之。"对于被访机构的日本学者和工作人员的热情接待和热心帮助，丁氏更为感慨。他为此在《畴隐居士学术史》中特设"往游日本记"一章，并以如下一段文字作为结语："参观帝国医科大学时，有导余入解剖标本室者，指示此为某某脏，某某骨，某月之胎，某月之婴孩，历一二时而不厌。余疑导观者为干事员，后出名片视之，则医学博士二村领次郎君也。后有导余入病理标本室者，指示孰为卒中之脑，孰为结核之肺，孰为肿大或缩小之肝脾，孰为窒扶斯之肠，孰为肥大或有瓣膜病之心脏，亦历二小时而不厌。又入外科室、病理解剖室、内外科病室等，导观者之勤恳，皆与二村博士无少异。如是者凡二日，犹未能毕事也。参观传染病研究所，各种细菌之标本，传染病之预防液及血清，无不备具。凡消毒冷藏室、镜检室、接种试验动物室等，不下数十处，导观者皆一一为余指示说明，历四小时而不倦。参观长与博士胃肠病院，凡肠病上外科手术取出之标本，及种种之新式器具，病人每日之食单，无不一一罗列而详说之。参观青山脑病院、顺天堂医院等，导观者之亲切，皆与二村博士相伯仲。会客处则以此二处为最，其华丽，几与吾国公使馆相埒。参观东京养育院及巢鸭分院，导观者之热心，又过于医院。问答四小时之久，尚无丝毫之倦容也。余木强不解酬应之事，故详记之，以志余愧。"

丁氏的考察活动，在当时引起了医学界和媒体的广泛关注，产生了很大的反响。《医学卫生报》在当年五月出版的第十期以"江督派员考察日本医学"为题对其进行了专门报道："四月十八日，无锡丁君福保、俞君鼎勋，奉江督札开，略谓为札派事，照得世界文明愈进，医学之发明愈精，所有户口之增殖，种族之强盛，人民生命之健康，皆唯医学是赖。查有无锡丁生福保、俞生鼎勋，于中西医学，极有研究，堪特派为官派考察日本医学专员。凡日本之各科医学，及明治初年改革医学之阶级，与日人所用录用之中药，以及一切医学堂、医院之规则课程，均应一一调查，为吾国振兴医学之助。除咨行外，合行札派。札到该生等即便遵照办理云。当隋大业四年，日本遣唐僧惠斋、惠光及医师福因、惠日等，留学我国习医术，至唐武德六年，始归国，前后十六年。此事在《日本书记》，言之甚详，为日本留学外邦习医术之始……千年以来，日人承用皇汉医术，未尝或改。乾隆间始有荷兰医之输入,降及明治,乃竟尚独逸医学,而汉方医之势力,直持续至明治二十四、五年,改革不可谓不难。今江督特派员调查一切,意欲以日本医学改革之成绩,为吾国欲行医学改革之模范,意其盛也。盖日本医学之历史,与吾国最相近云。"

丁福保考察归国后,《申报》以"考察日本医学专员回沪"为题及时进行了报道:"南洋考取最优等医师丁福保、优等医士俞鼎勋,奉前江督端午帅,派赴日本,为考察医学专员。昨已回沪。闻此次在日本,考察极为详细。著有日记一册,内有帝国医科大学、青山脑病院、胃肠病院、顺天堂医院、传染病研究所等各种章程。凡各种医学堂办法及建筑法,言之甚详,足为吾国取法。又闻购买医学书至七八百元之多,为医界从来未有之盛举,未始非吾国医学改良之起点也。"

此次考察,使丁福保目睹了日本医学改革的成果,了解了日本医学与医疗技术发展的情况。回国后,他撰写了《日本医学记》,对当时日本医学教育与医疗机构的情况做了专门介绍。这次考察对他触动很大,他进一步认识到改良中国医学必需借鉴日本的经验,"假道日本较欧美为便"。他认为中国古代医学在生理解剖、诊断、药物等方面,受阴阳五行学说的影响,"谬种流传,以迄今日,不能生人而适以杀人"。这种看法显然过于偏激,但确是他主张全面引进和借鉴西方近代医学成果的主要动因。丁福保行医时,积极采用近代西方医学的诊断方法,运用理化检查,以及 X 光、显微镜等器械,以确诊病因,对症下药。他先后在上海创办医院、疗养院,并设医学书局,翻译、刊行医书。1910 年,他创办了《中西医学报》,并设中西医学研究会,有数百人入会,以研究、交流中西医学,振兴我国医学为宗旨。编译、出版日文西医书也成为他一生长期从事的工作,通过这种方式,向我国医界介绍了系统的西医知识,对西医学在我国传播做出了重大贡献。

二、译述日本医学著作

丁福保先后从日文翻译或编译医书近百种,又自撰、编辑医书多种,后汇总为《丁氏医学丛书》,由他自办的医学书局出版。其中除中医著作约占 1/10 外,其所译述的日本西医书籍范围广泛而且系统,既包括解剖、生理、卫生学、病理学、诊断学及免疫学等西医基础理论方面的著作,也涉及内、外、妇、儿等临床各科,还有药物学及处方学等著作。这些西医书籍内容较之以前翻译的西医书籍在知识的广度和系统性方面均前进了一大步。在《畴隐居士学术史》中,丁氏说他 40 岁时已翻译出了日文医书达 68 种,并列出了书名。在该书中,丁氏除了书名外未给出其他信息,下面根据我们所见国内一些主要图书馆与研究机构所藏丁氏译书及相关的目录补入搜集到的原作者(译者)名、出版年代等信息或简要说明,按丁氏的次序将这 68 种医书全部列出(表 6 - 1)。

表 6 - 1　丁福保本人所列编译自日本的 68 种医书

序号	书　名	册	日文著译者	出版地	出版社	出版年	备　注
1	《德国医学丛书》	3	寺尾国平译	上海	文明书局	1909	据日译本重译,1938 年 3 版
2	《医学指南(又续编)》	1		上海	文明书局		1908 年再版,1911 年增订 5 版
3	《新医学六种》	1		上海	医学书局	1911	1918 年再版
4	《南洋医科考试问题答案(附一夕话)》	1		上海	文明书局	1909	丁氏参加两江总督举办的医学考试试卷答案,仿日本之医术开业试验问题答案集
5	《公民医学必读》	1		上海	文明书局	1909	1933 年再版

（续表）

序号	书　名	册	日文著译者	出版地	出版社	出版年	备　注
6	《新撰解剖学讲义》	4	森田奇次编译	上海	文明书局	1912	日文原书为日本慈惠医学专门学校的讲义,内容主要译自德国医学教科书,1938 年 3 版
7	《人体生理图》			日本			5 幅,说明语译成了中文
8	《组织学总论》	1	二村领次郎著	上海	文明书局	1913	即接待过丁福保的二村领次郎
9	《新撰病理学讲义》	3	田中佐吉著	上海	文明书局	1910	1918 再版
10	《病理学一夕谈》	1		上海	文明书局	1909	
11	《诊断学大成》	2	桥本节斋著	上海	文明书局	1909	
12	《临证指南》	4					
13	《诊断学一夕谈》	1		上海	文明书局	1910	
14	《初等诊断学教科书》	1		上海	文明书局	1909	
15	《诊断学实地练习法》	1	系左近著	上海	文明书局	1909	1913 年再版
16	《(增订)药物学纲要》	1	铃木幸太郎著	上海	文明书局	1908	后有增订版
17	《普通药物学教科书(正续)》	2	系左近著	上海	文明书局	1908	
18	《药物学一夕谈》	1		上海	文明书局	1908	
19	《新万国药方》	2	恩田重信撰	上海	文明书局	1909	1914 年再版
20	《汉译临床医典》	1	井筒八百珠著	上海	文明书局	1913	
21	《近世内科全书》	2	桥本节斋著	上海	医学书局		1927 年再版,1934 年 5 版
22	《临床内分泌病学》	1	横森贤治郎著	上海	医学书局		丁福保编,晋陵下工译,1933 年再版
23	《实用医学》	2		上海	医学书局		
24	《霍乱新论疟疾新论合编》	1		上海	文明书局	1909	
25	《赤痢实验谭》	1		上海	文明书局	1910	1917 年再版
26	《喉痧新论》	1		上海	文明书局	1910	
27	《预防传染病之大研究》	1		上海	文明书局	1911	
28	《传染病之警告》	1		上海	医学书局		1911 年再版,1914 年 3 版
29	《肺病最经济之疗养法》	1					
30	《近世肺病新疗法》	1					
31	《新撰虚痨讲义》	1		上海	医学书局		1926 年再版
32	《肺痨病学一夕谈》	1		上海	医学书局	1910	1914 年 3 版
33	《痨虫战争记》	1		上海	医学书局	1912	1916 年再版
34	《肺痨病之天然疗法》	1					
35	《肺痨病救护法》	1		上海	文明书局	1911	有结核菌彩色显微镜下图,1912 年再版
36	《肺痨病预防法》	1	竹中成宪、寺尾国平著		医学世界社	1908	文明书局,1908 年再版
37	《现代精神病学》	2					
38	《倍氏神经系病学》《马氏精神病学合编》	1					
39	《皮肤病学》	1	井筒八百珠著	上海	医学书局	1912	1926、1940 年再版
40	《袁氏颈病及胸病施氏喉头病学合编》	1					

（续表）

序号	书 名	册	日文著译者	出版地	出版社	出版年	备 注
41	《人体寄生虫病编》	1	小西俊三编	上海	文明书局		1911 年前出版,1938 年 3 版
42	《外科学一夕谈》	1	桂秀马	上海	医学书局	1911	1927 年再版
43	《近世妇人科全书》	3	望月宽一著	上海	商务印书馆	1906	1933 年再版
44	《竹氏产婆学》	1	竹中成宪著		文明书局	1908	1920、1930、1940 年再版
45	《胎生学》	1			丁氏医院	1913	1929 年再版
46	《妊娠生理篇》	1	今渊恒寿著		文明书局	1910	与华文祺合译
47	《分娩生理篇产褥生理篇合编》	1	今渊恒寿著	上海	文明书局	1910	与华文祺合译,1918、1930 年再版
48	《妊妇诊察法》	1	今渊恒寿著	上海	文明书局		1911 年前出版
49	《子之有无法》	1	田村化三郎著	上海	文明书局	1906	1916 年 4 版
50	《结婚与优生学》	1		上海	虹桥疗养院		1940 年再版
51	《结婚与卫生》	1					
52	《看护学》	1		上海	文明书局	1909	1933 年再版
53	《西洋按摩术》	1		上海	医学书局		1910 年前出版,1928 年再版
54	《国医补习科讲义(医学补习科讲义正续编)》	2		上海	文明书局、医学书局	1908	该书正编汇集了 25 位日本医学博士的新学说
55	《家庭新本草》	1		上海	文明书局、医学书局	1909	1929 年再版
56	《化学实验新本草》	1		上海	文明书局、医学书局	1909	1934 年第 30 版
57	《新本草纲目》	2	小泉荣次郎编,日文原名《和汉药考》				晋陵下工译,丁福保校,1933 年再版
58	《中药浅说》	1		上海	商务印书馆		1933 年再版
59	《汉法医典》	1	野津猛男著	上海	医学书局	1916	日文原名《临床汉方医典》,1929 年再版
60	《中西医方之会通》	1		上海	文明书局、医学书局	1910	1929 年再版
61	《医界之铁椎》	1	和田启十郎著	上海	医学书局	1911	1917 年再版
62	《西药实验谭》	1		上海	文明书局、医学书局	1910	1929 年再版
63	《汉药实验谭》	1		上海	文明书局、医学书局	1910	晋陵下工译,丁福保校,1929 年再版
64	《西洋医学史》	1		上海	医学书局	1914	上编为内科学史,下编为外科学史
65	《身之肥瘦法》	1	田村化三郎著	上海	医学书局	1910	丁福保、徐云编译,1917 年 3 版
66	《普通医学新智识》	1		上海	文明书局	1909	1913 年再版
67	《病原细菌学》	2	佐佐木秀一著	上海	医学书局	1914	
68	《历代医学书目提要》	1		上海	文明书局	1910	

对于上述著作,丁福保自称为"借径日文译成医学六十八种"。实际上,在 1911 年再版的《肺痨病学一夕谈》后所附的《丁氏医学丛书提要》列出的已出版著作中,由丁福保本人编译的著作就达 75 种之多,其中不少在上述目录中没有列出,现开列如下(表 6 - 2)。

表 6-2　丁福保自己没有列出的编译自日本的医学书

序号	书　名	日文著译者	出版地	出版社	出版年	备　注
1	《内科学纲要》	安藤重次郎著	上海	文明书局	1906	
2	《医学纲要》		上海	医学世界社	1908	井上善次郎、富永通、三轮德䝮等著作的汇编
3	《内科全书》	河内龙若著	上海	医学世界社，文明书局	1908	
4	《实验却病法》		上海	文明书局	1908	
5	《丁译生理卫生教科书》	高桥本吉、山内繁雄合编	上海	文明书局	1909	
6	《育儿谈》	足立宽著	上海	文明书局	1908	
7	《新撰急性传染病讲义》		上海	文明书局	1910	
8	《生殖谭》	杜边国光著	上海	文明书局		1911 年前出版，华文祺、丁福保合译
9	《新脉学一席谈》《发热之原理合编》		上海	文明书局		1911 年前出版
10	《脚气之原因及治法》		上海	文明书局	1910	上编为中国旧法，下编为西洋治法
11	《花柳病疗法》		上海	文明书局	1909	
12	《神经衰弱之大研究》		上海	文明书局	1910	
13	《实验卫生学讲本》	山田谦次著	上海	文明书局	1909	
14	《脑髓与生殖之大研究》		上海	文明书局	1909	
15	《皮肤病学美容法》	山田弘伦著	上海	文明书局	1911	1929 年 6 版
16	《学校健康之保护》		上海	译书公会	1911	
17	《食物新本草》		上海	文明书局		1911 年前出版
18	《家庭侍疾法》		上海	文明书局		1911 年前出版
19	《胃肠养生法》	长与称吉原著	上海	文明书局		1911 年前出版
20	《新伤寒论》	宫本叔、桥本节斋、寺尾国平	上海	文明书局		1911 年前出版
21	《新纂儿科学》	伊藤龟治郎	上海	文明书局		1911 年前出版，1930 年再版
22	《免疫学一夕谈》		上海	文明书局		1911 年前出版，徐云、丁福保合译
23	《近世法医学》	田中祐原著	上海	文明书局		1911 年前出版，徐云、丁福保合译
24	《瘰疬之原因及治法》	三轮德宽撰	上海	文明书局		1911 年前出版
25	《增订十六版卫生学问答》		日本		1908	
26	《药学大成》	系左近	上海	医学书局		
27	《赤痢新论》	志贺洁原本	上海	文明书局	1910	华文祺、丁福保合译
28	《中外医通》	赤木勘三郎原著	上海	文明书局	1909	原名《和汉制剂篇》
29	《近世催眠术》	熊代彦太郎原著	上海	文明书局	1911	丁福保、华文祺合译
30	《产科学初步》	伊庭秀荣著	上海	文明书局		1911 年前出版

　　丁氏后来还有其他一些医书，如《梅毒六〇六疗法》《新六〇六疗法》等。加上前面提到的《高等小学生理卫生教科书》，丁氏译自日文的医学著作在 100 种以上。尽管其中有数种为丁氏自撰或编辑，还有个别几种目前还难以确定是否为丁氏翻译，使丁氏译书的准确数量尚难以确定，但考虑到丁氏医书中有不少是数种合为一编，如丁氏虽称"精神病学三种"，但数字统计上却取为 2

种，即把《倍氏神经系病学》《马氏精神病学》合编视为一种，《德国医学丛书》也被视为一种医书，按实际统计应为 15 种，还有《新医学六种》，无论如何，丁译医书都接近百种。丁氏的挚友陆炳琬就称"仲祜译印医书几及百种"。

丁氏所译医书，不少是出自名家之手。最有代表性的是《德国医学丛书》三编，原著都是德国当时著名医学家的权威著作。又如，丁氏所译《新万国药方》是一部反映西方和日本药学最新成就的药学著作，原著是日本医生恩田重信《新撰处方一万集》。此前在中国出版的最有影响的西药学著作是 1890 年由美华书馆出版的《万国药方》，译者为美国传教医师洪士提反（S. A. Hunter）。该书译成于 1886 年，因此到 20 世纪初许多内容已经显得陈旧。《新万国药方》统核病名 580 种之多，共计 10 714 种，"包罗繁富，有奥必搜，论述严谨，是药方中的空前之作"。它的翻译出版，满足了中国医界的迫切需要。再如《赤痢新论》，其作者志贺洁本人就是痢疾杆菌的发现者，该书无疑具有权威性。

丁氏所译日本西医书籍，包括不少当时中国急需引进的流行病防治方面的著作。如在《丁氏医学丛书》中有多部专门阐述肺结核病的专著，对于当时中国众多肺结核患者的预防、诊治和救护起了很好的知识普及和实践指导作用。

丁福保所译医书中，不少译著比较及时地介绍了 20 世纪初期西医的最新成果。如《免疫学一夕谈》中论及的血清免疫，就是当时的医学最新成果。1909 年德国医学家欧利希与日本医学家秦佐八郎合作研制成治疗梅毒（螺旋体病）的有效药物 606，开创了化学疗法。丁福保在此后不久就将这种新发明介绍给中国医界——《梅毒六○六疗法》，使中国医界能够及时了解世界医学的这一最新发展。

丁福保对日本学者用近代医学和实验科学方法研究中医药的成果给予了特别的关注，其所译医书中有数种主要是研究中医药的，如《化学实验新本草》《汉药实验谭》《新本草纲目》《中药浅说》《食物新本草》等。以《化学实验新本草》为例，该书全部收录中国药品，对其化学成分的介绍均有实验依据。每一种药品都先列出中国的学说，然后是日本和欧美的研究成果。这样做的目的是便于中西汇通。

丁氏译书也包含中西医结合的著作。对于中医，丁氏虽曾有过激批评，但后来的态度还是比较客观、公正的。他翻译的《医界之铁椎》是日本医生和田启十郎著的一部为汉方医学辩护的著作。该书通过列举实例说明汉医具有的长处，同时指出了当时西医的短处和不足。日本在明治维新后通过行政命令的手段废止了汉医，敢于出来论汉医之长、评西医之短的医生十分罕见。尽管丁氏对和田许多观点并不认同，但认为其中也不乏灼见，所以翻译出来向中国学者介绍。

丁氏所译日本西医书籍，既有高等医药院校的教科书和学术专著，也有普及性著作，而且他还自撰有多种医药卫生方面的科普书籍。

丁氏所译医书中，有些没有注明原作者。其中一些是当时日本流行的读物或医院发给患者的手册，如《肺痨病救护法》就是日本爱知病院给患者的治疗指南。还有一些则是日本多种医书的汇编。如《医学纲要》封面只注"丁福保译"，但内文中注出："肺痨病新说"一节为"日本医学博士井上善次郎原本，丁福保达旨"；"产后之摄生"系"绪方正清原本，丁福保达旨"；传染病、皮肤病、内外科、霉菌、预防消毒等六类从富永通及川村舜治所译书内译出；内科急救法据三轮德宽原本翻译。再如，《国医补习科讲义》（正续编）署"丁福保编"，实则其正编汇集了 25 位日本医学博士的新学说，其目次为："生理卫生学概论、北里博士说传染病、长与博士论胃之摄生法、土肥博士论淋病与家庭、井上博士述眼科卫生谈、中川氏述病人注意之要点、结核之预防、吴秀三博士论神经之摄生、远山博士论家庭与霉菌、木下博士论产时之创伤传染、井上博士论便秘、伊庭博士论妇人之妊孕力、伊庭博士论不孕症、绪方博士论分娩时之摄生、中川氏述花柳病、井上博士续眼科卫生谈、宫本叔博士论黑死病、竹中博士论黑死病预防法、吴秀三博士论胡凭疬与歇私的里之关系、三轮博士论小儿病之注意、弘田长博士论小儿之卫生、井上博士再续眼科卫生谈、中川氏述日本医学界之现象、井上博士肠胃谭、冈田博士论耳之摄生、木村博士肝脏谭、绪方博士论乳儿之卫生、濑川博士论小儿身体上之监视、远山博士论消毒法大意、石原久学士论口内卫生之注意、绪方博士论妊娠中之养生、冈村博士论皮肤之卫生、桐渊博士论妇人及小儿之眼之卫生、三轮博士创伤谭、卫生丛谭、大泽博士论身心之养生、大泽博士生殖谭、三岛博士家庭学校之卫生、筒井博士梅毒与家庭之关系、中川氏妇人之卫生杂话、消化之卫生杂话。"

丁氏自撰的医药学书籍，绝大多数参考或取材自日文医药著作，其中不少属于编译性质。他的《中药浅说》便是其中有代表性的一例。丁氏在序例中称："吾国本草，半由臆造附会……以至甚有价值之中药颇为科学家所诟病。是书从日本药物学书选译而成，凡各种药之原物、形态、成分、应用等，皆依据科学，一一载明，足以正国人之舛，开后学之途径，使数千百年来谬误之学说，一变而化为化学实验的学说，此译者之本义也。"由此可知，《中药浅说》虽署"丁福保著"，但实为丁氏编译的著作，丁氏本人也将其列入译著之中。又如《痨虫战争记》，则是丁氏仿日本医学普及书所写的一本科普著作。丁氏翻译了《肺痨病学一夕谈》《肺痨病救护法》和《肺痨病预防法》等书后，感觉内容可能过于专业，难以为普通人接受，因此参照日本学者广泽汀波的《结核菌物语》一书，自著《痨虫战争记》，以结核菌自述的形式讲述结核病的成因和防治方面的知识。

丁译医学丛书不但学科范围广，内容新颖，而且翻译技法上也自有特色。丁氏本人既精通西方现代医学，又有深厚的传统医学根底，在医学名词术语、疾病名称的处理上有独到之处，不但列出西文名称、日文名称以及中国教会学校的译名，还列出中医的传统名称。如"霍乱"一词就列有："亚细亚虎列剌（日本名），Asiatische Cholera（德），Cholera Asiatic（拉丁），Asiatic Cholera（英），Cholera indien（法）；一名真霍乱，又名霍乱吐泻，又名绞肠痧，俗名吊脚痧，又名霍乱转筋，《瘟疫论》谓之瓜瓤瘟，《医林改错》谓之瘟毒痢。"这对于当时医学名词混乱的中国来说，是极有价值的。丁氏还引进了许多日本医学名词，如肺结核、免疫、血清、生理学、寄生虫等。关于丁氏在引进日本医学名词方面的贡献还有待进一步探讨，此不赘述。

当然，丁福保译述的一些医书，并非直译，有的仅"达旨"而已。此外，由于他的译著数量太多、内容太广，加之其中包含有某种商业利益，也难免不精。

20世纪初是中国社会急剧变化的时期，医学也经历着从传统向现代转变的过程，翻译日本科学著作包括医书成为当时的一种潮流。丁福保是其中的一个代表性人物，他编的一些普及性医学书，适应了当时的社会需求，传播范围十分广泛。他编著的《蒙学生理教科书》发行量10万余部，《卫生学问答》至1908年已出增订16版，《医学指南》至少出过5版，而《内科全书》到1934年仍有第5版发行，足见其译著生命力之持久。丁福保还将其所译日本西医书编成教材和讲义，在镇江新医学校和他自办的函授新医学讲习社中使用，更扩大了《丁氏医学丛书》在传播西方医学知识方面的作用。由于丁福保在翻译西医著作、传播西医知识方面做出的贡献，他曾获得内务部嘉奖，并获南洋劝业会、万国卫生会、罗马卫生赛会奖励。著名医学史家陈邦贤认为，丁氏的工作与当年日本学者翻译荷兰医学著作、将西方医学引入日本,是同样的功绩。这样比喻或许有些过誉,但也说明了丁译医书的作用不可忽视。

(牛亚华、冯立昇,《中国科技史料》,2004 年第 25 卷第 4 期)

中日韩越古医籍数据的比较研究

一个具有体系的传统医学,其特征之一便是借助书籍传承知识,并使其普及。以中国为核心之汉字文化圈的医学书籍,在 1 500 余年的历史时期中,先后传播到韩国、日本、越南等国。在这些国家中形成了各自的,但从理论到治疗技术又均有极大共性的医疗知识体系,至今仍作为各国的"传统医学"而存在与使用着。在不同历史时期,其名称亦有所不同(表 6 - 3)。

表 6 - 3 不同历史时期中、日、韩、越四国传统医学的称谓

国名	对传统医学的称谓(时间)
中国	中国医学(19 世纪)→国医学(1911 年)→中医学(1949 年)→祖国医学(1966 年)→中医学(1976 年)→
日本	汉方(1700 年代)→[汉医]→汉方医学(1930 年代)→ ↓ 皇汉医学(1868 年)→和汉医学(1881 年)→东洋医学(1892 年)→
韩国	乡药(15 世纪)→东医(17 世纪)→汉方(1910 年)→韩方医学(1980 年代)→韩医学(1986 年)→
越南	南药(14 世纪)→南医、北医(15 世纪)→东医(19 世纪)→东医学(1945 年)→越南传统医学(1986 年)

汉字文化圈的这种医学现象,常被喻为同一根干上生长出诸多分枝。但是,如果将诞生于广阔中国的医学想象为一棵枝叶延伸到各国的大树,则未免有些牵强。更确切、合理的理解是:中国医学森林中培育的多种树木之果实,输送至周边各国地域后,各自选择了适应本土文化的种子加以栽培;或是与本地种子杂交培植,吸取异国往知识的基因,形成新的森林。其各地域结出的果实,即指各国历代医籍。

尽管有关亚洲各主要医学体系间的交流、比较研究一直在进行,但囿于种种客观原因以及主观上的"自我中心"意识,因而既不充分,且往往缺乏客观性。于是笔者选择了各国皆有的共性"果实"——汉字文化圈的古医籍为客观的共同尺度,对日、中、韩、越四国一同进行"定量化"的比较研究。在排除自我中心主义的前提下,依据客观资料的多寡、轻重,明确归纳出共同点及历史背景所在,进而或可达到相互认知各国传统及倾向的目的。

一、研究对象与方法

1. 研究对象 本研究以各国分别收藏的日、中、韩、越四国古医籍书志资料,以及藏书目录等著录内容为对象。即:汉籍迄清末 1910 年、和籍迄幕末 1867 年、韩籍迄日本统治前 1909 年、越籍迄法国统治前 1886 年之前成书的抄写、刊行文献;同时利用各种翻译刻本,其中亦包括兰学等欧系医书。

笔者在过去十几年中,已对我国台北故宫博物院、越南国家图书馆以及朝鲜王朝藏书的首尔大学奎章阁所藏全部古医籍进行了调查,并对书志资料做了总结汇报。调查原本所取得的书志资料,包括藏于欧美的约 150 部,藏于越南的 456 部(图 6-1),藏于韩国的 907 部,藏于我国台湾的、除故宫《四库全书》本之外有 809 部。所谓"部",是不论书名、版本等一致与否以现存一书为单位计算数目。

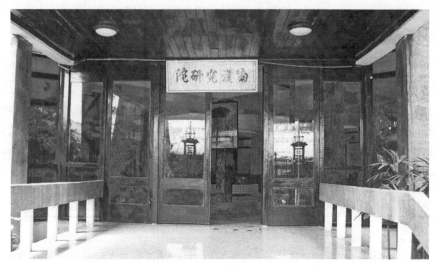

图 6-1　越南最大的古籍收藏研究机关汉喃研究所

日本藏书,和汉医籍约 1 600 部的原本调查已经结束。对于包括 1 600 部原本在内的和籍医药、博物书 15 070 种,国文学研究资料馆根据《国书总目录》《古典籍总合目录》等,收集、编制了书志数据库,笔者获允得以利用,并以年表形式连载报告。中国大陆在查阅古籍时虽有种种限制,但对所藏书中 225 部的原本调查业已完成。中国中医科学院《中国中医古籍总目》数据库共收集汉籍医书 12 637 种——所谓"种",系对某一书的不同版本或写本等忽略不计,仅作为 1 种来计算。以上各地重复藏书除外,汉字文化圈 4 国所藏古医籍约有 28 000 种,据推测大约相当于现存古医籍总数的 90%左右①。另外,即便是原本所在不明,或可能已属散佚之书,若依据所收集资料及关联史料的记载,可做出推定性结论的,亦于考察中参考使用。

2. 研究方法　对于作为研究对象的约 28 000 种古医籍资料,首先从以下两方面做定量解析,并加以定性考察:① 统计、研究各国医书被他国翻刻的次数及时期。② 统计、研究各国标志本土医学知识体系形成之典籍中,引用他国医书的情况。

然后根据统计数据,进行如下考察:① 各国体系形成中,他国医书所起的作用及共同点。② 各国传统及体系形成的相关历史、地理等要因进行分析论说。

下文中,对首次出现的古医籍,详记著者、书名、卷数、本国初版年或成书年。其后再次出现时,原则上仅略记书名。

二、总计结果

1. 各国医书被他国翻刻的次数、时期及解析

(1) 中国:1910 年以前在中国翻刻的他国医书有以下 27 种,但未见中国版越籍(末尾括号

① 搜集率偏低的韩籍与越籍近 70%的数据已经获得,故推测为 90%左右的比例。

内为翻刻年代,下同)。

● 中国版韩籍:3 种、24 次

① 金循义等《针灸择日编集》1 卷(1447 年成书):4 版(1890、1891、1892、1910 年。1890 年为据日本版木重印)。② 许浚《东医宝鉴》25 卷(1613 年初版):18 版(1763、1763、1766、1796、1796、1797、1821、1831、1831、1847、1885、1885、1889、1890、1908 年,刊年不详明版 1 种、清版 2 种。1890、1908 年为据日本版木重印)。③ 康命吉《齐众新编》8 卷(1799 年初版):2 版(1817、1851 年)。以上韩籍医书的中国版,基本集中于清代后期 19 世纪以降。并查明其中一部为明治维新以后由日本输出的日本刻韩籍版木。又仅据《东医宝鉴》的翻刻次数,即可推知对此书评价之高。

● 中国版和籍:24 种、33 次

① 多纪元简《观聚方要补》10 卷(1857 年再版本):3 版(刊年不详清版 3 种,皆据江户 1857 年版木重印)。② 多纪元简《脉学辑要》3 卷(1795 年初版)。③ 多纪元简《救急选方》2 卷(1801 年初版)。④ 多纪元简《医賸》3 卷附 1 卷(1809 年初版)。⑤ 多纪元简《金匮玉函要略辑义》6 卷(1811 年初版)。⑥ 多纪元简《伤寒论辑义》7 卷(1822 年初版)。⑦ 多纪元简《素问识》8 卷(1837 年初版)。⑧ 多纪元胤《难经疏证》2 卷(1822 年初版)。⑨ 多纪元坚《伤寒广要》12 卷(1827 年初版)。⑩ 多纪元坚《伤寒论述义》5 卷(1838 年初版)。⑪ 多纪元坚《药治通义》12 卷(1839 年初版)。⑫ 多纪元坚《金匮玉函要略述义》3 卷(1854 年初版)。⑬ 多纪雅忠《医略抄》1 卷(1795 年初版)。⑭ 小坂元佑《经穴纂要》5 卷(1810 年成书)。自上记②到⑭的 13 种医书,皆利用日本版木重印,合编为《聿修堂医学丛书》:1 版(1884 年)。至清末曾数次重印。⑮ 佐藤正昭《古方通览》1 卷(1799 年成立):2 版(1885 年,刊年不详清版 1 种)。⑯ 本庄俊笃《眼科锦囊正编》4 卷、《眼科锦囊续编》2 卷(1831、1837 年初版):2 版(1885 年,刊年不详清版 1 种)。⑰ 橘尚贤《霉疮证治秘鉴》2 卷(1776 年初版):3 版(1885、1895 年,刊年不详清版 1 种)。⑱ 岸田吟香《花柳辨证要论》1 卷:1 版(1888 年,岸田吟香的上海乐善堂出版)。⑲ 多纪元坚(松井操汉译)《诊病奇侅》2 卷(1843 年成书)。⑳ 森云统《五云子腹诊法》1 卷:1 版(1888 年,王仁干于日本出版)。㉑ 石神亨(沙曾诒汉译)《肺病问答》1 卷(成书、刊年不详):2 版(1894、1903 年)。㉒ 源养德《脚气类方》1 卷(1763 年初版):1 版(1899 年)。《脉学辑要》:2 版(1901、1904 年)。㉓ 吉益南涯《辑光伤寒论(中国名:删定伤寒论)》2 卷(1822 年初版):1 版(1910 年)。㉔ 丁福保将日本生药学书译为《化学实验新本草》1 册:1 版(1910 年)。

以上均为明治维新以降的中国版,多数是使用日本输出至中国的日本版木重印者。因明治政府实行西洋医学一元化政策,致使传统医学书出版失去意义。这些中国版中残留着消除未尽的痕迹,以及日语返点仍未彻底删除,多处散见。另有一部由日文书汉译而成的中国版,可见已对明治以后的日本开始注目。

(2)日本:1867 年以前,日本翻刻他国医书以汉籍为多,韩籍次之,越籍未见。

● 日本版汉籍:约 315 种、683 次

江户时期之前出版汉籍医书 3 种,即以翻刻(1528)明熊宗立《(新编名方类证)医书大全》24 卷(底本为熊氏种德堂 1467 年版)为嚆矢。其次仍为复刻(1536)熊宗立《俗解八十一难经》7 卷(底本为鳌峰熊氏中和堂 1472 年刊本)。其他,约于室町中期 15 世纪,翻刻宋施发《察病指南》3 卷,该书与《俗解八十一难经》江户时期亦被翻刻。

由于江户时期商业出版发达,约翻刻了 320 种汉籍医书。若排除刊印年不详,以及版本不同

者,则为 314 种,314 种翻刻次数总计 680 次。详细分类,即医方 411 次,本草 53 次,伤寒 70 次,金匮 16 次,内经 60 次,针灸 39 次,痘疹 31 次。据此可知,以临床医学的医方、针灸、痘疹为翻刻主体,而本草、伤寒、金匮、内经等基础医学书籍亦占有一定比例。

日本翻刻次数,若以 10 年为单位统计,则江户前期 1651—1660 年为第一个高峰期,汉籍医书广泛传播。后期 1791—1800 年为第二个流传高峰期。前一高峰期以临床医学书为中心,后一高峰期基础医学书籍传播盛行。

其次,对翻刻次数较多的医书成书年代、卷数及翻刻时期加以分析,得知翻刻次数多且畅销者,为 8 卷以内的小部头书(《伤寒论》10 卷,实际文字数目相当于 6 卷之书)。那些跨越了中国整个历史时代的医书,大致流行于江户前期,但是仅《伤寒论》《金匮要略》,自江户中期至后期不断扩展流传。

● 日本版韩籍: 7 种、12 次

① 权仲和等《新编集成牛医方马医方》2 卷(1399 年初版): 1 版(江户前期。底本为 1580 年版)。② 李昌庭《寿养丛书》4 卷(1617 年成书): 1 版(1669 年)。③ 崔致云《新注无冤录》2 卷(1440 年初版): 1 版(江户前期或中期)。④ 许浚《东医宝鉴》25 卷(1613 年初版): 3 版(1724、1730、1799 年。奉幕命校订、翻刻)。⑤ 许任《针灸经验方》3 卷(1644 年初版,1 卷本): 2 版(1725、1778 年)。⑥ 崔致云《无冤录述》2 卷(摘译 1440 年初版《新注无冤录》下卷): 3 版(1768、1799、1854 年)。⑦ 金礼蒙等《医方类聚》266 卷(1477 年初版): 1 版(1861 年。由幕府医官校订、翻刻)。韩籍的日本版虽然远远少于汉籍,但是整个江户时期一直连续出版。涉及分野有兽医、养生、针灸各 1 种,计 4 次翻刻。法医学书及包括医学一般基础至临床之医学全书各 2 种,计 8 次刊行,基本包罗了医学各科。由于幕府的参与,犹如 25 卷及 266 卷之大部头医书得以出版,获得较高评价。

(3)韩国

● 韩国版汉籍: 93 种

1909 年以前,韩国翻刻的他国医书仅为汉籍,三木荣列举 92 种。这些仅见于史书、目录书著录的书目,极可能包括既已散佚的书籍。已知有 3 种书漏记,又根据真柳诚的研讨,判明 2 种属误认。因此三木荣的调查结果,当计算为 93 种。

韩国刊行汉籍医书,大致与中国同步进行,始于高丽时代 1059 年。李朝前期迎来了最盛时期,多数医书被活字出版,但几乎均为中央或地方政府的刊行物。因遭丰臣秀吉侵略(壬辰、丁酉倭乱),国力疲弊,此后出版书籍亦减少。自 19 世纪前后,商业出版亦得以普及、增加。这些韩国版汉籍,多则曾翻刻 1~3 次。但是,对于三木荣的调查,真柳诚经考察而增添新见解,得知曾翻刻 5 次以上书籍如下所示:① 王惟一《(新刊补注)铜人腧穴针灸图经》5 卷(1026 年初版): 9 版(1431、1543、1553、1578 年,1585 年前、1619 年前后、1655 年、1778 年前后、19 世纪)。② 李希宪监校《(新刊补注释文)黄帝内经素问》12 卷(1068 年初版): 6 版(15 世纪后叶、16 世纪后半 2 种、1585 年前、1615 年、18 世纪后叶)。③ 虞抟《(新编)医学正传》8 卷(1531 初版): 6 版(1531—1544 年之间、1564 年前、1585 年前、1675 年前、18 世纪后叶、1819 年)。④ 李梴《(编注)医学入门》首 1 卷、7 卷(1575 年序刊): 6 版(1613 年前后、17 世纪前叶、1675 年前、1818、1820、1909 年)。⑤ 李东垣等《东垣十书》(1399—1424 年初版)全 10 书: 5 版(1488 年、16 世纪前叶、1540 年前后、16 世纪后叶、1765 年)。

可以断定,以上 5 种医书,除 1909 年刊行的《医学入门》以外,皆由政府刊行,即为国家所重视之书。其中翻刻次数最多及次之者,皆为基础医学书,即北宋政府敕命编纂之书。第三位以下者,为医学全书或丛书,并系明代编刊物,此特征颇引人注目。

(4)越南:在本文所涉及的4国医学史研究中,有关越南的研究最为薄弱。故对其医学发展史需要略加介绍。

史上曾将越南固有医药学称为南医、南药,将中国医药学及演变为越南化的内容称北医、北药。法国统治后两者合一,称为东医汉喃,而1945年独立之后又称为东医学。

其现存最古医书,当称陈朝时代(1225—1413)儒者朱文安(Chu Van An,1292—1370)所编纂之《医学要解集注遗篇》。该书以《黄帝内经》为理论依据,分析各种疾病之病因、病理,叙述诊断与治疗。

陈朝时代的另一位医家慧靖(Tue Tinh,1330—1385?)虽科举及第,却放弃仕官,以医为业;著有《南药国语赋》《直解指南药性赋》《南药神效》(图6-2)等,后世曾对其著述有所改编及增补。慧靖提倡"以南药治疗越南人",并主张采用药效等歌赋形式,一直有力地指引着后世越南医学的发展方向。

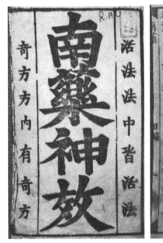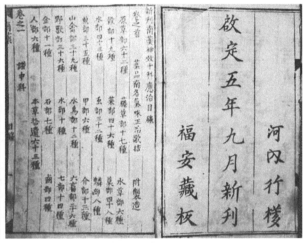

图6-2　慧靖所著《南药神效》

继之乃所谓后黎朝时代(1428—1789),重要的医书有:① 陈朝、黎朝进士潘孚先 Phan Phu Tien《本草食物纂要》(1429年编撰)。② 进士阮直 Nguyen Truc《保婴良方》(1455年成书)。③ 黄敦和 Hoang Don Hoa《活人撮要》(16世纪)。④ 首番太医院佐中宫郑敦朴 Trinh Don Phac《活人撮要增补》(1741—1762年)。⑤ 进士吴靖 Ngo Tinh《万方集验》(1762年序。越南现存唯一敕撰医方书)。⑥ 进士阮嘉璠 Nguyen Gia Phan《胎产调经方法》(1786年)、《理阴方法通录》、《护儿方法通录》、《疗疫方法全集》(1814年)等。

概约陈朝、后黎朝时代越南医学的特点:① 适应风土及疾病特性、体质:比起伤寒、中风,更加重视疟、痢、泄泻等急症。认为越南没有伤寒病,不可使用麻黄、桂枝,并创制了兼用补阴新方。② 越南医药学领域之扩大:南药开发及应用于医方,越南固有食物之药效认同,产生了独自南药本草、食物本草。③ 歌赋形式:大多数医药书采用六、八体歌赋形式,反映了以背诵与口头传授医学之史实。④ 多数医书由进士乃至进士一族编纂:越南固有的"儒与医"之关系。

● 越南版汉籍：至少 15 种、17 次

1886 年以前越南翻刻他国医书，包括推断为据刻本的抄写本在内，有以下汉籍 15 书，笔者曾于河内做过调查并确认（图 6 - 3）。但未见和籍、韩籍翻刻本。① 《医学正传》：至少 1 版（18 世纪？）。② 薛己《外科枢要》4 卷（1571 初版）：至少 1 版（1807 年）。③ 《（编注）医学入门》：至少 2 版（1859 年前、1859 年）。④ 龚廷贤《万病回春》8 卷（1588 年初版）：至少 1 版（19 世纪）。⑤ 龚廷贤《（新刊）云林神彀》4 卷（1591 年初版）：至少 1 版（19 世纪）。⑥ 龚廷贤《（医林状元）寿世保元》10 卷（1615 年初版）：至少 1 版（19 世纪）。⑦ 聂尚恒《活幼心法大全》9 卷（1616 年初版）：至少 1 版（19 世纪）。⑧ 翟良《（医海大成）痘科纂要》1 卷（1657 年版《翟氏医书五种汇刻》本）：至少 1 版（1844）年。⑨ 费启泰《救偏琐言》10 卷（1659 年成书）：至少 1 版（1881 年）。⑩ 万全《万氏妇人科》1 卷[《万氏女科》3 卷（1712 年初版之拔萃）：至少 1 版（19 世纪后叶）]。⑪ 吴又可《瘟疫论》3 卷（1715 年版《醒医六书》本）：至少 2 版（1848、1876 年）。⑫ 唐千顷《大生要旨》5 卷（1762 年初版）：至少 1 版（1870 年）。⑬ 邵志琳《延龄药石》1 卷（1774 年序刊《吕祖全书》卷 25）：至少 1 版（1870 年）。⑭ 邱浩川、王惇甫增补《牛痘新书（济世）》（1865 初版）：至少 1 版（1874 年）。⑮ 容山德轩《（新刊）普济应验良方》8 卷（1799 序刊）：至少 1 版（1875）。以上越南版 15 种，远少于约 315 种的日本版、93 种的韩国版。不过，越南高温多湿及战乱，书物难以传存。并且，虽然是成书较早的汉籍，而翻刻亦皆在 19 世纪。详加推论，应该有更早的越南版存在，因此，关于翻刻次数，皆推断为"至少几版"。

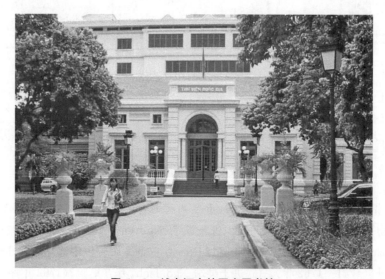

图 6 - 3　越南河内的国家图书馆

这些皆为明代或清代医书，而与翻刻年代甚近的清代后期的书，仅见上记⑭1 种，这种现象似乎揭示了某种理由。15 种医书涉及临床各科及医学全书，但是小儿科、妇产科、养生（面向老人）的书籍颇多，又明代的医学全书，特别是龚廷贤的著述较多，这两种现象引人注意。

2. 使本国化形成体系的各国医书中所引他国医书及解析

（1）日本的《启迪集》：日本医学独自化趋势明显地体现于丹波康赖《医心方》30 卷（公元 984 年成书）中，但是，并未运用于现在的临床治疗。而现代一般应用的，是江户初期形成的后世方

派,及江户中期形成的古方派等,于昭和以降融合为一体的临床治疗。倡导后世方医学的曲直濑道三(1507—1594),世称为日本医学中兴之祖。自称姓氏"曲直濑",大概为表达"东之岛国"之意味。总之,道三既已意识到日本风土与中国之不同。他的代表作《启迪集》8 卷(1574 年成书)统括医学全科,为其后的后世方派确立了方向。基本内容并非道三所著,而是选择汉籍医书内容,根据自己的观点采择、加工之后并引用,编成此书。道三运用这种方法,形成了独自性,最早的《医心方》亦实施了同样编辑方式。另外,《启迪集》中较多采用的"科疏形式"记述方法,亦见于刘开《脉诀理玄秘要》(1241 年成书)、王好古《此事难知》(1248?年成书)及道三以前的日本医书中。

《启迪集》所引汉籍医书,据王铁策、小曾户洋研究有 46 种,并对各书引用次数亦做过调查。即引自《医学正传》最多,为 462 次。以下顺序,刘纯《玉机微义》50 卷(1396 年序刊)404 次,王玺《医林(类证)集要》20 卷(1482 年初版)271 次,杨珣《丹溪心法类聚》2 卷(1507 年初版)198 次,王永辅《(简效)惠济方》8 卷(1530 年前后成书)169 次。仅以上频繁引用的 5 书内容,即占据了全书过半篇幅。可见对道三编纂《启迪集》影响之大,并均为明代之书。除《丹溪心法类聚》以外,4 书皆与《启迪集》相同,俱为医学全书。

(2)韩国的《东医宝鉴》:韩国医学的独自化,肇始于李朝初期 1433 年,敕撰医学全书《乡药集成方》85 卷。书名"乡药",亦体现出本国之特点。1477 年刊行敕撰《医方类聚》266 卷,引用唐至明初医书 153 种以上,编纂成一部日、中、韩、越 4 国中最大的医学全书。但是由于部头庞大,李朝仅刊行过 1 次。

对独自化起到决定性作用,而且其水平之高,至今对传统医学仍有极大影响的,无疑是许浚(1539—1615)奉敕编撰的医学全书《东医宝鉴》(1610 年成书,1613 年初版)。在本书集例《凡例》中,许浚强烈地表明了位于中国之东的本国医学意识,云"我国之医亦可谓之东医也"。因此 1909 年以前共计出版 6 次,若将同一版木重印次数加算,印行次数则相当可观。中国翻刻 18 次,日本翻刻 3 次,包括其重印本,故次数较多。

许浚编撰本书的体例为"序文""集例",其次为"历代医方",全书共引用自汉代至明代 16 世纪汉籍医书 83 种,及本国的《医方类聚》《乡药集成方》《医林撮要》,并按时代先后编列著者姓氏。本书内容基本由引文构成,而编纂形式采用了《医学入门》的方法,即被释语句用大字书写,其下解说文用小字记述,并逐一略记引文出典。据金重权的研究,本书引用"本草"内容最多,以朝鲜 1577 年翻刻《(政和证类)本草》为引文中心,但亦见其他宋至明时代的诸本草内容。表 6-4 为按引用次数顺序列举 10 种医书。

表 6-4　许浚奉敕编撰《东医宝鉴》按引用次数顺序列举 10 种医书统计表

引用书籍名称	引用次数	引用书籍名称	引用次数
《本草》	3 597	龚廷贤《(古今)医鉴》8 卷(1577 年初版)	726
《(医学)入门》	2 781	《(医学)正传》	553
程充《丹心(丹溪心法)》5 卷,附(1481 年初版)	1 275	《万病)回春》	525
危亦林《(世医)得效》20 卷(1337 年成书)	1 084	《东垣(十书?)》	489
楼英《(医学)纲目》40 卷(1565 年初版)	926	《铜人(腧穴针灸图经)》	468

表 6-4 统计证明了一个事实,即李朝政府翻刻 5 次以上的中国 5 种医书,全部包括在《东医宝鉴》频繁引用 10 书之中。《千金方》等唐代医学全书则极少引用,而元明代医方书或全书、丛书

引用甚多。引用频率大致为:《医学入门》>《丹溪心法》>《世医得效方》>《医学纲目》>《古今医鉴》>《医学正传》>《万病回春》《东垣十书》。

根据引用次数多少,可以了解对于各书的重视程度。

(3)越南的《医宗心领》:越南的医书名多冠以"南药"(图6-2)或"国译"等,最早之例见于14世纪后叶的慧靖《南药国语赋》,意在讴歌应用越南自产南药的治疗效果。但即便是越籍,18世纪以前的原本,现已罕见,前述的越南版汉籍亦如此。另外,以近世以降的中国为中心的出版文化,亦仅为越南的一部分,大多书物仍以写本或摘录抄本形式传承,因此体系性地展示越南医学传统的文献较少。

其最有代表性的为黎有卓(Le Huu Trac,号海上懒翁,1720—1791)医学全书——《(海上懒翁)医宗心领》28集66卷(图6-4),为越南化医药学集大成之作。懒翁被誉为越南史上最伟大的医学家(图6-5)。本书著成于1770以前—1786年之间,其中27集55卷于1879—1885年之间被刊行(图6-6)。本书系一部个人丛书,以集成多部医书形式编纂而成,与冯兆张《冯氏锦囊秘录》50卷(1702初版)及张介宾《景岳全书》64卷(1710年初版)近似。全书主要由引用汉籍内容构成,但懒翁自撰文字亦不少。引用文献中略记各卷凡例所载著者姓名等,相同记叙亦偶见于原文中。为补充说明,列记以下诸书:"王太仆(注)《素问》,仲景(《伤寒》《金匮》),巢氏(《病源》),东垣、丹溪(《东垣十书》),《简易(方)》《医学入门》《古今医鉴》《寿世保元》《薛氏医案》《医贯》《锦囊(秘录)》《景岳全书》《(证治)准绳》《(李)士材(医书)》《颐生(微论)》《救偏琐言》《万氏家藏》《妇人良方》《济阴纲目》《产宝》《保产(机要)》,钱仲阳(《小儿药证直诀》),《保赤全书》《痘疹心法》《痘疹金镜录》《雷公炮炙论》《本草纲目》。"

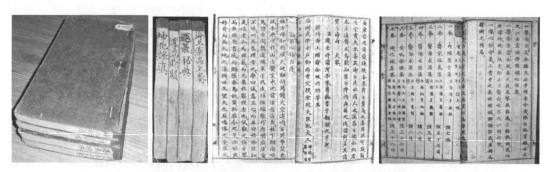

图6-4 越南的医学全书——《(海上懒翁)医宗心领》

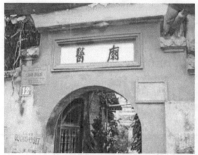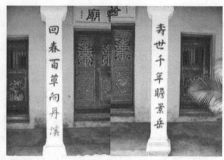

图6-5 祭祀海上懒翁等之医庙(河内)

以上皆为汉代至清代中期之医书,几乎涵盖了医学全部分科,而妇产科、小儿科及本草书较多。又,除本草书之外,基础医学书较少,明代中期至清代前期的医学全书颇多。所引书目中《冯氏锦囊秘录》最多。引用第 2 为《景岳全书》,第 3 为《医学入门》,而本书卷 14《外感通治集》中记云,研习《医学入门》逾 5 年。引用第 4 为龚廷贤的《寿世保元》。文中多见"经验""南药"等强调本国特色之记述。其中,越南无伤寒病,故不可用麻黄、桂枝等强烈发汗治法,这一明确记载值得重视。

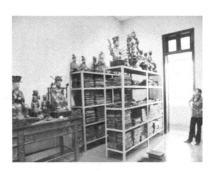

图 6-6 《医宗心领》的现存板木
(越南北宁市博物馆)

三、考察

1. 各国体系形成之共同点　中国翻刻韩籍、和籍医书,当然是为了应用,可是,皆为清代后期以降之举。所翻刻的书目与汉籍医书总数 12 637 种相比,可知直至清末,他国医书对中国医学体系的影响甚微。但是,韩籍《东医宝鉴》的翻刻次数却超过本国,博得较高评价。又,明治维新以后,通过输出版本或原本,介绍到中国的和籍医书中,幕府医官高水平研究性书籍较多,其后对现代中医学的形成做出了一定的贡献。

日本以江户前期为中心兴起了出版汉籍医书热潮,约有 315 种书,共翻刻 683 次,并以临床医书为主。这一盛况,无疑给江户医学带来极大影响。但是,江户后期出现了翻刻基础医学书籍的小高潮。为日本医学指明方向的《启迪集》,明显地热衷于明代的《医学正传》《玉机微义》《医林集要》《丹溪心法类聚》等书(表 6-5)。江户时期亦曾翻刻明医学全书《万病回春》20 版之多。

表 6-5　明代医书的各国版数[1]

书名(中国初版年)	明版	日本版	韩国版	越南版[2]
《玉机微义》(1396)	8	5	5	0
《东垣十书》(1399—1424)	7	5	5	0
《医林集要》(1482)	4	2	1	0
《医学正传》(1531)	5	11	6	1
《医学入门》(1575)	5	8	6	2
《万病回春》(1588)	7	20	4	1
《云林神彀》(1591)	4	5	0	1
《寿世保元》(1615)	1	1	0	1

注:1) 本表据文献以及笔者之见解统计而成。2) 越南版为最低估算数。

韩国紧随中国之后,以极快的速度出版汉籍,确知至李朝末期既已翻刻了 93 种。这个数字在现存约 300 种韩籍医书中亦占有相当高的比例,其影响之大则不言而喻。翻刻 5 次以上的汉籍,多由政府刊行,成为国家政策之一环。构筑了韩国医学体系的敕撰书《东医宝鉴》,系一部医方书,大量引用了《医学入门》《丹溪心法》《世医得效》《医学纲目》《古今医鉴》《医学正传》《万病回春》等,而尤其重视《医学入门》(图 6-7)。此亦或与《医学入门》被 6 次翻刻相关。其次,频繁引用龚廷贤《古今医鉴》《万病回春》等,亦值得重视。

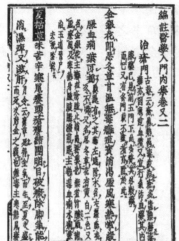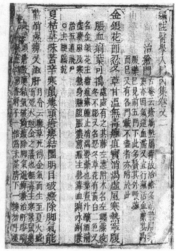

图 6-7 《医学入门》的日本刻本(左)、越南刻本(右)

越南翻刻的汉籍数,现已确认或经推定,至少有 15 种,而实际书目或许更多。总体来说,以临床医书为多。值得注意的是,除《医学入门》以外,龚廷贤的《万病回春》《云林神彀》《寿世保元》(图 6-8)皆被翻刻。而且促使越南医学形成体系化的《医宗心领》,最重视《冯氏锦囊秘录》之外,亦将《景岳全书》《医学入门》作为重要引用书目,其次为龚廷贤的《寿世保元》《古今医鉴》。

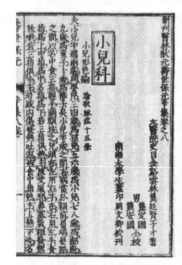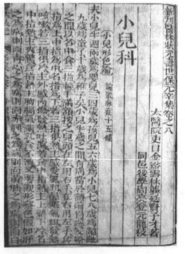

图 6-8 《寿世保元》的日本刻本(左)、越南刻本(右)

由此可知,日、韩、越本国化形成中之共同特征,即促使本国医学体系形成过程中发挥重要作用的,如曲直濑道三、许浚、黎有卓个人医家所著的医学全书,而所引内容亦多为明代个人医家所著医学全书。此外,强调本国特征之意识,亦为 3 书之共同点。特别是《医学入门》在韩国书中列于首位,越南书中列于第 3 位,而在日本位居第 1 的《医学正传》,在韩国的引用频度则居于第 6位。可以推测,两书皆为各国医学本国化之典范。又,16 世纪的《启迪集》,由于时期的不同,故未曾引用自 16 世纪末至 17 世纪初的龚廷贤《万病回春》《云林神彀》《寿世保元》。但是,龚廷贤的书则皆在各国被翻刻或引用,此亦可谓共同点。如表 6 - 5 所示,明代医书于各国翻刻版数,说明了日本、韩国与中国明代同样,甚至以胜过中国的热情接纳了明代医学。或可推测,越南当时亦出现过同样的情势。日、韩、越的医学,以极其相似的意识,推进了独自化发展。

2. 中国医书的影响及时代与地理环境　那么,在日、韩、越医学体系形成中,起到极大作用的中国医书,即明代个人医家所著医学全书,究竟具有何种特征呢? 首先应当着眼于 3 个国家皆引用、翻刻虞抟《医学正传》、李梴《医学入门》,以及龚廷贤《万病回春》之共同点。

《医学正传》8 卷的编者虞抟,出身于长江以南的中国南方浙江义乌,放弃科举之路投身医学。1515 年自序云,尊崇同乡朱丹溪(1281—1358),采择先人之精华,编成此书。本书 1531 年初版,现存明代第 3 至 5 版,为书商所刊行。《医学入门》8 卷的编者李梴,亦出身于中国南方江西南丰,仍由科举仕途转习医学。本书编写体例,即将重要语句以歌赋形式用大字书写,其下详细解释内容用小字叙述。本书"集例",主要参照《玉机微义》及《医学正传》编写。"歌赋",多据刘纯《医经小学》记述。《玉机微义》与《医经小学》的编者刘纯,父刘叔渊为朱丹溪弟子。经考察得知,本书明代自初版起即由商业出版。

《万病回春》8 卷的编者龚廷贤亦出身于中国南方江西金溪,废弃科举从事医学。总括金元各家诸说,医名甚著,曾任太医院医官。并编纂《古今医鉴》《云林神彀》《寿世保元》等多数医书,皆由姻戚关系的金陵(南京)书商出版。其书收录特效处方,随处采用四言、五言、七言歌诀形式解释重要语句,以便于理解。

《医学正传》《医学入门》《万病回春》三位编者,皆中国南方人,由科举步入医界,其中 2 人为朱丹溪学派。3 书均为 8 卷本医学全书,用歌赋形式记叙各分科之要谛及重要处方,简易明了,此乃 3 部书共同之处。此 3 书并非《和剂局方》等由国家编纂之书,而是依一人之才能,构筑了基础及临床全科医学体系,此亦为特征之一。包容各书特性的医学体系形成背景,在于商业出版以"畅销"为前提,当然此亦为编纂诸书之要因。既收录医学全科,又凝缩至 8 卷小部头著作,大概缘于 30 卷或 40 卷大作,高价而难以出售之故。

但是,明代 1421 年将首都迁移至北京,之前的首都南京变为副都。然而,自南宋时起直至明代后期,江南在学术及出版文化方面一直占有优势。北方人重视政治、南方人主张文化经济独立的意识,形成鲜明对比。医学界亦然,如南人王纶《明医杂著》(1502 年初版)中既有北医李东垣、南医朱丹溪之称,强调中国南北治法相异。非止上记 3 书,明代医书编纂与出版,大多在中国南方,明中后期绝大多数出现于江南地方。对《医宗心领》影响最大的《冯氏锦囊秘录》及第 2 的《景岳全书》,著者冯兆张与张景岳亦均为明末清初出身于浙江的南方人。

《医学正传》《医学入门》《万病回春》3 书作者,皆为自儒习医之中国南方人,各书突出个性,为构筑体系发挥较大作用。而且,此 3 书对日、韩、越医学形成产生显著影响。正如李朝许浚引用王纶之语,乃将自国医学称之东医,命名曰《东医宝鉴》之由。即明代中国南方人编纂的医学全书体系,日、韩、越医家并非单纯地视之为样板,而是领会其中所存在的、与中国北方医学相对的南方医学所主张的独自性,并成为构筑异于中国的、本国固有体系之动机。总而言之,独特性体系之创出,仅依靠杰出一人之个性是难以完成的。

然而,中国的东西南北医疗之异同,自汉代《素问》时期既已有所认识。各国的独自化亦分别始于不同时期,如日本 10 世纪《医心方》、越南 14 世纪《南药国语赋》、韩国 15 世纪《乡药集成方》。为何《启迪集》《东医宝鉴》《医宗心领》自 16 至 18 世纪延至今日,并且形成了具有各国独自个性之体系呢？

又西洋列强海外进出的大航海时代，即 15 世纪中叶持续至 17 世纪中叶。黎有卓生活的北部越南与荷兰进行交易至 17 世纪末。同时耶稣会传教士亦周游各地布教，并将西洋科学技术书籍汉译出版，或实施医疗。正如周知，曲直濑道三晚年亦很可能加入了基督教。另外，丰臣秀吉军使用葡萄牙传入的火绳枪，侵略朝鲜（1592 年壬辰倭乱）之时，宣宗逃亡，许浚作为御医随行。他们的认识水准及判断良否姑且不论，可以肯定地说，他们已经认识到了与中国性质不同的文化及科学技术之存在。这样一来，通过与西洋，或者其他某方面的接触，似乎获得了一个将本国与中国相对化的启发。

即分居异地医者们，相继前后构筑了固有医学体系，受到了中国南方人不同体系医学的影响。同时，大航海时代环境亦或起到作用。另外，应当注意相对化现象的一个原因，即与中国的地理距离，或者应当认为这是相当重要的原因。因此可以说，岛国这一地理条件，使未曾受过中国支配的日本，比起韩、越两国更早地推进了医学的本国化。

四、结论

通过对汉字文化圈古医籍文献的定量化比较研讨，展示了日、韩、越三国对中国医书选择性地吸纳，进而推动了医学本国化的历史，或可称为各医学相互关联史。同时，明代南方医家个人编纂的、具有丰富个性的各种医书之体系，成为日、韩、越三国共同的样板；甚至是以某医家个人之著作为基础，构筑适用本国之医学体系这一以往未知的共同现象，亦得以明了。再者，在医学本国化的进程中，既有该时期已然出现了与异质且强大之西洋文化接触的影响因素，又存在着与中国之间近至所谓"一衣带水"这一特定地理环境的要素。因而可以认为，是多种原因促成了各国医学与中国医学性质上"相对化"的同与异，并一直影响到形成现代日、韩、越固有医学体系的各自框架。

然而，上述以各国古医籍刊本及代表著作为中心展开的定量解析，还仅仅是有关研究的第一段阶。对于日、韩、越大量流传之抄本的解析，及以其为基础的医学分科与历史变迁，乃是今后的研究课题。待完成这些研究后，将会有更多发现；将对汉字文化圈医学史的比较研究，构筑更具成效的各国合作研究基础做出贡献。

（真柳诚著，郭秀梅译，《中国科技史杂志》，2010 年第 31 卷第 3 期）

"杯吸"与"蛭吸"的中外比较研究

在当代中国的中医医院、按摩店、足疗店，乃至街头与百姓家中，形形色色的"拔罐"疗法被广泛使用着。民众不仅在思想上普遍承认这是一种可以祛除病邪、有益健康且简便易行的治疗与保健方法，并且相信其具有悠久的历史、是"中医"（或者说是"传统医学"与"传统文化"）的组成部分。至于传统医学的专业研究与使用者的贡献，则是在持同样认识的基础上，或史学性地述其历史源头与发展过程，或推论其曾广传海外；但更多的则是致力于新式器具的开发、治疗范围的拓展。然而对于科学史而言，面对如此一项历史悠久且至今广泛习用的医疗保健技艺与社会现象，还有什么需要研究的呢?

一、围绕医疗中"利用负压"所要探讨的问题

首先,古籍中有关臣子为君王、子女为父母、将帅为士兵"吮脓"的记载比比皆是,这类记载固然是为了彰显忠、孝、仁,但却提示我们:"利用负压"无疑可以追溯到人的"吸吮"本能。事实上,即便是时至今日,在遇到虫蛇蜇咬时,很多人亦仍旧会"无师自通"地采用此法救急;同时,西方从古代一直用到 18 世纪的此类工具(图 6-9),乃至当代中国某些少数民族所用工具,均是依靠人嘴吸出其中的空气而形成负压。强调本能与原始的目的,在于唤醒一种基本但却十分重要的意识:很多事情完全可以独立出现在各民族当中,切不可因为不了解而误以为"唯我独有""由我传播"。事实也正是如此——这一原理在医疗中运用、技艺与用具的延伸,广泛存在于东西方不同的文明之中,且各有特点。同时,研究者的局限性也并非仅仅存在于中国或东方学者间。大致的情况是:东方学者的有关论述基

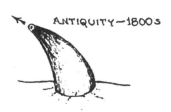

图 6-9　西方的吸角

本不涉及西方,西方学者的论述不涉及东方;两方面均基本不涉及印度这一重要的"中间地带"。因而当我们将东西方学者各自的研究置于一炉时,便有可能宽泛地了解其整体性概貌,并从各种角度进行比较;甚至是关注与思考此项技术在伴随中国文化向域外传播时,是否也曾受到过外来文化的影响?

其二,尽管在中国医疗史上确实很早便有将"负压"作为技术手段的记载,但在不同的历史时期,其方法、目的、适用范围等诸多方面却有极大的不同,如果仅是爬梳史料记载而不加深入分析,显然不能说是真正的研究。所以尽管"历史"通常被理解为有关"过去"的真实记录;"史学研究"被视为根据遗存的"资料"构建起来的描述与解释体系,但实际上这个描述与解释的体系,在极大程度上不过是史学家——观察与研究"过去"之人,按照自身的需要与理解构建起来的体系。更何况所谓"原始资料",只要是人为的产物,那么在其诞生伊始就必定带有某种价值取向与个人视角的色彩。正因如此,即便是在没有任何新材料、新方法的情况下,史学研究也仍旧可以不断发现新问题;而所谓研究的过程,不过就是将具有某种新意的解释赋予那些已被使用过无数遍的旧史料,并由此潜移默化地修改着"解释的体系"——以求最大限度地逼近、描述"真实的过去";进而按照时代需求,给出意义与价值的评判。

其三,在医疗领域利用"负压"的具体手段,除了角、筒、罐等器物之外,东西方从很早开始便都存在"蛭吸"的方法。如果是从"科学"的立场出发,似乎完全可以忽略造成负压之"工具"的不同,但作为"历史"与"文化"的角度,便必须对此加以关注。

二、印度、西方、日本医学利用"负压"之法的概述

1. 印度传统医学的"负压吸法"——蛭、角、葫芦　印度早期的医学经典为《阇罗迦集》(*Caraka-samhita*)与《妙闻集》(*Susruta-samhita*)。尽管其成书年代至今没有定说,但学者公认其形成现今所见传本的时间不会晚于公元 2 世纪。由于前者是以药物疗法为主,所以仅仅是从重视"内治"疗法的立场出发,在列举医疗行为与医药用品中的"最优事物"时提道:"附属性外科器具中,以蛭(为最优)。"而在以外科性治疗方法为特征的《妙闻集》中,则不仅将"蛭、角、葫芦"三

者视为医疗必需品,且在第1卷第13章的《水蛭应用章》中予以具体论述。其要点如下。

(1) 理论基础:印度传统医学的基本生理学与病理学是以"风"(vata,体风素)、"胆"(pitta,胆汁素)、"痰"(slesman,黏液素)三者为基础——均属人体与生命不可或缺的要素(生理),平衡紊乱则为病(病理)。所以在使用"吸血法"时,需要根据病因之不同,采用不同的工具。

(2) 吸血工具:吸血用具有3种——角、蛭、葫芦。牦牛之角具热、甘、湿性,故适用于吸出被体风素侵害的血液。水蛭栖于冷水之中,有甘性,故适用于吸出被胆汁素侵害的血液。葫芦具辛、甘、苛性,故适用于吸出被黏液素侵害的血液。三病素共存时,则三物并用。另外,正如《阇罗迦集》称"蛭"为最优,印度人认为水蛭用于吸血可谓至优至美——对于王者、富者、小儿、老人、怯者、弱者、妇女、美少年,可谓最宜。

(3) 吸血方法:在使用吸角时,先在应吸部位施以乱刺,然后用薄布缠裹吸角边缘,将吸口对准应吸之处吸出血液。至于造成负压的方法,则仅仅是说:可在葫芦中置灯。

(4) 关于水蛭:书中枚举了12种水蛭,其中6种有毒,6种无毒。有毒的蛭,生于污水之中,以有毒之鱼类、昆虫、蛙、屎尿之分解物为生,故有毒;无毒之蛭,生于清水之中,以睡莲等分解物为生,所以无毒。无毒的水蛭中,以名为 savarika 者最长(18指),故用于吸取家畜之血。医生需要将用于吸血的水蛭饲养于装有泥和池水的新瓮中;将水生植物的球茎粉碎,杂以干肉为饵;以草、水生植物的叶子为敷床;每两三日换水、给饵一次;每周换一次瓮。此外,还谈到如何根据收集每条水蛭吸取的血量,来判断放血量是否合适;如何养护使用过的水蛭;出血不止时如何应对等。

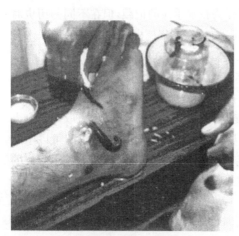

图6-10 当代印度传统医学仍在使用"蛭吸"疗法

要之,印度传统医学采用"负压吸法"治疗疾病的最大特点在于根据"三病素说"的基础理论,选择被认为具有不同属性的工具。这一点,在其他医学体系中是看不到的。其二则是对"以水为生"者(水蛭)的独特关爱。另外,从上述有关介绍看,尽管病因不同所选工具不同,但无疑都是针对外科性疾患"疮痈"而言。然而尽管以蛭吸脓血的方法至今仍在使用(图6-10),但从有关根据挤出水蛭所吸之血,以判断放血量是否得当看,"蛭吸"之法显然也可以如同"刺络"一样被用于放血疗法,因而水蛭又被称为"代用锐器"。印度医学认为:放血可以使"血液得到净化";"有刺络习惯之人,决不生皮肤病、结节肿、肿疡,及其他因血液而生之诸病"。印度医学在将水蛭用于放血,以及对于放血疗法的重视方面,与西方医学均有极大共性。

2. 欧洲医学的"负压吸法"——蛭、角、杯

(1) 蛭吸(leeching):欧洲学者将其"蛭吸"之法的历史追溯到"来自科罗颇恩(Kolophon)的古埃及医生尼坎德罗斯(Nikandros,公元前200—前130)[①]。他在保存下来的两首医学教育诗《特里

---

① 其他文献大多言其为古希腊的诗人与医者,名为 Nicander of Colophon(公元前185—前135)。因当时正值希腊化时代,埃及正在希腊人建立的托勒密王朝治下,这是可以理解的。

卡》(*Theriaka*)与《阿勒克斯法玛卡》(*Alexxipharmaka*)中，第一次提到医蛭在治疗有毒动物叮咬或其他中毒现象中的解毒功能"。图6-11是出自特本(Theben)乌塞哈得(Userhat)墓里的壁画中，有关古埃及蛭吸的部分。

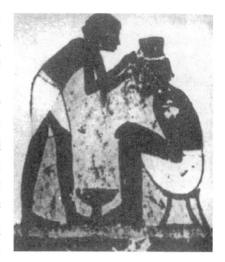

图6-11　古埃及的蛭吸

在一篇专门研究水蛭与医学关系的论文中谈到：希波克拉底的医疗设备中没有水蛭，但盖伦用过；阿拉伯的名医阿维森那(Avicenna，980—1037)相信水蛭从身体深处吸出血液的能力超过湿杯吸法，在他的《医典》(*Canon of Medicine*)中含有若干页关于蛭吸之法的教诲。然而又有人谈到西方"蛭吸"疗法源自叙利亚的医生："并非所有水蛭都适合于此种疗法，大约在公元前100年，叙利亚医生(Syrian physicians)使用真正的医用蛭(*Hirudo medicinatis*)为他们的患者吸取坏的血液。希腊人与罗马人在中世纪将其用于自己的医疗实践，并成为医师与理发师两种身份之人的谋生之路。"

远古的事情的确很难搞清，至于何谓一般的水蛭(leech)，何谓医用蛭(*Hirudo medicinatis*)；以及这两个词汇的语源学问题，后面将会谈到。西方医学史论著谈到蛭吸在中世纪被广泛使用时，都会引英语中水蛭(leech)一词既是这种虫子的名称，又是医师的同义语为证。较为深入的语源学研究解释如下："推测水蛭与医疗实践具有密切关系，自然是由于leech一词很早就成为了医生的同义词。在古代英语中，laece用于指称水蛭始于公元900年之前；包括后来使用的leech，均与中期荷兰语lieke具有共同语源关系。至于其更早的语源则不清楚了。而古代英语中意指医师或内科医师的另一个词汇laece则来源于日耳曼语，包括古代弗里西语①的letza，古代撒克逊人的laki，以及古代高地德语的lakki。其在古代英语中的首次使用大约是在公元900年前后；其语源大概可以追溯到印欧语系，这一大部分现代欧洲语言的最初来源。"

但笔者认为这两个字同义殊单词之间的关联性，应该还存在另一种可能：即从具体指称吸血之虫leech到泛指医者，或是因为医者用此(如果是庄子，一定会说：焉知是吸者在吸，还是用者在吸)；或是因为视医者亦为"吸血者"(英语中leech的引申义确实包括"吸血者""食客"等)。总之："在古罗马晚期与中世纪，人们就利用水蛭的这种功能来治疗扁桃腺炎、肝病、眼睛发炎及头痛。此外，中世纪举足轻重的医生维拉诺瓦(Amald von Villanova，约1238—1311/1313)建议用它来治狂犬病，著名的巴拉塞克苏斯则把它用于黄疸病的治疗。这种疗法被拿破仑的外科军医布鲁赛(Francois Broussais，1772—1838)夸大了，他提出了被他的反对者们所嘲弄的'吸血主义学说'：一切发热以及发炎的疾病都需要通过抽血来治疗。"

布鲁赛是一位忠实于古典学术传统的保守派人物，他所构建的自然哲学的病因、病理学解释体系的核心是认为胃肠炎症是整个病理学的基础，强调功能失调比结构改变更为重要。布鲁赛将这一理论称之为"生理医学"，而支持者则称其为"医学的救星"。从布鲁赛身上，乃至当时其他

---

① 弗里西岛或弗里斯兰省的土著居民，称之为弗里西人；弗里西人的西日耳曼语，称之为弗里西语，是一种最接近英语的语言。

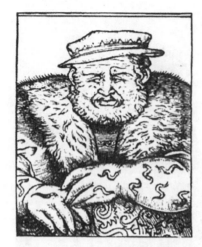

图 6-12 1983 年德国出版的《医疗人员》中描写用医蛭给肥胖病患者抽血

一些源自哲学沉思与依靠纯推理方式构建的自然哲学式的医学理论,可以看到直到 19 世纪初,东西方的医学理论还有很多相似或相通之处。而正是因为布鲁赛认为"任何过度刺激都可引起充血而导致炎症",所以他最爱用的治疗方法便是"蛭吸",从而被认为是"历史上造成流血最多的内科医生"。并使得"19 世纪早期曾有大量水蛭被运往法国,这种使用水蛭的方法形成时尚,在当时极其盛行"。图 6-12 所描绘的正是如此场景。

由于一旦被医用蛭咬伤,可致使伤口处出血 24～48 小时,从而使得人们认识并从水蛭的唾液腺提炼出一种物质——"水蛭素"(Hirudin)。当代西方学者认为有关这一古老的疗法的进一步深入研究,或许可以有助于开发其独特的生化酶在麻醉、抗凝血剂和其他方面的用途。图 6-13 为中国当代医学常用的几种以水蛭为原料的药品(口服或注射)。

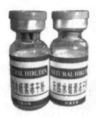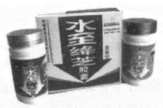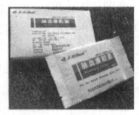

图 6-13 以水蛭为原料的药品

(2) 杯吸(cupping):中国人所说的"拔罐",在西方称为 cupping(杯吸)。这两种叫法,都比"拔火罐"更为准确。因为无论是东方还是西方,造成负压都有两种方法:加热器具(包括用火或不用火)或吸出空气。同样,无论是称其为"罐"还是"杯",也都只能是从其形状而言,因为实际采用的器具不仅有陶瓷或玻璃的"罐"与"杯",还有葫芦、竹筒、牛角等。

希腊和罗马人喜爱金属杯,牛角杯用于 19 世纪上半叶或更早,玻璃杯在 17—19 世纪应用广泛(图 6-14)。随时代演进,19 世纪出现了名为"syringe-cup combinations"(注射器与吸杯相结合)的新式器具[①](图 6-15);而在中国使用这样的器具,不过只有几十年的历史(图 6-16)。如同常规性刺络、放血(general phlebotomy),17—19 世纪,杯吸亦属享有颇高声誉且应用广泛的"旧习惯"。当代西方学者对于这一治疗方法的原理解释,认为也是一种"反刺激剂"(counter-irritant)——通过将药物等敷于皮肤上,引起疼痛,以减轻他处一个更强烈的痛苦。他们认为:"疼痛与血腥的过程,非常容易使患者忘却他最初的疾病。"然而这种解释毕竟过于牵强(对于针灸疗法、针刺麻醉,他们也是如此解释)。只要看一下前面业已提到的阿维森那有关"水蛭"与"湿杯吸法"的效用比较之说,即可知道这种解释不能真实体现该时代医生的看法。那么,何谓"湿杯吸法"以及与之相对应的"干杯吸法"呢?

① 1860—1870 年前后,西方还制造了"themechanical (artificial) leech"(机械或人造水蛭)。即在一组平行的切口上,用状似注射器的粗大吸筒,吸取血液的器具。

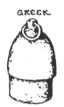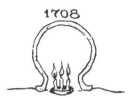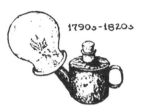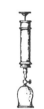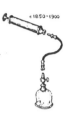

图 6‑14　西方不同时代的吸杯　　　　　图 6‑15　注射器与吸杯的结合

干杯吸(dry cupping)是指利用负压使空腔性器具吸附于躯体某一部位,造成皮下瘀血,但不伤害皮肤。西方人认为这种方法与刺络、放血,乃至所谓"湿吸"的本质区别在于:血液虽然被调动与转移,但没有离开身体。

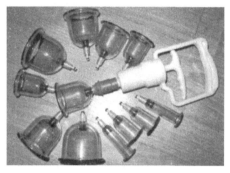

图 6‑16　当代中国使用的拔罐器具(自拍)

而湿吸法(wet cupping)则是指在用湿棉布热敷躯体某处,促进毛细血管扩张;然后用柳叶刀等刃器划破皮肤,甚至是多处平行的切口;再行杯吸,以使血液自由地从细小的体表脉管流出。因而这一方法与"干吸"的本质区别自然是在于:血液不仅被调动,而且离开了身体,通常的惯例是从每个杯子中吸出 3～5 盎司的过剩血液。

在中国,虽然能够看到这两种方法的应用,但却没有"干吸"与"湿吸"的概念以及与之关联的理论。然而在日本汉方医学中,却能看到"干吸"与"湿吸"的概念。

3. 日本传统医学的"负压吸法"——角、罐、蛭　日本医学史著作中虽然多有关于"角法"与"蛭吸"两种疗法的记述,但基本上都是秉承富士川游《日本医学史》。其大要是:"成书于公元984 年的《医心方》引中国古籍《葛氏方》治足(zhong)方中所言'角㩉去恶血',从此有了'チトルカメ'(角㩉)一词,意指以'角'吸取'恶血'之法。然其法不传久矣。近时此法再至专行,全本西洋之说,享和三年(1803)撰述的《兰疗方》中见有'吸血匏'(pao)谓之格布瓦罗斯[①],一名格边,以硝子制造,吸出瘀血用之,法先以三角针若铍针砭之,次取硫磺纸寸裂,入吸血匏内,点火候烟气满,急覆砭处,瘀血当吸出;细口吸血匏谓之吉利母没细边,此器细长口而无底,或鼻,或指,诸于小肉处用之,法如吸血匏。应知此法乃此时由西洋传入之事。"

由此可知,日本医学史虽将依赖器物的"负压吸法"统归于"角㩉"中论说,但早期用"角",源自中国;后期用硝子(玻璃)之"罐",源于荷兰医学。而且正是因为自江户后期开始,广泛使用的"拔罐"之法乃是源自西方,所以才会与中国医学不同而有"伴针刺而施,称为'湿角法';直接施于皮下谓之'干角法'"的概念。

同样,"蛭吸"之法亦见于《医心方》。其后,丹波雅忠的《医略抄》及《小右记》《明月记》《山槐记》《帝中记》《新札》等文献中亦有记载。可知自平安时代开始,至其后的一个历史时期中,多有应用其法于疮疡等疾病者。但江户中期以后已不行,正如伊泽兰轩在追述其在中日两国的历史记载后所言:"至今(文化文政年间,1804—1830)虽闻山野僻地之贱民用之,都城之人无有知者,

———————————————
① 日语读音为"コップガラス",即荷兰语之"cop"(玻璃杯、酒杯)与"glass"(玻璃)的组合词。

绝无用者也。"然其后的情况一如"角法"："因西洋医方之传入，此术复兴，以至世人以为其术发轫于西洋，其法亦全据西洋之方也。"

三、中国传统医学"利用负压"的概况

1. 角法　在医疗实践中利用器物中的负压，始见于湖南长沙马王堆西汉古墓（墓葬年代为公元前 168 年）出土的医学著作《五十二病方》中，但其用途却非后世所言排脓去腐或吸出恶血，而是在痔疮手术中以角吸起需要割除的部分，以便结扎切除："牡痔居窍（指肛门）[①]旁，大者如枣，小者如枣。（核）者方：以小角角之，如孰（熟）二斗米顷，而张角，絜以小绳，剖以刀。"

根据这一最早的文献记载，可知中国古代在开始利用负压时确实使用了"角"，所以后世虽然所用器物未必是"角"，但往往将这种方法统称为"角法"；或用如动词，例如"以竹筒角之"。然而面对如此一条确切的记载，实有许多值得思考之处——既然是为了吸起需要割除的部分，便必然与图 6-9 所示西方早期用角（后端附着皮肤）的方法相反，而是将角的细小前端对准病患的部位，那么：面积较大的后端并不适于"口吸"，用什么方法才能造成负压？即便能够以某种方法造成负压，但在"如熟二斗米顷"的漫长时间中，又将如何维持其中的负压呢？再者，虽说医者在古代属于"百工贱业"，但如果是靠嘴吸造成并保持角中的负压，他们能够将颜面置于患者肛门附近长达"如熟二斗米顷"的时间吗？苟若如此，恐怕其患者只能是王室成员或具有相当地位的达官贵人。如此想来，马王堆墓葬中的医书与医术，也许真的只是服务于宫廷。

按时代顺序检索文献，则降至西晋方可见到言及此法。即葛洪在引录"姚氏"以灸法治"石痈"的方法后，谓："痈疽、瘤、石痈、结筋、瘰疬，皆不可就针角。针角者，少有不及祸者也。"然论述角法者往往只是引用此文，而少见分析：其一，以此作为该时代使用角法的直接证据，显然是误解；最多也该是解释为既然葛洪言其不可，自然说明有人使用，甚至相当普遍。其二，应该看到，这时的角法用途已然是针对疮痈：配合针刺，吸拔脓血——与上述《五十二病方》已然不同。其三，所言"针角"究竟是特指针刺与动物之角，还是泛指割破肌肤后以筒或罐状器具吸拔，并不可知。其四，转入其后时代应用角法之记录的罗列时，忽视了许多记载不过是这段文字的抄录而已。例如，唐代《千金要方》卷 22、《外台秘要方》卷 24，明代《普济方》卷 282、卷 423。提示这种"抄录"现象的目的与用意在于说明：在所谓汗牛充栋的中国古代医学著作中，此种现象比比皆是，而且常常会有越抄越错的问题存在。因而只可作为研究与分析"儒医"社会的一个方面，却不可作为某时代社会医疗实际状况的写照。

至唐代，狭义或广义的角法（拔罐）的使用状况如何？除了上述业已言及《千金要方》与《外台秘要方》中有关"禁用"的两条抄录性文字，及后者于"骨蒸病"的论治中言及可以确定属广义角法之"煮筒子重角之"外，在流传下来的文献记录中并无更多记述。

2. 蛭吸　根据日本古代医学文献的引用，中国文献中最早记载蛭吸之发的当属隋代宋侠所撰《经心录》[②]所言"以水蛭食去恶血"；唐代医学著作中亦见使用水蛭吸取疮疡脓血的

---

① 此句引文中括号内的字均为马王堆汉墓帛书整理小组在编辑出版时所加。

② 《隋书·经籍志》载"《经心方》八卷，宋侠撰"。其"校勘记"注 41 云："宋侠，原作'宋候'，据《旧唐书·方技传》，又《经籍志下》，及《新唐志三》改。"（北京：中华书局，1973 年点校本，第 1047、1054 页）《旧唐书·宋侠传》云："宋侠者，洺州清漳人，北齐东平王文学孝正之子也。亦以医术著名，官至朝散大夫、药藏监。撰《经心录》十卷，行于代。"（北京：中华书局，1975 年点校本，第 5090 页）

记载①；自宋代陈自明《外科精要》始，称之为"蜞针"："治痈疽初作，先以笔管一个，入蚂蜞一条，以管口对疮头，使蜞唲疮脓血，其毒即散，如疮大须换三四条。"

在其后的元代与明代医学著作中，可见大同小异的记载若干条。但皆系用于皮肤疮痈之患，未见有如西方或印度那样以放血为目的的用法。

3. 拔罐　能够形成负压、用于治疗的器皿多种多样，随手可得。中国古代玻璃制品不发达，直到 20 世纪中期，仍可见医家与民众在施行这一疗法时的惯用方式是燃火于瓷瓶陶罐中。故有"拔罐""火罐""拔火罐"之名。这一客观现象，导致各医史博物馆中收集了大量或陶或瓷的罐状器物，以为历代的医疗文物；并有文章指出："汉代多以陶制罐具为主，这与汉代陶土烧制技术有着密切关系。"然而又如何能够证明这些坛坛罐罐不是盛装油、盐、酱、糖等物的一般生活用具呢？撇开想象而求之文献，从狭义的"角法"到如今所见"拔火罐"之间，确实经历了漫长的过程——在这个相当长的历史环节中，所用器皿主要是"竹筒"，形成负压主要靠"水煮加热"，故专业术语谓之"水角"。

目力所及的较早记载是唐代《外台秘要方》言治疗"骨蒸"时，可先在背上按压叩弹，当有若干凸起之处，多可至三十余处，遂以墨逐一标记，然后："取三指大青竹筒，长寸半。一头留节，无节头削令薄似剑。煮此筒子数沸，及热出筒，笼墨点处。按之良久，以刀弹破所角处；又煮筒子重角之，当出黄白赤水，次有脓出，亦有虫出者。数数如此角之，令恶物出尽，乃即除。当目明身轻也。"

于此虽然不是治疗皮肤疮痈，但本质相同：目的乃是吸出体内有形有质的病源——黄白赤水、脓，甚至是"虫"。这便既不同于当代所言抽象的"寒气"或"火气"，也不同于西方所瞩目的"移动血液"。

此后一些涉及疮痈治疗方法的书籍，亦有如何应用此法的说明。包括何种疮痈"宜水角"或"不宜水角"，乃至用各种药物煮竹筒以增强治疗效果等，不必逐一枚举。而值得关注的乃是"水角"演变为"火罐"。

"火罐"一词有三意：军事领域常见使用，是指一种带火的投掷武器；元代文人笔墨中用此，是指怀中取暖器具，在宁夏回族自治区的"回族博物馆"②中还可见到清代"火罐"的实物（图 6-17）；清代医学领域开始使用，标志着"拔火罐"一法的正式登场。其典型解说可举《本草纲目拾遗》为例："火罐，江右及闽中皆有之，系窑户烧售。小如人大指，腹大，两头微狭，使促口以受火气。凡患一切风寒，皆用此罐。以小纸烧见焰，投入罐中，即将罐合于患处。或头痛，则合在太阳、脑户或巅顶；腹痛，合在脐上。罐得火气，合于肉即牢不可脱，须待其自落。患者但觉有一股暖气从毛孔透入。少顷，火力尽则自落。肉上起红晕，罐中有气水出，风寒尽出，不必服药。"

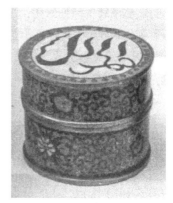

图 6-17　清代"火罐"（自拍）

① 《重修政和经史证类备用本草》卷 22《虫鱼部下品·水蛭条下》载："一名蚑……陈藏器云：水蛭本功外，人患赤白游及痈肿毒，取十余枚令陷病处，取皮皱肉白无不差也。崔知悌令两京无处预养之云云。"（北京：人民卫生出版社，1957 年影印版，第 448 页）

② 该博物馆以"中华回乡文化园"为名，收藏有大量珍贵文物。

此外，同时代的《理瀹骈文》（原名《外治医说》，以讲外治等同服药著称）中可见"有若拔罐，有若瓶吸"之语；而康熙壬辰（1712）进士胡煦则数次以这一新鲜事物"火罐"为例来说明阴阳变异之理——"火本外发，及其凑合于肤乃反翕而受也"，等等。要之，若从"科学"之立场出发，这一变化不过是器具、造成负压的方式有所不同而已；但若从文化的视角观之，从传统医学将"类比""物类相感"等观念贯彻于生理、病理、医理、药理之各个方面的立场分析，问题便绝非如此简单！试想：在治疗大多具有红肿热痛之症的疮痈时，内服多为所谓"清热解毒"之药；同样道理，外治之时怎能沾"火"？细读上引《本草纲目拾遗》中"凡患一切风寒""一股暖气从毛孔透入⋯⋯风寒尽出"等语，便知"拔火罐"与"水角"之间的本质区别了。

4. 少数民族医学中的"负压吸法"　在有关中国少数民族的传统医学调查中，也可以见到使用"角"或竹筒、瓷罐等多种器物，乃至"蛭吸"以取脓血（或瘀血、病邪）的方法。例如：① 蒙古族有"针刺＋拔罐"以吸出恶血与黄水，达到改善气血运行，治疗疾病之目的的方法。② 维吾尔族有放血、拔罐、蛭吸之法。称之为"破皮拔罐"的方法是：用吉拉甫·蒸露或凉开水将人体的特定部位洗净后，以专用刀具划破皮肤，再用罐拔出致病体液。③ 壮族有药物竹罐疗法，以煮沸的壮药液加热特制之竹罐，吸拔于治疗部位上，达到疏调龙路、火路之气机，祛风除湿、活血舒筋、散寒止痛、拔毒消肿等治疗效果。④ 彝族医生用的是牛角、竹筒、烟杆等。其方法与汉医不同，罐筒底部钻孔，以口吸气形成负压。若是狂犬病或蛇伤患者，则医者需口中含白酒，以免中毒。待"毒气"聚集后，在起包处点针见血再拔，吸出毒血。此法主要用于狂犬病、风证、箭证、蛇证、扭伤等。此外，还可用于子宫倾倒、下垂，但不点针取血。若罐内放上一些取风的陈艾、花椒、火葱、韭菜等药末或药泥，则取风、取毒之力更强，疗效更佳。⑤ 回族常用陶罐，投点燃的纸于其中，以行拔法。所拔部位多在前额、太阳穴、背部、腰部。主治头痛、胃痛、腰痛、背痛等，也有结合放血疗法者。对于脓肿已溃、结核瘘管脓液可达到吸出脓液的目的。⑥ 苗族所用称"气角疗法"：在2~3寸长牛角尖处锉一小孔，治疗时将角的圆口紧按于患处，医者用嘴从小孔处将角内空气吸出，然后用蜂蜡迅速密封小孔，角即紧附于患处皮肤。主治麻木、疼痛、扭伤等。⑦ 土家族以拔罐为最常用、简单易行的外治法，以达到赶气、散血、消肿、赶风、散寒的作用。此外，畲族、纳西族、仡佬族、鄂伦春族等也都有这类治疗方法。

基于田野调查所获各民族传统医学中的这些资料，固然有助于我们理解这些疗法赖以形成的思想基础及其共性，但同时也必须注意到：在漫长的历史进程中他们与汉族，乃至与域外其他文化间交往的影响。

四、讨论：传播与交流

1. 印度与欧洲　"希腊—阿拉伯—印度"以及"阿拉伯—印度—中国"之间的文化流向，历来就是一个极不清楚、仁智所见不同的问题。

古老的印度传统医学"阿输吠陀"源自外来的雅利安人，因而其医学经典中所呈现的利用负压之法是否与公元1世纪业已形成的"欧亚大陆文明带"上，甚至更为久远的知识传播有关便很难弄清，尽管"印度人通常认为所有的东西都是起源于印度，因为相信"阿输吠陀"在世界上是最古老的，所以即便是新传入的东西亦被梵文化、纳入文献之中，认为那是自太古以来就存在的。"反之，尽管我们常常将古埃及、希腊视为西方，但对于欧洲而言却是东方；尽管两河流域的远古文明诞生于西亚，但世界史家普遍关注到伴随自东向西的部族迁徙、侵略与征服、资源掠夺与商贸活动等对这一地区文化形成的影响。特别是从有关古埃及"蛭吸"的零散记载到 19 世纪初的大流行之间,究竟是一脉相承或以此为知识源头的"复兴",还是当布鲁赛重新广泛使用时已然另有所据的问题,也并不十分清楚。例如:这是否会与"16 世纪初,葡萄牙人为求香料而迁居果阿(Goa)。其后荷兰人、法国人、英国人竞至";"到了 18 世纪末期,由于梵文被威廉·琼斯①'发现',印度的传统性学问吸引了欧洲的古典学者,故以梵文撰写的医学书亦受到文献学方面的注意"等有关?

不容忽视的一个重要问题是 19 世纪初欧洲出现以水蛭作为吸血工具的热潮时,用于吸血的水蛭需要依靠进口。例如,1827 年输入法国的水蛭为 3 300 万条,1833 年达到 4 300 万条。而北美更是因为引进这种医疗技术,才使得专供吸血用的水蛭逐渐在当地"定居而成为野生种"。然而有关这些专供医用的水蛭来自何处,却未见论说。

2. 印度与中国　在中国传统医学中,水蛭主要是用于内服,唐代以前没有见到有关"蛭吸"方法的记述。此后虽然可见零星记述,但笔者在前面已经指出这与文献的不断"传抄"具有密切关系,显然没有广泛应用;在当代一些相关内容的重要医学史著作中,"蛭吸"与"蜞针"皆属忽略不计之事②。其三,无论是唐代出现"蛭吸"的记述之前,还是其后,在中国传统医学的论说中,都没有像印度传统医学那样将不同工具视为具有不同属性、根据病因选择不同吸取工具的理论与论说。

因而,从时间上讲,可知中国采用"蛭吸"之法显然大大晚于印度,但其间是否存在传播,则没有任何史料明确记载。另外,由于中国医学没有像印度那样"风、胆、痰"三种"病素"与"角、蛭、葫芦"三种不同属性之"工具"对应的理论,所以虽然出现了"蛭吸"之法的记述,但也仅限于"外科性"地吸食脓血,而不是针灸疗法那样"外治性"地广泛用于多种疾病;也没有像西方那样将其作为"放血"工具。再者,正是由于没有上述理论作基础,所以"蛭吸"便仅仅是一种工具、方法而已,然而显而易见的是:无论是排脓祛腐,还是放血,都不如刀针简单,这或许就是其在中国未见广泛应用的原因所在。

另外一个令人费解的问题是唐代的医学分科,及"角法"在其中的地位:唐代太医署的分科为医、针、按摩、咒禁四科——理当属于"边缘化"的按摩、咒禁何以能够与医、针并列?且医科又分为体疗(内科)、疮肿、少小、耳目口齿、角法,医博士据此分别教授生徒,学成皆需数年——"角法"何以有如此地位?医学文献中并无反映,迄今亦未见有人讨论。因而从"蛭吸"之法的晚出性与孤立性,唐代医学分科及角法的地位,以及六朝以降中印文化交流的广泛性等各方面因素综合看,这一方法极有可能受到印度医学的影响而出现。

3. 中国与日本　历来谈论中日医学交流,所言内容实际上都不过是中国医学传日而成为"汉方"的历史。在前面介绍清代"水角"演变为"拔火罐"时,已指出两者间的本质区别;既然本质不同,则后者自是"新鲜事物"。下引几条清代人的议论,概以"近来""今人"述其事,又言"谓之气罐,谓之火罐",可见不是"自古有之"。

康熙年间所成《金匮要略论注》的作者徐彬言:"余见近来拔火罐者,以火入瓶,罨人患处,立将内寒吸起,甚力。"胡煦《周易函书约存·卷首下》:"今之冒风寒者治以火罐。"《周易函书约注》卷十八:"今人以火罐治病。"《周易函书别集》卷十五:"烧纸纳空瓶,今南人用以治病,谓之气罐,

---

① 琼斯爵士(Sir William Jones, 1746—1794),英国东方学家,曾大力推动西方的东方学研究。
② 例如:郭世余《中国针灸史》(天津科学技术出版社,1989),《中国大百科全书·中国传统医学卷》(中国大百科全书出版社,1992),黄龙祥《中国针灸学术史大纲》(北京:华夏出版社,2001),等等。

又谓之火罐。"

降至民国，谢观领衔编写《中医大辞典》，对各种事情的叙述可谓追根溯源、必言"出典"，但有关"拔火罐"一事的述说却无"出典"可记，仅仅是以"火罐气"为名，并简单引用了《本草纲目拾遗》中话，隐约透露着"近来始流行"之意："燃火入罐中合伤处以疗疾也。今江右及闽中颇流行此法。"

除了时间坐标，还应关注其初现时的地域问题：首先是在江南、沿海地区。即上引文献中所言"今南人用以治病""今江右及闽中颇流行此法"等。因此笔者颇疑其法，尤其是玻璃瓶，与中日间商贸往来的影响具有直接关系。

对于拔罐一事，不应只关注其"存在"的历史，更为重要的是通过其在中国历史上的地位与利用程度来认识拔罐与中医学的关系问题。即何谓"中医"，何谓"TCM"（Traditional Chinese Medicine)的问题[①]。概言之，无论是将利用负压所造成的可见的皮下出血（"刮痧"之法也是一样），还是将结合针刺之法吸出的暗黑色静脉之血视为"病邪""毒气"，都是一种非常"直观而低级"的认识，因而才会广泛见于各民族较为原始的医疗行为中——即通常所言"民间疗法"；而"TCM"，当属植根于这一基础之上，经过选择、淘汰，逐渐形成的具有完整理论体系的医学知识体系——在这个体系中，逐渐剔除了上述原始的"直观"病邪认识与祛除的方法。因而即便是在中国古代，这种治疗方法也始终处于"边缘地带"，没有纳入"正统"，因而也不是构成"传统"即"TCM"的重要元素。

实际上直到 20 世纪中叶，中国开始系统编撰"中医学教科书"时，"拔火罐"才作为"附"，列入"针灸治疗·灸法章"下。由此获得了跻身"传统"的身份。

4. 日本与欧洲　江户后期日本从荷兰医学重新习得"拔罐"与"蛭吸"一事，前面已作交代。在此只想就"ひる"（蛭）这一日语单词的读音（Hiru)，竟然与"医蛭属"的拉丁学名"*Hirudo*"如此相似的问题，探讨一下其间是否会有某种联系。要点如下：

（1）据日本学者的语源学解释，"ひる"的意思是"卑缩之虫""飘飘泳动之虫""突然改变状态（翻）之虫""吸血""吸吮之虫"，以及附着肌肤时产生的有如葱、蒜刺激味觉般的刺痛感。总之，这是一个地道的日本词汇，而不是外来语。

（2）据说 19 世纪初期，以布鲁赛为代表的欧洲医生用于放血并需要依赖进口的是一种体长达 10 cm、绿色、有 4～6 条褐纹的水蛭，即所谓 *Hirudo medicinalis*（译作"医用蛭"或"欧洲医蛭"）。中外文献皆谓这一拉丁学名是由林奈于 1758 年命名的，例如前引莫里（R. N. Mory)的文章。如果真是这样，那么日语"ひる"读音与"*Hirudo*"的相似性，便只能说纯属巧合了。但经查中国科学院动物研究所的《中国动物物种编目数据库》，不仅 1758 年林奈的命名并非 *H. medicinalis*，而且也根本没有这一拉丁学名。根据这个《数据库》给出的资料，可以看出实际上直到 1886 年才见到 *Hirudo* 这个"属名"（表 6 - 6)；而其"*nipponica*"（种加名）则毫无疑问地显示了这一品种的"日本性"。

***

① 关于这个问题，笔者曾以"中国传统医学的'传统'与'革命'"为题撰文论说，收入拙著《医者意也——认识中国传统医学》（台北：东大图书公司，2003 年，第 209 - 225 页）。2009 年秋，德国著名的中国医学史家文树德（Paul U. Unschuld)来本研究所访问时，同样提出了这一问题：中国历史上存在着种种医疗行为、《黄帝内经》中存在着各执一端的不同理论与解释，那么，究竟何谓"中医"，何谓"TCM"中的"传统"？ 笔者的回答是：1958 年《中医学概论》面世——以教科书的形式确定了其理论体系与主要内容，可谓"TCM"的代表性标志。

表 6 - 6 从 *Haemopis* 到 *Hirudo* 的变化

中文名称	拉 丁 学 名	命名者及时间	科、属
欧洲医蛭	*Haemopis sanguisuga*	Linnaeus, 1758	黄蛭科, 黄蛭属
颗粒牛蛭	*Poecilobdella granulosa*	Savigny, 1822	医蛭科, 牛蛭属
菲 牛 蛭	*Poecilobdella manillensis*	Lesson, 1842	医蛭科, 牛蛭属
棒纹牛蛭	*Poecilobdella javanica*	Wahlberg, 1855	医蛭科, 牛蛭属
日本山蛭	*Haemadipsa japonica*	Whitman, 1886	山蛭科, 山蛭属
日本医蛭	*Hirudo nipponica*	Whitman, 1886	医蛭科, 医蛭属

（3）三种"过度诠释"导致误解的问题：其一，既是拉丁语，又是英语之"Hirudo"的意思究竟是"医蛭"还是泛指"水蛭"？在英语辞典中，既有释为"药用水蛭"者，也有释为动物学名词"水蛭属"者。如果前者是正确的，那么 *H. medicinalis* 这一名称便毫无道理，因为其中作为修饰与限定署名的"种加名"——*medicinalis* 的意思就是为了说明"用于医药"的意思；此外据说在废弃不用的星座名称中亦能见到"*Hirudo*"（蛭座），其义恐怕也不会是特指"医用蛭"；另外，在 *H. javanica*（爪哇水蛭）、*H. quinquestria*（澳洲水蛭）、*H. troctina*（欧洲水蛭）等的命名中，*Hirudo* 都仅仅表示"水蛭属"的意思，与是否用于医学毫无关系。因而将这一属名译为"医蛭属"纯属为其附加了原本并没有之义的"过度诠释"。

其二，如此说来后一种解释显然是合理的。事实上，从日本的本土语言看，他们对于"蛭"的认识与划分，无非就是两类："やまひる"（山蛭）与"うまひる"（马蛭）。1886 年 Whitman 命名两种日本"蛭"时，看来也是以此为据。因而如果严格地讲，*H. nipponica* 的准确汉译应该是"日本水蛭"（相对于陆生"山蛭"而言）。

其三，将林奈所命名的 *H. sanguisuga* 译为欧洲医蛭也属过度诠释，并存在着严重误导读者的问题。因为 *Haemopis* 仅可译为"黄蛭属"，其身体也确实为黄色，并非绿色、有 4～6 条褐纹的水蛭品种（图 6 - 18①）；而其"种加名"的意思是"吸血的"，如同一部意大利电影的名字"Sanguisuga conduce la danza"（《吸血鬼之舞》）中所见。

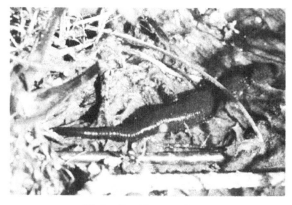

图 6 - 18 *H. sanguisuga*

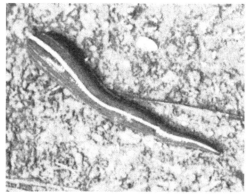

图 6 - 19 *H. nipponica*

---

① 采自《维基百科·欧洲医蛭》：http//zh.wikipedia.org/zh-sg/% E6% AD% 90% E6% B4% B2% E9% 86% AB% E8% 9B% AD。

因而结论是：在拉丁学名中根本没有具有"医蛭属""医用蛭""日本医蛭"或"欧洲医蛭"之类带有"医"字含义的名词。按照上述资料的时代顺序，笔者的大胆逻辑性推论是：既然 1886 年 Whitman 才在命名日本水蛭时使用 *Hirudo*，看来确有可能是根据日语的发音；其后有人在这一属名后，添加表示"医药"之义的种加名，按照学名必须使用拉丁语与"双名法"的原则，构建出"泛指"但亦可说是"特指"医用蛭的 *H. medicinalis*，并被广泛使用。从而造成了一个双重的误解：以为"医用蛭"乃是一个特定的品种，其学名即 *H. medicinalis*。目前需求最大、研究最多的医用蛭，首先就是日本水蛭(*H. nipponica*)，但也包括菲牛蛭等其他品种。就实物而言，实际上也正是日本水蛭(图 6-19)最为符合西方学者对所谓"医用蛭"(*H. medicinalis*)的形态描述：绿色、有 4～6 条褐纹等。

然而问题的复杂在于，有确切的证据表明 *Hirudo* 这一名词在此前确实存在。佐佐木玄祐发表于 2001 年的《真涡虫的古文书——Planarian Papers Published in the 18—19th Centuries in Europe》一文中提到：意大利都灵皇家协会的哲学·数学部门 1766 年的报告集中，达纳(J. P. M. Dana)的论文中将 *Hirudo alpina* 作为生于淡水之中的虫类的新种记载(原文为拉丁语，附有 6 幅图片，并于 1771 由 Rozier 译成法文)。因而虽然后来生物学中并不以此作为真涡虫属的名称，然而"*Hirudo*"一词在 1766 年时业已存在却是不争的事实。然而这种存在，似乎也并不影响上述在涉及水蛭的命名时，的确是 Whitman 才开始使用 *Hirudo*，并由此构建"医用蛭"一词的推论。

(4) 作为日本人，在见到"*Hirudo*"一词时，毫无疑问会比任何外国人都更为本能与敏锐地想到其与母语中"蛭"的读音的惊人相似。于是有人大胆宣称："水蛭素发现于日本。由于学名的属名'*Hirudo*'也是源自日语，所以日本的研究者看来是其命名者吧——应该调查研究。"由于众所周知水蛭素(Hirudin)是由德国科学家马克沃德特(F. Markwardt)于 20 世纪 50 年代分离得到的，所以这种自我中心的言论自然毫无价值。而审慎的学者，如上引佐佐木玄祐之文，则只是蜻蜓点水地说："看来'*Hirudo*'一词即拉丁语的'ひる'。不可思议的一致啊……"原文在此使用了省略号，可以清楚地看出其面对如此相似时的心态。因而笔者也乐于铺陈论说，供读者一阅。

(廖育群，《中国科技史杂志》，2010 年第 31 卷第 3 期)

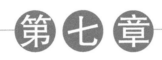

第七章

中医现代化与建制化研究

科学史和医学史正发生着怎样的变化

很多人把科学史和医学史看作两个领域。那是因为 60 年前,写自然科学史的是科学家,写医学史的是医生。早期伟大的现代中国科学史学家之一竺可桢教授,就其所受训练和从事的职业而言,是一位气象学家。在竺可桢之后的 60 年内开始工作的最重要的科学史家和数学史家,比如席泽宗教授和陈美东教授,受的也是科学训练。医学史家在中医学院或西医学院受过教育。医学史和科学史起初并没有很多接触,这一点我们从中国科学院自然科学史研究所与中医研究院中国医史文献研究所是分开的机构,就可以看出来。

今天,由于这两个领域彼此影响很大,其研究的问题和方法就没有很大差异了。医学史学家廖育群教授是自然科学史研究所的现任所长,这一事实就表明,这种机构的分离没有过去那么重要了。这两个研究所都把他们的研究生训练成职业的史学家。两个研究所里,就像国外大学里一样,研究的问题和方法一直都在迅速地变化。今天笔者将谈谈已经发生了的一些变化,以及正在持续地发生的种种变化。笔者将主要关注科学史和医学史发生变化的相似之处,而不是这两个领域发生变化的差异之处。出于这个原因,笔者将经常用"科学"一词表示两者。

一、职业科学史

笔者从 1950 年代说起,那时科学史和医学史成了职业领域。笔者说"职业领域"的意思是指高质量学术的起始。这两个领域质量高实在要早几个世纪。人们能够作为研究者或教员谋生。1950 年左右,不少学者正在从事科学史或医学史工作。他们接受的训练仍然几乎全都是科学而不是历史。他们所写的,是他们领域过去的思想如何发展成与现代科学相似的思想。在他们看来,任何不被现代标准认可的东西都不值得研究。他们用语文文献学工具,即批判地阅读和分析文本所说的内容,来批判地研究原始资料。欧洲人有他们的语文文献学传统,中国人、日本人和朝鲜人也使用类似和同样通用的证据研究(考证)工具。这两种传统对于弄清某个文献是谁写的、是否可靠、与其他文献有何联系,以及其内容的含义,是非常有价值的。

结果,科学史和医学史往往就成了概念和方法的概要,就像它们在重要书籍中按年代顺序看上去的那样。"变化"通常意味着两本书内容的不同。这种研究的目的,就是鉴别"成就"——谁最先做的、谁做得更像现在知识。它描绘少数科学英雄,而不是普通人。好像哥白尼(Copernicus)、维萨留斯(Vesalius)、沈括(1031—1095)和郭守敬(1231—1316)与那些和他们一起工作的人几乎没有什么共同之处。这样的历史不能解释他们不同之处的原因。除了用影响之类的模糊解释之外,它们也不能说明变化。它们说不出科学家何以有时接受影响而有时却拒斥影响。为了努力理解大人物之间的关系,它们只着眼于机构。(黄小茹,2008)

这种进路(approach)在长时间里成功了。其受众就像其作者一样,是科学家和医生。他们想知道谁是他们的智识先祖。他们相信他们自己时代的知识就像他们作为学生从教科书中学到的那样,是非常可靠和合理的。他们自己的工作就是改进他们时代的概念和方法。他们把历史看作一件追溯同样的改进模式的事情。他们的科学史与一般历史几乎没有多少共同之处,一般历史是关于诸种社会中无限复杂、非理性与理性相伴的人类经验的历史。

二、一般科学史的发展

大约从 1970 年以后,多数西方科学史学家和医学史学家受的就是史学教育而不是科学教育了。他们开始为外行而不是为科学家写作。他们从越南战争(1959—1975)认识到,科学技术常常被用来摧毁生命也用来拯救生命,它们可以作破坏环境的工具也可以作改善环境的工具。史学家对于科学的政治误用的关切,导致他们当中的许多人把研究题目从古代转到近代,越来越多的研究生选择研究当代科学。例如,笔者自己系里的 12 位教授中,有 10 位研究 20 世纪甚至 21 世纪,我们的研究生很少研究 1900 年以前的事情。

研究你自己的时代时一定要注意,科学家的经济需要、他们的政治态度、他们的竞争以及他们的人际关系,都不能忽视。要注意那些接受一般训练、将永不会出名的科学家做着大部分工作,又引起了很多变化。探究所有这些事情以及许多相关的事情,正是我们今天常规研究的一部分。

这就提出了一个很显然的问题:难道同样的事情在过去就不是真的了吗? 如果是真的,那么,一部主要基于大人物思想的历史就太狭窄了,不能解释科学是如何真正演进的。

大约到 20 世纪 70 年代,就在许多像笔者这样的科学史学家都在自问这样的问题的时候,我们发现,人类学和社会学正在发展的那些研究方法,可能非常有助于研究过去。下一讲笔者将处理这两个学科的影响,这里笔者只稍微说几句。

旧的科学史是关于英雄科学家个体的理念和理论的历史。这样的历史可以导致有价值的结论,但却不会导致均衡的结论。为了达到这种均衡,研究社会和文化在形塑技术变化中的角色,就是必要的了。今天,所有的科学家和医生都意识到社会地位、人与人之间的常规和非常规关系、财富、权力等方面的差异。这些都是社会学研究的概念。科学家和医生也从他们周围的人们那里,认识到如何理解和澄清他们的经验、如何可以使他人同意,等等。人们分享的那些感觉和方法就是我们所谓文化的东西,属于人类学。这两个学科中的多数社会科学家探究的都是当下,而不是过去。

20 世纪 50 年代科学社会史创始时,不外是对科学机构的研究:英国皇家学会、法国科学院。由于这些机构只接纳那些通常杰出而并非典型的少数科学家,因此这种研究并不导致理解上的重要创新。从那时起,史学家把人类学和社会学用于过去,他们也就阐明了种种技术性职业的方方面面。为什么欧洲直到 18 世纪才有人作为物理科学家或数学家被雇用,而在过去 2000 年中国科学家就有了这种官职? 为什么在 20 世纪之前的中国,科学家很少公开争论,甚至更少公开与在世的对手辩论? 为什么天文官员比数学官员的争论要多一些? 古希腊人以降,科学争论和公开的面对面的辩论在欧洲很正常。这个重要反差的原因是什么? 这些差异表明的是社会习俗、优先权和价值观上更深层的差异,是社会和文化上的差异。

让笔者通过历史地思考技术变化,给出一些重要变化的具体例子,这些例子首先是欧洲的,然后是中国的。

首先,新理念不能自动地使人确信它们是正确的而且比旧理念好。有些人不只是要发明新的技术方法,而且还要发明新的说服手段。如果这些理念是革命性的,那么,科学家还得创造新手段去说服新公众。没有这些社会发明,变化可能就极其缓慢。尽管哥白尼作为一位天文学家广受尊重,但罗伯特·韦斯特曼(Robert Westman,1980)却指出,在 1543 年他的书初版到 1600 年之间的三代人当中,欧洲总共只有 10 个人接受哥白尼的地球是行星及所有行星绕太阳运行的理论。哥白尼并非革命家。由于他是为大学里的保守学者们写作的,因此,直至伽利略(Galileo)为他创造了大学以外的新公众的时候,新的理解才过于缓慢地出现。

在 17 世纪的英格兰,大学主要是训练人做宗教职业。并非令人吃惊的是,那个时代的多数重要科学发现的完成和发展都不在大学里。由于大学并不准备赞许创新者,那么,谁来判断和接受他们的工作呢? 史蒂文·夏平(Steven Shapin)和西蒙·谢弗(Simon Shaffer)1985 年对这个新问题给出了一个重要答案(Shapin and Shaffer,1985)。这就是有名望并对科学感兴趣的受过教育的绅士们,他们相互论证他们的发现和假说。起初他们只在自己家中向少数访客做论证。到 1660 年,他们组织了欧洲第一个科学学会即皇家学会①。在这个组织里,他们可以向大得多的绅士团体展示和讨论他们的新工作,并把它作为真正的科学发表在学会的学报上。这在今天,比如在《自然科学史研究》这种学报中,已经是一种正常的模式,但是在 17 世纪 60 年代它却是一项新发明。

另一个例子是标准果蝇(Drosophila melanogaster)的发明(Kohler,1994)。20 世纪早期,赫尔曼·缪勒(Herman Muller)及其同事在哥伦比亚大学生物学实验室里,开始繁殖一种极便于做遗传学问题实验的特殊品种的苍蝇。繁殖了一代以上之后,他们把这些昆虫送给许多正在做同样工作的实验室。结果,这些特殊的果蝇成了多种研究的标准昆虫。这些实验室依靠它们,并通过向哥伦比亚大学的这个小组告知其工作进展及经常接受他们的建议,作为对这些赠品的回报。结果,哥伦比亚的这个小组存在的时间很长,在那种实验中取得优势地位。这样,一种昆虫成了实验科学中一种占统治地位的工具。

在这两个例子中,我们都可以看出,科学的理念和理论都依赖社会活动——新科学家之间新关系的创造,甚至一种新昆虫的创造——都使它们在某些方向的发展更可能。这也使得回答这个问题成为可能,即为什么 1280 年元初中国雇用了 150 多位专家改历,但是在此后的几个世纪,欧洲却没有这样的项目把五六位天文学家弄到一起。答案在于中国的集权官僚政体。

医学史方面,过去 20 多年也有同样重要的转变。此前几乎所有的研究都是关于医生及其行医的研究。医生们的著作在 20 世纪 80 年代仍然是医学史的主要原始资料,但这些资料并没有详细记载患者的经验。不过在传记和日记里,有许多这样的记载。自那时以来,我们已经广泛研读了论述患者经验的书籍,并且正开始理解普通生活中、患者中和手术中的患者疼痛史。

中国医书几乎也没有给出有关患者及其经验的知识。不过,10 年前张哲嘉(Chang,1998)的博士论文使用了北京故宫档案馆的文献,非常详尽地追溯了同治皇帝(1861—1875)和慈禧太后(1874—1908 年在位)在他们被医官和非官方医师治疗期间的个人看法。他们不是典型的患者,但张哲嘉的工作开辟了对一般患者进行研究的道路。

三、焦点变化

过去,人们都认为,现代科学是一种知识体,在哪里都是一样的。由于设想其概念和语言是普适的,学者们假定来自不同文化的科学家会用同样的方式思考和行动。但是,两个国家的化学

---

① 全称是"伦敦改善自然知识皇家学会"。

家的心智习惯真是一样的吗？一项新近的研究提出，把科学作品从一种语言翻译成另一种语言，会改变种种意思。作者得出结论说，这在早期是真的，直到今天也是真的。对不同文化的科学家比如中国科学家和日本科学家就相同主题所写的技术性论文，就内容和思想上的差异去做这样的研究，会有价值的。

而且，单单研究科学概念过于狭隘，不能回答广泛的问题。沙伦·特拉维克（Sharon Traweek，1988）做了一项值得注意的研究，她比较了东京大学和斯坦福大学的直线加速器以及使用它们的科学家。组织在多个研究团队里的数百名物理学家需要使用这些机器。那些掌管机器的人给每项实验分配了时段。任何不能得到足够时间的项目都不会成功。特拉维克发现，斯坦福和东京决定分配时间的方式根本不同。差异并非取决于物理学，而是取决于管理实践、工作习惯以及每个地方的人际关系。一项对于日本和美国的火箭项目的比较研究，给这个结论提供了另外的证据。换言之，要理解科学研究项目的成败，就得承认有现代科学的地方文化。

对于另外一个问题的研究还没有很大的进展，关于中国的科学文化的研究尤其如此。在每个热切专注于科学研究的国家，剽窃都是一个问题。大量研究调查了近几年美国的许多案例（Judson，2004，第7章）。在中国，一项发表的调查提出，应当对剽窃进行历史研究，但是再过了十几年之后，我们就不知道更多的事情了。据我们所知，20世纪之前模仿在欧洲是一种被广泛认可的惯例。但是没人研究中国的模仿。一些学者也许会把剽窃看作可耻的，但在很早的时代，它在科学上完全是件很平常的事情，如果我们想把科学理解为一种历史现象，就必须对之做无偏见的探讨。

四、对中国科学史的新探讨

亚洲研究中国科学的史学家已经开始把许多这样的新方法和新进路用于他们自己的工作了。

日本学者山田庆儿和栗山茂久在关于医学和科学的书中已经把智识史和社会史结合起来。例如，山田庆儿对于授时历的研究（山田庆儿，1980），就是第一部考察中国一次改历的社会、政治和建制方面的著作，该书同时也是技术性方面的著作。当笔者就同一次改历撰写自己的书（Sivin，2008）时，笔者发现这部著作极其有用。马伯英的《中国医学文化史》（马伯英，1994），对其主题有多维度的丰富调查。冯贤亮（2002）是一直在用新方法研究环境史的几位中国学者之一。当年轻学者接受训练从种种研究技巧中选择工具时，中国将在常规进路与创新进路之间得到均衡的发展。

五、使用新工具

让笔者列举我们知之甚少或者就不知道的一些中国科学史领域，以及研究它们将会用得上的工具。

（1）1973年在一部沈括传记中，笔者注意到北宋时期的许多人都异常地擅长于那个时代几乎所有的艺术和科学，从绘画和诗歌到制地图、发明、数学、天文学和炼丹术。这些学者在此前后的数百年间都罕见。30年后，还没有人解释这种有趣的现象。无疑，很多学者对此都有见解，但这是一个研究问题，而研究还没有做。确实，这个问题，即智识广度的模式，应该有广泛研究兴趣的人去探讨。

（2）对于古代科学研究的费用，几乎就没有做过什么研究。对于大规模的医学贸易，随便是帝国内部还是国际的，也没有多少研究。经济史正好提供了处理这些问题的技巧。例如，清华大学李伯重教授把经济学技巧用于农业史和工业化史。由对老中药铺的研究，我们知道，有丰富的记载可供定量经济学的学者们进行分析。董煜宇对于北宋政府的历日专卖（2007）的新近研究，提供了一个模式。

（3）对于欧洲的科学和文学相关的研究在近30年得到了相当的发展，并且提供了许多富有成效的研究课题。这种工作在中国几乎还没有开始，尽管中国古代科学家和医生在诗歌和其他艺术方面的技能通常高于西方的同类人。文学和诗歌集成往往幸存下来，而且篇幅通常很大。喜欢文学的人都知道，诗歌表达感情，这种感情用文章很难写出来。对此进行的研究，提供了途径去接近那些会被学术所忽略的思想和感情，这样的研究当然还将阐明古代中国文学与科学之间的重要联系。

（4）医学史学者最忽视的领域，很可能就是疗效，不仅是药效，还有其他治疗方法的效果。史学家倾向于要么认可早期医生成功治愈患者的陈述，要么拒斥多数陈述。两者都不是理性进路。我们如何评价疗效声称？从狭义的技术性的现代观点看，试验测试并没有给出答案。

我们从医学人类学知道，现代实验室里的疗法产生的结果，不同于原始的社会和环境里用同样的药物或同样的操作所产生的结果。要理解结果，除了技巧之外，我们还得理解那些社会和文化环境。我们也需要研究治疗者与患者之间的真实关系、他们相互作用的特征、家人或其他在场者的角色，等等。笔者目前的研究项目是处理1 000年前的功效问题，因为一项对于疗法的各个维度的研究是理解古代卫生保健如何发展的唯一可靠的方法。这样的研究是许多学者可以做贡献的。

在5年前出版的一本书里，笔者的同事杰弗里·劳埃德（Geoffrey Lloyd）和笔者论证说，为了得出最可靠的结论，研究问题的各个维度在比较研究中常常是有用的。比较实际上是一种广泛的探究方法。不必要求比较两种不同的文明。我们也可以探究同一个社会的两个时代或两个地方。

史学家趋向于仅仅研究思想史或者仅仅研究社会史，但是这些倾向都是基于欧洲习惯的区分。在研究中国古代科学家时，还必须理解他们中的多数人所属的官僚文化，以及科学家彼此说服的方式，等等。笔者提出，最有效的进路就是首先要问哪个维度——个人的、政治的、社会的、经济的、组织的、艺术的、数学的等——与给定的问题相关。然后，我们可以考察那些相关的各个维度。这让我们不仅理解了与问题相关的每个维度，而且还理解了它们是如何相互作用的。在这个系列演讲中的后续演讲中，笔者将论述比较和文化簇（cultural manifold）。

笔者最后想留给你们的，是可能相当大地扩展研究中国科学的学术范围的理念。竺可桢教授65年前写的一篇文章用这些话结尾："苟能引起博雅君子对于本问题之探讨，则此文为不虚作矣。"

（席文著，任安波译，《北京大学学报（哲学社会科学版）》，2010年第47卷第1期）

中医的概念基础与新研究进路

"中医研究"表征的是两个意思：第一是以中国传统方式对人体、疾病、健康、诊断和治疗的医学研究,属于医学范畴;第二是以这种医学和医疗体系为对象的研究,属于史学、哲学和文化范畴。作者非医学家,仅对第二种范畴感兴趣。

周知,不论是治疗方式,还是对于身体和疾病的认知,中西医学之间都存在着很大差异。这些差异导致现代学者关于中医的科学性及存废问题的激烈争论。此类争论近些年再次成为社会和学界关注热点,甚至出现是否要为中医药立法的争论。本文从上述第二种意义中梳理了现有关于中医的概念基础的认识,并试图总结和评析近年出现的一些从哲学、社会、历史和文化视角对中医现象进行研究的进路,以期为今后的讨论提供一个基础。

一、中医的概念基础

相对于西医,中医具有自己的概念基础。对这些概念基础的认识,是讨论中医文化的基点。迄今对于中医概念基础的认识,主要体现在其身体观、疾病观、治疗观、养生观和生命活动规律方面。

1. 形神身体观、失衡疾病观和协调治疗观　学者们普遍认识到,中医的身体观、疾病观和治疗观建立在气和阴阳五行等哲学概念的基础上。

中医中的身体具有西医中肉体性身体之外的精神和社会内涵。西医中的 body"指人、动物或植物的整体结构",而中医中的身体则同时兼有形和神两方面。不仅如此,中医中的身体还常常会衍生出一些肉体之外的社会和文化含义。中医的身体不是由具有各种功能的器官组合在一起的整体,而是一种从身体整体出发来理解身体各方面的整体。西医研究的最初目的在于"思考大自然目的导向的设计"。与中医整体身体观不同的是,西医的身体观是解剖学意义上的,它研究人体的内部构造和各个器官的形状位置。

中西医身体观的不同导致了疾病观和治疗观上的差异。西医身体的疾病在于局部组织的病变或者外物对身体的入侵。中医则认为身体的健康或疾病是体内整体阴阳是否平衡的结果。人患病是体内整体的阴阳一方偏盛或偏衰的结果。因此,中医对疾病的治疗在于协调体内气血精神、脏腑经络的阴阳和谐,将失衡的阴阳重新达到平衡状态是中医治疗疾病的基本原则。中医强调人身体的抵抗力和恢复力,以使人体自我的修复能力战胜疾病,恢复体内整体的阴阳平衡。中医更强调要"未病先防",主张"治未病"。除了要治疗已经出现的疾病,更重要的是要防止疾病的出现。而西医则通过药物消灭入侵人体的病菌或者直接切除病变部位,来实现局部器官的功能正常,强调的是治病。

除了纯粹身体性的治疗观外,社会生活中的某些原则也会对中医治疗方法产生影响。比如,"毒"的概念。在社会生活中,中国人有"以夷制夷"的观念,相应地也相信"以毒攻毒"在疾病治疗中也能够起到关键的作用。

2. 摄食平衡养生观　中医异于西医的治疗观导致了中国传统文化所有的独特与系统的养生观。中医治疗的核心思想在于恢复身体整体的阴阳平衡,养身观的核心则在于使得身体保持阴阳平衡的未病状态。养生的方法是各种各样的,一方面是身体和精神通过主动的法于阴阳,顺应四时、调摄精神、和顺情志、和于术数、勤于锻炼等方式来保持阴阳平衡,另一方面是通过特定规律的外在食物摄取以达到体内的阴阳平衡。

身体的五脏六腑有阴阳五行状态之分,身体摄入的食物也有五气和五味之分。中国的食物按照"五行"——土、金、火、木、水,分为"五气"——酸、苦、甘、辛、咸和"五味"——膻、腥、香、臊、臭。

此外,中医还把食物分成凉性、中性和热性三种大类别。这种分法同食物自身的温度没有直接关系,而是侧重于食物对人体阴阳平衡带来的影响。凉性的食物如白菜、水芹、胡萝卜可以缓解和治疗人体发热所带来的不适,热性温补的食物如猪肉、内脏可用于治疗低热、虚弱或者发冷的病症。

除了凉热区分外,中医还会通过食物的外形和颜色来判断该食物对人体某个器官或部位产生何种作用。尤金(E.N. Anderson)认为这是交感巫术在中国人的认识中的体现:核桃的形状像人脑,所以有健脑的功效;红枣和葡萄酒的颜色是红色,所以有补血的作用。稀少的、昂贵的和不易得到的食物如野生禽类、燕窝和人参等被认为有滋补和治疗的功效。雄鹿在发情季节能与70头母鹿交配,因此雄鹿的生殖器能特别滋补人的生殖器。人们把从经验观察到的事物关系推理应用到了人自身的生活当中。

3. 身体、疾病、诊断和治疗的时间对应性　现代科学发现,生物节律调节着生物体的一切生命进程和功能。相应的,现代时间医学认为,疾病的诊断、发病与恶化均受近日节律影响。实际上,中国古代的身体观念与医疗方式都建构于时间观念的基础之上。不过,两者之间存在着很大差异。现代时间医学的理论、方法和实践以现代科学为基础,以近日节律为研究核心,而中医的时间观念则以天人合一思想为基础,与阴阳五行和数术思想密不可分。

在中医看来,人的身体状态和疾病与四季、月份、早晚等时间变化具有关联,进行诊断与治疗时也要考虑所处的时间段。

在中医中,身体和疾病与时间之间的关系,既有四季与"四时五脏"的对应,也有月份划分与"十二月—十二脉"的对应,还有"九宫"模式与"气"的顺行规律的对应。正是由于身体与时间的这种密切关联,身体疾病的发生也与时间紧密相关,如人体的脏腑功能随着四季的变化而有强弱,五脏疾病的发生有季节变化。而疾病的发生则大多数是因为人没有按照时间的规律生活或者人体受到了季节反常变化所带来的不良刺激。

时间性在中医诊断中的重要性充分体现在切脉中的"脉从四时"。按照中医理论,人体的脉象在四季有不同的体现:"春脉如弦,夏脉如钩,秋脉如浮,冬脉如营。"如果脉象不符合相应季节的特征,那么就表明人体已经患病。

治疗中的时间性则主要体现在服药和针灸这两种治疗手段上。患者在服药时要选择合适的时间。如清晨到上午,人体的阳气上升,此时可以服用发散性的药物、催吐的药物,因为药物借助阳气把病痛从身体中驱散出去,依靠"气"的上升帮助患者呕吐。这个时间也适宜服用补阳治气虚的药物,药物顺应阳气在身体中的上升能取得更好的治疗效果。针灸的使用同样要考虑时间的因素。医生施针时要顺应"气"在人体中的运行,而"气"的运行有时间规律,如子午流注是人体气血运行的时刻表。因此针灸的应用要根据一天24个小时人体气血从盛到衰,从开到合的时间特性和时间节奏来选择恰当的时机。

中西医概念基础差异巨大,要求人们在进行现代中医研究和实践时需要首先分析中西医进行结合的可能性及可能方式。

二、中医现代化途径及其可能性

中西医的概念基础差异使得中医面临:一方面要进行现代化以适应现代科学技术环境,另一方面又要现代化的同时不能完全丢弃自己的概念基础、自我否定而逐渐消亡。为此,一部分学者尝试按照西方科学和医学的理论及研究方式改造中医理论或者进行中医现代化,而另一部分学者则从学理上讨论了进行中医现代化的可能性及维度。

1. 中医现代化　中医现代化的一种路径是使用西方科学和现代西医的理论、方法和规范对传统中医进行阐释和改造,以使中医成为类似于现代西方科学或西医的科学。这一现代化进路具有大量的支持者。以针灸为例,20 世纪 60 年代,朝鲜学者金凤汉通过对皮肤组织进行染色后使用电子显微镜观测、放射性同位素追踪等现代自然科学方法研究中医经络,并声称发现了经络和腧穴的解剖学对应——"凤汉小体"和"凤汉管",不过并没有得到医学界的承认。张香桐、韩济生等人尝试从神经生物学、神经化学的机制解释针刺镇痛机制,但这些工作与论证经络的存在无关。不仅如此,对针灸治疗效果的随机受控实验(randomized controlled tails)评估也显示,尽管针灸治疗有时候是有效的,但同样存在大量反例。

中医现代化的另一种观点认为,现代化的核心只是使中医适应于现代科学环境,而不是要使中医变成一种现代的科学技术或者现代西医。持此类观点的人从中医的理论模型出发,认为中医所采用的阴阳模型、五行模型、干支模型、河洛卜象数理模型等"象数符号模型"是思维模型,而西方科学和医学则采用的是对原型进行模拟的物质模型。中医的思维模型虽然也能进行简单的运算,但不能提供严格的量的依据,而只能提供定性和推论性的依据。因而,中医现代化不应以西方科学和西医改造中医,而应是借助现代科学阐释、补充和发展中医。

中医现代化中的以上两种不同观点涉及中医知识与西方科学和医学知识之间的通约性问题。若中医可以转化为一种与西方科学和医学类似的知识体系,则对中医的西方科学和医学改造是可能的。但如果两种知识系统之间完全不可通约,则使用一者对另一者进行改造必然是徒劳无功的。

2. 中西医之间的可通约性　目前,学界对于中西医之间是否有可通约性存在三种不同看法。

第一种观点认为,中西医之间存在通约的可能性。使用现代西方科学和医学方法对中医的现代化研究在部分领域已经取得了一些成绩,一些中医治疗手段(如针灸、中药)也逐渐为欧美医学界接受,并作为补充与替代医学融入欧美医疗体系。因此,持这类观点的学者乐观地认为中医迟早都会被现代医学所吸收。

第二种观点认为,中西医之间是一种不可通约的关系。持这类观点的学者通常是基于历史主义的科学哲学视角。他们认为,全面理解一种科学需要弄清楚它产生的各种地域和背景,但是我们只是在有限的时间和特定地域的文化背景中从事科学活动。在不同文化背景下孕育出的科学无法相互通约。中西医的理论和方法基础都极为不同,认为两者最终会结合并成为"普遍"医学的观点是乌托邦主义的。

第三种观点认为,中西医之间是一种弱的不可通约性关系。弱不可通约性是相对于第二种观点中完全否定通约性可能性的强的不可通约性观点而言的。弱不可通约指的是虽然两种理论中的基本术语无法相互精确翻译,但是不同理论之间能够互相理解。持这类观点的学者认为,虽然中医中的基本理论术语如"阴阳""五行""气"等词汇,很难被翻译成西医的术语,也难以对西医所采用的因果解释模式与中医所采用的将可视的现象与不可视的世界的对应解释模式进行比较,但这并不表明中西医之间不能完全沟通。因为,由于中西医在检查人体时都用相似的知觉系统,中西医之间存在的大部分差异能够通过认真、有意的学习替代语言、不同概念机制和解释模型等来克服。有学者认为,中医中的常山对西医疟疾药开发的启发,就是中西医之间不能互相翻译但可相互理解例证。

不论对中医现代化和中西医通约性持何种观点,都无法回避中医自身所具有的传统性、社会性和文化相关性等特征。正因此,近些年也出现了一些从这些特征来研究中医的新进路。

三、中医研究新进路

对中医文化理解得越多,对中医理论本质的认识往往也会越深刻。中西医的研究对象虽然均是身体,但中医中的身体既有着气、神等非肉体性内容,也在历史演变中获得了社会和文化意义。近年出现了一些从比较科学哲学、大众文化、社会学以及人类学视角研究中医的新进路。

1. 比较科学哲学进路　中西医对于身体的理解分别是基于东西方不同的哲学。以针灸为例,不同的哲学基础使得人们对针灸的理解不同。同样是针灸师把针轻轻地捻入身体的穴位,在身体的另一个部位产生治疗效果。中医用经络理论解释针灸的治疗机制。由于穴位与通过穴位产生效果的部位离得很远,中医认为它们之间由"气"这种中国自然哲学中的基本对象连接。针灸通过施针影响"气"的运行而起作用。西医则从细胞结构、神经路径和化学信息等西方科学基本概念看待针灸的机制,用解剖学方法探究针灸中的相关结构和生理变化。当针灸传到美国的时候,一些内科医生认为穴位是有高灵敏度的"触发点",而完全不能理解穴位与"气"的关系。

中西方关于穴位、经络以及针灸的治疗机制的解释是基于各自的自然哲学和科学基础。对于中医的理解离不开中医所基于的自然哲学基础,比较哲学视角为现代中医研究提供了新的进路。

2. 大众文化、社会学及人类学进路　有些咒语或仪式在中医治疗中占有重要地位。比如,古时产妇在生产的时候会让丈夫念咒缓解自身的紧张情绪。大众医学的研究也表明,古代中国人认为疾病、疼痛大多是着魔,是因不道德被鬼神入侵的结果,需要法师做法式驱鬼神治疗。人们对这种仪式的信念使患者在经过"仪式治疗"后慢慢恢复健康。这种治疗手段到现代仍有很多人相信。信念可以引起疾病也可以治疗疾病,身体会对这种信念做出响应。这些咒语或仪式既不能单纯靠以现代科学为基础的受控实验来证明和理解,也很难进行哲学基础角度的分析,而只能通过从文化人类学、社会学等方面来进行理解。

白馥兰(Francesca Bray)的研究表明,在中国历史上,由于女性扮演的是母亲和妻子的角色,关于中国妇女月经不调的治疗以及女性的生育问题大多是基于这些角色而定的,更多的妇女会因家族的利益和自身的社会地位而借助能够控制生育的技术。古代中国妇女的疾病治疗程度取决于她们的社会地位,显然处于社会上层的妇女可以得到更多优秀医生的治疗和更优越的治疗条件。从社会学这一新的思路有助于理解一些疾病的产生和治疗方式的内在社会因素。

正因此,马伯英认为"人类学家已经获得的成果,例如巫术原理、原始思维、神话分析、部落文化考查、文献资料研究等"有助重新认识中医。席文(Nathan Sivin)也认为用大众文化、文化人类学、社会学方法研究中医不失为一种新的进路。

四、结语

中医在身体观、疾病观、治疗观上的概念基础有其独特的历史、社会、文化和哲学基础。史学家、哲学家、人类学家和社会学家无权对中医存废问题提出意见,但却可以在描述和理解中医方面发挥基础性的作用。

(任定成、范文静、罗栋,《科学技术哲学研究》,2014 年第 31 卷第 4 期)

中医：历史与认识论的几点反思

从美国到西欧,所谓的"中医"都得到了广泛的应用,而且也获得了大批患者的追捧。然而,在多数情况下,这种"中医"都局限于针灸和某些特定的健康、疾病概念,而作为一种恰当的诊疗干预手段,它则成为西方人所谓"替代"医学的典型,与中国思想的原初含义大相径庭。

在美国和欧洲的卫生保健行业中,许多良莠不齐的从业者试图将中医的诊疗方案整合到其临床活动中,而这又成为目前为止西方人对中医和中国传统卫生保健的流行认知的主要来源。照此情形,重点似乎已经被放置到了中医的初期应用,而非持之以恒以便理解针灸以及中医其他诊疗模式的历史、文化与概念等方面的背景。由此而言,人们当前对这些背景的认识还是相当初级的,仍有改进的空间。

对于一些西方学者而言,往常单用一条脚注就可以对中医的基本信条进行简短刻画。不过,这样的时代显然一去不复返了。近些年来,除却出现了大量有关中医的实用指南书籍外,少数对中医进行综合考察的著作开始出版,意在向西方读者展现出中医的思想体系和实践方案。下述引文就来自两项此类考察,或许可以表明在当前西方世界对中医的接受过程中所弥漫的一种基本趋势。"(中医)提出了一个与我们全然不同的参考系,从对健康与疾病的研究方案,到对实体以及实体变化的考察进路,西方人对此都深感陌生。历经两千年的发展,立足于对归纳—综合的认知方式的不断运用,(中药学)已经高度成熟,并且为西方现代医学提供了具有充分互补性的典范和实例。"

不过,从历史视角来看,在过去的 3 000 年中,中医呈现为一系列异质的思想和实践,它们或在中国国内孕育而兴,或自域外吸纳而来。人们对疾患经历进行概念与实践回应的文献记录,最早可以追溯到公元前 1000 年前,只不过当时需要对个人疾患和社会危机担负责任的是祖先。此外,公元前 11 世纪的甲骨文中提及如下现象:雪是疾患的致病因,不过我们无从知晓它到底意味着某种可以具体化为雪的特定精神,还是只是一种纯环境因素而无形而上学的基础。文献资料表明,在公元前的最近 1000 年中,以对某种非人类存在的信仰为特征的鬼神学说开始出现,与祖先不同,这些存在与某一特定的有生命的个人毫无干系。与祖先类似,这些鬼神要对包括疾病在内的各类危机负责,这种危机不仅是指个人危机,也包括社会危机。而那些负责应对此类疾患和危机的专家,绝不是现代意义上的"医生",毋宁说,他们是试图在并存的两组存在之间重塑和谐关系的社会力量。

现代意义上的医学认为,卫生保健奠基于对自然的、非形而上学的定律的感知,它所处理的问题,也要求专家们将其关注点集中于个体的机体组织(及其与社会和自然环境的关系)。早在公元前的最后几百年中,此类医学就已在中国出现。马王堆汉墓出土的公元前 2 世纪早期的手稿,为我们提供了有关中医发展期的鲜明证据,它表明医学在当时已经处于与某些形而上学概念分道扬镳并获得独立身份的时期,后者主要关注疾患的祖先和鬼神成因;主要汇编于公元前 2 世纪和公元前 1 世纪的《素问》以及汇编于 1 世纪的《难经》,代表了中医发展的后续阶段,即持续地运用一套非形而上学的自然定律来理解健康、疾患和疾病。

需要强调的一点是,不管是从祖先观念向鬼神学说的转变,还是从鬼神学说向天人相应的医学体系的转变,并不必然导致后者对前者的彻底清除。事实上,从定量的角度来说,或者说,就医治病患的数量而言,祖先信仰和鬼神学说的疗法直到近年一直都是中国社会中最有影响力也最"成功"的方法。因此,站在我们自身的立场,甄选出一种仅仅在少数饱学之士中间流行的天人相应的医学,并将其界定为"中医",这是一个相当武断的抉择。天人相应的医学是过去2 000年中中医文献的主流,它的各类概念体系将中医卫生保健构建为一个整体。显然,这种医学最接近西方理性的、具有科学特征的医学观念。值得关注的一点是,作为一个重要例证,这种甄选代表了西方人在接受"中医"的过程中反复出现的一种趋势。在对西方医学进行过度批判性解读之后,大多数著作者开始将眼光转向远东以探求某种替代选择。然而,在寻求东亚的替代选择的过程中,他们再次运用西方文明的基本价值观,以便能从一套异质的概念和实践体系中甄选出那些对西方读者而言看似合理的内容,哪怕这仅仅是一种"替代选择"。即便如此,这种合理性也要由那些深植于我们的灵魂并扎根于西方文化的价值观来决定。

除了祖先信仰和鬼神学说的概念以及天人相应中的范例外,更多的成套观念以及由这些观念衍生而出的或赋予其合法性的实践,也在过去的诸多世纪中被整合到了中医体系之中。例如,佛教的卫生保健观念,(道家的)各种宗教概念,某种实用的并在其后获得理论合法性的药物治疗方法,甚至西方医学最后也被整合进来。上述所有情形,我们都可以称之为系统,这是因为所有此类观念和实践都是系统化的,换言之,就其对疾患的缘起、性质及其所采取的预防或治疗措施而言,它们彼此之间都逻辑地联结在一起。然而,从另外一个层面而言,所有这些截然不同的"系统"之间又彼此渗透,共同构建了一个复杂的大厦,其中包含着复杂的认知结构和各类异质的实践形式。

当然,在中国,甄别出一套系统的有关预防和治疗的观念与实践体系,并赋之以"中医"的称谓,是相当困难的。正如上述两段引文所表明的,中医的这一特点也与所谓西医形成了鲜明对比。"中医"仅仅指代了各类与卫生保健和疾病诊疗相关的理念和实践;历经数千年,它们有的产生于中国,有的则源自海外,但却都在中国被付诸医疗实践。

"中医"所蕴含的某些理念和实践形式,与我们在西方医学史中所了解的东西截然不同。不过,中医包含了很多方面,也可以在各种不同的层次上践行,因此,仅仅因为我们可以从中找到众人所苦苦追寻的东西(对当下西方医学的替代选择),就甄选出某一单一方面和践行某一单一层面,并进而称之为"中医",这是非常不恰当的。然而,这却是当下的流行做法。

从中医卫生保健学的整个大厦中挑选某些特定的理念和实践形式,这一做法表明,西方人尽管在寻求某种替代医学,却又将之束缚在了他们的基本价值观之内。不仅如此,这一趋势也体现在其他诸多方面。举例而言,人们试图用西方的"能量"概念解读中医中最精细的物质——气,同样表明了这一趋势。与此类似,学者们在研究中医时使用了某种人为的希腊—拉丁术语体系,可能会给人们带来一种(错误的)印象,即中医的思想和语言是非常严谨且先后一致的,甚至可以与西方现代医学的这些方面相媲美。同时,中国古代有专门的术语体系用以指代人体生理学、解剖学、病理学领域中的诸多概念,而且这一术语体系中蕴含着大量的隐喻,然而,这种人为的希腊—拉丁术语体系却忽视了这些隐喻,进而掩盖了那些因素(它们创造出了上述概念体系)的区域性和时间性。

不过,最严重的一点是,某些西方学者在其著作中,试图要在个体导向的"中医"与疾病导向的西方本体论医学之间确立一种二分："西方医学主要关注某种孤立的疾病或病原体,它专注于此,并将它们隔离出来,甚至试图改变、控制进而摧毁它们。西方的医生也都是从某一症状开始,然后寻求其潜在的病理机制——为某一确定的疾病寻求某种确定的原因……与此相反,中医生则将他(她)的注意力倾注于一个在生理和病理上都完整的个体……东方的诊疗技术并不是去寻求某一特定的致病实体或某一确切的致病因,而是针对一个完整的人,呈现一种近乎诗意却仍然可行的描述。"

在此我们再次见证,仅凭某种最简单的方法,分别从中医和西医中挑选某一单一方面,就可以制造出某种对立。然而,这种对立却无法反映出真实情形的极端复杂性。事实上,除却上述各类个体导向的概念体系之外,从中医有文献记载的真实历史来看,它的核心特征同样表现在用以理解和处理疾病的三条进路上,而欧洲医学也认识到并应用了所有这些进路。

一般而言,与任何其他已知的医学体系一样,中医过去和现在都不具有生态学特征。除却道教早期的某些概念,中医并不认为疾病和早逝是自然事件。健康被视为个体的某种属性。人的健康是有固定期限的,在公认经典《素问》的第一篇中,这一时长被界定为 100 年。与西医类似,中医也试图克服日常自然的缺陷,以规避毁灭与被毁灭的永恒过程。作为一种属性,健康必须要抵挡一种被称作疾病的敌人,这一敌人被界定为邪,意为"反常"或"邪恶"。不管在中国还是西方,医学总是与健康的拥有者站在一起。事实上,不管是在与疾病本身的斗争(医学文献用一种颇具军事色彩的术语对其进行描述)中,还是当人们试图规避罹患疾病后所可能出现的风险时,上文提及并将在下文得以详述的三种进路,都是东西方医学所使用的基本策略。

第一种应当被提及的进路或策略,是指对某些材料或技术的切实应用,人们发现以某种恰当的方式使用它们就可以预防和医治疾患。中国很多传统药物以及诸如沐浴、按摩、小手术之类都属此类。第二种可以被称为功能性或个体化进路。这一进路将人类机体视为由各功能单元组成的系统,借由某种紧密的经络以及各种无形的相应关系,这些功能单元彼此之间以及与外部世界联系在一起。健康被设想为身体功能单元和经络的正常运转;而疾病是指在吸收、贮存、输送过程中某个或几个功能单元与输送经络没能够发挥其正常作用,或是指某种维持正常生命所必需的精细物质(气)的亏损。因此,医疗诊治致力于提供某种刺激源——大多通过药物或针灸形式——以增加或减少或重新分配这些精细之气,进而帮助某一单元或输送经络重新发挥其正常功能。以此种进路为基础所进行的诊断和治疗,都必须是个体性的;即是说,诊断与治疗调节需着重关注个体的身体状况,从而认识这种个体疾病。因此,针对某些特定的疾病,这一进路并没有标准疗法;它专注于为丧失平衡的机体重建和谐。

就其对疾病的本性、预防与恰当诊治的根本观点而言,这种功能性—个体化的进路,对应于欧洲前现代医学史中的体液病理学概念体系。1529 年,薛己在其专著《疠疡机要》中,并没有将"疠"(其中也包含麻风病)这一疾患描述为某种疾病,而是用它指代各类彼此相似的损伤,它源自个体机体中各种可能的失衡;与薛己类似,体液病理学的代表人物拉齐斯同样认为麻风病并不是一种疾病,而是一系列损伤的总和,当个体机体要求清除由于生命体液的异常混合而引发的反常产物时,这些损伤就会发生。

中医的功能性—个体化进路认为,在机体组织内部,体内的失衡或失调是体外入侵者(如蠕虫、风或潮湿等)所引发的所有致病活动的先决条件。西方现代医学史上也存在着同样的观念,它特别体现在自 19 世纪开始一直延续至今的由所谓构造主义者(constitutionist)提出的论证中。

激进的细菌学说认为,疾病是由微生物、细菌或其他诸如此类的体外力量导致的,而构造主义者们对此持反对意见。他们认为,在某种体外力量可能导致机体内部出现问题之前,其体内必定已经处于失常状态。近些年来,免疫学、心理学等领域的成果也支持了他们的观点①。

中国人曾广泛使用的用以理解和诊治疾病的第三种进路,或许可以被称作是本体论进路,不管在西方医学史还是当代西方医学中,我们也都可以找到类似的方案。这种本体论进路本身包含诸多方面,但所有这些都被统一在下述理念之下:某种疾病要么是某一"存在物"自身,要么由某种可确定的致病因所表征。

读到这里,人们可能会想到在19世纪的欧洲也突然出现了一种本体论的疾病观。事实上,直到19世纪下半叶,人们也无法确定那些可以在显微镜下被观察到的、出现在诸如伤口、损伤之中的小生物,是否就是那些相关疾病的原因,抑或仅仅是这些问题的结果。

当赫布拉(Ferdinand Hebra,1816—1880)在19世纪30和40年代确定螨虫会引发疥疮时,当巴希(Agostino Bassi,1773—1856)确认蚕的某种特有疾病是由真菌所引发时,当汉勒观察到了细菌并认为它们才是疾病的致因时,很多人之所以拒绝接受这些观点,并不是因为它们与旧观点全然不同,也不是因为人们对此全然无知,而是因为它们被当成了老生常谈!

在公元后的第二个千年中,欧洲的本体论工作也可以追溯至法兰卡斯特罗(Fracastoro,1478—1553)、列文虎克(Leeuwenhoek,1632—1723)以及巴斯德(Pasteur,1822—1895),最后到了科赫(Koch,1843—1910)那里;其中,前者断言传染病由微小的传染物所引发,而且不同的传染物会引发不同的疾病,列文虎克观察并描述了人体分泌物中的"微小生物",巴斯德是现代细菌学说的奠基人,科赫则为细菌学说确立了完善的方法论根基。上文概述的本体论传统以特定的侵入者来确定特定的疾病,除此之外,在欧洲出现的第二种本体论视角,其基础在于将疾病视为某种隐秘的生命体本身。这种观点的支持者认为,疾病也有自身的生命周期,它就是生命本身,尽管这一生命与人体相对,而医学的职责就是保护(患者的)正常生命,摧毁疾病的非正常生命。

顾名思义,本体论进路是一种定位性进路,即要确定疾病或致病因的"位置"。在第二个千年的欧洲,解剖病理学的历史可以追溯到维萨里(Vesalius,1514—1564)、莫尔加尼(Morgagni,1682—1771)、毕厦(Bichat,1771—1802)以及菲尔绍(Virchow,1821—1903),一直到现代遗传学;维萨里是现代解剖学的始祖,莫尔加尼著有《疾病的位置与病因》,毕厦更进一步确认了那些可以作为疾病处所的特定组织,菲尔绍将细胞视为疾病的基础,而现代遗传学最终则宣称已经发现了有关人类健康问题的更加切实的证据。

在非鬼神学说的语境——提醒各位注意,不管是在欧洲的形态病理学中还是到了19世纪早期,疾病仍然被视为抽象的恶魔——中国人为我们提供的此种定位性—本体论视角的最早例证之一,被司马迁于公元前90年收录于他所著述的有关传奇医生扁鹊的传记中:"扁鹊过齐,齐桓侯客之。入朝见,曰:'君有疾在腠理,不治将深。'桓侯曰:'寡人无疾。'扁鹊出,桓侯谓左右曰:'医之好利也,欲以不疾者为功。'后五日,扁鹊复见,曰:'君有疾在血脉,不治恐深。'桓侯曰:'寡人无疾。'扁鹊出,桓侯不悦。后五日,扁鹊复见,曰:'君有疾在肠胃间,不治将深。'桓侯不应。扁鹊出,桓侯不悦。后五日,扁鹊复见,望见桓侯而退走。桓侯使人问其故。扁鹊曰:'疾之居腠理

---

① 例如,维利·赫尔帕赫(Willy Hellpach,1877—1955)医生就持此观点,他在1904年强调心理学和社会学变量是疾病的根本原因。参见 Hellpach W. *Grundlinien einer Psychologie der Hysterie*. Verlag Wilhelm Engelmann, Leipzig, 1904。

也，汤熨之所及也；在血脉，针石之所及也；其在肠胃，酒醪之所及也；其在骨髓，虽司命无奈之何。今在骨髓，臣是以无请也。'后五日，桓侯体病，使人召扁鹊，扁鹊已逃去。桓侯遂死。"①

定位性—本体论的疾病观甚至在更早的文本中以更加明确的术语被记述下来，这一文本于1973年出土于马王堆汉墓其中之一："冥（螟）病方：冥（螟）者，虫，所啮穿者□，其所发毋恒处，或在鼻，或在口旁，或齿龈，或在手指□□。"

后世的文献资源中也存在着数不清的类似陈述，它们都表明了古往今来中医一直坚持以本体论进路看待疾病。上文提及的冥（螟）这种病，可能已经包含了麻风病，中医史中对这一疾病历史的记述，为我们提供了一个典型例证，进而可以证明定位性—本体论和个体化—功能性这两种视角并存于中国。冥（螟）、疠、风癞、麻风病（ma-feng-ping）等疾病，所有这些术语所指涉的问题至少部分与麻风病相关。2 000年来的大部分著作都认为，这些病是由蠕虫的破坏性作用导致的，而蠕虫则产生于机体的深处，由诸如风、湿气等因素的作用而引发。人们一般认为，蠕虫会啃噬（真实而有形的）肝、脾、肺、肾等器官，与之相伴的外在症状（例如眉毛减少、手指脱落、鼻梁损伤等）可以反映出这些内在机制，并表明疾病发生于哪一器官上。

在公元后第二个千年中的一个短暂时间中，人们也曾立足于天人相应的个体化—功能性的视角来解释"麻风病"，赞成对病症的个体化诊断以及对患者的功能性治疗。上文所引用的薛己的《疠疡机要》，就是这种尝试的一个缩影。与此形成鲜明对照的是，本体论视角则无视个体状况的差异，主张对所有罹患该种疾病的患者采取标准疗法。

不管在中国还是欧洲，本体论的进路都倾向于忽视病患个体，因为它所关注的是与疾病或致病因之间的斗争，而非修复某一功能体或功能系统。因此，中医诊治疾病的本体论进路是先将疾患概念化，而后寻求某种确切的原因。基于对病患个体的忽视，中医已经发展出了标准的诊治程序。事实上，细菌学说在中国很快就被人们所接受，并且拥有了大量的拥护者，究其原因，除却切实疗效之外，更是因为引入细菌学说理论体系所要求的概念前提，在中国2 000年前就已经存在了。

最后需要强调的一点是，在中国以及欧洲，经验的、个体化—功能性和定位性—本体论的进路，彼此之间尽管偶有对立，但在更多时候它们却难以分开；这三种"策略"时常相互补充并彼此渗透。在很大程度上，我们也仅仅是通过认识论的分析才将它们分离开来。中国人知道如何修改处方并更换其成分，以针对某一特定患者的特殊需要采取合适的疗法。注意到此点是非常正确的。但将此种进路等同于"中医"，忽视中医医生所使用的所有其他可行选择，却是非常不恰当的，因为这些选择时常与西方传统和现代医学观点并无冲突。

分析至此，如果说中医与欧洲医学如此相似，那么可能有人会问它们之间的差异何在？如上文提及的，我们需要转移到中医这座复杂大厦的另外一些层面，从而探寻它与欧洲医学史之间的某些真实差异。

如果转向细节层面，我们就会发现，中医所使用并按照特定方式配备的数百种药物，在西方都没有类似药品。而且，人们也对中国的形神医学与西方心身医学的概念和使用进行了对比②。形神医学和心身医学的共同基础在于，人们都认识到了心灵与身体是一个统一体，都认可如下事

---

① 司马迁，《史记》，第105章。中医的术语"处"，在此被表述为"在"，通常情况下其义为"定居""停留"或"居住"。

② 对于"形神医学"概念的详细解释，参见 Kleinman A. *Patients and Healers in the Context of Culture*. p.77. University of California Press, Berkeley, Calif., 1980。

实：前者可能会导致后者发生疾患，反之亦然，或者说，前者的疾患也会在后者得以体现，反之亦然。

不过，一般情况下，西方的心身医学倾向于寻求那些能够引起肉体痛苦的精神（情绪）问题，进而要么试图改变那些引发情绪问题的环境因素，要么改变患者对其周遭环境的精神态度，从而消除其身体疾患的存在根基。相较而言，中国的形神医学似乎偏爱于探寻精神（情绪）失调的身体—生理学基础，其诊疗（大多通过药物）也直接指向身体方面的问题，以图重塑患者的情绪（大多情况下无视患者的周围环境）。传统的形神医学进路在当今中国社会仍然大行其道——这一社会确实异于从前，但它却依然不承认在某些情况下需要对社会环境进行重组，以消除那些最终可能会带来身体苦楚的情绪问题。

此外，还有一些例子也表明了中西医之间的根本认识论差异，例如，生命机体不仅是身体的结构，也是身体的功能，但在过去的 2 000 年中它被中医以一种非常独特的方式概念化。所谓天人相应的中医——此种思想体系可以同时支持个体化—功能性和定位性—本体论进路——不仅将人类的身体视为一个微观宇宙，它相应于并能够反映宇宙的宏观世界；而且它也将社会和国民经济的图景转变为了对身体内部之结构和运转的感知。根本而言，这意味着大致在公元前 2 世纪，正当中国天人相应的医学开始形成之际，在对构成人类机体的功能单元进行概念化和命名的过程中，中国社会的核心特征在医学中得以重现。而且，自然进程中的某些反常或人类对特定规范的悖逆，都会导致社会危机或国民经济的混乱，与此相似，这些因素也会引发个体机体的秩序混乱。

在此，需要再次补充强调的是，"脏"（包括心、肝、脾、肺、肾）和"腑"（包括胃、小肠、大肠、膀胱、胆以及"三焦"）以及"脉""经""络"等，它们作为一个整体构造了个体机体的秩序，正是这些概念使得上文提及的定位性视角切实可行。"蠕虫"、外邪或隐蔽的疾病，都在本体论的层面上被视为入侵体内的"邪"，人们认为它们生存于非常特定的地方，或者在某些特定位置能够引发损伤、肿胀和阻滞。尽管在帝制中国，人们很少进行解剖操作，但是《灵枢》和《难经》提供了诸多个体器官的尺寸、直径、周长、容积等方面的详细数据，自此以后这些数据一直被人们所接受。中医文献曾多次提及身体的解剖学特征，否认这一切实证据有失公允，但近年来仍有很多学者如此认为。例如，宣称"中医的脾与西方人认识到的脾是截然不同的"，这简直就是误导。至少在 2 000 年以来，中国人认识到在身体里存在一个有形的、在解剖学上可证实的个体单元，并将之命名为脾（pí），这与西方人所称的"脾"（spleen）是一样的。如果将西方现代医学与中医进行比较，我们会发现它们分配给这一单元的功能是不一样的；但是，如果将西方现代医学与古代医学进行比较，情形同样如此，甚至有人还会指出"19 世纪早期的脾与今天人们所认识的脾也是不一样的"。某些著作甚至更进一步，拒绝将中医术语"血"翻译为血，因为在中国和西方这一液体被赋予的功能是完全不一样的①。然而，"血""脾""心"等诸如此类的术语，都指称了有形的实体；只不过在中国和西方随着医学文献史的进程，对这些实体的解读也一直在变，而且也将一直变下去。当然，人们应当清醒地认识到，在这些解剖学单元被赋予何种功能这一问题上，东西方存在着巨大的认

---

① 德沃斯金的观点是此种趋向的一个重要例证，可参见 De Woskin K. *Doctors*，*Diviners*，*and Magicians of Ancient China*. p.148. Columbia University Press, New York, 1983.当其指涉人时，作者在著作中将血翻译为"生命流体"，而当其与狗相关时，作者将之译为"血液"。如此翻译的目的就是为了"避免给人们带来一种错误的暗示，即它等同于我们的血液概念"（note 138，p.189）。

识论差异,但这种警醒的后果并不是某种误导性的话语。

中医背后潜在的文化特质也会在另外一个更根本的层面上影响它,笔者倾向于称之为认知分歧的动力学。在过去的2 000年中,不管在中国还是欧洲,人们记录下了无数的例证,在其中,人们关于如何解读一般意义上的人类环境、人体及其结构与功能特别是疾病等方面,都存在着观点的分歧。欧洲科学动力学的目标之一是,始终致力于克服这些观点之间的差异,最终达成一种消除了内在矛盾的、同质的解释结构,这一目标也与欧洲的认知美学密切相关。在欧洲,对这些同质的解释模型的探求,也包括那些由相关人士组成的共同体在一般层面上对它们的接受。"矛盾"的概念如果有价值的话,那也只能作为知识的一种暂时情形。特别是自公元后第二个千年的早期开始,人们就将矛盾合法化为认知和谐的原初状态。辩证法与科学革命这两个概念成为认知进步的解释性模型,欧洲的智识史为它们提供了坚实的根基。

乍看之下,中国知识史似乎与欧洲历史具有颇多相似之处。例如,人们可能已经注意到,18世纪末到19世纪初在欧洲众多观点各异的解释模型(如布朗主义、催眠术、顺势疗法、浪漫主义自然哲学,诸如此类)开始获得理论形态并得以扩散,并将它们与金元时期中国出现的四个著名学派以及明清时期由此分化而来的更多学派相比较。此外,徐大椿或许是明清医生与医书著述者中最博学之士,他在一篇文章中写到"实无二致"。但是,就在这句话的上下文中,徐大椿暗示了中国文化和西方文化在处理矛盾问题上的某些差异。他讨论了人们对与脉诊相关的一个概念("脉无根")的两种解读方式,乍一看,这两种解读方式似乎势不两立。徐大椿并没有将其中一种解读视为"正确",将另外一种视为错误,而是找到了两者的共同根基。既然两种解读都可以从一个共同的概念基础中逻辑性地推演出来,那么两者就都是正确的——即便乍一看它们似乎是矛盾的。

阴阳这两个(原初根本对立的)教义以及五行概念之间的整合,成书于公元1世纪的《难经》对(按照西方人的理解)各种互斥的脉诊模式的并列,宋金元药理学中对于药效的时间、方法、施药位置及原因的解释,如此等等,所有这些都表明中医认知系统的结构是异于西方医学的传统取向的。在其他文章中,笔者提出认知结构的"模式化知识"或"模式科学"这一术语,从而将那些尽管互斥或对立,但却又拥有共同的概念基础的认知模式联系起来。每一种模式的采用,都是为了达成某些特定的目标,而这些目标无法依靠其他可选模式达成。陈淳(1151—1216)是宋代著名哲学家朱熹(1130—1200)的紧密追随者,他在一篇短文中向我们展现了知识结构化的此一进路所蕴含的一种隐喻性意向。陈淳解释了"理一分殊"这一概念(不同的功能/应用都基于同一原则),并且指出人类的身体拥有四肢和一百块骨头,而携带同一气流的经络则循行其间。头与脚、心与腹、四肢之间尽管依然对立,但它们会实现各自不同的功能以维持整个身体的运转。从陈淳的对比可以看出,不同的认知模式看上去似乎相互对立和排斥,就像左手与右手、头与脚、体内的器官与体外的四肢一样,然而,它们都仅仅是一个整体的不同方面,是流淌着同一思想河流的知识体的不同侧面。就如同头与脚、左手与右手都是为了实现身体的另一肢或另一器官无法达成的目标一样,基于同样根本概念的不同模式,也是为了解决不同的问题或达成不同的治疗目的。

涉及模式化知识这一现象,针对某些思辨性的观点分歧,中国人总是犹豫不决于是否需要讨论出一个结果并达成一个需要遵守的结论。身体健全的人是不是长有两条腿呢?关于这一问题也许不难达成一致,因为事实上每个人都可以目睹实情。但是,"命门"这一术语的含义是什么?"三焦"的含义又是什么?由于两者都涉及很多思辨性概念,而人们在这些概念的解读中颇多分歧,因此,似乎很难就此类问题达成一致。尽管有个别学者也得出了自己的结论,但是在明清时期的众多学派以及上文提及的诸多例子之中,整个学术界从未认为其中哪一个曾在须臾之间获得过普遍认可,也就更谈不上拒斥其他竞争学派和概念体系并视之为陈腐或荒谬之作了。不过,现代西方科学不容许"并存"的状态存在,必须在它们之间作出选择;毫不奇怪,西方学者(与中国当代学者一样)在写给西方读者的著作中,常常只会从中医文献所蕴含的多种选择中择一呈现。以上文援引"三焦"与"命门"两例而论,人们现在已经判定了其含义,因为这是西方科学观的要求。

结束语

可以肯定的是,西方人对中医卫生保健和疾病诊疗的认识仍然远远不够,其中原因颇多。首先,直至新近,欧洲和美国的中国学研究仍未触及中国的卫生保健和医学领域。要理解某一异域文化,最有价值的方法就是去考察这一异域文化是如何处理人类自身存在之类的问题的,如人体疾病、夭折等;如果你认可这一观点,那么上述现状就令人更加难以理解了。忽视中医的一个后果是,在学术界难以找到关于中医的上乘译作和著作,而充斥其间的书籍则由那些对中国的语言和哲学毫无专业见地的人所写,它们所展现出来的也就仅仅是那些可以从二手文献、从有关针灸及其理论背景的短期培训班、从在中国开展的极其有限的田野调查工作中得出的常识之见。其次,在西方人开展的有关中医卫生保健思想的研究中,存在的另外一个主要问题是人们并未通晓欧洲(西方)自身的传统。研究者们可能会采取医学人类学、医学社会学、医学史或医学哲学的研究进路,但是不管采取哪种进路,他们都必须清醒地认识到,在耗费了大量时间和精力研习中医之后,他们对欧洲和西方现代医学的概念发展与背景的研究,却难以达到其对中医的认识水平,这种不对等情形蕴藏着极大的风险。比较研究对研究者的最低要求是,不仅需要对中国传统与当代医学的历史与社会语境进行详尽的研究,同时,也必须对欧洲和北美医学思想与实践的相关方面进行至少同等细致的探究。第三,严肃的中国学研究,目前已经致力于对中医的内容与根基进行考察,但此类研究刚刚开始不久,因此我们对这些方面的认识仍停留在初始阶段,需要不断地进行再反思。研究者们最初假定西医与中医之间是黑白分明、截然相异的,现在人们逐渐承认两者之间并没有如此鲜明的差异。事实确实是,在最近的 100 年中,西方医学的一个特征就是片面强调异质病原体和病理形态学的概念及其现实结果,导致细菌学说(化学疗法)和外科手术(麻醉学)成为一时的首要之学。但是,人们也应该认识到,这些概念和实践不仅扎根于欧洲的传统医学思想中,同时也蕴含在中医思想。"现代医学"能够在西方而非中国从这些共同的概念基础中生发出来,这都是由特定的历史环境导致的,尽管人们目前对此仍缺乏认识。西方现代医学并不是作为一套根本相异的概念和实践体系进入中国的;当其与中医相遇时,它似乎遇到了自己的前身。中医也完全可以将西方现代医学视为自己的某些内在原则的自然结果。

(文树德著,王聪译,《淮阴师范学院学报》,2015 年第 37 卷第 1 期)

近代医学制度变迁

——以中西医社团为视角

普遍的观点将近代西医"反客为主"取代中医,成为主流医学,归因于民国政府对中医的打压,以及部分激进人士对中医的排挤。其实,缺乏制度安排是中医日渐式微的主要原因;西医也是经过自下而上的推动,逐步实现了"西医在朝"的制度安排。波澜壮阔的近代中西医论战,其论战主体既不是恽铁樵、张赞臣、杨奕望等中医与余云岫、汪企张等西医或俞樾、胡适等激进人士等个体之间的行为;也不是中医界与政府的针锋相对;至少在初期,中医界与政府的关系并非形同冰火。是中医、西医社团作为主体,首当其冲领衔了"中医存废之争"的论战。

一、概念界定

1. 制度 制度(institution),又称"制度安排"①,来源于经济学理论,是指支配社会运作中产生合作或竞争的一种安排。制度的建立目标,一是提供一种机制,使其成员通过运用制度能够获得额外利益;二是提供一种能够影响法律或者角色转变的机制,以改变个人或组织的合法竞争方式。

2. 制度变迁 制度变迁(institutional change),是指新制度产生、替代或改变旧制度的动态过程。通过转换和交易,一种新的效率更高的制度产生并替代原有制度。按照引起制度变迁的主体的不同,可以把制度变迁分为由一群(个)人发起的"自下而上"的诱致性制度变迁,以及由政府发起的"自上而下"的强制性制度变迁。诱致性制度变迁的特点是:① 制度变迁发起的主体来自基层。② 发起的过程自下而上。③ 变革的路径循序渐进,从边际开始向核心推进。④ 变革的成本向后分摊。强制性制度变迁的特点是:① 政府为制度变迁的主体。② 发起的过程自上而下。③ 推进过程激进剧烈。④ 具有存量革命性质。一种制度变迁一旦完成,它的既定方向就会在以后的发展过程中得到自我强化,类似于"惯性",而无论这种制度的好坏,称为制度变迁的路径依赖。

3. 社团 现代意义的社团是指由公民自愿组成,为实现社团成员共同目标,按照章程开展活动的非营利性社会组织。社团具备正规性、民间性、非营利性、自治性、志愿性、公益性六个特征。社团的产生,除了解决"政府缺陷"和"市场缺陷"的需要外,还因为它能够体现"自由""协作"的社会价值理念。广义的社团包括非政府组织②、第三部门③、非营利组织、民间组织、民办非企业、免税组织、草根组织等组织形式。

科学社团是科学活动的价值、精神和规范在人类文化中的合法呈现和外化,也是推动科学文化发展的重要力量。

二、近代医学社团勃兴的背景

1. 科学社团的萌发 1908 年,清政府颁布《钦定宪法大纲》,中国历史上首次明确"臣民于法律范围以内,所有言论、著作、出版及集会、结社等事,均准其自由"。在随后颁布的《结社集会律》中又明确:"凡以一定之宗旨合众联结公会,经久历存者皆是结会",对政治性结社、集会严加限制

---

① 制度概念由美国著名经济学家道格拉斯·C·诺思(Douglass C. North)提出,1993 年,他因为制度变迁理论获得了诺贝尔经济学奖。

② "非政府组织"最早于 1945 年出现在《联合国宪章》,作为一种新兴的公共资源配置方式,用来形容成员为非官方的组织的角色。是指不以营利为目的,主要开展各种志愿性的公益或互益活动的非政府社会组织。

③ "第三部门"是指公共部门和私人部门之外的部门,包括所有的具有非政府和非营利性的民间组织。组织性是"第三部门"的前提,非政府性和非营利性是其最基本的两个特征。

的同时,放宽了对非政治性结社、集会的自由。在民国临时政府 1912 年颁布的《中华民国临时约法》中,延续了人民有集会结社自由的法条。北洋政府时期共制定了与社团有关的法律法规 10 余项,为科学社团在内的社团组织、创立和发展提供了法律保障。一时"人不可不学,学不可无会;不学则孤陋寡闻,无会则团体涣散"成为共识,成立科学社团之风盛兴。

2. 近代医学社团概况　作为医学领域的科学社团,医学社团最先在"西学东渐"的背景下,由传教士医师引入中国。1887 年传教医师发起成立的"中国传教医学会"(即"中国博医会")是中国西医社团的嚆矢。1897 年,国人仿照这种模式,创立了"上海医学会"。随后又成立了中国医药学会、中华医学会、中华民国医药学会、中华麻风救济会、中华卫生教育会、上海医师公会等西医社团。关于近代西医社团的总数,目前无权威数据。但现有关于西医期刊的研究较多,"有会必有刊"又是近代科学社团的特点,所以,统计西医期刊的创办主体,估算出现的西医社团共有160 多个①。

传统中医为了自身利益,沿袭有同行相讥的陋习,鲜有不同流派结群合作的习惯。面对西医的进逼,仿效西医成立社团,发挥组织化力量与西医抗衡,成为中医界的共识。1902 年,李平书创办了近代第一个中医社团——上海医会。到 1949 年,先后成立的中医(含中西医)社团有 240 多个。其中影响较大的有绍兴医学会、神州医药总会、中央国医馆、中医改进研究会、医界春秋社、上海中医学会、全国医药团体总联合会等。

初期的医学社团,基本以开展学术研究、维护行业利益为主要目的;后期成立的社团如上海医师公会、全国医药团体联合总会则主要作为中西医论战的壁垒,体现出更多的政治特质。尤其是抗战后国民政府试图在社会管理中发挥社团的补充作用,建立国家控制社会的模式,社团的作用被赋予了新的含义。作为中、西医学的社会组织形式,中、西医学社团的发展,反映了其时各自的观点、立场、力量对比和社会认同。通过对医学社团发展的考察,可以从一个侧面了解中、西医发展的演变历程。

三、近代主要医学社团的创设及其特点

近代大多数医学社团"限于财力故"和"无在上者之提倡故","卒无赫赫之功",持续时间短暂,作用影响一般,到 1949 年,延续下来的医学社团寥寥无几。其中神州医药总会从民初一直延续到 1951 年,中华医学会则发展至今。这两个中医、西医社团,提供了一个考察近代医学社团发展的视角。

1. 西医社团——中华医学会

(1)创办原因及经过:由传教士医师建立的中国博医会,在入会条件中设置了几道门槛,限制华人的加入:第一,只认可和接受西医;第二,1925 年前入会者必须同时是基督教徒;第三,必须毕业于正规大学医学院。耶鲁大学医学博士颜福庆由于有曾在教会机构工作的经历,于 1910 年正式成为第一个被接纳的华人会员;伍连德虽然毕业于英国剑桥大学,但由于缺乏教会工作背景,只能当选为荣誉会员。

---

① 统计来源:① 宋大仁、沈警凡,《全国医药期刊调查记》,《中西医药》1935 年第 1 期。② 汪浩权,《抗战期间全国医药期刊调查录》,《华西医药》1946 年第 1 期。③ 李经纬、程之范,《中国医学百科全书·医学史》,上海:上海科学技术出版社,1987 年。④ 邓铁涛、程之范,《中国医学通史·近代卷》,北京:人民卫生出版社,2000 年。⑤ 段逸山,《中国近代中医药期刊汇编》,上海:上海辞书出版社,2012 年。

这种苛刻的条件,影响了博医会自身的发展,也催生了中国的非教徒、留日西医等人士组建自己的医学社团。1915年2月,伍连德、颜福庆、刁信德、俞凤宾、丁福保等21名医师发起中华医学会,并推举颜福庆任会长。1916年2月又召开中华医学会第一次年会,选举伍连德为会长。中华医学会成立后,即向教育部申请立案,寻求官方的认可。5个月后,教育部即正式下达批文,批准中华医学会立案。合法的社团,为随后会务的开展,以及和政府在医疗卫生中的合作奠定了基础。

(2)宗旨立场:图新与包容。中华医学会成立时发布了《中华医学会宣言书》,开宗明义说明社团成立的初衷是迫于"西学东渐"的压力,要解决"国人之习医者颇多,唯散处各方,不相闻问;既乏团结之力,复无切磋之机"的问题。在宣言书中提出,"欧美各国莫不有医学会社,其政府亦从而保护之、鼓励之,兴以种种之权利",将欧美等医学发达国家作为学会创设的比照对象,同时发出号召"我医界同人倘能各尽其心……本会于欧美并驾齐驱亦意中事也",意即加强从医人员的联系合作,打破传教医师、西方医师对学术和交流的垄断。1915年2月5日出版的《文汇报》[①],就学会的成立发表社论,称"中国之医学非赖西人,非赖教士,实赖中国人之自动力",进一步印证了这种立场。所以,中华医学会制订的宗旨是:"巩固医家交谊,尊重医德医权,普及医学卫生,联络华洋医界。"

但从当时的情况看,来华传教士医生人数已达500以上,大部分国内医学机构为西方教会所创设。所以,学会没有狭隘地对教会西医简单排斥,而是认为需要"联络华洋医界",积极合作。"中外宿彦维持之处实多,况医学原以维持人道为主旨,自无彼此中外之分。"这种摒弃门户之见的胸襟和立足长远的眼光,为日后中国博医会、中国微生物学会、中国细菌学会乃至中国医药学会等整合进入中华医学会奠定了基础。

1932年,中华医学会与中国博医会合并,学会随后把宗旨修改为"医界的联合、医德的维持、医师权益的保护、医学卫生知识的普及、医学人才的培养"。这反映了其时的中华医学会已经基本完成了"联络国内华洋医界"的任务,本土化西医在中国取得了优势地位。

需要指出的是,作为西医社团,中华医学会成立初期无意直指中医,而且在早期的评论中,对中医的态度还颇为中肯友好。副会长俞凤宾的《保存古医学之商权》,以客观的态度分析了中医的长处和弊端,指出中医应该加以保存和弘扬。同样,1906年成立的西医社团"中国医药学会",在《医药学报》发刊辞中,也声明"本报之目的,在于输入医学之事,非徒以同化见贵,必保固有之习惯及有征之国学",即输入西方医学,目的不是单纯要同化中医,而是要保存合理有价值的国学。

(3)政府关系:靠拢与配合。中华医学会主观和客观上对政府持接近态度。首先,中华医学会的主要发起人、创办人身份具有官方背景。伍连德历任大总统侍从医官,京汉、京张等四条铁路总医官,及北京中央医院院长、政府军医司司长、卫生部技监、海港检疫管理处处长、上海检疫所所长等职。后来合并入中华医学会的中华民国医药学会创始人汤尔和、陈方之都先后担任卫生司司长、中央卫生实验所所长等职。这种身份,使他们有与政府沟通的便捷渠道,主张容易为政府所接受。

另外,中华医学会还主动吸纳政府官员担任学会名誉会员,以期获得支持。会章规定:"凡名

① 与1938年创刊的《文汇报》有别(参见:《盛哉中华医学会》,《中华医学杂志》,1916年第2期,第62-64页)。

望素著,曾尽力于中国之医士,由职员介绍的会员三分之二之同意,得推为名誉会员。"1916 年在上海召开第一届大会时,时任内务总长、财政总长、上海工部局医官、上海青年会卫生部长、北京政事堂顾问官等共 10 人①被举定为名誉会员。1917 年初,中华医学会在广州召开第二次年会,黎元洪大总统发来贺电,广东省长朱庆澜作为地主到会致辞,并宴请与会会员。1934 年 3 月,中华医学会在南京召开第十届大会,《中央日报》《申报》等报刊为大会的召开专门刊发了特刊。行政院院长汪精卫、立法院院长孙科等十几位政府官员为大会题词。汪精卫对学会极尽肯定,认为:"关于医学研究,医学教育及医学学术的发扬","历来都有中华医学会"的努力。这些都代表了当时官方对中华医学会的肯定和支持态度,也促进了西医的发展。

2. 中医社团——神州医药总会

(1) 创办缘由及经过:1912 年,北洋政府成立后,在新颁布的"壬子癸丑学制"中,只提倡西制而没有涉及中医,史称"教育系统漏列中医案"。条例公布后,中医界群情激昂,《光华医事月刊》认为该法案"视吾辈(中医)若累赘",表示对北洋政府无视中医的做法不能忍受。广东九善堂在筹办医药学堂时反复向教育部申请立案,均被以"中医中药专校既为部令所无,所请立案之处,碍难照办"的理由拒绝。1913 年 3 月,筹办处陈惠普、陈兆祥等人,无奈向上海各医报及中医界王问樵等人士发电,希望得到声援。余伯陶,江苏嘉定人,精于中医内科、热病、调理,近代中医社会活动家。余伯陶接到王问樵转来电文的第二天,即以"神州药医总会"②名义复电,表示要在"国会前举代表赴京力争"请愿。

紧接着,余伯陶积极联络各省中医药团体,筹划成立"神州医药总会"。筹办阶段,"奈何烽烟未靖,政务纷岐",因为南北对峙,"正式政府尚未成立","恐泥首沥情,终于无济",所以"请愿宗旨迟未发出,成立大会亦未举行"。直到 1913 年 10 月,南北对峙局面结束,国会选举袁世凯为正式大总统。"正式政府业已成立,国务院亦组织完全",余伯陶、颜伯卿、包识生、葛吉卿等随即号召"我辈当急起直追,以达请愿之目的",于 10 月 29 日在上海举办了神州医药总会成立大会③。

神州医药总会成立后,创办了神州医药专门学校、神州医院、神州模范制药社,发行了《神州医药学报》,出版中医书籍,进行国医药无线电宣传等。神州医药总会成为近代成立时间较早、规模较大、持续较长的中医社团之一,在培养中医人才、维护中医的地位、开展中医药研究、普及中医药知识等方面做出了重大贡献。

(2) 目标立场:联合与抗争。在《神州医药总会会章》中,明确总会是"合全国医药界组织而成",反映出它融合各中医中药社团的特点。总会成立后,温州医学公会和福建上杭、安徽泾县等

---

① 被选定的名誉会员还有上海哈佛医学校校长胡宣德、长沙湘雅医学校校长胡美、杭州广济医院院长梅腾根、奉天盛京施医院院长司督阁。

② 此处"神州药医总会"与随后成立的"神州医药总会"名称有别。九善堂电告者本是王问樵等人,后者接电后转给余伯陶,余氏动议发起"神州药医总会",王问樵在神州医药总会成立时曾当选为副会长(参见《九善堂来往电文》,《神州医药学报》,1913 年第 1 期)。

③ 目前公认的神州医药总会成立时间为 1912 年(见《中国医学百科全书·医学史》,上海科学技术出版社,1987 年,《中国医学通史·近代卷》,人民卫生出版社,2000 年),语出萧退庵:"神州医药总会纪事"(《神州医药月报》,1923 年第 1 期)。考 1913 年 2 月 24 日《时事新报》消息《神州医药总会开会纪事》:"上海医药界同人,因教育部所定医药学校科目……于 2 月 10 号晚,开第三次讨论会,集议进行方略";又 1913 年 4 月《神州医药月报》"发刊词":"癸丑(1913)春首同人组织神州医药总会";广东宏中医药专校在《上神州医药总会颂词》中述及"民国二年十月二十九日上海神州医药总会成立"(参见《神州医药月报》,1914 年第 7 期)。综上,神州医药总会筹办于 1913 年 2 月初(农历为 1912 年腊月),正式成立于 1913 年 10 月 29 日。

地原有中医社团均改名为神州医药总会相应分会,四川、陕西、广西、云南、福建、江西等地也先后成立分会,会员一度达8 000人。

总会的宗旨确定为"联合全国医药两界,研究医药精理,发达神州天产,讲求公众卫生"。但1913年3月,神州医药总会筹备会拟定的第一项任务,却是"组织救亡请愿团,号召同志",向北洋政府请愿。其他任务"联络教育总会、商会、国货维持会、民生国计会;组织演讲团;呈请中央政府暨各省行政长官立案"等,均系以维护中医药生存空间为目的。总会先后两次开会征集"各埠会员请愿诸条建议书"。在《神州医药总会会章》第三节"责任"中,明确列有"凡关于医药应兴应革事宜,随时条陈政府,以备采择"的条款,显示了总会参与政府事务的意愿。神州医药总会正式成立后,立即通电各省,会同全国19个省市的中医药界团体组成"医药救亡请愿团",由叶晋叔、刘筱园等人作为代表,于1913年11月23日赴北京请愿。

同样,近代许多中医社团都把为中医争取权益、与西医进行抗争视为己任,互通声气,广泛联络。例如,医界春秋社就以"宣传中医学术,内而唤醒中医之努力,外而应付新医之侵略"为宗旨,明确站在与西医的对立面上。

(3) 政府关系:战斗与声讨。神州医药总会是应"漏列中医案"而生的社团,社团成立后,揭竿投入向北洋政府的请愿中,引发了民国建立以来最强烈之社会风潮。1914年1月8日,北洋政府教育部在社会各界舆论压力下,函复余伯陶,首先解释法令的制订中没有考虑中医,是由于中医"非具有完全科学知识,无从入手";接着又表示"本部对于医学,只期学术完备,求合于世界进化之势",辩称"并非于中医、西医有所歧视也"。继教育部之后,北洋政府国务院也于1月16日复文,基本同意请愿诉求,暂停实施法案。1916年,神州医药总会推举包识生进京为创办中医学校立案,得到教育部批准,验证了请愿的实际效果。

请愿的胜利,决定了神州医药总会始终站在不公正卫生政策的对立面,与政府进行不懈斗争。1923年,上海违禁药品管理局颁布了《中西药店注册暂行章程》,要求全市的中西药店注册登记,并收取注册费用。神州医药总会当即反对,指责该局"假管理违禁药品之名,而实行搜括之实,妄定中西药店注册章程",表示"作为全国医药界之中枢,万不容上海开此恶例"。总会一方面与上海违禁药品管理局交涉,一方面致电各商界联合会,共同保护中医药。斗争最终迫使上海违禁药品管理局收回成命,注册没有实行。

在神州医药总会会刊《神州医药学报》中,刊载的许多文章言辞强烈、立场鲜明、态度激进。《论教育部拟废弃中医中药之谬妄》指责政府一味"醉心欧化","抑中而扬西",使中医处境艰难。《汪总统拟废中医中药感言》则直接质问汪精卫因"抱何种方针,何等计划"而拟废中医药,并攻讦汪氏"名之曰洋迷之尤者"。

神州医药总会胜利的示范效应也影响了其他中医药社团,在面对政府的每一次涉及中医药政策中,这些社团基本都持声讨和斗争的态度。由于中医社团经费来源不依靠政府,组织体系自下而上,与权力机构没有附属关系,导致社团自主性不断增强,政府的整合力却在不断减弱。站在政府对立面进行抗争的中医社团,处于天然被政府管控的位置,自然也无缘在行政机构掌握话语权。

四、近代医学社团发展的制度变迁

1. 北洋政府时期:中医社团"诱致性制度变迁"未果   在"漏列中医案"刚开始,当请愿团代表谒见教育总长汪大燮时,汪大燮明确表示了对中医药的否定态度:"余决意今后废去中医,不用中药。"但在巨大的舆论压力下,他又不得不反悔前言。政府在中医药"存废"上的首鼠两端,折射出其时的中医力量可以与官方抗衡。但政府暂时的妥协和请愿就此偃旗息鼓,也导致了没能从根本上改变制度安排的趋向。

这个时期的西医,同样没有达到能够左右政府制度安排的力量。1914 年,内务部制订《解剖规则》。中华民国医药学会发起人、北京医学专门学校校长汤尔和提出异议,认为第一条关于"病死尸体解剖须呈明该管地方官",以及第三条"解剖后须将原体缝合掩埋",对于医学校有实施困难,特拟定解剖施行细则十条,呈报教育部、内务部,要求修改《规则》。尤其希望"贵部直辖北京医学专门学校,既属国立机关,自与普通医士不同,不妨酌予变通"。但教育部的答复是"我国解剖方在萌芽开始者,为国立机关既不能拘泥于文法,亦不必偏执夫成见",要求汤尔和"遵照办理"。

在中、西医都乏力"自下而上"制度安排的同时,来自政府的"自上而下"制度安排在部分地方,同样不被认可。1922 年,北洋政府内务部颁布《管理医士暂行规则》。《规则》将西方管理西医的方法直接照搬,再一次没有考虑中医的实际。山西警务处接到《规则》之后,未立即实行,而是给山西中医改进研究会发函,召集讨论,听取意见。中医改进研究会逐条提出反对意见,山西警务处竟也遵从建议,暂缓执行《规则》。这一方面说明有些地方政府与北洋政府"专西遗中"的观点不统一;另一方面也反映出各地的中、西医力量对比千秋。

当时的政治核心层,对待中西医的态度也是摇摆不定。1925 年,孙中山在肝癌病危之际,北京协和医院西医束手无策。宋庆龄、张静江等人主张改用中医,汤尔和、刘瑞恒等西医坚决反对,孙科则犹豫不决。为此,改用中医治疗的孙中山只好从协和医院移居到铁狮子胡同[①]。汪精卫和汤尔和间还爆发了一场关于中西医的论战。在这场论战中,汪精卫对中医持支持态度,他用癌症为例解释,(虽然)"科学今日尚未发现特效药,至于将来能否发现,是科学家发现还是非科学家偶然发现,现在无人敢说肯定的话",从而反驳以汤尔和为代表"名为科学家,实则顽固派"的西医对中医的偏见和错误认识。社会高层在自身性命攸关之际,对中西医间选择的进退维谷,说明当时中西医的力量对峙处于伯仲之间;也折射出在政治高层,还没有形成绝对倾向一方的制度安排趋向。

从数量上看,其时的中医较西医更具优势,中医社团也较西医多近 1/3。直到 1935 年,全国的西医也仅有 5 390 人,而同期却有 10 万余[②]中医医生。但力量的悬殊,并没有导致中医实现制度安排。

2. 南北对峙阶段:中西医社团角力制度变迁 1925 年 11 月,由余云岫、汪企张、蔡禹门发起的上海医师公会成立。该社团是一个西医同业性质的组织,成立时会员只有近百人,但创立伊始就将中医视为竞争对手,向政府当局陈情游说,屡次要求政府取缔中医。1927 年 4 月,上海的中医师们也仿效成立了上海中医公会。中医"存废之争"的营垒正式形成。1929 年褚民谊、陈方之等西医发起成立的"医药评论社",在介绍社团成立的《缘起》中,则直截了当地指出"所谓怀疑新医者"是"缺乏知识者为然",更直指"今夏(1925)全国高等教育会议中,中华民国医药学会及上海

[①] 当时协和医院规定,不能在院内使用中医中药。

[②] 一说西医有 83 万人,据全国医药团体总联合会会员合计而来;"10 余万"来源于中央国医馆,有人对此质疑(参见汪企张,《对于国民大会医师代表选举上的疑义和研究》,《申报》,1936 年 8 月 11 日)。

医师公会提案[①]之被保留,竟有人发起'旧医'学校加入系统之妄议",攻讦中医"无知识""举动幼稚"。这与初期西医社团对中医的态度完全大相径庭。同年成立的"全国医药团体联合总会",参加者有 15 个省 132 个团体。该会动辄通电全国,组织请愿,反对西医,成为中医药界抗争的强有力组织。

在"废止中医案"中,由于西医利用法权干涉打压中医,中医药界也意识到运用政治力量在回击西医中的重要作用。上海特别市中医协会等的通电称:"彼既借政治势力为压迫,我当秉民权主义以反抗。"从此,中西医界开始依傍政治势力互相攻讦,中西医论战暗含着政治争斗的内涵。中西医社团将制度变迁的角力推向了政治高层。

中医废存之争最为激烈之时,也是蒋、汪权力之争白热化之际。前述 1925 年还站在中医立场驳斥汤尔和的汪精卫,5 年以后态度急转成为"废止中医"的急先锋。原因除了汪精卫个人性格的两面三刀以外,还与身为政治人物的汪精卫维护统治集团利益、顺从制度安排之规律有关。蒋介石在国民党三大会议上,发布《关于最近党务宣言》,称卫生部"废止中医"的会议非法;汪精卫则对蒋介石的独断专行十分不满,并得到同僚褚民谊等人的附和。蒋介石则一面内定对汪进行书面警告,一面将褚民谊降职,使"废止中医案"暂缓实施。

3. 南京政府时期:西医社团显效"强制性制度变迁" 1929 年,在南京政府立法院通过新的《大学组织法》和《专科学校组织法》《大学规程》等法规中,大幅提高了医学专业的标准,规定医学专业不设专科,并取消了预科,修业时间定为 5 年。随后,教育部要求各地关闭医学专门(科)学校。最先引起抵触的不是中医界,而是西医界。中华医学会认为,该法令的实施会严重影响西医学校招生和培养学生的质量及数量,立即向中央政治会议主席、行政、立法院长,教育、卫生部长等致函,要求恢复医学预科,保留专科设置。1930 年 3 月,教育部召开第一次医学教育委员会会议,并特别邀请中华医学会会长颜福庆等参会讨论。会议最后议定"医学教育分为本科、先修科(预科)两级;医学院得设专修科,4 年毕业,入学资格为高中毕业"。中华医学会的努力获得国民政府的认同,以中华医学会为代表的西医界成功主导了政策的重修,西医的制度安排基本形成。

这种西医制度安排一旦形成,政府作为主体,就要推动"强制性制度变迁"。自上而下的制度变迁具有明显的激进特点。与上述西医面对的局面截然相反,为了争取中医的合法地位,1931 年成立的中央国医馆,参照 1930 年公布的《西医条例》,拟定了《国医条例》(后改为《中医条例》)。议案先后批给内政部、教育部审议,均遭否决。后转由立法院法制委员会通过后,行政院却迟迟不予公布。在各地中医社团多方责问后,终于在 1936 年公布。但公布不久,行政院又出台审查规则,限制和推翻了条例。

南京政府时期,先后成立的 40 个医学团体中,西医团体 30 个,兼有中西性质的 2 个,中医团体则只有 8 个,西医团体在数量上呈压倒优势。与此形成鲜明对比的是,声势浩大的全国医药团体联合总会却于 1931 年被政府以不符合法律程序为由强令解散。

五、医学制度发生变迁的成因

从清末民初中医日渐式微,到国民政府时期西医跃然强势。伴随着中医制度安排的日渐消

---

① 参与提案者还有中华医学会(参见郑洪、陆金国,《缺席还是僭席:民国时期中医纳入教育系统争议始末》,《南方都市报》,2009 年 7 月 28 日第 10 版)。

失,以及西医逐渐掌握政策主导权,西医的制度变迁得以完成,源于以下原因。

1.中医对自身的角色误定　从1840年鸦片战争开始,社会的剧烈变化,西方文化的广泛传播,猛烈冲击着封建思想体系。特别是新文化运动"科玄论战"的影响,将资产阶级旧民主主义革命引向深入。胡适描述当时的情况称:"科学""在国内几乎做到了无上('止境'之意)尊严的地位"。整个社会在对狭义观念的现代"科学"无以复加地崇拜同时,在头脑中将中医折射为代表封建落后的"玄学",加以反对。陈独秀在《新青年》撰文,直指中医"不解人身之构造,不事药性之分析,唯知附会五行生克、寒热、阴阳之说,其术殆与矢人①同科"。新文化运动、科学救国运动中,西医学与物理、化学、生物学等学科一样,被看作近代科学的一个分支,获得了社会上层的认同。相反,传统中医学的疾病理论因为不符合当时的科学知识规范,被认为是以古典哲学、占星术、唯心论和庸俗经验论为基础的"旧医"和"封建医",是与以自然科学为基础的新医学的对立物,逐渐失去了其历来的正统地位。

在整个社会都对中医持怀疑否定态度的氛围下,中医界先是在"中体西用"的思想指导下进行简单的外部比附。由于未能令人信服,又试图"损益乎古今,参酌乎中外",采取中西医汇通的方式,同样没有获得社会的认同。最后又提出以近代科学解释中医,用"中医科学化"来发展中医。但是"科学化"的提出,恰恰是将中医置于"不科学"的假设下。如果说"科玄论战"阶段,中医还是被被动于落后、玄虚的角色上,那么,在"中医科学化"阶段,中医则是主动放弃固有范式,要用西医的理念、方法改造自身。实际上,产生于半封闭的黄河流域农耕文化的中医和产生于开放的滨海商业文化的西医,其范式存在根本差异。两者的本体论、方法论等方面都显著不同。站在不同的范式语境下,根本无法考察中医或西医哪个更加科学。

2.中医的制度预设始终被动滞后　近代的许多医疗卫生相关法规,大部分采取从国外引进的"拿来主义",有些甚至文字也很少修改。在国民政府卫生部成立之前,卫生管理隶属教育部、内务部,主政者并非医学背景,对中医的芥蒂未必都很深,基本持不偏不倚的立场。其历次卫生政策的出台,与传统中医的建制落后于近代行政管理体系也有很大关系。

关于中医在教育体制中的"缺位",其实在清末颁布的"壬寅·癸卯学制"中就埋下伏笔。该"学制"中医科分医学及药学两门,医学门只有"中国医学",没有分科和名称;药学门只有"中国药材"。造成这一局面的原因,与清末维新派引进西学、模仿和照搬日本的学制有关,也与中医本身的学制、教材建设历来严重缺失有关。所以,1904年何廉臣就呼吁:"中医开智莫若仿欧美治科学之法,先编定教科书,将中医之缺者补以西法。"1913年,北洋政府在对神州医药总会的答复中"厘订中医学校课程一节暂从缓议"的表述,也与短期内无法编订中医学课程有关。1915年,丁甘仁创办的上海中医专门学校虽获备案,但教育部在批复中也指出"本部医学专门学校规程内,亦未定有中医各科课程"。内务部则要求"俟该校课程拟定后,送部核查可也"。可见,无论是行政部门,还是中医药界,都困扰于没有比较完备的中医课程体系,这导致了中医屡次被摒弃于学制之外。

近代中医一直无法跳出抗争的思维,无法根据自身特点进行制度预设。由于中医传统的教育、临床、研究方式乃至理论体系,与现代科学模式不同,导致了中医面对学制设置、中医课程厘定、病名的统一等问题时,只能参照西医的模式和方法,是谓"中西医汇通"及"中医科学化"。但这种科学化又与中医的固有范式发生冲突,无法构建真正适合中医范式的管理、运作制度安排。

———————————

① 矢人,造箭的工匠。语出《周礼·考工记·矢人》。

中华医学会、中华民国医药学会等组织了"医学名词审查"工作,得到教育部赞许。受此影响,中央国医馆成立后,首先组织开展了中西医统一病名工作。但由于《中央国医馆学术整理委员会统一病名建议书》中对统一病名的依据、方法、安排不合理,立即在中医内部引起一片哗然,终因意见无法统一而告吹。

3. 中西医间制度安排话语权发生转移 晚清以前,中医作为中国的传统医学,处于主导地位,太医院行管理卫生之责。1908 年,由于光绪和慈禧接连病逝,院使以下太医院官员全部被革职。以此为转折,中医失去了政治权力的庇护,中医的社会地位日益衰微。

辛亥革命后,中国政体发生变化,西医体系中卫生管理体制与近代化行政管理制度相配套,被逐渐纳入政府管理系统。这一方面是由于行政管理机构中部分人员对西医的认可,另一方面,也与西医和西医社团主动参与卫生行政管理有关。

1917 年,当选中华医学会会长不到 1 年的伍连德,马上"申明宜创立中央医事行政部",积极为在政府中设立专门的卫生行政管理部门不断奔走。1918 年 7 月,中华医学会再次呈文教育部,请求专设医事机关。1927 年,国民政府定都南京,时任中华医学会会长颜福庆又不失时机地发表《国民政府应设中央卫生部之建议》,建议卫生部"应负卫生立法与司法之职责",并提出卫生部的组成原则、具体功能、经费预算、卫生编制、卫生行政系统结构等详尽建议。1928 年 11 月,南京政府正式设立卫生部。随之,刘瑞恒出任次长。以后,中华医学会会长和骨干如颜福庆、林可胜、金宝善、沈克非、朱章赓等相继在卫生部、卫生署担任要职。以国民政府卫生部成立为标志,"西医在朝,中医在野"的制度变迁一旦完成,西医就完全掌握了政治话语权①,主导卫生政策的制定与实施。

医学期刊是反映中西医学术力量、社会影响的重要标志。据统计,近代中医期刊与西医期刊每年创办数量变化趋势大致相似,但从 1928 年以后,西医药期刊每年创办量开始多于中医药期刊,而且耐人寻味的是,其中有 70 余种西医期刊是由政府部门创办或主办的,这与中医期刊只有《国医公报》《医学杂志》等 2~3 种得到政府支持的状态,形成鲜明对比,充分说明了西医在政府中的地位和话语权,也使中、西医在社会中影响力差距越来越大。

4. 参与防疫的成功为西医制度的跃迁提供了契机 近代中国经济崩溃,人民健康状况恶化。1840—1911 年的 71 年间,出现较大规模传染病流行 124 次,全国人口锐减近 8 000 万。除战争和灾荒之外,传染病的蔓延也是人口减少的重要原因。所以,即使是在军阀割据的近代,无论中央还是地方政府,对事关人口数量和社会稳定的传染病的防治还是比较重视的。

清末民初的东北鼠疫防治,成为近代公共卫生的开端,奠定了西医在防治疫灾行动中的核心作用。1911 年 4 月,鼠疫被成功扑灭后,伍连德在沈阳主持召开了中国历史上的第一次国际医学会议——国际鼠疫大会,其影响为世人瞩目。梁启超赞誉道:"科学输入垂五十年,国中能以学者资格与世界相见者,伍星联博士一人而已。"这一方面树立了西医良好的社会形象,另一方面,也推动了西医防疫制度安排的建立。

会议后迅速成立了我国最早的防疫机构北满防疫处。不久,《传染病预防条例》公布,其中列出的 8 种需要政府管理防治的传染疾病,从疾病名称到防治措施全部采用西医内容。1917 年

---

① 这种情形还遭到当时反对者的诟病:"中华医学会……和卫生官署发生了共通性已经毫无疑义了。"(参见蒋志芳,《卫生署和中华医学会硬要分家的质疑》,《医事公论》,1934 年第 13 期,第 25 - 28 页)。

底,山西、绥远一带发生鼠疫后,北洋政府立即颁布了《检疫委员会设置规则》和《火车检疫规则》;1919 年成立了中央防疫处。南京政府成立后,又公布了一系列有关传染病预防、环境卫生管理、食品卫生管理及接生婆管理等条例和法规,并增设中央卫生试验所、西北防疫处、蒙绥防疫处、公共卫生人员训练所及各海关检疫所等机构。这些法规、机构的建设,都是按照西医体制设置,将西医制度固化了下来。

在传染病的防治中,中医的表现则相对逊色。有鉴于 1918 年山西鼠疫的猛烈,阎锡山要求自己在 1919 年发起创办的中医改进研究会,把开展传染病的防治作为改进中医的一项重要内容。山西各地在发生"时症"(传染病)时,中医改进研究会通过详细研商,制定相应治疗方案。自1919—1928 年,共接到全省时症报告 84 次。但研究会参与的方式仅停留在研判后,拟订提供中药治疗方案或预防措施上,很少参与现场防治特别是组织整体防疫,也没有深入开展过公共卫生活动。1928 年,山西临县再次发生鼠疫,山西汾阳医院(教会医院)院长、美国医师万德生主动带领十余人深入疫区,用隔离、注射疫苗、灭鼠的方法控制了疫情。1931 年 10 月山西、陕西交界第四次发生鼠疫后,由孔祥熙提议,内政部直接任命万德生为"山西陕西防疫主任",组织鼠疫防治,并要求"经过各县妥为保护,有关各机关协助一切"。后由于防治成功,当地百姓给万德生及汾阳医院送了"万民伞"。与此同时,中医改进研究会也退出了山西的传染病防治。至此,西医在传染病防治中的地位从政府、高官到民众都树立起来,中医的作用被远远超越了,即使在深得行政长官阎锡山扶持的山西也概莫能外。

5. 路径依赖加剧了西医对中医的排斥　伴随西医逐渐掌握政治话语权,进入制度安排,西医开始体现出对制度的"路径依赖",天然地要干预和排斥中医的发展。卫生部成立后,中医行政管理机构的缺失引起了中医界的高度警觉,中央国医馆成立的初衷就是承担中医界建立一级政府机关的使命。1933 年中央制定"国医馆条例",要求行政院划分国医国药拨归国医馆管理,西医西药归卫生署管理。但此时权柄已由西医执掌,卧榻之侧,岂容他人鼾睡?中华医学会认为"所谓国医,又绝无攻究科学之根底,其不利于我国医学之前途",派出牛惠生、颜福庆为代表,谒见行政院汪精卫院长。随后携带呈文及汪精卫手书,面见立法院孙(科)院长,呈请对条例驳斥。最终导致该建议没能被采纳,中央国医馆成为一个"半官半民"的学术组织。于是,"从中央到地方各级政府所办的卫生机关一直没有中医参加过工作"。

1936 年初,国民党中央政治会议批复:"中医归卫生署管理,但卫生署内应设中医之主管部门"。但卫生署在立法院审核之前,便迅速公布了"审查规则",试图攫取中医的管理权。中医界随后又组织了 18 个省市的代表 120 余人,要求在卫生署内设中医副署长,也未实现。几经反复,虽然最后又增设了中医委员会,但"作用乏善可陈",中医的行政地位未有根本改变。

六、结语

社团不同于政党,由其实施的诱致性制度变迁,只能采取渐进调整的策略。中医社团普遍采取的激进式请愿运动方法,无法从根本上改变政府的制度安排,反而将自身置于与政府对立的立场。南京政府成立后,有别于民初对社团的做法,国民党中央执行委员会制定了《人民团体组织方案》及其修正案,欲将社团置于国民党的指导和控制下。神州医药总会 1913 年筹备,但直到1928 年,才经上海市卫生局核准成为正式社团。1930 年,上海国医公会向上海国民党部申请立案,获得批准。神州医药总会、中医学会立即跟随呈请立案。不料民训会却以名称离奇、组织不合等理由命令上述 3 个社团停止活动。后经反复交涉,合法性方获承认。民国初期,中西医地位的差距不大。由于特定文化、思想、策略的原因,中医在重新构建适合自身发展的制度安排中,效果不尽人意。新建立起来的国民政府政权组织形式参照西方,西医依靠和借助政治力量逐渐入主行政管理体系。西医在几次重大传染病防治突发事件中的出色表现,也巩固了适合西医的近代化社会管理的制度安排。以南京国民政府卫生部的成立为标志,西医学的制度安排一旦确立,就开始了强制性制度变迁,将西医的体制建构全盘移植,强势推行,将中医压缩于乡村民间,甚至要废止后者。至此,中国近代医疗事业的格局彻底发生改变。

(刘洋、张培富、李凤岐,《自然科学史研究》,2017 年第 36 卷第 3 期)